KiWi 430

Über das Buch

Jahrelang sorgte Kate Millett durch ihre politischen Aktivitäten, ihr öffentliches Bekenntnis zur weiblichen Homosexualität und ihre Bücher, die zu »Bibeln« der Feministinnen wurden, für Schlagzeilen. Auf dem Höhepunkt ihres Erfolges wurde sie von einer »seelischen Mißstimmung« erfaßt. Was dann folgte, war die Psychiatrierung eines Menschen: seine Zwangseinweisung in Kliniken, Selbstmordversuche – ein dreizehn Jahre lang andauerndes Martyrium. Kate Millett schildert in ergreifender Weise ihre Odyssee durch die Psychiatrie.

Die amerikanische Presse urteilt: Seit Ken Keseys *Einer flog über das Kuckucksnest* hat es in der Literatur keinen solchen Aufschrei gegen psychiatrische Einrichtungen und Praktiken gegeben.

»Kate Millett schreibt, sie denkt, sie ergründet das Verrücktsein. Das Buch ist zwingend und von Grund auf überzeugend: Ja, genau so ist es. Sie trifft den Nagel auf den Kopf. Sie läßt einen an ihrem innersten Denken auf eine Art und Weise teilnehmen, wie es keinem Psychiater jemals gelungen ist. Und das, was man sieht, ist keine verrückte Frau, sondern ein Mensch wie du und ich, nur ein bißchen talentierter und geistig sehr sehr gesund (aber verdammt verrückt). Es ist ein magisches Buch.«

Jeffrey Masson, Autor von »Die Abschaffung der Psychotherapie«

Die Autorin

Kate Millett, geboren 1934, Schriftstellerin, Bildende Künstlerin, lebt und arbeitet zusammen mit anderen Frauen auf ihrer Farm im Staate New York. – *Weitere Titel bei k & w: Sita*, 1978. *Im Basement*, 1980. *Das verkaufte Geschlecht*, 1981. *Fliegen – Flying*, 1982. *Sexus und Herrschaft*, 1983.

KATE MILLETT

DER KLAPSMÜHLENTRIP

AUS DEM AMERIKANISCHEN
VON ERICA FISCHER

KIEPENHEUER & WITSCH

1. Auflage 1996
Titel der Originalausgabe
The Loony Bin Trip

Umschlaggestaltung Nina Rothfos / Manfred Schulz
Gesamtherstellung Clausen & Bosse, Leck
ISBN 3-462-02552-x

Obwohl dieses Buch keine Belletristik ist und die Autorin um Genauigkeit bemüht war, wurden einige Namen geändert.

FÜR JENE, DIE DABEI WAREN

Hunger only for a taste of justice,
Hunger only for a world of light,
'Cause all that you have is yourself.

Tracey Chapman

VORWORT

Dies ist der Bericht über eine Reise in einen alptraumhaften Zustand, der dem Wahnsinn zugeschrieben wird: die soziale Erfahrung des Ausgestoßen- und Eingesperrtseins. Ich erzähle, was mir passiert ist. Weil das Erzählen für mich eine Art Exorzismus ist, die Wiederherstellung und Behauptung meines Ichs, meines Verstands, indem ich das, was geschehen ist, neu durchlebe. Es ist eine Reise, auf die sich viele begeben. Manche überstehen sie intakt, andere überleben nur teilweise, geschwächt durch den Schaden, der uns zugefügt wurde: die Verführungen zur Komplizenschaft, die Karriere als »Patientin« oder »Patient«, der Druck aufzugeben. Ich erzähle auch in der Hoffnung, mein Bericht möge allen helfen, die im selben Boot waren oder gerade dabei sind, einzusteigen, allen, die von diesem bizarren System von Überzeugungen festgehalten und zerrüttet werden: vom verbreiteten Aberglauben über »Geisteskrankheiten«, von der körperlichen Einschränkung des Freiheitsentzugs und der erzwungenen Einnahme von Medikamenten und schließlich von der Drohung, auf immer fortgesperrt zu werden oder nach der Entlassung für den Rest des Lebens stigmatisiert zu sein. Ein Schicksal, das uns allen ein Leben lang vor Augen gehalten wird, die Aussicht, »den Verstand zu verlieren«. Eine Möglichkeit, die mir einst absurd vorkam, unvorstellbar, das Pech anderer, nicht meins.

Schon früh im Leben habe ich einen Blick in die Niederungen oder zumindest in den äußeren Kreis dieser düsteren Landschaft geworfen: Mit achtzehn Jahren hatte ich einen Ferienjob im St. Peter's Asylum in Süd-Minnesota. Ich kannte also das Grauen solcher Orte, aber es wäre mir nie in den Sinn gekommen, daß man mich als Erwachsene eines Tages selbst dort einweisen könnte, als unabhängige, etablierte Schriftstellerin, die mehrere Bücher veröffentlicht hat. Als es 1973 geschah, war ich verwirrt und hielt es für ein Versehen, einen peinlichen Vorfall, einen Irrtum, ein Mißverständnis unter Verwandten, das Ergebnis von Naivität. Nach meiner Entlassung wurde ich zutiefst depressiv, mein Selbstvertrauen war durch den Freiheitsentzug gebrochen; obwohl ich meine Freiheit mit Hilfe der Intervention von Patientenanwälten und einem Gerichtsverfahren erlangt hatte – an sich schon unüblich –, galt ich von da an für meine Umwelt als »verrückt«, also hätte es ja auch stimmen können. Außerdem gab es die ominöse Diagnose »manisch-depressiv«, ein wissenschaftlich abgesegnetes professionelles Urteil: Wahnsinn. Ich begann, mich vor Angst und Einsamkeit aufzulösen. In dem verzweifelten Bemühen, mich selbst vor dem Selbstmord zu schützen – was mir als der logische nächste Schritt erschien, eine von mir selbst vollzogene Hinrichtung, zu der mich die Umstände drängten –, tat ich in großer Eile das, was ich für die einzige Möglichkeit hielt, mein Leben oder wenigstens meinen Körper zu retten, und lieferte meinen Verstand, meine Seele, mein Ich aus: Ich suchte »Hilfe«, wurde Lithiumpatientin und führte von da an ein beschütztes Leben. Ein ungesunder Verstand wie meiner mußte ruhiggestellt und mit einem Medikament versiegelt werden; sich allein überlassen, war er mit einem Makel behaftet, unstet.

Sieben Jahre lang lebte ich mit zittrigen Händen, Durchfall, der Gefahr eines Nierenschadens und mit allen anderen »Nebenwirkungen« des Lithiums. Dann, im Sommer 1980, beschloß ich, das Lithium abzusetzen, wobei ich mich der Kontrolle einer Autorität entzog, an die ich nie richtig geglaubt und die abzulehnen ich allen Grund hatte. Die Entscheidung, es auf eigene Faust zu probieren, war ein Roulettespiel um meinen Verstand. Denn indem ich das Lithium als Mittel gegen die Depression, die der Freiheitsentzug und die Diagnose verursacht hatten, akzeptierte, nahm ich sie an, ebenso wie die Unzurechnungsfähigkeit und den degenerativen Wahnsinn, den sie mir andichteten; ich bekannte mich zu einer Krankheit, bei der andere Behandlungsmethoden zum haftbedingten Verlust von Freiheit und Würde führen. Ich hatte das Glück, daß dieser Verlust bei mir vorüberging. Aber ich habe Tausende Menschen gesehen, für die er von Dauer war. Ich wagte es, das Stigma zurückzuweisen und die Diagnose selbst in Frage zu stellen. Wenn ich meine Absichten für mich behalten hätte, wäre vielleicht nichts passiert. Aber ich wähnte mich in Sicherheit. Dies ist, was daraus wurde.

ERSTER TEIL

DIE FARM

1

Auf der Farm in Poughkeepsie kurz vor dem Nachtmahl ist das erste Abendlicht weich und fast violett. Sophie und ich überqueren das Gras innerhalb der kreisförmigen Zufahrt beim großen Johannisbeerbaum, vor uns der Schotterweg, dahinter der Rasen des Farmhauses, wo die Tische unter den Bäumen für ein Abendessen gedeckt sind. Wir wollen uns den Schuppen ansehen, den Sophie eben als ihr Atelier eingerichtet hat. Ein kahler Neuengland-Schuppen, ein Hühnerverschlag – sie hat ihn verwandelt. Jetzt ist er der Süden, tropisch beinahe. »Wie ein Hurenhaus in New Orleans«, sage ich, und wir lachen. »Das ist ja perfekt.« Ich gehe im Raum auf und ab, bestaune ihr Werk, erinnere mich, daß man sie Freudenhäuser nannte, Absteigen für den Nachmittag. Die letzte leidenschaftliche Fülle des Tags, Sophies Strohmatten und Bambusvorhänge filtern das Licht. »Wie tüchtig du bist.« Der Blick zwischen uns wird zu einem Vorschlag. Ein Quickie? »Glaubst du, daß wir vor dem Essen noch Zeit haben, oder werden uns die Lehrlinge ertappen?« fragt sie. Wir lächeln und folgen mit den Augen dem Spiel des Lichts im Raum, innen ein dunkles Glühen, draußen eine Lichtfontäne, gewaltig wie Wasser, ein leuchtender Kontrast, überwältigend wie die Meeresbrandung um ein Schiff.

Die Schönheit, die Sophie in wenigen beiläufigen Stunden geschaffen hat, nimmt mir den Atem. Ich kenne diesen Platz seit Jahren zu fast jeder Stunde des Tags, habe hier sogar gearbeitet, aber noch nie habe ich den Raum in diesem Licht gesehen; Sophie hat ihn verzaubert. Diese erstaunliche Frau, ihre Intelligenz, ihre Geschicklichkeit, ihre Idee aus Laune und Instinkt ist Wirklichkeit geworden. Das ist genial, wie das Licht von ihren Vorhängen eingefangen und festgehalten wird, die Bambusjalousien genau an den richtigen Stellen befestigt, um das Licht, das durch die großen Öffnungen in der Wand an der Vorderseite des Schuppens im Süden und im Westen hereinströmt, zu filtern und zu lenken. Die alte Kamera ihrer kanadischen Familie steht auf dem Stativ, als wolle sie etwas erklären, als ob sie eine Aufnahme gemacht hätte, und wir befänden uns in ihr. Ein Ozean von Licht in der Linse des Auges, das sich den Farbmassen öffnet in diesem glühenden Sonnenuntergang im Juli, der nun außerhalb unseres Blickfelds auf der anderen Seite der entlegenen Westmauer beginnt, alle gebrochenen Gelb- und Rottöne verteilt in der Luft, die uns umgibt – der Raum ist eine Kamera geworden. Wie begabt sie ist, das ist besser als alles, was sie mir je gezeigt hat. Sie beugt sich über mich, macht mir den Hof, nimmt mich, verführt mich – alles hier ist eine Verführung, ein unerhörtes Kompliment, daß jemand dies hier geschaffen hat und nun die Großzügigkeit hat, es mir vorzuführen als private Ausstellung, die im Bett endet. Ihre weiche Haut, ihre nackte Schulter an meinen Lippen, die alten blauen Bettücher unter uns, kobaltblau, ihre Farbe und die Farbe des goldenen Lichts, das uns umgibt, nur nicht die Augen schließen und es verpassen.

Und dann überfallen sie uns, lautstarke Piratinnen, Kim und Libby stolpern zur Tür herein, lachen, wissen nur zu gut, was sie anrichten. Irgendwie ist ihre Anwesenheit ein Kompliment an unsere Liebe, indem sie sie verhindern, werten sie sie auch auf, spenden ihr Beifall. Wir sehen einander an und können uns nicht ärgern. »Aha, wir wissen, was ihr treibt, aber es ist zu spät, das Essen steht auf dem Tisch.« – »Schon auf dem Tisch?« – »Auf dem Tisch. Wir geben euch zwei Minuten, genau zwei Minuten.« Beide lachen. »Um euch zu arrangieren.« Wie sie es genießen, jung und selbst voller Sexualität, ihre Energie, ihre satte Einladung; sexueller Appetit erfüllt den Raum, ihn aufzusaugen ist ein Fest.

Denn sie lieben uns ebenso, wie wir sie lieben, jeden Tag mehr, die Freundschaft wird zu Trunkenheit und diese zu Liebe, eine Liebe, die keine von uns benennt, also sagen wir die Farm oder die Kolonie, als ob es bloß eine Idee wäre, eine Ideologie von einem politisch richtigen gemeinsamen Etwas, die uns hingebungsvoll glücklich macht. Weil wir so leben? Weil wir so sind? Sophie und ich sagen, das kommt daher, daß die Lehrlinge in diesem Jahr so wunderbar sind, ein wahrer Schatz. Wir nennen sie Kids, obwohl wir wissen, daß sie junge Frauen sind, jung, aber schon Frauen.

Noch nie war das Leben so schön. Die Lehrlinge, die Farm, der Sommer noch vor uns, erst zur Hälfte vorbei, auf dem Weg zu einer

Fülle und Vollendung wie eine Pfingstrose in voller Blüte. Oder der Weiderich um den Teich. Und Sophie. Alles, ich habe alles. Ich bin sogar vom Lithium weg. Ohne schlimme Wirkungen. Seit sechs Wochen überwachen wir das Experiment, und wenn es klappt, bin ich wieder ein ganzer Mensch. Entweder war ich nie verrückt, oder ich bin geheilt und darf fortan geistig gesund sein. Darf ganz sein, kein angeschlagenes Ei, keine unvollkommene Spezies, kein verbogener Verstand oder geistig schadhaft – sondern intakt. Es klappt, ich werde es schaffen.

»Macht schon, Mädels, die Köchin kriegt gleich einen Anfall.« Wir schauen einander an, von Angesicht zu Angesicht im Kreis der Körper in diesem wunderbaren Licht; sie stehen an der Tür, zwischen der Tür und dem Bett, ihre Gestalten schon dunkel gegen das Licht; auf einen Arm gestützt, können wir zu den beiden hochlächeln, verliebt. In sie, in den Raum, in Sophie. »Kommt doch, es ist schon spät.« Erst auf dem Weg zum Essen, als ich mit Sophie den Rasen überquere, bemerken wir die anderen, am Tisch bereit zum Toast, ihre Gläser erhoben, der Rotwein in den Gläsern, die Gläser und Teller auf den Strohuntersätzen vom letzten Licht gespült und zum Glitzern gebracht, das andere wärmere Licht der Petroleumlampen auf den hölzernen Tischplatten und ihre langen braunen Arme ausgestreckt, um anzustoßen und das Klingen des Glases zu genießen. »Sie sind eine wunderbare Truppe«, sage ich zu Sophie, als wir über den Rasen schlendern. »Die besten, die wir je hatten«, bestätigt sie und nickt. Es ist der glücklichste Sommer meines Lebens.

2

Eines Morgens bin ich unruhig, als ich an ihrer Seite erwache. Etwas läuft schief zwischen uns. Dieses neue Keifen, diese Gereiztheit. Zwischen uns baut sich ein gigantischer Streit auf: Sophie ist dabei, das Ding, das uns verbindet, zu zerstören, diese strahlende Schönheit der ersten Zeit, unsere Körper weiß im Morgengrauen, der Dunst steigt aus dem Teich empor, die unersättliche Gier unserer Lust, unsere Liebe, unsere Zärtlichkeit, unsere brünstige Zärtlichkeit. Wir konnten nicht aufhören, eine Befriedigung verlangte nach der nächsten, die wildesten Improvisationen, die nie beendete Kopulation, offenherziger und tierischer, als ich es je mit einer Geliebten erlebt habe. Dieselben Freuden gefielen uns, alle Freuden gefielen uns, eine unendliche Vielfalt subtiler klitoraler Stimulation, harter Vaginalficks, analer Erfindung, Brüste, Augen, der nie zufriedene Mund; wie leicht und unendlich, an ihr hinabzugleiten, hochzukommen, um an einer Brustwarze auszuruhen, an einem Kuß, an einem Blick – das absolute Vertrauen, das Geheimnis zwischen uns, die Ziegenbockgeilheit unserer perfekten Schamlosigkeit, alle Grenzen überschritten, transzendiert – einander völlig hingegeben, verbündet.

Alle Stunden des Morgens, die unsere Liebe erfüllten, zusammengeschweißt vor den großen Fenstern mit dem Blick auf das Wasser, der kleine Weidenbaum im Rahmen. Die Weide, das Bett, der Zeichentisch gleich rechts, wenn man vor den großen Flügelfenstern steht und hinunter auf den Teich schaut. An diesem großen Tisch habe ich sie gezeichnet. Tausendmal, immer und immer wieder, Skizzen und dann fertige Zeichnungen mit einem japanischen Pinsel, dann Gedichte hineingeschrieben, dann Siebdrucke davon gemacht. Sophie Sophie Sophie, die Tintenstriche formten ihren Körper, die Worte so viele Küsse seinem Fleisch entlang, diese süße schlanke Masse, die Pinselstriche versuchten die Linien ihres Leibs nachzuzeichnen, wie um sich zu erlösen, das so vollkommene Leben vor mir im Sommerlicht bloß nachahmen, das Grün hinter dem Teich und die Weide, das wehende Gras hinter dem Weiß ihrer

Hüfte, ihres Bauchs, ihres Gesäßes, ihrer Brust, die so schwierige zarte Schulter.

Jetzt alles zerstört. Wir machen keine Liebe mehr, und wenn, dann ist es bloß eine Erinnerung daran, wie sehr sich die Dinge, die einst so großartig waren, verschlechtert haben. Wenn die Erinnerung an früher über mich hereinbricht, macht sie sich lustig, und Demütigung färbt den Orgasmus; du beeilst dich, es hinter dich zu kriegen. Zündest eine Zigarette an und versuchst zu vergessen, willst lieber aufstehen als verweilen: das Frühstück, die Arbeit, alles, nur nicht verweilen, alles, um dieses Wissen zu ersetzen, die tödliche Gewißheit. Eine Zeitlang konnte ich sagen, es verändert sich, die Liebe verändert sich, setzt sich, wird alltäglich, nicht mehr paradiesisch, sondern stabil, miteinander leben, anstatt sich zu verlieben, die Ehe, nicht die Hochzeit. Aber das ist es jetzt nicht, das kenne ich mit Fumio, und das war gut.

Das ist es nicht; es ist vielmehr eine Scheinehe, eine Seifenoper mit Streitereien und Eifersucht, die mich erschreckt. Entsetzen und Verlust und Rechtfertigung auf meiner Seite. Widerspenstigkeit und Vorwürfe und Ankündigungen auf ihrer, ihre scharfe Stimme vernichtet mich, und ich stottere. Nach Stunden, die auf diese Weise verlaufen, durchbreche ich meine Regel und werde endlich laut. Ich will keine Ehefrau, verdammt noch mal; wir sind kein groteskes Ehepaar, das neunzehnte Jahrhundert oder das Scheidungsgericht oder das Fernsehen. Wir sind Liebende, Freundinnen. Beides. Aber wenn wir keine Liebenden mehr sind, scheinen wir unfähig zu sein, Freundinnen zu werden.

Vielleicht ist es meine Schuld, weil ich den Einfall hatte, ein Testament zu schreiben, sie als meine Erbin einzusetzen, ihr die Farm zu vermachen. Vielleicht hatte sie recht, diese Idee zu verwerfen. Doch abgesehen von ihrem gesunden Instinkt wurde irgendwie ein anderer Impuls freigesetzt und wirkte fort. Die Hausherrin, was ich für bloße Galanterie hielt – wir könnten in langen Kleidern umherspazieren und beide Herrinnen sein, an gewissen Abenden, wenn wir nicht ganz so viel zu tun hätten –, ein launischer Blick auf uns selbst und den Ort, eine verspielte Phantasie, nicht anders als die Phantasie der Waldfrauen und Traktorfahrerinnen. Die Phantasie, in Südfrankreich zu leben, mit Banketten voll von Laternen und wilden Blumen. Mein Gott, es war ein Spiel.

Doch jetzt habe ich ein zänkisches Weib und keine Herrin, oder eine beleidigte Herrin, überheblicher als die Hochkirche. Ich kann diese Stimme nicht ertragen. Vor allem kann ich diesen Ton britischen Spotts nicht ertragen. Wo hat sie diesen Tonfall bloß gelernt, dieses Messer in der Zunge? Sie mit ihrem einst sanften kanadischen Akzent, dem süßen Schnurren schottischen Honigs in der Stimme, wenn sie gerührt war, mit mir Ferngespräche führte, geliebte Obszönitäten flüsterte. So rein in ihrer Lust – die absolute Sauberkeit des Geistes, der auf Schlampe und Lüstling machen konnte. Geil, scharf und immer das edle Weiß von Haut, Armen, Schenkeln, Hüfte, ihre dummen knorrigen Füße, dieser eine Makel, der mich faszinierte, fesselte. Wie geil wir auch immer waren, da war stets diese stille Reinheit in der Mitte, diese unberührte Individualität, diese hervorragende Persönlichkeit, die auch während ganzer Tage im Bett erhalten blieb; wenn das Telefon läutete, wenn Zeit war für eine weitere Tasse Kaffee im großen Schlafzimmer des Farmhauses, wenn das Feuer glühte hinter dem kleinen Tisch mit der Marmorplatte, auf dem das Frühstücksgeschirr und die Kaffeetassen standen. Inmitten von Gelächter über die zerknitterten Betttücher Staunen über ihre Gefaßtheit, Lady und Frau zugleich, Erwachsene und irgendwie ein Mädchen, das früh nach England ging, von zu Hause weglief, kein Abenteuer ausließ und einsam war, trotz aller traurigen und komischen Geschichten über Armut und Herumvögeln, über diese oder jene Gestalt in ihrer Erzählung, von der sie aufs Kreuz gelegt wurde – Geschäftspartner, die sie um ein Haus betrogen, oder ein Typ, den sie sitzenließ und nicht heiraten wollte. Die Qual der Trennung von Ellen, die immer noch ihre beste Freundin ist. Durch all dies hindurch war sie unberührt in diesem Zimmer angekommen. Bis jetzt, bis ich sie berühre, und wir einander eine höchst überraschende und großzügige Übereinstimmung von sexueller Energie erschließen. Das würde ein Leben lang währen, das würde die Farm aufbauen. Und sieh dir bloß an, was wir schon daraus gemacht haben.

Die Jahre, die ich hier alleine geschuftet habe, sind nichts gegen die Träume und Luftschlösser, die Sophie und ich im Bett gebaut haben: Glashäuser, die Verwandlung des Gästehauses, der lila Scheune, in ein exquisites Haus – wenn wir fertig sind, werden wir davor große Töpfe mit lila Blumen aufstellen, unter dem Balkon, einfach so, sagt sie. Und wir lachen und konspirieren und lösen das unlösbare Problem der Treppe. Wir sind zu allem fähig, sind geniale Architektinnen, Installateurinnen, Tischlerinnen, Elektrikerinnen, Designerinnen und Innenausstatterinnen. Geld ist kein Thema – auch wenn es nicht vorrätig ist, werden wir uns doch davon nicht aufhalten lassen, unsere Erfindungsgabe und Arbeit und die Ratgeber-Bücher werden uns schon durchbringen. Vor allem aber die wunderbare Phantasie ihres Geistes. Was für ein Glück, eine Partnerin zu haben, die diesen Ort liebt. Die ganze Last nicht mehr alleine tragen zu müssen, eine Komplizin zu haben, die mit mir daraus ein Paradies machen wird, das wir teilen können mit unseren Freundinnen, den Lehrlingen, den Künstlerinnen, die eines Tages kommen werden, wenn die Cottages für sie fertig sind. Die ganzen verrückten Erntepläne, wie viele Bäume werden wir in neun Jahren haben, wie viele können wir in zehn Jahren fällen? Wie die erste Ernte das erste Haus finanzieren wird, wie die Sache immer und immer weitergehen wird. Auch wenn ich sterbe, denn ich werde zuerst sterben: Sie könnte es übernehmen, es weiterführen, es als eine Farm betreiben, die den ganzen Rest trägt, die Kolonie.

Aber jetzt verändert sie sich mit ihrer umwerfenden britischen Arroganz, stellt Ultimaten. Sie hat andere Pläne. Sie sollte Fotoabzüge machen und versuchen, eine Ausstellung zu bekommen; sie muß es augenblicklich tun. Oder vielleicht möchte sie zeichnen. Vielleicht ist das genau der richtige Moment, sich hinzusetzen und ihr unvollendetes Manuskript zu beenden – ist mir ihr Buch egal, verdammt noch mal?

»Dein Leben – ich habe dein Leben satt!« schreit sie mich an. »Ich bin verstrickt in dein gottverdammtes Leben, bis hier oben steht es mir. Deine Ausstellung, deine verdammte Farm, deine saumäßigen Lehrlinge, deine tropfenden Wasserhähne und rinnenden Toiletten. Mir ist sterbensübel von deinem Leben, ich will mein eigenes Leben.« Es ist meine Schuld, jetzt sehe ich es. Die Toilette rinnt tatsächlich. Und nach dem Klempner-Ratgeber scheint es so einfach und vernünftig zu sein, alles selbst zu machen. Aber sie hat recht, es gibt tausend Dinge hier, die nicht klappen, deren Reparatur ich mir entweder nicht leisten kann oder zu denen ich noch nicht gekommen bin oder die ich zwar repariert habe, die aber gleich wieder zusammengebrochen sind. Das muß ja schrecklich für sie sein – ich belaste sie mit Dingen, die ich für den Gipfel des gemeinsamen Glücks hielt; was für ein Abenteuer, zu lernen, Abzüge zu machen, eine Dunkelkammer zu bauen, gemeinsam und getrennt im Atelier in der dritten Etage der Bowery zu zeichnen, Sophies gut gemachte entzückende Bilder, ihre Miniaturskulpturen, ihr ordentlicher Zeichentisch, die Stifte auf ihre pedantische Art sorgfältig in Reih und Glied. Sophie zeichnet an einem Tisch, ich am anderen. Sophie, die sich die Arbeit in der Dunkelkammer an den Iran-Fotos beigebracht hat, jetzt unterrichtet sie mich, sieht sich meine Ergebnisse an, macht einen besseren Abzug, um mir zu zeigen, wie es geht.

Sophie, und Susan Ryan, eine der Lehrlinge vom letzten Jahr und Sophie, Berufsfotografin. »Das wirst du doch nicht ausstellen wollen...«, sagt Susan und betrachtet die Abzüge, aus denen die wilden Mösen wurden. »Doch«, antworte ich und zittere vor Angst, sie könnte die Fotos zu amateurhaft finden. »Mein Gott«, lacht Susan. »Du bist verrückt – das ist wunderbar.« – »Willst du einen Drink? Es ist Feierabend.« Der abendliche Gin auf der dritten Etage, später ein Feuer im Franklin-Kamin auf der fünften Etage des Wohnloft und ein ausgelassenes Abendessen um den Couchtisch vor dem Feuer, angeregte Gespräche über unsere Malerei und unsere Fotografie, über Bilder und Worte; ein Fest der Freundschaft und der Dankbarkeit. Die Türglocke schellt, und noch ein Gesicht schaut vom Pflaster der Bowery zu uns hoch, eine weitere Verbündete oder Dakota höchstpersönlich, unsere Meisterfotografin; die Socke mit dem Schlüssel wird hinuntergeworfen, im Flaschenständer ist noch eine Flasche Wein, wir können sogar dieses kleine Hähnchen für vier Personen strecken, warum nicht. Der Spaß und die Aktivität, die Freundinnen, die vielen Gespräche und die Arbeit jener Tage, erledigte Arbeit. Auch die Nächte, als du hochkamst, erschöpft vom Stehen auf dem Betonboden der Dunkelkammer, die in Wirklichkeit nur eine Toilette ist. Eine große Toilette mit kunststoffbeschichteten Holzkisten für deine Chemikalien; entwickeln, fixieren – dann um die Ecke zum Waschbecken laufen, Chemikalien, die in der fensterlosen Toilette zu Kopf steigen, daß dir schwindelt. Aber trotz alledem – wieviel Arbeit haben wir in diesen Monaten erledigt, wieviel haben wir gelernt. Und das ist mein Leben, das sie überwältigt, erdrückt. Ich hatte es nicht gewußt. Die Nachricht trifft mich wie ein Schlag. Sie hat es doch gewiß auch genossen, ich weiß es.

Aber jetzt sehe ich, was sie meint, meine Projekte, mein Hin und Her, meine zwei Orte – die Bowery und die Farm –, meine Bücher, vielleicht sogar meine keineswegs überwältigenden Erfolge ... Ich habe mein erstes Buch geschrieben und es veröffentlicht. Und viele danach: Ein ganzes Bücherregal im Loft ist ausgefüllt mit meinen Büchern, Ausgaben in verschiedenen Sprachen. Und es ist groß, ungefähr zweieinhalb Meter hoch und vielleicht zwei Meter lang, und obwohl ich viel zu leichtsinnig war und diese Bücher zu nahe am sonnigen Fenster gelagert habe, wo sie sehr rasch verblassen, war ich doch stolz auf sie. Jetzt schäme ich mich eher. Heute werden Loft und Farm zur Last – ein Stein um ihren Hals. Hätte ich mit leeren Händen zu ihr kommen sollen? Wie kann ich ihr geben, was ich habe, ohne alles aufzugeben? Wie kann man, was man hat, teilen, ohne es zu verschenken, um dann mit nichts dazustehen?

Sie hat eine Eigenschaft, der ich zu mißtrauen beginne. Mit der urkundlichen Übertragung der Farm fing es an. Zuerst verweigerte sie sowohl die Verführungen wie die Verpflichtungen von Eigentum. »Es ist besser, wenn ich nichts besitze. So geht es mir besser, so haben wir uns kennengelernt.« Ich bin verwirrt. »Und ich kenne Eigentum aus meiner kapitalistischen Phase« – ihr üblicher ironischer Hinweis auf die Zeit in London, als sie Häuser renovierte, mit ihnen spekulierte und dabei eins verlor. »Es hat mir nicht gut getan, es paßt nicht zu mir.«

Aber dann – als ob sie die Sache überlegt und sich anders entschieden hätte – ist sie zu einer anderen Besitzform übergegangen. Sie managt mich. Jeden Morgen während der Kaffeesitzungen in der Scheune vor den großen Fenstern kleine Plaudereien, bei denen wir üblicherweise die Aufgaben des Tages besprechen, eine Diskussion, die in eine Liste mündet. Jetzt sind sie ein Alptraum. Sie ist die Chefin, ich die Gärtnerin, die ihre Befehle entgegennimmt. Sie trifft jede Entscheidung, ist für jeden einzelnen Punkt auf der Liste zuständig. Aber damit könnte ich vielleicht leben, wenn der Tonfall nicht wäre; sie ist schrecklich klug, denke ich, wenn sie nur nicht in diesem verächtlichen, überheblichen Ton mit mir sprechen würde – voller Zorn, Ressentiment, Herrschsucht. Jetzt sind die Sitzungen schnell um, das Anfertigen der Liste von Aufgaben für den kommenden Tag, denn die einzelnen Punkte werden nicht mehr diskutiert und abgewogen, sondern bloß als Anordnungen ausgegeben – der Rest der Zeit bleibt frei für Vorwürfe. »Es muß dir doch klar sein, daß du diese Wand nicht in der Sonne streichen kannst.« – »Wann wirst du dich endlich entschließen, was du mit dem Feld auf dem Hügel anfangen willst?« – »Ich hab' dir doch gesagt, du sollst Libby nicht in diesen Morast schicken – wie wirst du den Traktor jetzt wieder herausbekommen?« Alles ist meine Schuld. Ich sitze da und erkenne es mit glühenden Wangen: Ich bin völlig unfähig, diese Farm zu führen, nur sie ist dazu in der Lage. Warum tut sie es dann nicht, sag mir einfach, was ich tun soll, wenn ich so unfähig bin, daß mir alles mißlingt – mein Magen verflüssigt sich –, warum mich nicht gleich zurückpfeifen?

Eigentlich kann ich mich nicht daran erinnern, irgend jemanden in den Morast geschickt zu haben. Lauren und Libby haben es ganz von alleine fertiggebracht, mit dem Traktor dort steckenzubleiben. Meine Sicht. Aber nach ihrer Zurechtweisung löst sie sich auf – wie überzeugend sie ist, wie zerstörerisch. »Wirst du Ed anrufen?« Ich stöhne innerlich, hasse es, meinen Nachbarn wieder belästigen zu müssen. Armer geduldiger Kerl, der Mann, der mir den Traktor verkauft hat und uns nun schon an die tausendmal gerettet hat, wie unangenehm, ihn wieder bemühen zu müssen, warten zu müssen, während dieser Mann, der sein Haus verloren hat und nun als Lastwagenfahrer arbeitet – seine Stimme müde nach zehn Stunden hinter dem Lenkrad –, auf seine Bierflasche starrt und den Kopf über diese ulkigen Weiber schüttelt, die den Traktor fahren, den er liebt und versteht und insofern immer noch besitzt, da er weit mehr über ihn weiß, als wir je wissen werden. Und der dann seine Müdigkeit und Ungeduld unterdrückt und verspricht, so bald wie möglich herüberzukommen. Das kann Tage oder wenige Augenblicke dauern. Ich möchte weinen über diese Sinnlosigkeit, ihn bitten, ein Bad zu nehmen, sein Abendbrot zu essen, sich vor den Fernseher zu setzen, mit seinen Kindern zu spielen oder mir über das Telefon zu sagen, was ich tun soll, ich werde es schon irgendwie schaffen. »Um ihn aus dem Schlamm zu kriegen, müssen Sie den vierten Gang einlegen, vielleicht sogar den fünften – und nicht schaukeln; nur geradeaus hinausfahren – ein Traktor ist anders als ein Auto, die höheren Gänge haben mehr Kraft.« Aber bei allen anderen Problemen sind die Dinge oft unklar, dunkel, der Motor so kompliziert, das Buch vor mir aufgeschlagen auf der Seite über den Generator, die Seiten über die Verkabelung, die Seite über den Kondensator, die Seite über das Schmiersystem, ölige abgegriffene Seiten, denn das Buch geht jeden Tag mit hinaus aufs Feld. Irgendwo in einer hohen Wiese haben Libby und Lauren das ganze Ding neu verkabelt, sie haben den Traktor studiert wie Medizin, haben sich mächtig angestrengt, wirklich heldenhaft in der Hitze. Aber sie haben die alten Drähte nicht entfernt und nur eine einzige Farbe benützt, es gibt also keine Farbkodierung; die meisten Drähte hätten gar nicht ausgetauscht werden müssen. Und der Motor stand vierzehn Tage still.

»Sie sind hier, um zu lernen«, sagt Sophie. »Ich habe einen Traktor, um zu mähen«, wende ich ein, »die Saison geht vorüber, wir haben nur neunzig Tage, wo wir als Gruppe arbeiten können, und es sind dreißig Morgen Land.« – »Es ist hoffnungslos überwuchert, du überforderst den Motor bei dieser Hitze.« – »Ich muß.« – »Dann lern, nicht hysterisch zu werden, wenn er eingeht.«

Ich habe meinen letzten Groschen in diese Farm gesteckt, sie ist alles, was ich besitze, habe sie sogar abbezahlt, aber jetzt kann ich mir kaum Diesel und Öl für einen zwanzig Jahre alten Traktor leisten. Ich möchte sie ohrfeigen, ihr den gottverdammten Snobismus aus ihrer selbstgerechten Stimme schlagen. Ich möchte ihr auch das Gesicht abküssen, sie in den Arm nehmen, diese vergangenen zwanzig Minuten verletzender Galle ungeschehen machen – uns heilen. Wie kann ohne das irgend etwas klappen, die Farm, die Kolonie, alles?

»Du leitest diese Farm wie eine Verrückte«, sagt sie. »Du hast keine Ahnung, was du tust.« Da kann ich ihr sogar recht geben, ich muß ja erst lernen, wie man eine Landwirtschaft betreibt, aber noch während ich ihr zustimme, höre ich in ihrer Stimme den Klang der Verfallserklärung, des Ausverkaufs. Ich wollte die Farm mit ihr teilen, damit sie niemals verkauft wird, damit die Kolonie weiterleben kann. »Wenn diese Farm mir gehörte, würde ich aus ihr Gewinn schlagen, würde davon leben.« Ich schließe meine Augen und frage mich, wie man von etwas leben kann, dessen Steuern und Versicherung so viel kosten, daß sie auch durch die Vermietung des Hauses im Winter nicht hereinkommen, wie kann man vom Verkauf von Christbäumen leben, die keine zwanzig Zentimeter hoch sind und erst in zehn Jahren gefällt werden können.

»Wenn du eine Hypothek aufnehmen würdest, könntest du dir Landmaschinen anschaffen; deine Maschinen sind lächerlich«, belehrt mich Sophie. »Ja, stimmt. Aber da ich kein Einkommen habe, kann ich keine Hypothek aufnehmen, das leuchtet doch ein, oder?« – »Alle anderen schaffen es, leben auf Kredit, so läuft das in der Geschäftswelt.« – »Ich kann es nicht. Du kannst mich eine irische Bäuerin schimpfen, ich kann es nicht riskieren. Ich kann das hier nicht aufs Spiel setzen.« Sie wirft mir einen verächtlichen Blick zu, den sie irischen Bäuerinnen vorbehält. Ich möchte laut schreien über die Ungerechtigkeit, die Absurdität, daß sie ohne einen Groschen in mein Leben tritt, es enteignet, ihm alles nimmt, nur um mich anschließend einen Geizkragen zu nennen. Ein Teil von mir ist beeindruckt von ihrer Furchtlosigkeit, ihrer angeblichen Beherrschung finanztechnischer Geheimnisse, ihrer Unbarmherzigkeit, ihrem furchterregenden blinden Stolz, hartnäckig, schrecklich. Wie kann jemand einen anderen so von oben herab behandeln, frage ich mich voller Ehrfurcht. Nicht die Schloßherrin, nicht einmal die olle Scarlett, als sie es am schlimmsten trieb; das ist der Seigneur, der Schuft, der Supermacho. Mensch, habe ich mein Herz an eine Bauernfängerin verloren?

»Und fang nur ja wieder an, dieses Lithium zu nehmen. Du benimmst dich sehr eigenartig. Paß nur ja auf, oder du wirst schnurstracks abstürzen.« – »Willst du damit sagen, daß ich wieder verrückt werde?« Das Glitzern in ihren Augen, das mich herausfordert. »Wenn du es so ausdrücken willst, bitte. Du machst dich lächerlich und richtest die Farm zugrunde. Vergiß deine Liste nicht.« Ich hatte sie vergessen.

Aus schwindelerregendem Entsetzen vor dem, was mit uns geschieht, was zwischen uns auseinanderbricht, aus Grauen vor dem, was mit mir passiert, zittern meine Hände wieder, aber nicht vom Lithium. Die abgründige Demütigung dieser halben Stunde beeinträchtigt mich so, daß ich ihnen zum Frühstück nicht unter die Augen treten kann, ich kann meine schwankenden Beine nicht über den Rasen schleppen. Närrin und Schwachkopf – ja, du hast deine Liste vergessen.

3

»Reiß dich dort nur ja zusammen, sonst lassen die dich fallen, und du kannst überhaupt nichts versichern«, ruft Sophie heraus. »Du wirst es nicht für möglich halten!« – »Aber ja.« – »Die Leute in New York, bei denen ich immer den Loft versichre, bieten mir an, sowohl den Loft in der Bowery weiterzuversichern, den sie nie gesehen haben, als auch die Farm, die sie sich garantiert in den nächsten zwei Monaten nicht ansehen werden.« – »Was stört dich dran?« – »Ich könnte hier in einem Heuschuppen leben und mit Streichhölzern spielen.« – »Laß sie doch, sie geben dir einen besseren Preis.« – »Nein, ich will, daß meine Versicherung hier nachgibt und beides versichert. Sie sind reell, sie sind aus der Gegend, ich bin seit Jahren bei ihnen.«

»Das wird sich bald ändern, wenn du diese Frau nicht zufrieden läßt.« – »Alles, was ich gesagt habe, war, ob sie es nicht unerhört findet, daß das Atelier einer Künstlerin nicht versichert werden kann, ist das nicht eine Diskriminierung?« – »Es liegt nicht in ihrem Interesse, solche Fragen zu beantworten.« – »Sie will überhaupt keine Fragen beantworten, immer dieselbe Leier mit dem Hauptbüro. Also habe ich es so gemacht wie meine Mutter und habe gedroht, mich beim Versicherungskontrollamt für den Bundesstaat New York zu beschweren. Warten wir ab, was sie diesmal sagt – das müßte sie eigentlich zur Räson bringen.«

Und das tut es auch. Sie wird mir die Haushaltsversicherung für den Loft geben; das Hauptbüro hat nachgegeben, hat seine Meinung geändert, eine Ausnahme gemacht, eine Sonderregelung ermöglicht oder was weiß ich. Und auch der Preis ist reell; ich wußte, daß ich besser abschneiden würde, wenn ich nicht lockerlasse. Ich habe dreihundert Dollar gespart, gutes, brauchbares Geld, das ich in die Farm stecken kann. »Das hat dich den ganzen Nachmittag gekostet – warum gehst du jetzt nicht schwimmen?« sagt Sophie.

Aber nein, es müssen noch alle Rechnungen bezahlt und die Schecks ausgestellt werden. Schreiben im Durcheinander des Kommens und Gehens aus den drei Zimmern, die in den Raum münden, in dem ich sitze, die Geräusche der Küche, Radio und Plattenspieler begleiten die Arbeit der Lehrlinge an den Flügelfenstern, die sie auf dem vorderen Rasen mit Lackentferner einstreichen, Stücke gelber Farbe und die aggressive Chemikalie, mit der sie aufgelöst wurde, vermischt mit Grasbüscheln, und das alles wird auf den Füßen hinüber zur Eingangstür getragen. Von meinem Schreibtisch im Flur aus muß ich jedes Paar eilige Tennisschuhe, das Limonade holt oder die Toilette aufsucht, festhalten, sonst werden sie mir diesen Mist auch noch über den Teppich tragen. Und diese beiden Perserteppiche sind zufällig mein Schatz, gekauft mit dem Geld aus meiner ersten großen Ausstellung in Kalifornien; im guten Glauben, doppelt so viel verdient zu haben, als es in Wirklichkeit war, trug ich das Geld gleich hinüber zu Omar Khayyam, meinem Mann in Berkeley, und verbrachte sieben Stunden beim Kauf von zwei Teppichen. Die Vorstellung, daß sie beschädigt werden könnten, bringt mich zur Raserei, immer und immer wieder bitte, bettle ich darum, sie nicht als bürgerliche Symbole abzutun, die zu ver- und mißachten sind, sondern als Kunstwerke, die monatelange Arbeit von Frauen, unterbezahlt und unerkannt. »Du würdest nicht mit Lackentferner über eine Leinwand latschen, oder?« – »Nein.« Der gelangweilte Blick; über diese Teppiche habe ich ihnen schon so oft die Ohren vollgelabert. Denn natürlich bin ich ihnen ausgeliefert, das müssen sie jetzt schon begriffen haben; ihre Bösartigkeit, ob bewußt oder unbewußt, könnte alles in diesem Haus zerstören, und ich wäre immer noch genötigt, die gute Gastgeberin zu spielen, zu sagen, ist schon in Ordnung, macht euch nur keine Gedanken. Heute ist mir alles zu viel; sobald ich am Telefon bin, kommt eine herein und verlangt von mir, daß ich einen Scheck an H. G. Page ausstelle, unseren Baumarkt, für Terpentin oder ein paar Nägel, und wo sind die Autoschlüssel? Während ich den Scheck schreibe, werde ich durch vier andere Fragen unterbrochen: »Wo sind die Schraubenzieher?« – »Wo sie immer sind.« – »Wir können sie nicht finden.« – »Willst du, daß ich sie dir suche?« – »Ja.« –Dann ist es die Säge, dann: «Sollen wir die Türbeschläge abschrauben?« – »Ja, könnt ihr sie in ein Kuvert stecken, damit sie nicht verlorengehen.« – »Wo sind Kuverts?« Immer noch schreibe ich an dem Scheck, den ich vor zehn Minuten begonnen habe. Und sehe, daß ich mich verschrieben habe. Und explodiere.

Ich sitze am Teich und komme mir vor wie eine unmögliche Person, eine, die explodiert. Jetzt hast du die Lehrlinge gegen dich aufgebracht. Sie werden in dir eine Tyrannin sehen, die in die Luft geht und sie anschreit, sie werden nie verstehen, wie unmöglich es in den letzten zwei Stunden, ja schon seit Tagen für dich war, dich zu konzentrieren. Weil du falsch geplant hast, du kannst nicht an einem Schreibtisch arbeiten inmitten eines Verkehrssystems, in das alle umliegenden Räume eingebunden sind: das Wohnzimmer, das Eßzimmer, die Vorderveranda, die Treppe zum zweiten Stock – ein Hauptbahnhof. Vielleicht solltest du in das Cottage nebenan übersiedeln, den ältesten Teil der Farm; das Untergeschoß steht leer. Vielleicht könntest du dort ein richtiges Büro einrichten, etwas weiterbringen, Platz haben für alle Aktenordner, die sich über den Boden ergießen.

Aber ich habe sie mir entfremdet. Wo ich doch ihre Freundin sein wollte, das Licht der Bewunderung in ihren Augen sehen wollte. Es ist so leicht, von der großen Schwester zur alten Keiftante zu werden. Ich bin auch eine kleine Schwester, ich weiß, wie das ist. Ich sitze am Teich, lecke die Wunden der großen und der kleinen Schwester und beschließe, meine eigene große Schwester anzurufen. Elder, die Anwältin in Nebraska. Ich werde ihr über meine Schwierigkeiten mit der Versicherung erzählen; werde sie amüsieren mit dem Beweis, daß ich mich gegen einen Giganten durchsetzen konnte, als dieser sich weigerte, meinen Loft zu versichern, nur weil er das Atelier einer Künstlerin ist, wobei es mir gleichzeitig gelungen ist, Material über einen kleinen Diskriminierungsfall zu sammeln.

»Hallo, Sally, ich muß dir was furchtbar Komisches erzählen. Wie gefällt dir diese neue Bürgerrechtssache – diesmal sind es Künstler –, hättest du gedacht, daß das Versicherungswesen nicht bereit ist, das Atelier einer Künstlerin gegen Diebstahl und Feuer zu versichern?« – »Nimmst du dein Medikament?« – »Was zum Teufel hat denn das damit zu tun?« frage ich mich. Obwohl es nicht das erste Mal ist, daß ich sie oder Mutter anrufe, um ihnen irgendeinen Witz zu erzählen oder einen Triumph auszukosten, und dann mit dieser Frage vor den Kopf gestoßen werde. »Ja. Interessiert es dich, was ich dir zu erzählen habe?« Aber mir ist der Spaß schon vergangen; ja, dieser Augenblick hat mich in die Kindheit zurückversetzt, ein

Kind sein und geschlagen werden. Und wie mutig ich auch versuche, mich wieder auf die Ebene der Erwachsenen hochzurappeln – mein betretener Versuch, mich der Prärieanwältin gegenüber als Rechtssachverständige zu präsentieren –, ich schaffe es nicht. Ihre Stimme ist geduldgestählt: »Nimmst du dein Lithium?«

Plötzlich kehrt alles wieder, das letzte Mal, der Klapsmühlentrip, die Scham, das Entsetzen über die Haft. Sie war es, die mich hineinbrachte – eine Sache, die ich verzeihen, aber nie ganz vergessen kann, obwohl es vergessen war bis zum Satz »Nimmst du dein Medikament?«, wie ein herrischer Sergeant, wie ein Befehl, wie ein Gefängniswärter in einer dieser Haftanstalten, die ich auf immer hinter mich gelassen zu haben glaubte. Mir wird bewußt, daß sie, wenn sie erführe, daß ich das Zeug abgesetzt habe, sofort hierher eilen, vielleicht sogar mit ein paar Anrufen veranlassen könnte, daß ich eingewiesen werde. Mit absolut guter Absicht – sie meinen es immer gut. Und immer sind sie die Sieger: Bist du erst einmal eingeliefert, bist du schon wahnsinnig, bist amtlich für geistesgestört erklärt, unzurechnungsfähig, erfaßt, zumal sie deinen Namen ohnehin schon registriert haben, von der Einlieferung gebrochen und, wenn sich die Depression einstellt, reuig und zerknirscht und nur allzu bereit, zu den Psychiatern zu kriechen und zu nehmen, was immer sie dir geben wollen; das Eintreffen der Depression beweist, daß du tatsächlich manisch warst, als sie dich erwischten.

Ich werde mich nicht mehr erwischen lassen. Dieser Anruf war ein Irrtum, die falsche Nummer, das genaue Gegenteil dessen, was ich beabsichtigt hatte. Es war eine freche Anmaßung, es zu tun; ich habe die Tür zu meiner eigenen Verdammnis geöffnet. Was für ein falscher und selbstzerstörerischer Impuls war das? – Hier kannst du niemals etwas beweisen. »Du fängst schon wieder an durchzudrehen«, sagt sie. »Sally, wirklich ...« – »Ist Sophie da?« Ist Sophie eine Wärterin, eine Schutzherrin meines Geisteszustands? »Sie ist draußen, fährt wahrscheinlich in ihrem Ruderboot auf dem Teich herum.« – »Was?« Als ob das Ruderboot der Beweis für meine Halluzination sei. Ich spreche lauter und sage: »Wir haben hier ein kleines Plastikboot. Sophie fürchtet sich vor dem Teich wegen der Egel. Also bleibt sie lieber im Boot.« – »Hör mal, nimmst du deine Medizin?«

Soll ich lügen? Oder soll ich ihr von dem Experiment erzählen?

Daß Sophie daran teilnimmt, daß wir aufhören werden, wenn irgend etwas schiefläuft, daß es in der Gegend eine Ärztin gibt, die regelmäßig Tests durchführt, überprüft, welchen Schaden das Medikament angerichtet haben mag, auf sie kann man sich verlassen, wenn etwas nicht in Ordnung sein sollte; wenn auch das nicht funktioniert, dann gibt es immer noch Foreman, den Lithium-Arzt, wenn ich darauf zurückgreifen muß. Es ist schon mehr als sechs Wochen her, und es sind überhaupt keine negativen Auswirkungen festzustellen. Warum sollte ich Sal da hineinziehen?

Schließlich war es Sallys Idee, daß ich den Arzt am Highlands Hospital in Oakland aufsuchen sollte. Auch damals war es Juli, vor sieben Jahren, in Kalifornien. Die erste Einweisung. Nach den rechtlich vorgesehenen zweiundsiebzig Stunden, in denen man mich zur Beobachtung festhielt, wurde ich von Highlands sofort in das Herrick Hospital nach Berkeley überstellt. Als die drei Tage in Herrick um waren, ließ mich Sally nach Napa bringen, wo die Uhr von vorne zu ticken begann.

Sally hatte beschlossen, Napa sei billiger. Und das Gesetz konnte durch die Überstellung von Highlands nach Herrick und dann nach Napa so weit gedehnt werden, daß aus den zweiundsiebzig Stunden – ausgenommen gesetzliche Feiertage, Wochenenden und der 4. Juli – schließlich etwa zehn Tage wurden. Und ein paar mehr, um auf eine runde Zahl zu kommen, den Eindruck von Fairneß zu erwecken, während ich in Napa mit einem Psychiater um meine Freiheit verhandelte, einem Mann, der Schwierigkeiten scheute und mich nun nicht länger gegen meinen Willen festhalten konnte. Da ich auf meinem Recht beharrte – ob verrückt oder nicht, ich hatte eine eindeutige Neigung, auf Bürgerrechten herumzureiten. Er spielte den anständigen Kerl, um seine Hände in Unschuld zu waschen, und versprach mir die Freiheit – vorausgesetzt, ich bekannte mich dazu, auf eigenes Betreiben eingeliefert worden zu sein. Der Preis sowohl eine Lüge als auch ein Glücksspiel. Es war ein Dokument, an das ich mich kaum erinnere. Megaphen und Angst; das ganze Manöver ein Risiko, das ich kaum begriff. Aber ich hätte alles unterschrieben, um dort rauszukommen und das Tageslicht wiederzusehen.

Eine Woche später kam ich in St. Paul an, besuchte meine Mutter auf meinem Weg zur Farm, und sie ließ mich in den Mayo-Trakt der Universitätsklinik von Minnesota einliefern. Am selben Morgen verbreitete sich die Nachricht unter den Sozialarbeiterinnen, und schon am Nachmittag eilten mir Patientenanwälte zu Hilfe und verlangten eine Anhörung. Zehn Tage später hatten wir unser Verfahren gewonnen. Ich war wieder frei. Und kam auf die Farm, um hier den August zu verbringen, froh, allein zu sein, am Leben und gesund. Nach der Hölle, in die ich als College-Studentin geblickt hatte, als ich einen Sommer lang als psychiatrische Hilfspflegerin arbeitete, und die sich nun auf ewig vor mir auszubreiten schien, war die Freiheit das Paradies. St. Peter's Asylum, eine Schlangengrube in Süd-Minnesota. Die Verhältnisse hatten sich in den zwanzig Jahren, die vergangen waren, kaum verändert; und die Löcher, in denen ich in Kalifornien und Minnesota unfreiwillig Patientin war, eine Gefangene, waren nicht anders. Gummizelle und Zwangsjakke lauerten immer noch, doch statt der Sonderbehandlung der Insassen gab es nun Medikamente; ruhiggestellt und niedergespritzt, behandelten sie sich selbst. In Napa blieben wir bis spätnachts wach und schlürften pausenlos Instant Coffee, um gegen die Wirkung des Megaphen anzukämpfen. Wir saßen beieinander und wurden high oder vielmehr normal, aber es fühlte sich high an, zusammengeschmiedet zu einer Schmugglerbande. Aber in anderen Nächten, an den Fernsehabenden, die stickige Luft um die langen Bettreihen, die ewige Nacht der Krankensäle, in denen du kaum wagst einzuschlafen, aus Angst, an einem Ort aufzuwachen, der noch schlimmer ist als das Verlies, in dem du deine Augen geschlossen hast . . . Wird das der Rest meines Lebens sein?

In St. Peter's bedeutete eine Einweisung lebenslänglich; die meisten, die dort entsorgt wurden, von ihren Verwandten abgeschüttelt, waren für zehn, fünfzehn, zwanzig Jahren abgestellt worden. Sie würden dort sterben. Sogar in den moderneren Anstalten in Kalifornien, in Napa zum Beispiel, sprichst du einen sehr netten Belgier an, dessen Papiere nicht ganz in Ordnung waren, und er hat schon vier Jahre auf dem Buckel. Wie lange dauert es schon für den großen schwarzen Studenten, dessen Hobby Segeln war und der in Berkeley Literatur studierte, der mit den wunderbaren braqueähnlichen Zeichnungen – hast du die Zeichnung aufgehoben, die er dir geschenkt hat? Hast du sie alle schon vergessen, den Typen mit dem verbeulten Cowboyhut, wieder ein Schwarzer, der sich mit Kaffee auf Touren brachte? Durch das Koffein konnten wir endlich miteinander sprechen, sogar schnell sprechen, rebellisches Reden, das Megaphen austricksen. Sein wunderbarer kecker Hut, ein Spieler und Witzbold, unser »Dealer«. Durch das Reden wurden wir zu Kumpels, durchbrachen unsere Einsamkeit, die Isolation, die Angst, die Scham und die Verzweiflung; reden bedeutete, sich zu organisieren. Und die armen steifen Gestalten, hast du auch sie vergessen? Stumm wie die alten Damen von St. Peter's, diese entleerten Frauen in Napa, die vergessen hatten, wie man schreibt und spricht, die nur noch vor sich hin murmelten? Während du fortwährend rotiert bist, eifrig Briefe geschrieben hast, auf diesem demütigenden linierten Schulpapier, das sie für uns übrig hatten, sein bloßer Anblick eine Frage nach deiner Glaubwürdigkeit bei einer Bank oder einem Anwalt, egal, welche Hilfe du von der realen Welt einfordern wolltest, ein untrüglicher Beweis auch ohne Absender. Zu Hause auf der Farm, deine Adresse und deine Bankkonten, alles schön geordnet, die Schlüssel zum Wagen und zur Eingangstür fest in der Hand, hast du sie vergessen, die Gefangenschaft?

Ich denke ja. Aber Sallys Unterton in der Stimme erinnert mich wieder. Ja, ich habe das Lithium genommen. So lange schon habe ich den Leuten verziehen, die mich einsperren ließen, weil mir klar wurde, daß sie hilflos waren und glaubten, keine Alternative zu haben, ich vergab ihnen, weil sie die Konsequenzen ihrer Ignoranz nicht begriffen, aber sie wollen immer noch nicht zuhören, wenn man versucht, es ihnen zu erklären.

Aber haben sie nicht einen Blick darauf geworfen und sind erschaudert, wohl wissend, daß sie selbst nie eingewilligt hätten, sich hier auf unbestimmte Zeit einsperren zu lassen, ein Freiheitsentzug, der völlig auf der Entscheidung eines Arztes beruht, von dem sie nichts wissen und über den sie keinerlei Kontrolle haben? Er könnte genausogut eine Null mit einem Etikett an der Brust sein, so abergläubisch haben sie seinen Worten, seiner Funktion vertraut. Eine Funktion, so stellt sich nun heraus, die sie nicht begreifen und nicht mehr beeinflussen können. Nach seinem Belieben gibt es Elektroschocks, Psychochirurgie, alle möglichen persönlichkeitsverändernden Medikamente, Perioden der Gefangenschaft von beliebiger Länge und Härte, Gummizelle, »Einschränkungen«.

Warum also mit dem Lithium aufhören? Sechs Jahre mit Durchfall. Sechs Jahre mit zittrigen Händen an öffentlichen Orten, auf Podien, bei Empfängen, sobald ich angesehen und beobachtet wurde. Sechs ebensolcher Jahre im Privatleben, der Versuch zu zeichnen, nur größte Konzentration konnte dem japanischen Pinsel die Ruhe geben, die er braucht. Sechs Jahre mit einer Droge, die mich träge machte, den Geist ruhigstellte. Gerüchte, daß es langfristig schädigend sei, für die Nieren, die Leber, vielleicht sogar für das Gehirn. Vielleicht war die Zeit gekommen, zu versuchen, ohne zu leben. Man braucht es ja nicht, wenn man nicht ärztlich bescheinigt manisch-depressiv ist. Es war mir zwar bescheinigt worden, aber ich war davon nie überzeugt. Was wäre, wenn ich meine Daten in Besitz nehmen oder sogar löschen könnte? Wenn nicht, wird mich dieses »Nimm dein Medikament« den Rest meines Lebens verfolgen, als wäre ich nur auf Bewährung frei. Ich werde jedem, der meine Geschichte kennt und die Behörden gegen mich anrufen kann, ausgeliefert sein. Ein paar Monate ohne Lithium und ohne durchzuknallen könnten sie eines Besseren belehren, könnten meine Normalität beweisen. Eigentlich absurd, der Beweis ist nicht zu erbringen, doch die Aufhebung des Urteils gegen mich würde mir mein Ich wiedergeben, würde mich von der allgegenwärtigen und nachweislichen Anklage des Wahnsinns befreien. Mit der ich jederzeit zum Haftantritt gezwungen werden kann. Keine »Krankheit«, sondern ein Verbrechen; denn so wird es tatsächlich gesehen. Die Einnahme von Lithium ist nur ein aufgeschobenes Urteil. Was, wenn ich unschuldig wäre? Die ganze Zeit über gesund? Und nicht Trägerin einer unheilbaren Krankheit, einer chronisch wiederkehrenden Seuche, einer Fäulnis im Zentrum des Gehirns, einer Metastase des Verstands?

Während sie mich des Wahnsinns beschuldigt, hat die Stimme meiner älteren Schwester einen seltsam manischen Unterton. »Nimmst du deine Medizin?« Eine verborgene, kontrollierte Raserei, die Art von Selbstkontrolle wie bei wütenden Fragen, die Kindern gestellt werden: »Wirst du jetzt endlich herunterkommen?« Am Ende meiner Geduld angelangt, frage ich: »Wirst du endlich aufhören, mir Befehle zu erteilen?« Aber schon habe ich Angst, und als ich einhänge, merke ich, daß ich weine.

Als ob ich durch das Absetzen des Lithiums die Vergangenheit auslöschen könnte, sie ungeschehen machen könnte, über meine Diagnose triumphieren und sie widerlegen könnte; so hätte ich recht, und sie hätten unrecht. Immer war es andersherum gewesen; sie hatten recht und ich unrecht. Natürlich müßte ich nur das Lithium nehmen, um wieder aufgenommen zu werden. Die Diagnose des Wahnsinns ging nie verloren, sie konnte jeden Augenblick erneut hervorgeholt werden, aber mit dem Lithium wäre ich »in Ordnung«. Bist du in Ordnung? – das ist immer ihre erste Frage, gestellt mit einer ganz besonderen Intensität, die beide Teile verstehen. Wir wollen, daß du in Ordnung bist, sagen sie, besonders Mutter, und sie meint es so ernst, will nur mein Bestes. Aber ich bin nie ganz in Ordnung, immer nur eine vorübergehende Besserung. Wenn ich dieses Spiel gewinnen könnte ...

»Die Lehrlinge sagen, du hättest am Telefon mit deiner Schwester gestritten.«

»Um Himmels willen, Sophie.«

»Bist du in Ordnung?«

»Mir geht es blendend, außer daß ich wütend auf Sally bin und sehr gekränkt. Immer wieder muß sie mit dem Lithium anfangen. Auf äußerst bedrohliche Weise.«

»Du mußt sie provoziert haben. Vergiß es doch, geh schwimmen; es ist bald finster. Kim und Libby sind schon drinnen.«

Ich schaue auf den Teich und will nicht schwimmen gehen. »Hoffen wir, daß sie nicht die weißen Kittel mobilisiert. Ist dir klar, daß sie mich entmündigen lassen könnte? Das ist ganz einfach, du weißt es. Wenn sie es sich in den Kopf setzt.«

»Nur keine Paranoia.«

»Das ist keine Paranoia. Das ist das Gesetz. Sie könnte Mutter aufhetzen. Meine Schwester Mallory ist gerade in der Stadt, in zwei Stunden könnte sie hier sein. Und sie ist meine nächste Verwandte. Wenn man mich einsperrt, was ist mit der Farm? Sie können es so drehen, daß du dein eigenes Eigentum nicht mehr besitzt.«

Sophie schaut mich über den weißen schmiedeeisernen Tisch an. »Bist du okay? Du knallst doch nicht durch, oder? Du mußt es mir sagen; das war Teil unseres Abkommens beim Experiment, weißt du noch?«

»Es war bloß ein gräßlicher Tag. Ich kann an diesem Schreibtisch nicht arbeiten. Du kannst dir gar nicht vorstellen, wie oft ich unterbrochen werde?«

»Wir werden etwas dagegen unternehmen müssen, dich in die Garage oder irgendwohin umsiedeln.«

»Wie wär's mit dem Cottage?«

»Ja, daran habe ich auch schon gedacht. Aber schau, fühlst du dich irgendwie anders? Du mußt es mir unbedingt sagen. Sobald du dich anders fühlst.«

Ich sehe sie an: Wie edel von ihr, daß sie mitmacht, dieses Risiko eingeht. »Nein, es ist wirklich alles in Ordnung, ich fühle mich überhaupt nicht anders.«

Aber etwas ist schon anders geworden, wenn nicht bei mir, so bei jenen, die mich umgeben, bei Sophie, bei den Lehrlingen, besonders bei jenen, die uns und die Farm am meisten lieben. Denn jetzt erscheint die Farm bedroht, unsicher ihr Besitzanspruch auf diese Heimat, die sie schon als die ihre betrachten. Es dauert zwei Wochen, ehe sie sich in diesen Ort verlieben. Eine weitere Woche, und schon glauben sie, er gehöre ihnen, so witzeln wir immer über das Phänomen; die Eroberung von Utopia durch dic Utopistinnen könnte man es nennen, sagen wir spätnachts auf der Veranda bei einem Glas Bourbon. Jemand macht mit einem Grashalm Musik.

In den vergangenen Wochen gab es Andeutungen, verstohlene Hinweise, Diskussionen über Psychiatrie. Einige der Lehrlinge wissen, daß ich das Lithium abgesetzt habe. Als Anhängerinnen von vegetarischem Essen und homöopathischer Medizin sind sie irgendwie einverstanden. Aber eigentlich sollte es eine private Angelegenheit sein, etwas zwischen Sophie und mir. Es gab immer die Möglichkeit eines manischen Risses, aber der würde von uns beiden bewältigt werden, hier auf der Farm. Die Einmischung meiner Familie war nicht vorauszusehen. Die Lehrlinge waren sicher und glücklich in der Farmwelt, einer Utopie, die sie selbst geschaffen haben und nun lieben, ein Traumzustand, der ebenso aus meiner wie aus ihrer eigenen Gesellschaft besteht, eigentlich noch mehr. Sie sind sich selbst die beste Gesellschaft, bleiben spätnachts wach, werden Freundinnen und Liebende, führen lange Gespräche, ihre Gedichte, ihre Bilder, ihre Parties, die Farm ihre ganze Welt.

Plötzlich ist ein Schatten darauf gefallen. Der Traum könnte verlorengehen. Sie könnte verrückt sein. Und es gibt dort draußen Leute, ihre Verwandten, die in den Ort eindringen, ihn übernehmen, dem Ganzen ein Ende setzen könnten. Sie hat eine einschlägige Geschichte, könnte ausrasten, war schon einmal verwahrt, die könnten jederzeit wieder auftauchen. Hm, was wird wohl geschehen? Wir wollen nicht, daß die Kolonie zerfällt; vielleicht sollten wir mit Sophie drüber reden.

An jenem Abend liegt beim Abendessen ein Hauch von Verachtung zwischen uns, eine Überheblichkeit, die ich aus dem Augenwinkel beobachten kann, eine Ahnung, daß sie sich über jemanden Verrückten lustig machen. Die Lehrerin in mir weiß, daß man so etwas ignorieren muß, so wie eine Dame vorgibt, die Bemerkungen der Bauarbeiter nicht zu hören. Ein Teil von mir ist zu gekränkt, um es zu glauben. Sie sind sauer auf mich, weil ich heute explodiert bin, als ich die Schecks ausstellen wollte; das wird vergehen. Die Tatsache, daß du einmal eingelocht wurdest, weil du verrückt warst, daß dich deine eigene Familie in eine Irrenanstalt einsperren ließ, muß zwangsweise etwas beunruhigend sein, man darf nicht vergessen, wie sehr so etwas den Leuten angst macht. Am besten ist es, du verhältst dich heute abend extrem ruhig und läßt die anderen reden. Es herunterspielen, lächeln und charmant sein, aber nur bloß den Mund halten heute abend. Du schwebst in einer gewissen Gefahr. Du hast schon zuviel gesprochen – ist dir nicht klar, daß das ganze Gerücht daher kommt, daß du Sally angerufen hast und andere hast wissen lassen, was sie gesagt hat, beziehungsweise deine Interpretation dessen, was sie gesagt hat? Was sie in Wirklichkeit gesagt hat, war die alte Kiste, die immer losgeht, wenn du Sally anrufst und guter Dinge bist, eigene Ideen hast. Es ist nur die Erinnerung an früher, an den Zusammenbruch und die Drohung, die du hineininterpretierst – das und dein eigenes Großmaul. Du kannst deine Traumata nicht einfach ausleben, jedesmal, wenn sie sich einstellen, jetzt, wo du von dem Zeug runter bist und dich um deine geistige Normalität bemühst und so weiter – du kannst es nicht unter neun Leuten ausleben, die sich dafür nicht interessieren und aus ganz anderen Gründen hier sind. Du mußt lernen, etwas diskreter zu sein, hier ein öffentliches Auftreten zu kultivieren; das hier ist nicht die Familie, die du vermutet hast, die wird es nirgends geben, wenn es wirklich einmal dazu kommt: Wahnsinn. Vergiß nicht, wie groß Angst, Abscheu und Widerwillen der Leute sind, wenn es darum geht.

Diese jungen Leute sind hier, um den Sommer mit dir zu verbringen – du mußt deine Würde wiederherstellen. Tu, was dir gerade jetzt am schwersten fällt, freundlich sein, nett sein, Small talk. Überwinde deine Scham und gekränkte Zurückhaltung und sei, was du ihnen gegenüber sein solltest, die Gefährtin, hinter der sich die Lehrerin verbirgt, die Künstlerin, die Schriftstellerin, Eigenschaften, die zwar nicht zur Kenntnis genommen werden, aber doch erwünscht sind, auch wenn sie nicht bereit sind, es zuzugeben. Wie schwer ist es, immer Lehrerin zu sein, ohne das Recht zu haben, wirklich zu unterrichten, ohne die Stelle und den Status einer richtigen Lehrerin, diese gewisse Erhöhung, ohne die es nicht geht, wenn du dich nicht lächerlich machen oder sie zu Tode langweilen willst. Egal, verzichte drauf, dich aufzuplustern, verzichte auf deine großartigen Ambitionen mit den Jungen; hier hast du darauf keinen Anspruch. Sei einfach angenehm, stell die gute Stimmung wieder her, muntere sie auf und mach sie glücklich. Stell der Demütigung, die du empfindest, Fröhlichkeit entgegen. Dieses Projekt darf nicht scheitern.

4

Der erste Zusammenbruch sah so aus: Kalifornien, Berkeley und Sacramento, wo ich eine Dozentur hatte, ein Provisorium, aber mit einem bombastischen Titel, Distinguished Visiting Professor. Berkeley war der Ort, wo ich durchgeknallt bin; dort war auch Sita, die in der Univerwaltung arbeitete. Ich hatte ein Apartment gegenüber dem Hauptgebäude der Universität gemietet, wollte dort den Sommer über Filmmaterial schneiden, hatte es eingerichtet – offener Kamin, griechischer Bettüberwurf, Blumen.

Davor fuhr ich noch einmal in den Osten zu einem Besuch, der mein Leben veränderte, unwiderbringlich, wie sich herausstellte, als ich mich in den Fall Michael X verstrickte, ein Schwarzer aus Trinidad, Schriftsteller, Maler und Bürgerrechtskämpfer, der in seinem Land gehängt werden sollte. Michael war in England eine bekannte politische Persönlichkeit geworden, beleidigte aber bei seiner Rückkehr nach Trinidad den Diktator, wurde von diesem als Bedrohung empfunden und sah sich plötzlich zweier Morde bezichtigt. Nach dem Studium der Prozeßunterlagen war ich davon überzeugt, daß er sie unmöglich begangen haben konnte. Michael befand sich im Königlichen Gefangenenhaus von Trinidad und wartete auf seine Hinrichtung; es sah aus, als wäre alles gelaufen. Aber wir hatten ein gutes Komitee: William Kunstler übernahm die Rechtsvertretung, mein Freund aus der Friedensbewegung Jon Hendricks »managte das Büro«, John Lennon und Yoko, Freunde von Michael, die mich auf den Fall ansetzten, weil sie auch meine Freunde waren. Da Trinidad damals ein britisches Dominion war, bestand meine Aufgabe darin, die öffentliche Meinung in England aufzurütteln. Obwohl das ein schwerer Job war, kehrte ich doch nach Kalifornien mit dem Gefühl zurück, etwas erreicht zu haben: immerhin die Titelseite des *New Statesman*. Eine fette Schlagzeile und ein langer Artikel fragten: »Sollen wir Michael hängen?« Zumindest war es zu einer Frage geworden. Als ich hinübergefahren war, hatte die ganze Sache ziemlich aussichtslos ausgesehen – der britische Rassismus lechzte danach, Michael hängen zu sehen. Es war schwierig gewesen, die Reporter zu erweichen, aber es war mir gelungen. Es gab die Hoffnung auf die Anrufung des Britischen Oberhauses, keine Hinrichtung konnte ohne die Unterschrift der Königin stattfinden, und wenn wir in der Öffentlichkeit Druck erzeugen und dann aufrechterhalten könnten ... In Trinidad wird immer dienstags gehängt. Vier Jahre später und ohne die Unterschrift der Queen wurde Michael die Stufen zum Galgen hochgestoßen. Das war das Ende – es war erst der Anfang.

Ich kehrte randvoll mit dieser Geschichte nach Berkeley zurück – es war die größte Menschenrechtsaufgabe, die ich je übernommen hatte. Eine Lynchjustiz zu stoppen, ein Todesurteil zu verhindern – sowohl die Amerikanerin als auch die Irin in mir waren von dieser schmalen Chance elektrisiert, ein Lotteriespiel gegen das Böse. Und obwohl ich den Mann nicht kannte, hatte ich etwas von ihm gelesen und mochte ihn. Mit seiner Frau hatte ich am Telefon gesprochen, und wenn man mit einer Frau spricht, die einen Mann liebt, der sterben soll, ist da eine große Intensität. Sie wollten sie nicht nach England hineinlassen, also wurde ich zu ihrer Fürsprecherin. Ich war auch in William Kunstlers Namen unterwegs. Die Sache nahm meine ganze Energie in Anspruch.

Für meine Freunde aber sah es anders aus. Sita wurde der Sache bald überdrüssig, wahrscheinlich hielt sie es ohnehin für aussichtslos. Und es war nicht Frauenbewegung. Auch Fumio, der mich in Kalifornien besuchte, ermüdete rasch. Joel Liebowitz, ein alter Freund, der unser Trauzeuge war, verbrachte einen Abend in Berkeley und redete mir die halbe Nacht zu, ich solle mich lieber auf unsere Ehe konzentrieren, die am Zerbrechen war. Ich konnte noch keine besonderen Hinweise in diese Richtung entdecken, außer Fumios Kälte, einer Wunde, mit der ich nun fast schon ein Jahr lebte. Sita sagte mir später, daß Fumio im Begriff war, mich wegen einer anderen Frau zu verlassen, aber damals hätte ich es nicht geglaubt.

Mir ging es bestens, ich hatte sowohl eine Geliebte, Sita, als auch einen Ehemann, Fumio, und die Aussicht auf zwei Apartments, ihres und, weil es bequem ist, praktisch, respektabel und mir mein Privatleben läßt, mein eigenes. Sita war von ihrer Begegnung mit Fumio begeistert, Fumio weniger, aber er bemühte sich immerhin, ihr Sympathie abzugewinnen; seit Monaten schon wußte er von ihr.

Zu dieser Zeit hatte ich zu beiden eine freiere Beziehung, dauerhaft, aber nicht einengend. Theoretisch. Hier betritt meine ältere Schwester Sally die Bühne, die von Sita und Fumio zu Hilfe gerufen wurde, weil sie sich meinetwegen Sorgen machen: Ich spreche die ganze Zeit von Michael, trage einen Kassettenrecorder mit mir herum und rede sogar auf das Radio ein, wenn die Nachrichten laufen. Sally hat früher in Kalifornien studiert und ergreift begeistert jede Gelegenheit, dorthin zurückzukehren. Sie ist mit einem Oberstleutnant der Strategischen Luftstreitkräfte verheiratet, hat vier kleine Kinder und geht sonntags immer noch zur Messe. Sie lebt in Nebraska. Allerdings hat sie auf mein Drängen Jura zu studieren begonnen, das heißt, sie hat sich beworben und wurde von den Jesuiten in Creighton angenommen. Natürlich denke ich, daß es eine wunderbare Sache wäre, wenn sie mir bei den rechtlichen Aspekten von Michaels Fall zur Hand gehen könnte, damit ich Artikel darüber schreiben kann – es ist äußerst wichtig, daß Sachen über ihn veröffentlicht werden, um die Hinrichtung hinauszuzögern, die Öffentlichkeit aufzurütteln und so weiter. Ich hatte dreizehn Wochen lang Angela Davis' Prozeß besucht und konnte mich dort von der Wirksamkeit der öffentlichen Meinung überzeugen.

Sally kommt an, und wir vier verbringen eine glückliche Zeit; sie ist ungeheuer süß, auf eine irisch verschwommene Art, spricht von der Friedlichkeit unseres Wiedersehens, die Abendsonne in ihren Augen und unseren Martinis, die Kissen in Sitas wunderschönem Apartment, Fumio und Sita uns gegenüber. Natürlich liebt Sally Fumio, jeder liebt ihn, meine ganze Familie vergöttert ihn; er ist einer der reizendsten Menschen auf der Welt. Sita ist eine Grande Dame, die Sally sofort für sich einnimmt; sie waren einander schon in Nebraska begegnet, als Sita dort einmal beruflich zu tun hatte.

Das Abendessen lief nicht so gut. Ich löste eine Verstimmung aus, weil ich nach mehr Butter verlangte. Es gab nur ein winziges Häufchen, das für ein Mädchen aus dem Molkereiland wohl kaum ausreichend war. Meine scherzhafte Bemerkung an die Eigentümerin gerichtet, wurde als Stilbruch aufgefaßt, und ich wurde wegen dieses Vorfalls vom Mittelpunkt der Aufmerksamkeit inmitten meiner Liebsten zu einer Ausgestoßenen degradiert. Ich begann den alten Atem des Familienzorns zu spüren. Außer Michael droht noch *Flying;* niemand hat es bisher gelesen, aber schon gibt es Empörung über die lesbischen Passagen, die Schande nun öffentlich geworden. Bald würde die Schande gedruckt sein, nicht mehr reparierbar. Im Laufe eines unfreundlichen Schlummertrunks beschloß Sally, mein Apartment für die Nacht zu okkupieren, und ließ mich mit Fumio und Sita in deren Apartment zurück. Kaum ein sehr praktisches Arrangement. Ehemann und Geliebte unter einem Dach. Das verärgerte mich derartig, daß ich gleich noch einen Schlummertrunk hinunterstürzte, unsicher, was ich tun sollte, wo schlafen. Sita wird in ihrem eigenen Bett schlafen. Fumio auf einem Berg von Kissen im Wohnzimmer. Ich kann es mir aussuchen, mit wem ich die Nacht verbringen will, aber mich vor ihren Augen zu entscheiden, ist nicht gerade die feine Art. Ich könnte mich auf die Couch legen und mich beiden entziehen. Ich glaube, Sita – großzügig und tolerant, eine Frau von Welt – erwartet, daß ich bei Fumio schlafe.

Vielleicht hätten wir eine Orgie veranstalten sollen, wir alle zusammen. Dann wäre vielleicht das, was folgte, nie geschehen; als ich in der Klapse war, überlegte ich mir diesen Gedanken mit platonischer Distanz. Statt dessen beging ich eine Sünde – so sah ich es auch in der Gefangenschaft, erkannte es als dem Sündenfall gleichwertig und meine Haft als poetische Gerechtigkeit; ja, auf der tiefsten psychologischen Ebene die einzige Erklärung für die Dinge, die dann folgten. Ich beging die Sünde, mit Sita in ihrem Bett zu schlafen. Hauptsächlich wegen des größeren Komforts, vielleicht bis zu einem gewissen Grad als Revanche, oder aus lesbischer Sturheit, oder wegen des Unbehagens, das diese Entscheidung bei Fumio auslösen würde. Weil er mich nun schon seit einem Jahr zurückweist. Ich wollte ihn damit nicht verlieren, ja nicht einmal verletzen, begriff alles erst später.

Ich war grausam gewesen und hatte ihn vielleicht verletzt, etwas, was ich niemals in diesem Leben hätte tun dürfen, und der Gedanke, Fumio könnte im Wohnzimmer traurig oder gar unglücklich sein, trieb mich zu ihm, wo er wie ein Stein dalag, sich weigerte, aufzuwachen und mit mir zu sprechen, und ich wußte, daß ich etwas in ihm zerbrochen hatte, zerbrach meinerseits, lag stundenlang voller Scham und Reue neben ihm unter Sitas großem Umhang auf dem Berg von Kissen. Als ich nicht mehr länger leiden konnte, stand ich auf, um an Sitas Schreibtisch im vorderen Zimmer zu arbeiten. Ich rief Désirée in Trinidad an, um mir die neuesten Nachrichten geben zu lassen, ließ die Kosten des Anrufs auf die Farm umleiten, stellte einige Schecks aus, zahlte Rechnungen, weil mein Gehalt eben auf mein Konto bei meiner freundlichen Bank in Sacramento gebucht worden war; so glatt läuft hier alles, so effizient. Wie gut organisiert mein Leben ist. Alles außer dieser schrecklichen Sache, die ich Fumio angetan habe. Wenn er nur aufwachen würde und mir verzeihen, wird er mir jemals verzeihen können?

Dann ist er zwar übel gelaunt, aber im übrigen kaum anders als sonst; Sita ist fröhlich und nervös, Sally wie ein Donnerschlag, als sie zu uns hereinstürmt. Sie spricht mit den anderen im Nebenzimmer, was ich ignoriere oder so tue, als wäre nichts, aus Angst, ohne richtig zu verstehen, und aus Angst vor dem, was ich verstehe. Sally geht hinaus und kommt wieder. Ich sitze auf Sitas Bett, als Sally das Zimmer betritt; ich bin über sie erstaunt und reagiere überraschend ängstlich, als sie sich neben mich setzt. Sie hat etwas Strafendes an sich. Ich denke an die vergangene Nacht, an die Art, wie wir leben. Sally beugt sich zu mir, wütend. »Wir machen uns Sorgen um dich, Kindchen.« – »Ich mache mir Sorgen um Michael – warum hilfst du mir nicht bei den rechtlichen Fragen, solang du hier bist?« – »Ach Quatsch.« – »Wir sprechen über Leben und Tod, Sal.« – »Verrückte Person, du wirfst dein Geld zum Fenster hinaus mit deinen Englandreisen, du bist nicht ganz bei Trost.« – »Wie meinst du das?« – »Ich meine, wir machen uns Sorgen um dich.« »Sorgen« ist plötzlich das unheilvollste Wort geworden, das ich je gehört habe; man kennt so etwas, aus der Ferne, von anderen Unglücklichen. »So?« frage ich. »Ich möchte, daß du mit mir zu einem Psychiater gehst.« – »Sally, laß den Unsinn.« Es folgt ein langer wütender Streit, wie ihn nur Geschwister zustande bringen, und schließlich sage ich mit der stets abrufbereiten Verrücktheit einer jüngeren Schwester, die einen Berg oder ein Gefängnis herausfordert: »Okay – ich gehe zu diesem verdammten Psychiater, soll er entscheiden, wer recht oder unrecht hat, wer verrückt ist. Okay?« – »Okay.« Und dann springt die Maschinerie an. Sie sind schon startbereit in meinem Wagen, wer weiß was noch.

Wir sollten heute in San Francisco auf der anderen Seite der Bucht auf einer Party von Flo Kennedy sein, und zuerst denke ich, wir fahren dorthin; der Psychiater kann gewiß warten, da ich nun einmal zugesagt habe; mit diesen Leuten muß man doch einen Termin vereinbaren. Es ist jemand, den Sal durch ihre Mills College-Verbindungen gefunden hat, sie hat mir versprochen, daß es eine Frau ist.

Als aber dann Sally den Wagen fährt, beginne ich allmählich und voller Entsetzen zu begreifen, daß wir dorthin fahren und nicht zur Party. Es ist schon nach fünf; das ist kein Termin bei einem unserer Mitbürger mit festen Bürozeiten. Sallys Fahrweise hat etwas Besessenes, und dabei kennt sie nicht einmal den Weg. Sita muß ihr Anweisungen geben, weil Fumio schweigt, doch sie machen beide mit – eine weitere entsetzliche Erkenntnis –, wenn auch mit weniger Hingabe als Sally. Das ist ihre Stunde. Mein Gott, sie wollen mich einliefern. Diese eine Situation, wo geliebte Menschen mit dem Staat konspirieren – alle drei, drei Menschen, die ich über alles in der Welt liebe; es fehlen bloß meine jüngere Schwester und meine Mutter – sie sind mein ganzes Universum und dabei, mich zu verraten. An einen Ort, den sie nicht kennen. Ich aber kenne ihn. Niemand in der Familie hat je auf meine Beschreibungen gehört, wie höllisch St. Peter's Asylum war. Als ich etwas darüber in der Lokalzeitung von St. Paul schreiben wollte, haben sie mir abgeraten. Sie haben keine Ahnung, was sie tun; sie sind völlig unbedarft.

Ich soll das Opfer dieser Unwissenheit sein, und wie wütend jeder von ihnen auch auf mich sein mag – bezahlen muß ich es. Aber jemanden an den Staat abgeben, die Hexe einliefern – Scheiße, auch wenn ich die ganze Welt gefickt und euch gezwungen hätte, zuzusehen, ihr habt kein Recht, mir das anzutun. Der Wagen fährt durch das Tor ... Lieber Gott, was werden sie mit mir tun, wie viele von diesen langen, traurigen Gängen? Welche Qualen, Schocks, Medikamente, welches endlose Warten? Als ich in St. Peter's arbeitete, ist niemand, den ich kannte, lebendig herausgekommen, ohne nicht binnen weniger Monate wieder drinnen zu sein – das ist ein Labyrinth; für den Rest meines Lebens werde ich dieses Zeichen auf der Stirn tragen, wenn das der Ort ist, der er zu sein scheint. Ich öffne den Wagenschlag. Später Beweis für meinen Wahnsinn, daß ich eine Autotür öffnete, als der Wagen noch fuhr. Niemand bemerkte, daß es die Tür meines eigenen Autos war, und ich sitzen blieb, ohne die geringste Absicht, mich zu verletzen, sondern bloß um meine verdammte Schwester dazu zu veranlassen, stehenzubleiben und mich aussteigen zu lassen. »Ich habe mich einverstanden erklärt, mit dir wohin zu gehen, Sal, aber nicht in einem Gefangenenwagen, nein, nein. Niemals. Ich sollte freiwillig eine Psychiaterin aufsuchen, so war es ausgemacht. Das hier ist keine psychiatrische Praxis, das ist ein Krankenhaus, eine Nervenklinik, eine Anstalt - ein eisernes Gitter.«

»Steig wieder ein. Ich verspreche dir, es ist ein Psychiater.« - »Wie lange wird es dauern?« - »Höchstens eine Stunde.« - »Wir könnten es immer noch zur Party schaffen.« Mit aller Leidenschaft will ich auf diese Party gehen - sie ist Leben. Als ich die Bucht und die Brücke sah, die wir nicht überquerten, fühlte ich mich um das Leben betrogen. Es war dort auf der anderen Seite der Bucht, es war der Genuß, diese Party zu viert genießen, wieder Freunde zu sein. Statt dessen sind wir hier. Ich zittere vor Angst. »Vertrau mir.« - »Vertrau ihr«, sagt Fumio. »Ja«, versichert Sita. Gewiß würde sie mich nicht in diesen Tod treiben. Oder Fumio, er ist ein absoluter Feind amerikanischer Institutionen - die Psychiatrie ist eine davon, er wird mich doch nicht an den Staat ausliefern. Kein Japaner mit einem guten linken Hintergrund würde so etwas tun; und auch Sita nicht, nach allem, was sie in Amerika durchgemacht hat. Sally mag vielleicht blöde genug sein, diesen Heilern zu glauben oder sogar das Gefängnis nicht richtig einschätzen zu können, aber doch nicht die beiden. Vertrau uns.

Und hinter der ersten Tür ist ein Schloß. Eine geschlossene Abteilung, ein Irrenhaus, kein Krankenhaus, der Ort schreiend voll von verängstigten Leuten und Bullen. Wie die Kreise von Dantes Hölle, Stockwerk um Stockwerk, und jede Tür schließt sich hinter dir. Du wagst nicht, den Riegel hinter dir mit der Hand zu berühren, aber du kannst es erraten, du spürst es, derweil du ihnen immer noch traust. Sie können das nicht getan haben. Lügen oder hintergehen, herumkommandieren, aber nicht einsperren. Der dünne Faden von Hoffnung und Vertrauen findet Sitas Augen - wie sie lächelt, um mich zu beruhigen, wie ernst Fumio dreinschaut, als ob er auf immer und ewig mein bester Freund wäre und mich beschützen würde; was wir in den vergangenen zehn Jahren füreinander waren, absolute Loyalität. Einweisungen, Bullen, Ambulanzfahrer und angststarrende Irre, die diese Schurken niemals von ihrer Normalität überzeugen konnten, egal, wie sie sich verhielten.

Aber das wird mit mir nicht passieren, natürlich nicht. Ich bin hier mit diesen wunderbaren Menschen, die genügend Urteilsvermögen haben – wie immer hat Sally mit ihrem übertriebenen Selbstbewußtsein Mist gebaut –, sie werden doch nicht hier nach einem Psychiater suchen, in diesem Höllenloch, anstatt in einer komfortablen kalifornischen Praxis oder einer ruhigen akademischen Umgebung. Von den Möglichkeiten, die sie gehabt haben muß, hat sie die schlimmste Wahl getroffen. Zu allem Überdruß ist es nicht die Frau, die mir versprochen wurde. Es scheint, daß die Frau, mit der Sally den Termin vereinbart hat, ihn nicht einhalten kann. »Dann kommen wir ein andermal wieder«, sage ich. »Aber nein, er ist schon okay«, und stellt mich diesem dicken und offensichtlich dummen Dr. McIrgendwas vor – O Gott, kann es sein, daß dieser Lemure ein Ire ist, stöhne ich innerlich, während ich ihm höflich die Hand reiche, meine eigene zittert, was seine Augen mit Befriedigung festhalten. Wir waren nicht füreinander bestimmt. Jede Frage – denn es ist ein Verhör und nicht eine Konsultation, noch viel weniger ein therapeutisches Gespräch oder auch nur etwas Annäherndes –, jede Frage geht von der Überzeugung aus, daß ich verrückt bin. »Wahnsinn in der Familie?« – »Gibt es solches Denken tatsächlich noch?« Ich biete ihm die Stirn, bin Professorin an der Universität dieses Bundesstaats und verhalte mich entsprechend sogar der männlichen Autorität gegenüber, auch in dieser herzlosen Falle, in die ich durch einen Hinterhalt geraten bin, erkenne ihr wahres Ausmaß erst allmählich. Noch versuche ich, daraus eine Konversation zu machen, ja ich will sogar immer noch wissen, was den Mann befähigt, mich zu verhören: zum Beispiel, wo er studiert hat. Niemand läßt sich herab, mir zu antworten. »Was für einen akademischen Grad hat er?« – »Er ist Arzt.« – »Das hast du schon gesagt, aber was für einer?« – »Psychiater.« – »Ja, das weiß ich, aber was für einer, welche Schule – was hat er veröffentlicht?« Sie ignorieren mich und unterhalten sich über meinen Kopf hinweg. »Wer hat diesen Mann ausgewählt?« – »Ich habe dir doch gesagt, daß er mir empfohlen wurde.« – »Nein, das stimmt nicht, du hast mir gesagt, ich würde mit einer Frau sprechen.« Sein Gesicht erhellt sich; als Emanze habe ich Vorurteile? Die Frage ist drollig, nebensächlich. Ich bezweifle, daß es mir gelingen könnte, ihm klarzumachen, wie wichtig es mir ist, daß mir eine bestimmte Ärztin versprochen wurde, und eine ganz andere Person geliefert wird. »Ich bin hier freiwillig, weil meine ältere Schwester mich provoziert hat, mich bearbeitet hat, einen Psychiater aufzusuchen.«

»Dann war Ihr einziger Fehler, daß Sie den Menschen getraut haben, die Sie hierhergebracht haben.« Diese Bemerkung wird mir den Rest meines Lebens in den Ohren klingen; sie wird von den Wänden meines Verstands widerhallen, bis es nichts mehr für mich zu hören gibt.

Es kann jederzeit wieder passieren.

5

Am Schreibtisch des Farmers telefoniere ich mit der Hudson River Psychiatric. Eine gewisse Paranoia hat mich erfaßt, seit ich mit meiner Schwester gesprochen habe; schon spüre ich mich laufen, davonlaufen vor der Verhaftung. Meine Freundin Sheila, ein Mitglied der *American Civil Liberties Union,* hat mir den Namen einer Patientenanwältin gegeben, die mitten im Herzen der Anstalt ihre Praxis unterhält. Sie wird mich über meine Rechte informieren; die muß ich auswendig lernen und sie wie eine Litanei stets griffbereit haben. Mein Magen schwimmt, als ich die Nummer wähle. Aber ich will auch erfahren, wie ich legal an meine psychiatrischen Daten gelangen kann, Daten, die ebenso wirken wie die Verbrecherkartei, Daten aus Napa und Herrick in Kalifornien und aus dem Mayo-Trakt des Unikrankenhauses von Minnesota. Ich will wissen, was sie sagen, bin sogar neugierig; sind das nicht Beschreibungen meiner Selbst, ob richtig oder falsch, erhellend oder irreführend? Warum sollte ich nicht das Recht haben, sie zu lesen, wenn sie jedem mit Zugang zu offiziellen Kanälen offenstehen?

Die Anwältin meint, daß es schwierig sein wird, an psychiatrische Daten heranzukommen, und noch schwieriger, sie löschen zu lassen. Der Berufsstand der Psychiater ist sehr mächtig; er hat eine so starke Aversion gegen Anwälte, daß der Weg über den eigenen Arzt vorzuziehen ist. Und sie fährt fort: »Da sich Ihre Daten in zwei verschiedenen Staaten befinden und Sie selbst in einem dritten leben, stehen Ihre Karten vielleicht gar nicht so schlecht. Wenn Sie einen guten Arzt haben, ist es besser als ein Anwalt; das schreckt sie nur auf, dann scheuen sie, verschleppen die Sache, halten Informationen zurück.« – »Wie die CIA und das FBI unter dem *Freedom of Information Act?*« – »Dieselbe Geisteshaltung. Versuchen wir zuerst einmal, an Ihre Daten zu kommen. Wenn Sie sie haben, können wir sehen, was sich machen läßt, um sie löschen zu lassen. In der Zwischenzeit werde ich mich nach Präzedenzfällen umsehen.«

»Ich habe nur noch eine Frage: Können Sie mich über die Rechtslage im Zusammenhang mit Zwangseinweisungen im Bundesstaat

New York aufklären?« – »Fühlen Sie sich akut bedroht?« – »Nun ja, nicht direkt, aber meine Familie hat das schon mehrmals getan; ich dachte, es kann nicht schaden, das Gesetz zu kennen und zu wissen, was für Möglichkeiten ich habe.« – »Das Kriterium ist Gefahr für die eigene Person oder für andere. Das läßt sich natürlich auf vielfältige Weise interpretieren. Aber wenn Sie zum Beispiel jemanden schlagen, dann haben Sie Ihre Chancen verspielt. Oder wenn nachgewiesen werden kann, daß Sie Ihre eigene körperliche Sicherheit gefährden, dann bedeutet das Suizidneigung. *Civil Liberties* ist mittlerweile fast in jedem Krankenhaus vertreten, und Sie können wenige Tage, nachdem Sie hineingekommen sind, wieder draußen sein. Wir lehnen jede Zwangseinweisung ab, so wie es in der Novelle des *Mental Health Act* festgelegt ist; diese Haltung genießt einen gewissen Grad an Zustimmung unter Psychiatern, aber keineswegs bei allen. Die meisten Leute, einschließlich der Familienmitglieder, haben keine Ahnung von dem Prinzip, das auf dem Spiel steht, und finden meistens auch einen Psychiater, der sie unterstützt. Viele Krankenhäuser nehmen es mit den Zwangseinweisungen nicht sehr genau.« – »Ist es hier draußen bei den Republikanern sicherer als in der Stadt?« – »Ich denke schon, wenn Sie ein Haus besitzen, wenn Sie sich auf Ihrem eigenen Land befinden, dann ja. Ihre Lage ist eigentlich sehr gut. Regen Sie sich nur nicht auf. Und vergessen Sie nicht, was Sie über die Bürgerrechte wissen. Verständigen Sie mich, sobald Sie an Ihre Daten herangekommen sind – das könnte ein sehr interessanter Fall werden.«

Ich schaue durch die großen Türen des Farmhauses hinaus ins Grüne, erinnere mich an die vielen Sommer, in denen ich von diesem Vorposten aus mit New York telefoniert habe, froh, nicht mit ihnen in der Stadt zu schwitzen. Die Aussichten sind gut in Dutchess County, hier wird Eigentum noch geachtet; solange man auf seiner Veranda sitzt, kann man völlig übergeschnappt sein, und niemand darf einem etwas anhaben. Hier ist die berittene Polizei das Gesetz. Hatte mir Mrs. Sleight nicht geraten, gar nicht erst unseren Sheriff zu rufen, wenn uns Vandalen wieder einmal einen Besuch abstatten – es dauerte mehrere Tage, bis er hier ankam, als jemand ins Fenster geschossen hatte, und als er endlich da war, zielte sein Stellvertreter mit dem Revolver auf Mr. Odell, der auf der Leiter stand und die Decke strich. »Das nächste Mal lassen Sie den Sheriff sein und rufen gleich die berittene Polizei.« Super, wenn meine Freundinnen beschließen, mich wegsperren zu lassen, rufe ich einfach einen berittenen Polizeibeamten an und erkläre ihm, daß sie alle betrunken sind; wir hätten eine gigantische Schlägerei gehabt, und es sei nun wirklich an der Zeit, daß sie heimgingen. Ich frage mich, wie das ankommen würde. Der Bulle mit seinem großen Hut würde nun versuchen, herauszufinden, wer verrückt ist contra wer die Eigentümerin ist contra wer ihn gerufen hat contra irgendeinem Psychiaterjargon – ohne einen Arzt an Ort und Stelle könnte der Polizist nichts anderes tun, als den Kopf zu schütteln unter seinem großen Hut.

Aber heutzutage verfügen berittene Polizisten vielleicht über eine Liste der Namen von Psychiatern und haben Funkkontakt mit der Hudson River Psychiatric. Das wäre die für diese Gegend zuständige Klapse. Als ich mich einmal verfuhr, stieß ich zufällig auf sie, die riesigen Rasenflächen – es sieht aus wie ein Landsitz oder irgend etwas aus dem 19. Jahrhundert, und dann sieht man die gedrungenen Gebäude, die vergitterten Fenster, die traumverlorenen Gestalten drinnen. O Gott, wie ich diesen Anblick hasse. Macht nichts, jetzt hast du eine Freundin in der Hudson River Psychiatric, deine Patientenanwältin.

»Mit wem hast du telefoniert?« – »Hi, Sophie, ich lasse mich über Irrenanstalten dopen. Sheila hat mir einen Kontakt zur Hudson River Psychiatric verschafft. Eine Bürgerrechtsperson. Offenbar gibt es in New York keine Zwangseinweisungen. Andererseits darf man nicht die Nerven verlieren, darf sich selbst und andere nicht gefährden. Cool bleiben, und dann ist man okay.« – »Bist du okay?« – »Mir geht es blendend, ehrlich.« – »Ich finde dich in letzter Zeit eigenartig. So geht es allen – man redet darüber.«

Wer ist alle und was ist eigenartig? Aber schon fühle ich mich umzingelt. Als ob das Telefongespräch mit Sally sie in unser Haus gebracht hätte. Ich hätte den Mund halten sollen. Meine Paranoia hat ihre provoziert; sie sind nun irgendwie hier von einer Partei bedroht, die sie nicht einmal kennen. »Ihre ältere Schwester, ihre Familie, vielleicht kommen sie ...« – man kann ihre Gedanken förmlich hören.

Ich werde jetzt gleich einige von ihnen direkt hören. Sophie verkündet: »Wir sind der Meinung, daß du wieder das Lithium nehmen sollst.« – »Sophie«, protestiere ich, »warum ›wir‹? Das Experiment war doch eine Sache zwischen uns beiden.« – »Weil es stört. Die Lehrlinge haben langsam die Nase voll; vielleicht bleiben sie nicht die ganze Zeit.« – »Ich habe die Nerven verloren, als ich versuchte, einen Scheck auszustellen.« – »Du benimmst dich komisch.« Plötzlich fühle ich mich komisch, mir ist heiß, und ich habe Angst – haben sie recht, soll ich das Zeug wieder nehmen, bin ich an der Kippe? In die Ecke getrieben, fühle ich mich, wie es vielen Leuten geht, wenn alle gegen dich sind, hinter deinem Rücken über dich sprechen.

Wenn es nur ruhig und einfach und bloß zwischen uns beiden sein könnte, zwischen Sophie und mir, diese Angelegenheit, die uns so nahegeht; ohne andere Menschen, die hineingezerrt werden, Fremde bis zu diesem Sommer, Jugendliche, die Urteile fällen in dieser gräßlichen Pseudodemokratie, in der wir alle nach einer orthodoxen Übereinkunft gleich sein sollten, das Ganze noch verkompliziert durch amerikanische Vulgärpsychologie, die es jedem Menschen erlaubt, sich ein Urteil über Normalität anzumaßen, wobei die Gruppe die Norm festlegt und sie durchsetzt.

»Sophie, ich fühle mich wirklich nicht anders. Es tut mir leid, wenn ich die Nerven verloren habe. Du weißt doch, daß es jeden Sommer Augenblicke gibt, wo uns alles zu viel wird, mit den vielen Leuten um uns herum; du weißt, was ich meine, damit haben wir doch beide unser Problem.« – »Aber du hast es doch gewollt. Das mit den Lehrlingen ist deine Idee.« – »Ja, dieser alte Hunger der Lehrerin nach Schülerinnen, es ist eine Sucht.«

Ihre Stimme wird immer härter; sie kränkt mich, beleidigt mich, jeder Satz, jedes Wort, das sie in der Folge ausspricht, ein Schlag, eine Anklage. Ich betrachte sie, fühle mich zerstört. »Schau«, sagt sie, »ich werde es dir sagen müssen; du entfremdest hier jede von uns, vielleicht schaffst du es sogar, uns allen den Sommer zu verderben. Dieses Absetzen des Lithiums war ein Irrtum. Ich habe mitgemacht, weil ich verstehen konnte, daß du keine Lust hast, dein ganzes Leben mit der Droge zu verbringen, aber du solltest lieber daran denken, diese Entscheidung wieder rückgängig zu machen.« – »Können wir uns nicht wenigstens sanfter darüber unterhalten, Sophie, unter uns?« Ich kann Marge, die Köchin, in der Küche hören. Wenn wir die Aussprache in unserem Zimmer in der großen

Scheune hätten – beim Abendlicht, das durch die großen Fenster dringt –, dort könnten wir uns einigen, sage ich ihr, wir könnten einander guttun. »Okay, ich bringe dir einen Drink mit.« Mit ihrem eigenen Whiskey in der Hand geht sie erneut mit mir ins Gericht. Es ist diese eisige britische Verachtung. Wo kommt das her; seit wann bin ich in ihren Augen so verachtenswert? Sie reicht mir meinen Martini, und ich setze mich, versuche daraus eine Cocktailstunde zu zweit zu machen, versuche ihre Feindseligkeit abzuwehren, den schrecklichen Haß, den ich plötzlich bei ihr spüre – weiß sie überhaupt, wie herablassend ihre Art geworden ist? Das ist noch schlimmer als ihre Arroganz beim Morgenkaffee.

»Sophie, ich will nicht wieder zum Lithium zurück, ich bin so froh, daß ich davon losgekommen bin, mich gesund und lebendig fühle, abgenommen habe – kein Durchfall mehr, kein Zittern der Hände. Ich gehe jeden Tag schwimmen, spüre, wie ich wieder meine alte Form erreiche. Ich fühle mich um zehn Jahre jünger.« Meine Stimme, die sich für ihr Thema begeistert, die völlige Wiederherstellung meiner Gesundheit, versiegt, verdorrt, als ich sehe, wie sie mir zuhört, ihre Gereiztheit und Ungeduld. Ich spüre, wie ich sprachlos werde. Ich frage mich, ob sie sich ihrer Wirkung bewußt ist, wirklich so zerstörerisch sein will, wie sie ist. »Unsinn, das ist alles Unsinn, du bist einfach störrisch, du setzt alles aufs Spiel, alles, was du in den letzten Jahren deines Lebens aufgebaut hast, und alles, was wir hier haben. Ist dir klar, was geschehen wird, wenn man dich von hier fortbringt?« – »Wer sollte mich fortbringen?« – »Du könntest einfach in ein Geschäft gehen und durchdrehen, und schon bist du weg.« – »Ich gehe nirgends hin, außer zum Holzplatz von H. G. Page. Die haben mich immer schon für verrückt gehalten.« – »Das ist nicht komisch. Hör zu, entweder du nimmst das Zeug wieder oder . . .«

Ich schaue in den Martini, versuche den Geschmack zu genießen, die Wirkung der kleinen Hochstimmung nach einem langen Tag. Plötzlich erinnere ich mich wie nebenbei an den Martini, den Sheila mir letzten Sommer gebracht hat. Er sah schon ziemlich groß aus, aber ich war griesgrämig und schmollte in der Scheune vor mich hin, also trank ich, ohne zu merken, wie viel es war, schaffte es vor dem Essen nicht mehr, trank ihn auch später nicht aus. Das war auch nicht notwendig, denn noch vor dem Dessert war ich von meinem Stuhl gerutscht und schaffte es gerade noch bis zur Toilette, um mich zu übergeben, peinlich berührt, daß die Lehrlinge erfahren könnten, wie sich die alte Dame angetrunken hat. Und in der Tat wußten sie es, tanzten begeistert vor der Tür, als ich endlich zu mir kam und aus dem Örtchen herauswankte. Am nächsten Tag hatte ich einen offiziellen Kater und durfte mir einen Tag frei nehmen; während sie das Scheunenzimmer mit Zedernschindeln deckten, machte ich nach Skizzen vierzehn Zeichnungen von Sophie mit spontanen Gedichten dazu und ein großes lustiges Bild zu Ehren der Dachdeckerinnen. Davon wurden fünfzehn Siebdrucke gemacht, das Gros der Sommerproduktion.

Wie schön wäre es, die Zeit mit Zeichnen zu verbringen. Sophie sagte mir früher immer, ich solle zeichnen, um meine neuen Erfahrungen ohne Lithium festzuhalten. Aber es ist wie ein Befehl. Und Tatsache ist, daß ich mir ohnehin nicht bewußt bin, irgendwelche wunderbaren neuen Erfahrungen zu machen. Außerdem gibt es so viel Arbeit, bloß um die Farm in Schuß zu halten, daß ich es nicht wage, mir diese Zeit zu nehmen. Es ist doch wirklich Schwachsinn, deine ganze Zeit mit Versicherungen und solchem Quatsch zuzubringen, sagte sie mir gestern. »Du bist Künstlerin, also zeichne.« – »Aber ich zeichne nur, wenn ich Lust dazu habe, Sophie; das ist ein Glücksfall.« – »Du verpaßt deine Chance, das, was du jetzt erlebst, zu dokumentieren.« – »Ich erlebe nichts Besonderes, nur daß mein Kopf ein wenig klarer ist; mit Lithium fühlt man sich ein bißchen unscharf an den Rändern.«

Das war das letzte Mal, daß wir uns darüber unterhielten. Jetzt ist es ein Befehl, zum Lithium zurückzukehren: zur Droge, zum Leben einer kaum verhohlenen Unsicherheit. Der psychiatrische Befehl wird von einer Laienmeinung übermittelt. Gedeckt durch die Beobachtung von diesem oder jenem Lehrling oder vielleicht durch eine Außenmeinung, die sie sich von irgendwoher geholt hat, von irgendeiner Person, die sie angerufen hat und deren Namen sie mir nicht verraten will. Mein Gott, das macht mich ganz schwindlig. Und wie wütend Sophie ist. Ich sehe sie an und stelle ein verändertes Verhalten fest, fast eine Fremde. Wieviel davon hat mit ihrer eigenen Geschichte zu tun? Als sie ungefähr zwanzig war, wurde sie in Toronto aufgelesen, weil sie in den Straßen getobt hatte. Bloß getobt, nicht sehr laut, eine Jugendliche voller Schmerz über eine

Liebesgeschichte mit einer Frau zu einer Zeit, als solches noch unstatthaft war. Sie erklärte es ihnen nie, gab nicht einmal die Namen ihrer Eltern preis. Sie ließen sie schnell wieder laufen. Es ist etwas, worüber sie nicht sprechen mag, diese Erfahrung ist absolut tabu. Und heute ist sie ein Musterbild psychischer Normalität und befiehlt mir, zur Droge zurückzukehren.

»Wenn du durchknallst, was soll ich dann tun?« Die Frage, die der Frage »Was wirst du wegen des Traktors unternehmen?« ähnelt, hat eher den Tonfall einer Direktive als einer Nachfrage. Jetzt auf der Stelle soll ich entscheiden, was sie tun soll, wenn ich durchknalle.

»Was immer du willst.« – »Soll ich hierbleiben oder gehn?« – »Ich weiß es nicht.« – »Fumio hat gesagt, man soll dich allein lassen.« Mein Gott, sie haben schon Fumio konsultiert. »Mich allein zu lassen ist keine schlechte Idee, aber eigentlich hätte ich dich lieber an meiner Seite; wir haben uns für diesen Sommer die Kolonie vorgenommen, also machen wir uns an die Arbeit. Wir haben eine Menge Mühe hineingesteckt und es ist noch so viel zu tun ... Sophie ...« Sie fällt mir in die Arme, schluchzt, wir schluchzen beide. »Schau«, sage ich, »es kann gutgehen, ich bin davon überzeugt, wirklich. Wir dachten, wir könnten diese Sache besiegen und überleben; versuchen wir es doch – bleib bei mir, steh mir bei. Wenn es nicht klappt, wenn ich durchdrehe, gibt es immer noch das Lithium; wir haben sogar ein neues Fläschchen, ein frisches Rezept.« – »Du brauchst einen Bluttest«, lacht sie und schneuzt sich. »Also lasse ich mir einen Bluttest machen«, antworte ich schnüffelnd. Während wir einander im Dämmerlicht umfangen, frage ich mich, ob ich mir zuviel vorgenommen habe, bloß um zu beweisen, daß ich nicht geistesgestört bin, Opfer einer verwirrenden unsichtbaren Krankheit, die immer noch ausbrechen und uns vernichten kann. Überheblichkeit, ist es Überheblichkeit? Wer weiß.

6

Aus dem Fenster sehe ich eine Brustschwimmerin, die den Teich durchmißt. Wahrscheinlich Libby, aber ich bin mir noch nicht ganz sicher, bis ich das Signal ihrer ziemlich erstaunlich blauen Augen erhasche. Jetzt sehe ich auch Kim im Wasser unter mir. Vor dem Frühstück schwimmen, eine gute Idee. Kim und Libby sind meine Trainerinnen – die beiden haben beschlossen, mich zu neuem Leben zu erwecken und mir meinen Atem wiederzugeben. Kim ist für Stanford geschwommen. In ihrer Eigenschaft als Schwimmtrainerinnen sind sie beide sehr lieb zu mir; daraus hat sich eine Freundschaft entwickelt, um Schwimmrunden am Abend; die wortlose Konversation der Körper, die eine bestimmte Strecke Wasser durchmessen, Länge um Länge, in der schönsten Tageszeit, der Blut-Weiderich um den Teich wie eine Krone, manchmal wirkt er unwirklich, die Augen brauchen zum Festhalten auch die windschiefe Gegenständlichkeit der alten blauen Scheune, die sich dem Wasser zuneigt, der obere Teil macht immer einen etwas betrunkenen Eindruck, das Gehirn versucht stets, sie gerade zu richten und Zeit und Geld für einen neuen Anstrich zu finden. Diesen Sommer nicht mehr. Aber es macht nichts, ihre drängende junge Anwesenheit sagt mir, daß nichts zählt als dieser köstliche Augenblick, diese Stunde, dieser Sommer – diese Sekunde.

Kim und Libby sind mir in diesem Sommer näher gekommen als die anderen Lehrlinge. Gestern waren wir zusammen auf dem Feld, im üppigen, heißen, sinnlichen Gestrüpp von Gras und Sonne und Feldblumen mähten wir zwischen den Reihen der Weißtannen, unten in der riesigen Wiese am äußersten Ende unseres Landes. Diese Bäume werden unsere erste Ernte sein; der Erfolg, ja das Fortbestehen der Kolonie hängt von ihnen ab. Es ist von äußerster Bedeutung, daß wir gut mähen, das Gestrüpp ausschneiden, das wuchernde Unkraut, das ihr Wachstum behindert und ihnen das Sonnenlicht nimmt, die Hartriegelbüsche dreimal so groß wie der kleine Nadelbaum, der ein Weihnachtsbaum zu werden versucht, mit allen seinen Gliedmaßen intakt, seine Gestalt unverkrüppelt –

dieses archetypische Gestell, das unersetzbar ist und perfekt und symmetrisch sein muß. Hier müssen wir den jungen Setzling von Anfang an beschützen, müssen sogar die Feldblumen von seinen Wurzeln räumen, die dicken Gräser. Wir haben den Rasenmäher Marke Gravely, Arbeitshandschuhe, Gartenschere und Grasschere, Thermosflasche und eine frische Dose Cutter Insektenspray, hier draußen unverzichtbar. Der Gravely dröhnt weiter vorne, die zerstörerische Kraft der Maschine ruckelt über die grobe Erde, junge zupackende Arme zähmen ihre ziellose Energie, lieben ihre Stärke, die wunderbare Potenz dieses Geräts, so viele Pferde zwischen deinen beiden Armen.

Ein ereignisreicher Tag. Das Geheimnis hinter der Hitze und der Arbeit ist ihre belebende sinnliche Energie, die Feldblumen um dich herum, wenn du hochblickst, überrascht, dich im Himmel wiederzufinden, schweißüberströmt wie eine Landarbeiterin, vollständig außerhalb deiner Selbst, dein angeblich wirkliches Leben aufgesogen von diesem Augenblick von Hitze und Erde, das Reiben und Kitzeln der Vegetation. Wenn ich eine Geliebte bei mir hätte, würden wir uns hier zwischen die Blumen legen und wahrscheinlich einen Ausschlag bekommen; so hypnotisch ist die Hitze, so gleißend die Sonne, so sexuell die ganze Landschaft. Sogar die Arbeit, die ständige Wiederholung, die Sichel, die körperliche Anstrengung – du denkst, du schaffst keine Reihe mehr, und dann kannst du es doch, wir sind eine Brigade, stacheln uns gegenseitig auf, treiben einander an, indem wir Geschichten erzählen, Lieder singen, lahme Witze reißen; komisch im Augenblick, weil sie wir selbst sind und aus uns kommen, Worte, mit denen wir die Farm retten, die Kolonie möglich machen. Sie sind die Sprache unseres inneren Kreises, unser privates Sprechen; die Zeit hier wird immer bei uns bleiben, ein Ring im Baum unseres Lebens. Und diese Julihitze – im nächsten Jahr müssen wir schon im Juni mit dem Mähen fertig sein – lauert über uns wie ein Schlagstock, die Sonne vernichtet, macht uns dumm oder schläfrig oder bloß so voll von einschläfernden Einflüssen, daß wir wie Kreaturen unter Drogen sind. Und glücklich. Elend heiß und durstig, todmüde und doch auf außergewöhnliche Weise high, eine Dumpfheit sinnlicher Erregung, die den Raum verfinstert, wenn du das Farmhaus betrittst und dich auf das Bett oder eine Couch zusteuern läßt anstatt auf die Dusche, und die dich selbst noch am nächsten Nachmittag schläfrig sein läßt – diese orgiastische Auslieferung an Wetter und Landschaft, Sonne, Schweiß und Gräser, die tausendfach verschiedenen Feldblumen, die Margeriten, gelb mit schwarzen Mittelpunkten, die Mohrrübe, die Veilchen, die wilden Erdbeeren, an denen sich die Traktorbrigade (Lauren, Libby und Kim) gütlich tun konnte, weil der Traktor ohnehin nicht anspringen wollte, die Kleeblüten, der Weiderich, der Hartriegel – alles so wunderschön –, ich möchte mich hineinwerfen. Sich nach gebückter Arbeit geraderichten, wie gut sich das anfühlt, wie gut das Wasser in der Feldflasche ... Zeit für eine Pause.

Das wird als ausgezeichnete Idee angenommen. Da ich an diesem Tag mit ihnen auf dem Feld bin, muß ich ihnen den besten Platz zum Faulenzen zeigen; wir werden in den Wald gehen, zum hinteren Teil des Great West Field. Das Wasser scharf in der Kehle, der Schatten des Waldes erst wunderbar und dann heiß, nicht die direkte wilde Hitze der Sonne, aber hinterhältig, heimtückisch; Feuchtigkeit. Zuerst zeige ich, wie man durch den Bach watet. Lauren führt vor, wie man sich hineinlegt: Wie ein Affe schmiert sie den Schlamm über ihr Unterhemd (Unterhemden sind eine Konzession an unsere Nachbarn, wir ziehen sie meistens aus, wenn wir an das entlegene Ende des Teichs gehen und uns von der Straße entfernen), dann ohne Unterhemd, das Sickerwasser in ihren Jeans, auf ihren Füßen, begeistertes Gelächter, das Gefühl von naß und kühl – sofort wollen es alle ausprobieren. Ich zünde mir eine Zigarette an und genieße den Anblick, werde eins mit ihnen, eine seltsame, nicht identifizierbare Beziehung entsteht zwischen uns.

Die Schwimmerinnen sind jetzt zusammen unter dem Fenster, ein zügiger Stoß vorwärts, Brustschwimmen, verhalten, weil Sophie noch schläft. Sophie ist kein Morgenmensch; es gab Zeiten, da weigerte sie sich, zum Frühstück aufzustehen. Eine unangenehme Situation, da die Lehrlinge und ich aufstehen müssen, eine notwendige Disziplin, ohne die wir nicht funktionieren können. »Ich bin nicht dein Lehrling«, sagt sie schroff. »Das behauptet niemand, aber wenn du nicht zum Frühstück kommst, ist mir das peinlich, uns allen ist es peinlich. Wenn du es nicht für nötig hältst, warum sollten es dann die anderen?« – »Ich bin nicht dein Lehrling.« –

»Das weiß ich«, antworte ich und weiß nicht, was ich sagen soll. Da sie kein Lehrling ist, was ist sie dann – Direktorin, Assistentin, was nur? Ich bin einfach Kate; es ist Kates Farm, die versucht, daraus eine Künstlerinnenkolonie zu machen. Das beschreibt mich. Und was beschreibt Sophie, außer daß wir zusammenleben? Sie ist Schrifstellerin und Fotografin und dabei, am Leben auf der Farm herumzumäkeln. »Bitte, Sophie, hier gibt es so viel zu tun, wenn du dich verdrückst, werden wir die Sachen, die wir diesen Sommer fertigbringen wollten, nicht schaffen. Ich kann ihnen nicht zeigen, wie man ein Haus baut, ein Feld bestellt, das ganze Material herbeischafft, gute Preise aushandelt, den Fußboden auslegt – ich schaffe das nicht alleine. Bleib doch, bitte.«

Und sie bleibt, aber das Gewebe zwischen uns wird immer fadenscheiniger. Jetzt streiten wir schon über alles. Sogar über Geld. Sie könnte in die Stadt fahren und etwas arbeiten, sagt sie. »Aber was immer du dort verdienen würdest, würde das bloße Leben aufzehren; hier brauchst du kein Geld zum Leben.« – »Ich möchte für meine Arbeit bezahlt werden.« – »Ich kann dich nicht bezahlen, das weißt du doch.« – »Was ich hier leiste, würde ziemlich viel kosten.« – »Du hast dir doch erst ein Installateur-Buch gekauft; das macht aus dir noch keine Klempnerin.« – »Wird es aber.« – »Das glaube ich gern. Du wirst es im Nu lernen. Das bringt gutes Geld – mehr als die Tischlerei, obwohl sie viel mehr Fertigkeiten erfordert.«

Sie ignoriert diese Bemerkung, um auf das Lithium zurückzukommen; sie besteht darauf, daß ich es wieder nehmen soll. »Aber ich fühle mich doch vollkommen okay.« – »Du benimmst dich anders.« – »Seit wann?« – »Seit dem vierten Juli.« – »Wie kommst du drauf?« – »Du verlierst so leicht die Nerven.« – »Das ist irisch, und hier im Paradies kommt manchmal Streß auf.« – »Nein, du hast dich verändert.« Ich möchte ihr gern sagen, daß sie sich verändert hat, aber der Klang ihrer Stimme scheint es nicht zuzulassen, die Betonung liegt auf meinen Fehlern, nicht auf ihren. Ich muß die verrückte Person sein, die sich ihrer verrückten Medizin entzieht; wenn es irgendwelche nachteiligen Folgen gibt, gehen sie auf mein Konto. »Hör zu, Kate, du bist dabei, alles zu vermasseln. Ich meine wirklich alles.« Wie ihre Stimme sticht. »In Kürze wird hier niemand mehr da sein. Jeder einzelne Lehrling wird sich aus dem Staub machen.«

Es gab auch schon früher solche Warnungen. Im letzten Sommer trat Sophie am Ende eines sehr guten Tags am Teich an mich und meinen Martini heran, um mir mitzuteilen, daß die Lehrlinge im Farmhaus meuterten. »Warum?« – »Die Vegetarierinnen verhungern, deshalb.« – »Warum kann man nicht mit Gail darüber reden? Sie kocht, sie macht den Einkauf. Ich habe überhaupt keinen Einfluß darauf, was sie aus dem Laden bringt. Wir brauchen ja nur mehr Gemüse einzukaufen.« – »Sie sind am Verhungern und möchten abreisen.« – »Mein Gott.« Als ich in die Küche des Farmhauses stürmte, war gerade eine ernsthafte Diskussion zwischen Gail und den drei Vegetarierinnen über Rosenkohl und Joghurt im Gange – alles war friedlich. Vielleicht ist das bloß dieselbe Art von Panik; den Lehrlingen fällt es immer leichter, Sophie ihre Beschwerden vorzutragen, und sie tun es. Sophie muß also zwischen mir und den Lehrlingen stehen, das mißfällt ihr gründlich. Ich verstehe das, und es wäre mir lieber, sie würde die Kids an mich verweisen; es ist dumm, daß sie es nicht wagen, mich anzusprechen, wenn sie sich über mich beschweren wollen oder was auch immer. Wenn es bloß etwas Konkretes gäbe ... Wenn ich jemanden beleidigt habe, kann ich mich entschuldigen. Wenn es etwas gibt, das ich hätte tun sollen und nicht getan habe, dann werde ich es tun. In kalter Angst höre ich ihr zu. Was, wenn ich den Leuten, ohne es zu wissen, diesen Ort hier madig gemacht hätte? Was, wenn mein Experiment eines Lebens ohne Lithium das, was wir hier tun, tatsächlich stört, behindert, gefährdet?

Ich schaue Sophie beim Schlafen zu und wünsche, sie wäre wach, um mich zu beruhigen. Aber in letzter Zeit ist sie so hart zu mir, so zutiefst wütend auf mich, ich weiß bereits, daß es sinnlos ist. Und es wäre nicht nett, sie zu wecken; sie liebt ihren Schlaf so sehr, und schon in einer Stunde wird uns das Horn wecken. Aber für mich ist der Morgen so voller Ekstase, die frühe Morgenstunde so voller Verheißung, ich liebe es, zu dieser Zeit auf den Beinen zu sein. Wie wunderbar die erste Tasse Kaffee am Teich, die Tugend – selbstgefällig und hedonistisch zugleich –, vor dem Frühstück wach zu sein, das uneigennützige Vergnügen an dieser einen genußreichen Stunde, bevor ich meinen Kopf der Frühstücksgesellschaft überlassen muß: Arbeit, das Kollektiv, die Disziplin und die Aufgaben des Tags, die Aufteilung auf Scheunen, Felder, Siebdrucke. Alles in Ordnung, wenn man einmal angefangen hat, schließlich muß das alles ja erledigt werden, aber diese Stunde oder der Bruchteil einer Stunde vor dem Horn, einige Längen Schwimmen oder eine Tasse Kaffee mit dem Blick auf den Teich, das ist die pure Freiheit; ein Geschenk – du bist nur dort, weil du den Tag und die Landschaft so sehr liebst, daß du bereit warst, dafür deinen Schlaf zu opfern.

Und es ist auch noch nicht zu heiß, die Luft ist weich und klar am Ufer, am schmiedeeisernen Tisch, Sitz meiner Philosophie bei Martinis am Abend und Kaffee am frühen Morgen; die Luft ist voller Balsam, perfekt und golden. Zwei Gestalten trotten mir entgegen, triefend und grinsend in der Haut ihrer Nacktheit. »Kommst du auch rein?« – »Ich brauche erst Kaffee.« – »Nein, entweder du kommst freiwillig, oder wir werfen dich hinein.« – »Ein nettes Angebot.« – »Du hast die Wahl.« – »Ihr habt mich überzeugt.« – »Du wirst es herrlich finden – es ist nicht kalt, versprochen.« Und es stimmt. Doch trotz aller Freude am Schwimmen – wenn du einmal drinnen bist – gibt es immer dieses Problem, auch wenn es nicht kalt ist: Der Körper wehrt sich gegen den unanständigen Gedanken, einem fremden Element ausgeliefert zu werden. Selbst naß werden hat einen radikalen Aspekt, besonders der Bauch, der Venushügel, die Brüste und der Brustkorb, mit den kleinen Erregungen der Herzreaktion auf die Abkühlung.

Ich lasse mich vom Wasser tragen und betrachte den Blut-Weiderich über mir, die herrlichen lila Blumen öffnen sich jetzt, noch nicht die volle Blüte – die kommt im August –, noch eher magentarot als lila. Die Riesenulme am oberen Ende des Teichs, ein wachsamer Geist, der uns beschützt, eine Ulme so groß und alt, daß man darum betet, sie möge nicht dem Ulmensterben anheimfallen oder Opfer eines Blitzschlags werden; unser Wahrzeichen. Sie steht wie ein Mast am oberen Ende des Teichs; ist von überall in diesem Teil der Farm zu sehen; ein Signal, alle Linien laufen hier zusammen; Baum der Göttin, magisches und mächtiges Konstrukt der Erde, dem Himmel entgegengeworfen wie eine titanische Blüte.

Die beiden Nixen schließen sich mir an, wir schwimmen zu dritt. Sophie winkt uns von ihrem Bett aus – wie nett von ihr, wenn sie die Kaffeekanne einstecken würde. Ich habe noch immer Atemschwierigkeiten beim Brustschwimmen; wir üben gemeinsam, Libbys wachsames Auge beobachtet meine Armzüge. Bei der letzten Länge schwimmt Kim im Schmetterlingsstil, das Wasser spritzt mit so vielen Lichtern um ihre braungebrannte Haut, ihr schwarzes Haar glänzt, wenn sie die Wasseroberfläche durchbricht, aber auch dann noch sichtbar die ernste Linie über der Braue. Die Morgenluft liegt um uns wie eine Verzückung, trocknet uns, die Sonne warm nach dem Handtuch und noch wirksamer. Ich trage ein durchsichtiges Nachthemd; meine Gefährtinnen haben nichts an, arbeiten an ihrer Bräune. Libby wirft sich auf ein Handtuch, Kim setzt sich zu mir an den Tisch.

»Was ist das für ein Lithiumzeug, das du genommen hast?« fragt sie.

So wie sie fragt, liegt wahrscheinlich etwas in der Luft, und sie wird sich nicht mit einer leichtfertigen Antwort zufriedengeben. Behandeln wir es also als etwas, über das sich vernünftig reden läßt; die wissenschaftliche Information, was es bedeutet. Vielleicht begreifst du es auch selbst besser, wenn du es ihr erklärst. Was ist es? Eine gute Frage; niemand hat diese Frage bis jetzt gestellt, sie haben sich nur geziert oder zudringliche Andeutungen gemacht. Oder es war etwas Geheimes, worüber man nicht spricht, auf eine abstoßende Weise privat.

»Noch nie davon gehört?«

»Nee.«

»Es befindet sich im Periodensystem der Elemente. Es ist eine natürliche Substanz, die in der Natur vorkommt. Noch immer nichts davon gehört?«

»Nee.«

Es war Kim, die ihre Aufsätze mitbrachte, sie studiert Englisch im Hauptfach mit den üblichen Problemen.

»Das Periodensystem der chemischen Elemente ist eine nette, kleine Aufstellung ungefähr die Größe eines Blattes Papier. Dort ist alles aufgelistet, was es zwischen Himmel und Erde gibt. Mit seinem Atomgewicht. Das ist eine ziemliche Errungenschaft. Ein Typ namens Mendelejew hat das alles im neunzehnten Jahrhundert aufgezeichnet. Was man klassifiziert hat, dachten sie, das weiß man; wenn man alles klassifizieren kann, dann ist man ein Stück weitergekommen. Es steht in jedem Lexikon. Weiß du, wo im Farmhaus das Lexikon ist?«

Schon läuft sie hoch, um es zu holen.

»Ich bringe dir Kaffee«, rufe ich ihr hinterher. Dann schlagen wir es nach, Studentin und Lehrerin, denn dieses eine Mal darf ich unterrichten. »Das Symbol für Lithium ist Li. Siehst du es auf der Tabelle, da drüben links. Ordnungszahl drei. Eine kleine Ziffer und ein leichteres Atomgewicht als fast alles, außer Luft; nur Helium und Wasserstoff haben ein geringeres Atomgewicht, nicht aber Sauerstoff. Trotz seiner Leichtigkeit kommt es in der Natur nicht in Reinform vor, sondern nur in Kombination mit anderen Substanzen; man findet es in Felsformationen, die aus Erdverwerfungen entstanden sind. Als Metall, das eigentlich nicht in Reinform existiert, verbindet es sich mit anderen Dingen zu einem Salz. Das Lithium, das sie zu einem Medikament verarbeiten, ist synthetisch und auch mit Salzen kombiniert, also Lithium-Carbonat oder Lithium-Citrat. Trotzdem ist es so leicht herzustellen, so unkompliziert, daß es nur zehn Cents pro Tablette kostet. In seiner natürlichen Form haben es sogar die Griechen verwendet. Es befindet sich auch im Perrier-Mineralwasser, aber nicht in ausreichender Menge, um wirksam zu sein.«

»Was bewirkt es?« Ihr Gesicht ist ernst, interessiert, ohne Unterton, geschweige denn Spott, Peinlichkeit oder Ironie, was ich von den anderen erwarten würde.

»Die Griechen haben es als Tonikum verwendet, vielleicht in den Lithiumquellen, die sie wie einen Kurort besuchten. Vielleicht haben sie seine kühlende Wirkung auch verstanden, ein Mittel, das glättet und übersteigerte Aktivität und Depression ausbalanciert, für eine ausgeglichene Stimmungslage sorgt. Die Psychiater scheinen nicht zu wissen oder tun wenigstens so, als wüßten sie es nicht genau, wie das Lithium-Ion das Gehirn beeinflußt, wenn es einmal in die Blutbahn gelangt ist. Sie sagen, daß die Synapsenfunktion – der Austausch von Energie über die neuronalen Transmitter des Gehirns – in manischen Phasen zu schnell vor sich geht; in depressiven Phasen zu langsam. Niemand weiß, warum, aber wenn das passiert, sagen die Ärzte, daß man chemisch, vielleicht sogar genetisch, dazu neigt, manisch-depressiv zu sein, weil etwas diese Reaktion zu langsam oder zu schnell auslöst. Sie sagen, daß die Kontrolle durch Stoffe erfolgt, die Amine heißen, eine Substanz in den Gehirnzellen, über die ich auch nicht viel herausfinden kann, aber es gibt ein paar von diesen Aminen, die für dieses schnelle oder langsame Ding verantwortlich sein könnten. Das liegt im Moment alles noch in der Luft.«

»Was bewirkt das Lithium also?«

»Genau das wissen sie nicht. Oder sie wissen nur, daß ›es wirkt‹, sie sagen, es gleicht das Schnelle und das Langsame aus und glättet deswegen die beiden extremen Stadien von Manie und Depression. Aber sie wissen nicht, warum.«

Sie hört zu und wiegt ihren Fuß.

»Nicht, daß ich sie dazu kriegen könnte, es mir zu sagen, auch wenn sie es wüßten. Wenn man seinem Körper Lithium zuführt, geht das Lithium-Ion verschiedene Verbindungen ein, dringt direkt ins Gewebe ein, im ganzen Körper – manchmal ist es schlecht für die Nieren und für das Gehirn. Es gibt auch einen Austausch mit zwei anderen Mineralen im Körper, dem Natrium und der Pottasche – ich möchte wissen, ob es sich auf diese negativ auswirkt. Eine Chemiestudentin vom letzten Jahr hat mir einmal gesagt, daß das Lithium das Pottasche-Ion zerstört, und das kann über die Jahre tödlich sein. Ich halte das für eine ziemlich radikale Position, wie ihr ganzer Zugang zu gesunder Ernährung. Aber erschreckt hat es mich trotzdem.

Und wenn Lithium jetzt synthetisch erzeugt wird, dann ist es nicht mehr das, was es in seinem natürlichen Zustand war, und wenn es verschrieben wird, was heute zunehmend geschieht, nicht nur Leuten, die manisch-depressiv sind, sondern ganz einfach gegen Verstimmungen, normale Depressionen oder Alkoholismus, sogar hyperaktiven Schulkindern, dann ist das, was immer an synthetischem Zeug alle so folgsam essen, zu einer Art sozialer Kontrolle geworden, verstehst du, weil diese ganze Psychiatrie schon an sich eine Art sozialer Kontrolle ist und sehr stark von Institutionen beeinflußt wird. Nicht nur von Schulen, Firmen und Krankenhäusern, sondern letztendlich vom Staat selbst. Und was ist, wenn sie im Prozeß der Synthetisierung irgend etwas dazugegeben oder daran herumgefummelt haben, dann können auch natürliche Produkte unheimlich werden. Besonders wenn der langfristige Effekt der Substanz in so großen Dosen auf die Gesundheit nicht wirklich bekannt ist – denn obwohl unheimlich viele Leute es nehmen, so ist es doch in der heute verschriebenen Form erst ungefähr zehn Jahre im

Umlauf. Die ›Nebenwirkungen‹ zum Beispiel, Durchfall und Zittern der Hände, sind zufällig die klassischen Symptome von Angst und Unsicherheit; oder die Gefahr für die Nieren – ist sie eine notwendige Folgeerscheinung des natürlichen Lithiums, oder ist sie auf die Größe der Dosis zurückzuführen, ein Produkt der Zusätze oder der physischen Wirkungen psychiatrischer Dosen auf das Selbstwertgefühl?

Also schlucken alle pflichtergeben etwas Unbekanntes. Heute nicht mehr eine Testgruppe, sondern Zehn-, vielleicht Hundertausende. Und sie schlucken auf Geheiß eines Berufsstandes, der die Wirkung dieses Zeugs auf das Gehirn nicht kennt und das auch zugibt, aber trotzdem weitermacht und auf seine Wirksamkeit schwört. Und darauf besteht, daß man es nimmt. Ich habe das Lithium nicht deshalb genommen, weil die Leute, die mich in die Irrenanstalt sperrten, mich dazu gezwungen haben; ich habe mich ihnen entzogen, ohne irgend etwas zu nehmen, außer dem, was sie mir zwangsweise hineingestopft haben. Aber als ich draußen war, war ich clean. Ich fing mit dem Lithium an, als ich in einer tiefen Depression steckte, die Monate später einsetzte. Aber es war eine Präventivmaßnahme – nicht gegen Manie, sondern gegen die Depression.«

»Okay, ich verstehe.«

»Ich versuche auszuprobieren, ob ich ohne diese beiden Zustände leben kann und auch ohne das Lithium. Es ist ein Risiko, aber es würde sich lohnen, wenn ich gewinnen und wieder mit meinem eigenen Kopf leben könnte, ohne chemische Substanzen.«

»Was passiert, wenn du durchdrehst?« Das kommt von Libby auf ihrem Handtuch. Nachdem wir uns ausgelacht haben, werde ich ernst: »Wir werden damit fertig. Ich werde damit fertig. Keine Zwangseinweisung – das ist vom Gesetz verboten. Zwangspsychiatrierung, jemanden einsperren, einer Person die Freiheit vielleicht auf immer nehmen, sie Dingen wie Elektroschocks ausliefern – das ist alles einfach faschistisch. Also keine weißen Kittel hier in der Gegend, damit fängt es an. Diesen Trip habe ich schon durchgemacht, das dürft ihr nicht vergessen; ich habe euch mal nach dem Abendessen davon erzählt.« Eines dieser Anfangsgespräche, fast wie Selbsterfahrung, Intimität untereinander herstellen durch Reden über das eigene Leben. Die Alkoholsucht von Sandys Mutter, für sie die Last ihres Lebens. Megs Qual mit ihrem britischen Oberschichtakzent. Die ersten Nächte, Nächte, in denen wir lang wach blieben und einander kennenlernten – jetzt nur noch ein Tropfen im Eimer der Vertraulichkeiten, die die Lehrlinge untereinander austauschen.

Ich war von Anfang an ehrlich mit ihnen über meine psychiatrische Erfahrung, aber jetzt, wo sie nicht mehr eine interessante Geschichte aus meiner Vergangenheit ist, sondern so etwas wie eine stets lauernde Möglichkeit, werden sie unsicher, richten sich auf, werden wieder unsicher. Sie sind jung und frisch in der Morgenluft; ich bin fünfundvierzig und für sie eine unbekannte Größe. Sie sind zweiundzwanzig, intelligent und reif, aber wie unbequem und beunruhigend ist es für sie, sich mit dem Zauber des Wahnsinns auseinandersetzen zu müssen, mit seiner Macht, zu verwirren und zu verändern. Wie können sie entscheiden, was Wahnsinn ist und was Normalität, was Streß oder Wut oder Gereiztheit oder Verwirrung?

7

Wir essen auf dem Rasen vor dem Farmhaus. Es ist schon finster; im Licht der Petroleumlampen ist auf der anderen Seite des Tisches nach dem Ende des Hauptgangs ein Herumhantieren auszunehmen, ein Tellerwechsel, bevor der Kaffee herausgebracht wird. Da ich meinen Küchendienst schon versehen habe, unterhalte ich mich weiter mit der Frau neben mir, genieße die Schönheit der Szene, das Wohlbehagen eines Festmahls. Denn heute abend haben wir einen Gast: Sheila ist zu uns gekommen aus ihrem Haus im Wald, das auf halbem Weg zwischen hier und der Stadt liegt.

Zu meiner Linken oben auf der Veranda spielt sich etwas ab, jemand ist am Telefon. Ich wundere mich. Zuerst ist es bloß ein nervöser Instinkt wegen der Kosten eines Ferngesprächs, denn es ist das Telefon der Farm, und ich zahle die Rechnung. In früheren Jahren hinterließen die Lehrlinge am Ende des Sommers ruinöse Schulden für ihr romantisches Geflüster nach Kalifornien oder New York – sogar Anrufe nach New York sind von hier aus sehr teuer. Ich bin also »neurotisch«, wenn man so will, was Ferngespräche anbelangt. Aber wer immer es war, hat schon aufgelegt, oder vielleicht war es nur Sheila, die zu Hause anrief. Ich wende mich wieder meiner Gesprächspartnerin zu.

Plötzlich werde ich von Sheila unterbrochen, wahrscheinlich ist sie ein wenig blau. Sie grinst, scheint sich aber irgendwie nicht wohl in ihrer Haut zu fühlen. Irgend etwas ist los, sie benimmt sich eigenartig. »Ich will, daß du das hier nimmst, Kate.« – »Was ist das?« – »Bloß etwas, das du nehmen sollst. Schluck es runter.« Nervöses Kichern. »Ja, okay, aber was ist es?« – »Schluck es nur runter – stell dir vor, es ist die Hostie oder so was.« Sie schüttelt sich vor Lachen über ihre eigene katholische Vergangenheit. »Es schadet nicht, aber es nützt auch nichts, Sheila«, sage ich und erspähe die rosa Farbe einer Tablette in ihrer Hand. »Sei ein nettes Mädchen und spül es mit einem Schluck Wasser runter.« – »Sheila, es reicht.«

Ich blicke hoch und sehe, daß die anderen zuschauen. Jetzt ist schon wieder jemand im Flur am Telefon, aber ich kann nicht sehen, wer es ist. Was um Himmels willen führen sie im Schilde? Die Kombination »Medikament« und Telefon versetzt mir kalte Schauer, meine Magenmuskeln verkrampfen sich: Das können sie doch nicht tun! Nur ruhig bleiben, eine Szene wird dir nichts bringen. Die Stimmung ist immer noch nicht entschieden. Noch ist die Atmosphäre um den Tisch nicht eindeutig, wenn du dich aufregst, schlägt es gegen dich zurück. Wenn ich Alarm schlage – wer wäre auf meiner Seite? Es durchstehen, und vielleicht findet sich wer. Sheila beginnt erneut mit ihrem Drängen, nun schon verärgert, ihr Kichern hat einen harten Unterton; sie schiebt mir das Zeug aggressiv zu. »Sheila, Liebes, das ist dumm. Ich kann diese Entscheidungen selbst treffen. Das ist etwas, was ich nach einem Gespräch mit Sophie beschlossen habe.« – »Aber Sophie will es auch«, ruft sie aus, das erregte lästige Kind in ihr hüpft fast in die Höhe vor lauter Triumph. »Nimm es, nimm es, wir wollen es, du mußt.« – »Nicht ums Verrecken, Sheila, man zwingt Leute nicht zur Einnahme von Medikamenten. Das ist bloß Lithium, was du da in der Hand hast – ich habe Tausende davon gegessen, wahrscheinlich Millionen, mehr als sechs Jahre lang hab' ich das Zeug genommen. Bloß eine Tablette hätte überhaupt keine Wirkung.« – »Von jetzt an mußt du sie immer nehmen, diese hier ist die erste.« – »Sheila, du kannst solche Entscheidungen nicht für andere Leute treffen.« Ihre Hand nähert sich meinem Mund, so schnell, daß ich es kaum sehe; sie zwängt die Tablette zwischen meine Lippen, ihre andere Hand faßt nach meinem Kinn, wie man ein Kind zwingt, ein Medikament zu nehmen, oder einen Hund. Sheila ist zahlendes Mitglied der *American Civil Liberties Union.* »Aussichtslos, Sheila.« Wenn ich meine Fassung bewahre, meine Stimme bestimmt und ausgeglichen bleibt, dann werden auch die anderen merken, daß sie zu weit gegangen ist. Aber wir brauchen keinen Methodenstreit; ich muß sehen, daß auch sie ihr Gesicht wahren kann, da sie soeben ihre eigenen Werte vergessen hat.

Ich drehe meinen Kopf weg und lächle sie an. »Sheila, jetzt mach einen Punkt, du bist doch Bürgerrechtlerin. Und es war sehr nett von dir, mir den Namen dieser Anwältin in Hudson River zu geben – sie war sehr hilfreich.« Inzwischen sind die anderen aufgestanden und streiten mit ihr und untereinander; immer noch sehe ich den Schatten einer Gestalt am Telefon. »Weißt du, Sheila, daß die Anwältin mir gesagt hat, daß *Civil Liberties* gegen jede Zwangseinweisung ist? Ich denke, daß das auch auf die erzwungene Verabreichung von Medikamenten zutrifft, meinst du nicht?« Ich setze mich neben sie, mache daraus einen Scherz, bin ruhig, möchte den Tisch wiederherstellen, das Mahl, die Stimmung.

Und dann, ohne Vorwarnung, entsteht ein Handgemenge auf dem Rasen zwischen dem Tisch und der Veranda, mehrere Gestalten laufen jetzt in diese Richtung, aber außerhalb des Lichtkegels der Petroleumlampe ist schwer auszumachen, wer genau es ist. Kim, vielleicht Libby. Meg, vielleicht sogar Sophie. Mein Gott, sie kämpfen auf der Farm. Das sollte man abstellen. Vernunft, Gastfreundschaft, alles, was die Farm je hätte sein sollen. Es ist wie eine Entweihung – die schroffe Unmittelbarkeit der Gewalt ist schrecklicher als die Bedrohung einen Augenblick vorher. Und es ist jemand am Telefon; wären sie wirklich dazu fähig, Hudson River Psychiatric anzurufen, steht ein Psychiater schon bereit? Um mich einzusperren. Hier. Jetzt. In meinem eigenen Heim? Fest steht, daß sie sich gegenseitig die Köpfe einzuschlagen scheinen, in deinem eigenen Haus, das mußt du abstellen – das ist meine allererste Verantwortung.

Ein richtiger Kampf. Das Geräusch von Schlägen und Geschiebe. Verdammtes Pech. Gerade jetzt, wo ich stillsitzen sollte, mich darauf einrichten sollte, absolut normal auszusehen, wenn die weißen Kittel kommen (die anderen können ja stockverrückt sein und einander gegenseitig die Augen auskratzen, ich aber muß vernünftig bleiben). Es gibt eine Menge, weshalb man die Haltung verlieren könnte, aber mir darf das nicht passieren.

Eigentlich sollte ich einfach sitzen bleiben. Jetzt wendet sich ihre Aufmerksamkeit eine Weile einer anderen Sache zu; sollen sie sich doch gegenseitig aufreiben.

Aber ich kann nicht, nicht hier, ich ertrage es nirgends, wenn Frauen miteinander kämpfen, aber noch weniger um Himmels willen hier. Der Geruch des Kampfes, der Geruch von Kämpfen im allgemeinen, das ist geistige Zerrüttung. Was immer Wahnsinn bedeuten mag, das ist der Wahnsinn einer Wut, die gemein geworden ist. Es tut weh, sie kämpfen zu hören, der Klang von Körper gegen Körper, das Gekeuche, die verzerrten Stimmen, die Grausamkeit, der Ort jenseits der Vernunft, wo Freundschaft und Glück ausgelöscht werden. Was ich beobachte, ist Elend, das über seine eigene Erbärmlichkeit nicht Bescheid weiß. Später wird es zu spät sein. Es könnte jemand verletzt werden. Schließlich trage ich für das alles die Verantwortung; selbst unter diesen schwachsinnigen Umständen, wo der Gegenstand des verrückten Streits darin besteht, wie mit meiner Verrücktheit umzugehen sei.

»Meine Damen, meine Damen, ich bitte um Pazifismus – kommt her, wir sind doch Freundinnen«, sage ich und halte Ausschau nach einer, die ich aus dem Gewusel herauslocken kann, das jeden Augenblick bedrohlicher wird. Ob wohl jede von ihnen überhaupt noch weiß, mit wem sie sich angelegt hat; ich kapiere nicht, wer auf welcher Seite steht, sehe bloß dieses Chaos, das auf dem Rasen in der Dunkelheit vor dem erleuchteten Haus ausgebrochen ist. Der Knäuel stolpert darauf zu; es gibt keine Möglichkeit eines Gesprächs mit einer einzelnen, so verschlungen sind sie ineinander, eingehüllt in ihre sehr reale Wut. Obwohl es sie abkühlt, als ich beruhigend auf sie einrede, sie daran erinnere, daß das nicht geht. Sie enden in einem Klumpen an einem Pfosten der Veranda, einer schlanken altmodischen Säule, zerbrechlich angesichts der geballten Kraft von Händen und Armen. Eine Gestalt hindert eine andere am Weitergehen. Es geht um dieses Telefon, vermute ich, ob es benützt werden soll oder nicht. Obwohl vorher jemand dran war; jetzt verschwunden, im Haus untergetaucht. Im Cottage ist das Lehrlingstelefon – das könnten sie doch auch benützen. Was führen sie gegen mich im Schilde? Diese drängende Masse an der Säule, dieser antiken Stütze.

Ich setze mich in Bewegung, umfasse die andere Säule, überlege, blicke hinter mich, um zu sehen, ob man mich dort erwischen könnte; die Hauswand, das Schindeldach, ein Fenster und Phyllis Cheslers Davidstern aus buntem Glas, den wir immer in das vordere Fenster gehängt haben, fast eine Provokation in diesen Breiten. Hier wohnte einmal ein schwarzer Bürgerrechtler, und ich fragte ihn, ob es ihn belasten würde, da das Leben hier für einen Schwarzen ohnehin schon schwer genug war. »Ach wo, nein, laß es nur hängen. Wenn schon, denn schon«, sagte er. Diese Erinnerung und die Normalität des Anblicks der Küche hinter dem Wohnzimmer, die alten Fensterläden aus Holz zum Greifen nahe, ein Weingarten, die friedliche Leichtigkeit eines Sommerabends auf dem Lande.

Aber jetzt sind die Schindeln im Schatten, und hinter mir liegen etwa zwei Meter Verandaboden. Wo ich festgehalten werden könnte. Denn jetzt erwarte ich es, sehe sie, sehe den Hof vor mir; die Wand und die gefährliche Dunkelheit hinter mir.

Ich erinnere mich an Johanna und ihren Prozeß, die Hexenprozesse, die Festnahme der Hexen, das Einfangen. Wenn ich jetzt Brüder hätte, würden sie hinter mir stehen oder mich verkaufen? Wer weiß, frage ich mich angesichts der Gruppe von Frauen, die noch vor einem Augenblick wie Männer kämpften, ebenso dumm, leidenschaftlich, gefährlich und zwecklos. Ich habe meinen Standpunkt eingenommen. Einen Augenblick lang überflutet mich die Geschichte: das Mittelalter, Bruderkriege, Sagas und die Hitze einer Stunde voller Geschrei, Feuer und Blut. Das hier ist Terror. Und ich eine Hexe. Johanna muß das gespürt haben vor der Inquisition, oder in der Nacht, als sie an die Engländer verkauft wurde. So war es. Es war genau so. So fühlte es sich an. Die Dunkelheit, und man wußte nicht, wem man trauen konnte. Es ist eine Erinnerung, ein Erinnern, das Wirklichkeit wird. Ich brauche keinen Vergleich zu bemühen, er stülpt sich über mich, wie eine Tunika über den Kopf und auf die Schultern gleitet; ein Schlag, und ich werde sie, sehe mich wie sie nach Verbündeten um, mit dem Rücken zur Wand. Wenn auch nicht wirklich – eine gute Kriegerin würde gegen die Schindelwand Aufstellung nehmen. Aber ich spiele ein anderes Spiel, an einer Säule, die ihrer Säule gleicht, und wenn mein Herz zu klopfen aufhört, werde ich wieder über Frieden palavern, was nicht mehr so notwendig ist wie vorher, weil sie einander nur noch anschreien; der Kampf ist vorüber. Als nächsten Schritt werde ich an die Vernunft appellieren und fragen: Was tun wir hier? Ist es noch nicht Zeit für das Dessert? Wer möchte noch Kaffee?

Ich entspanne mich soweit, daß ich fast lächeln und die Bedeutung dessen überlegen kann, was ich soeben empfunden habe, diese Verschmelzung mit Johanna – schon wieder, denn ich war auch Johanna oder die Johannafigur an jenem Tag, als ich in einem langen Kleid zu meiner geistigen Überprüfung ins Gericht marschierte, eskortiert im Streifenwagen vom Sheriff von Hennepin County, wo ich im protestantischen Minneapolis festgehalten wurde, hinüber ins katholische St. Paul. St. Paul, in Ramsey County, wo ich geboren wurde und für das sich meine Anwälte als den zuständigen Gerichtsort entschieden hatten. St. Paul, wo Johanna – Jeanne d'Arc – bei den meisten Bewohnern gut bekannt war, ich jedenfalls habe meine Kindheit mit ihr verbracht, denn ich wuchs auf an der Seite ihrer hockenden Gestalt vor dem Eingang zum Auditorium unserer Klosterschule. Ein Denkmal bloß. Jetzt aber, in diesem Augenblick, wurde sie in mir lebendig, so total und passend wie die Suffragetten bei einer feministischen Demo. Trotz des Schreckens, beinahe gefaßt worden zu sein, der Gefahr und des Verrats, immer noch das Staunen über die innere Übereinstimmung mit der Figur und den Umständen, das Gefühl, erfüllt und vereint zu sein, in diesen elektrischen Sekunden mit der heldenhaften Prüfung zu verschmelzen, die die Hexenverfolgung für die Gejagten darstellte.

Jetzt nur die Banalität der Vorwürfe. Die Lehrlinge sind wütend auf Sheila: »Du wolltest anrufen, und wir lassen es nicht zu.« War sie es, die die weißen Kittel anrufen wollte, oder waren es die anderen? Sie beschimpfen sie als Eindringling; sie hat hier nichts zu suchen und so weiter. »Sie ist aber ein Gast«, sage ich, »also vergessen wir es. Bitte beschimpft sie nicht.« Die Gefahr ist gebannt, der Impuls ist vorübergegangen; besser nicht wissen, bloß sicherstellen, daß es nie wieder passiert. Und wie tut man das? Sich auf den Augenblick konzentrieren, sie alle wieder zusammenführen. Irgendwie werde ich ihr diese Frage der Bürgerrechte klarmachen müssen, werde an Sheila als Aktivistin, als Mitglied und als durch und durch politisches Wesen appellieren müssen, eine Dauerdemonstrantin für radikale Ziele. Bei den Kids muß ich an ihre Fairneß appellieren, an das Trauma erinnern, das eine Zwangseinweisung bedeutet, der willkürliche und absolute Entzug der Freiheit. Und bei Sophie – was ist mit ihr? Von allen ist sie die Zwiespältigste. Während jede Person hier ihre Verrücktheit herausließ – oder wenn Verrücktheit ein Mythos ist, ihr unvernünftiges Ich –, das wie ein Gas entwich, sie alle umhüllte bis zur Explosion des Kampfes, bleibt Sophie die Schlüsselfigur. Als meiner Geliebten gestehen sie ihr fast unumschränkte Autorität über mich zu, alle Entscheidungsgewalt, ob ich krank bin oder gesund, recht habe oder unrecht (da das die eigentliche Frage hinter dem ersten Gegensatzpaar ist), und ihr Geheimnis, der unbekannte Faktor, ist begraben in ihrer eigenen Angst vor der Welt der Verrückten, der Irrenanstalt, der Elektroschocks. Sind diese weit genug weg, um sie wenig oder gar nicht mehr zu berühren? Oder lauern sie in irgendeinem Winkel ihres Kopfes und ihrer Erinnerung, die sie nicht kennt und nicht kennenlernen will, haben sie immer noch so viel Macht über sie, daß sie vor lauter Angst in der Lage wäre, mich auszuliefern? So viel hängt von Sophie ab, von ihrer schlanken Kraft – die wegen ihrer eleganten und überzeugenden Art hier leicht überschätzt wird. Sogar ihre Stimme, der britische Akzent, allzu leicht verglichen mit Megs übertriebenem Aristokratisch, aber immer noch äußerst wirksam bei amerikanischen Kids, eben weil es nicht die Persiflage ihrer Selbst ist, sondern subtil und voller Autorität. Sogar das verändert sich im Zuge der allgemeinen Verschlechterung, und ihre Stimme wird mir gegenüber hart wie ein Messer aus der Tudorzeit – aber den anderen klingt sie immer noch wie der Inbegriff von Vernunft in den Ohren.

8

Ich bin im Schuppen. Nacht jetzt, eine leere Finsternis um mich herum – nicht das Echo der Abendsonne durch die Bambusjalousien wie das letzte Mal, erst vor ein paar Tagen, aber Jahrhunderte her. Es war ein strahlender früher Abend, als die Lehrlinge kamen, um uns zum Abendessen zu holen. Sophie und ich auf dem Bett, und die Bande hinter uns her, Gelächter. Als wir das Fest erblickten, eine Stehparty, um einander wie Musketiere zuzuprosten, hatte ich Sophie gesagt, das wäre der beste Sommer meines Lebens. Dieses Entzücken ist jetzt vorbei. Um mich herum geht das Farmleben weiter, aber ich habe keine Autorität mehr, bin nicht mehr die Gründerin. Da war Krieg beim gestrigen Abendessen und heute abend wieder; nicht gewaltsam zwar, aber verschwörerisch, unheilvoll. Sheila blieb noch einen ganzen Tag, und es steuert alles auf eine Krise zu. Und jetzt wird über das Problem des Geschirrspülens beratschlagt. Ich bin nicht eingeladen, bin sogar explizit ausgeschlossen. Sophie kommt und pendelt zwischen mir und der Küche hin und her, händigt mir Medikamente aus, ihre Stimme scharf und zögerlich.

»Da, nimm das. Komm schon, ich habe nicht den ganzen Tag Zeit.« Die Stimme gemein, bestimmt für eine launische Halbwüchsige oder für eine Sache. Seit Jahren hat niemand mehr so mit mir gesprochen; eine der Segnungen des Erwachsenenstatus ist, daß man nicht mehr wie eine Sache behandelt wird. Das ist die Stimme, die gegen die Schulschwänzerin eingesetzt wird, gegen die Schwererziehbare, gegen den verfallenden Verstand. Wenn Respekt nicht mehr nötig ist. Später aber die Freundlichkeit einer Krankenschwester im Krankenzimmer oder einer Geliebten zu einer Genesenden: »Hier, Liebste, trink doch etwas Orangensaft.« Sie gaben Megaphen in den Orangensaft, und einen Augenblick lang überwältigt mich die Erinnerung. Aber nein, es ist bloß Freundlichkeit.

Es ist jetzt eindeutig Nacht und fühlt sich spät an, aber das Gespräch, die Konferenz, das Treffen oder was immer dort im Farmhaus vor sich geht, zieht sie wieder weg von mir. »Ich bin bald wieder da, dann schlafen wir«, sagt sie. Hier in ihrem Schuppen? Und nicht im großen Atelier in der Scheune, wo wir normalerweise schlafen, wo ich aufwache und voller Entzücken unsere Lieblingsweide sehe und das Wasser des Teichs in der Morgenfrische? Für eine Nacht also der Schuppen. Eine Neuheit. Um ihr zu gefallen. Obwohl es sich so klein und dunkel anfühlt, so einsam, nachdem sie gegangen ist. Kein New-Orleans-Hurenhaus heute nacht, eine Hundehütte, eine kleine Aufbewahrungszelle, das Zimmer, in das sie dich verstauen, bis das Urteil gefällt ist.

Die Brüskierung geht zu weit. Sind wir vielleicht alle zu weit gegangen? Die Kolonie selbst eine Utopie? So daß sich jetzt ein allgemeiner Rückzug vollzieht, eine nervöse Rückkehr zur Konvention, ein reflexartiger Rückzieher vor der Freiheit, wo Unterdrückung so lange die Regel war. Ich habe das oft beobachtet. Dieser Zustand mag nicht ewig währen, aber es kann einen Bruch bewirken, unterminieren, zerstören. Ich warte im Schuppen, bis es vorübergeht. Angst in der Dunkelheit. Die Stunden vergehen, endlos, Warten auf Sophies Rückkehr. Ihr Mißfallen, ihre kurz angebundenen, wegwerfenden Sätze. Ich bin in ihren Augen nichts mehr. Bin eine Invalidin. Unzurechnungsfähig. Ausgelöscht durch das, was ich in ihren Augen geworden bin, eine Verrückte. Es steckt in ihren Anweisungen. »Nimm dies«, »nimm das«; kleine Tabletten, rosa, gelb. »Was ist das?« – »Lithium natürlich. Die rosa.« – »Und die gelbe?« – »Sandy meint, sie würde dir guttun, dich beruhigen.« – »Okay, was ist es?« – »Warum nimmst du sie nicht einfach?« – »Warum sagst du mir nicht einfach, was zum Teufel es ist?« – »Valium.« – »Wir geben hier also jetzt Valium aus? Sandy ist nicht einmal Krankenschwester – sie hat in irgendeiner feministischen Gesundheitsklinik ausgeholfen. Hast du den Artikel in der *Voice* über Valium gelesen? Das ist grauenhaftes Zeug. Wenn du davon abhängig bist.« – »Ein kleines Valium wird dir nicht schaden, und vielleicht kannst du dann schlafen.« – »Und wenn ich es nicht will?« – »Das ist deine Sache. Wir versuchen ja nur, dir zu helfen.«

Und immer noch warte ich im Schuppen, in der Dunkelheit und Ungewißheit, bleibe, weil sie zurückkommen wird, und ich in sie verliebt bin, ihr mehr als allen anderen vertraue, es auch jetzt immer noch muß, wo ich angefangen habe, ihr zu mißtrauen. Ich warte, während sie im Farmhaus über mich zu Gericht sitzen, vielleicht mein Leben neu ordnen. Und dann der kalte Schauer – sie könnten die Polizei rufen, die Ambulanz, den Staat, und Zwang könnte in dieses absurde häusliche Mißverständnis getragen werden, dieses impressionistische Getue um die Frage meiner Normalität oder unterstellten Gestörtheit, das jederzeit zu einer höchst realen Frage meiner Freiheit werden kann. Die Schlösser und Riegel und Schlüssel eine realistische Möglichkeit – und es könnte Monate dauern, Jahre gar, ehe der Mist wieder aufgeräumt wäre und ich als gebrochenes und verurteiltes Wesen auftauchen würde, wenn überhaupt. Patientinnen und Patienten mit meinen Ansichten über Psychiatrie werden als schwere Fälle behandelt. Leute mit meiner Einstellung zu Elektroschocks könnten sie leicht als Strafe bekommen; mangelnder Glaube macht die Verantwortlichen feindselig; die Batterie von Ärzten und Krankenschwestern, die sehr nette Person, die sich so gerne deine Geschichte anhören würde – alle diese autoritären Elemente, deren Ton und Auftreten sich beim geringsten Widerstand zusammenzieht, starr wird, und das Gefängnis offenbart sich. Dann gibt es keine Besuche, kein Telefon, keinen Ausgang. Und Zwang, Gurte, die Tragbahre, auf die sie mich geschnallt haben, um mich von Highlands nach Herrick in Kalifornien zu bringen, gefesselt mit dem Gesicht nach unten.

Aber das war vor Jahren. Du mußt diesen Leuten vertrauen, deinen Freundinnen. Vor allem Sophie. Die selbst einen Blick hineingeworfen hat; sie wird verstehen. Es sei denn, es hat ihr tief drinnen Furcht eingejagt. Wie jeder, der einmal in Gefangenschaft war, mußt du, nachdem du wieder frei bist, dich entschließen, ob du das Risiko einer Wiederholung in Kauf nehmen oder kapitulieren willst. Wenn du ruhig in dein Leben zurückkehrst, kannst du normalerweise die Gefahr vermeiden, und sie schließen mit dir ab; meistens wirst du ihnen nicht mehr unter die Augen kommen. Aber wenn es passiert, dann ist es an der Zeit, dir erneut zu überlegen, wem deine Loyalität gilt.

Es ist höchst unwahrscheinlich, daß Sophie mir die Bullen auf den Hals jagen wird, aber es gibt andere propere Bürgerinnen auf der Farm, die es wahrscheinlich liebend gerne tun würden, wegen des Kitzels, wegen der eigenen Bedeutsamkeit, wegen der tragischen, dramatischen Möglichkeiten. Das ist mein Haus und mein Telefon, mit dem ihr mich hintergeht, denke ich, zornig schon allein bei dem Gedanken. Aber so ist es immer; das letzte Mal mußte ich sogar das Ferngespräch und einige der Flugtickets für die Leute bezahlen, die sich gegen meine Freiheit verschworen hatten. Heute abend wollen mir alle wie immer »helfen«, weil sie sich um mich »Sorgen« machen.

Wie ich dieses Wort verabscheue. Was für Sorge bereitet es mir, wenn Sophie es nun auch verwendet; die Schärfe des Worts, wenn es in solchen Situationen eingesetzt wird; wie es zu einem Vorwurf wird ohne jede überprüfbare Anklage, eine Beschuldigung ohne Sinn und Zweck. Es bildet den Refrain ihrer wiederholten Besuche bei mir hier im Schuppen. Sie kommt an, um diese Sorge auszusprechen, das Wort wie eine Waffe gegen mich, es bohrt sich ein wie eine abgeschlossene Tatsache, ein Urteil ohne Beweise und ohne Prozeß, dieselbe Sorge treibt sie wieder weg von mir zu den anderen, und ich bleibe auf die Folter gespannt, warte; eine, die wartet, die abgestellt wurde und wartet. Während die anderen über ihr Schicksal beschließen. Man darf nicht einmal bei der Diskussion dabeisein.

Ich behaupte, daß sie schon tief drinnen stecken, und daß es um meine eigene Freiheit geht: darum, das Lithium zu nehmen oder nicht zu nehmen, wie es mir beliebt. Es war ein freiwilliges Programm, auf das ich mich eingelassen hatte. Sogar mein Psychiater fängt keine Leute ein und sperrt sie weg; er hat mir das mehrmals versprochen. Ich bin also frei, das Lithium abzusetzen, wenn ich es wünsche, obwohl die Folgen dieses Schritts in seinen Augen schrecklich sind. Auch die Erfahrung meiner Freundin Martha Ravich ist schrecklich: Sie machte einen Sitzstreik bei Rutherford's, einem dieser riesigen Fotogeschäfte voll von Ladendetektiven, weil die ihren Scheck nicht annehmen wollten. Ihre Verärgerung ist verständlich, eine alte Kundschaft und Berufsfotografin – aber sie ließen sie abholen. Nach Rikers Island. Nicht bloß eine Klapse, sondern ein richtiger Knast. Es dauerte eine volle Woche, bis sie eine Überstellung nach Payne Whitney durchsetzen konnte. Und Monate, bis sie sich davon erholte. Sie war manisch wie ein Affe, sagen sie. Ich hätte gern gewußt, was sie dazu meint. Aber ich weiß, daß sie wieder zum Lithium zurückgekehrt ist. Demütigung, Kapitulation, Heilung? Es war ihr Versuch, vom Medikament wegzukommen; die zittrigen Hände (eine Nebenwirkung des Lithiums), was sie haßte wie ich, sie braucht für die Kamera ebenso ruhige Hände wie ich für den Pinsel. Die Angst in den bebenden Händen, die eine 16-mm-Filmkamera halten. Ich dachte immer, ihre Hände zitterten, weil sie ihr Angst eingejagt, ihr Selbstvertrauen gebrochen hatten. Danach hast du Angst, bist unsicher; sie haben es gesagt, haben es bewiesen durch Einsperren gefolgt von der medikamentösen Bewährung, die ständige und ewige Lithiumdosis – ohne die du immer verrückt sein wirst, ein Rückfall innerhalb von Wochen möglich. Seht mich an – sechs Wochen ist es schon her, und ich fühle mich keineswegs verrückt, obwohl sie jetzt behaupten, daß ich es sei. Weil ich mit dem Lithium aufgehört habe? Oder weil ich es ihnen gesagt habe? Wenn ich es nie verraten hätte, würden sie überhaupt etwas bemerken? Kann es sein, daß die Angst in Marthas Händen nicht nur vom Lithium kam, sondern eine Angst war, in die sie gedrängt wurde? Als sie keine Angst mehr hatte, wurde sie wütend; bei Rutherford's sagte sie einem unfreundlichen Verkäufer, sie würde den Laden erst verlassen, wenn er ihren Scheck angenommen hatte. Ein friedlicher, kleiner Protest – wir haben die 60er Jahre damit zugebracht, wegen aller möglichen Sachen Sit-ins zu veranstalten – und der Hundesohn holte die Polizei.

Martha, laß mich das Experiment ausprobieren, vielleicht schaffe ich es. Natürlich könnte ich zum Farmhaus hinübergehen, aber sobald ich den Raum betrete, ist die Beratung beendet, wie wenn ein Kind Erwachsene stört. Denn so ist es, ich bin keine Erwachsene mehr – eine der irritierenderen Aspekte meiner Lage. Und nun setzt eine Fürsorglichkeit ein, die ich nur als heuchlerisch bezeichnen kann. Sheila erkundigt sich in äußerst übertriebener Weise nach meinem Befinden. Kim und Libby tun wenige Minuten später dasselbe, aber mit der gezierten Herablassung junger Leute angesichts ihrer senil werdenden Professorin: teils Gekicher, teils hinterhältige Ernsthaftigkeit, deren Hohlheit sie in ihrer Selbstgerechtigkeit nicht hören können. Ich denke, ich habe genug von all dem für heute abend, aber der Teil, den ich nicht sehen kann – das Geheimnis, die Telefongespräche mit der Psychiatrie, die Anrufung der Autorität, das endgültige, schnelle, gemeine Signal an die berittene Polizei oder Hudson River Psychiatric – das will ich erfahren. Nicht daß es mir helfen würde. Ich kann nirgends hinlaufen; sogar mit einem Auto kann ich dem System nicht entkommen. Meine einzige Hoffnung ist »gutes Benehmen«. Also nehme ich das Lithium, sogar das Valium, was immer. Ich schlucke, während sie zusehen: zwei Tabletten – 600 mg Lithium haben noch niemandem geschadet. Sogar ein Valium wird einem gesunden Körper und Geist nichts anhaben. Es kann mich auch nicht müde machen. Ich bin zu sehr in Gefahr und habe viel zuviel Angst, um schlafen zu können. Ohne die Verschwörung wäre ich vielleicht schon vor Stunden eingeschlafen.

Komisch, wie sie es schaffen, mich wach zu halten. Jedesmal, wenn ich meine Ruhe gefunden und meine Gedanken geordnet habe, bricht Sophie über mich herein. Die bösartige Denunziation in ihrem Ton – wie es mich wütend macht, so angesprochen zu werden, nachdem wir zwei Jahre zusammengelebt haben, einander geliebt haben, unsere Stimmen immer freundlich. Niemand auf der Welt verdient einen solchen Angriff, niemand. Immer und immer wieder schlucke ich meinen Zorn über diesen Tonfall hinunter und versuche, lieb zu antworten, das, was entstanden ist – ihre Verwandlung –, durch unseren alten Umgangston zu ersetzen. Wie kannst du es wagen, möchte ich schreien, wie kannst du es wagen, so mit mir zu sprechen – mit irgend jemandem so zu sprechen, wer immer es sei? Für wen in aller Welt hältst du dich? Manchmal sage ich es sogar, wenn ich gar nicht anders kann. Aber es hinterläßt keinen Eindruck. Wenn wir an diesem Punkt angelangt sind, geht sie zum Angriff über: »Für wen hältst du dich, machst diesen ganzen Sommer kaputt, machst die Zeit kaputt, die diese Frauen hier verbracht haben, zerstörst alles mit deinem verrückten Benehmen, deinen verantwortungslosen Theorien, spielst dich hier als Gebieterin auf?« Ich falle vollständig darauf herein: »Wann habe ich mich als Gebieterin aufgespielt, wem gegenüber? Ich bin absolut sicher, daß sie mir nichts anlasten kann.« – »Du hast Sandy beim Abendessen schlecht behandelt.« – »Es wäre nett von ihr, wenn sie ihren Mist nicht über das ganze Wohnzimmer verstreuen würde.« – »Du hättest sie ja auch freundlich darum bitten können.« – »Ich dachte, das hätte ich.« – »Hast du nicht, du hast sie gekränkt – sie ist eine sehr empfindsame Person.« Ich brenne darauf, ihr zu sagen, daß wir alle empfindsame Personen sind, aber ich verkneife es mir und mache mir eine Stunde lang Sorgen wegen Sandy. Wird sie jetzt abreisen?

Sophie hat wieder begonnen, mir zu drohen, daß die Lehrlinge abreisen werden, entweder alle zusammen oder eine nach der anderen. Sie haben mich alle »satt«, sagt sie; die Kolonie wird sich auflösen. Und das alles wegen meiner Dummheit, wegen meines sturen Verhaltens. Ich habe dieses Desaster ausgelöst, den zunehmenden Vertrauensverlust. Weil ich geistesgestört bin.

Wahnsinn, ein mystischer Zustand, wie er die Leute erschreckt. Wie total *sie* werden, distanziert, unverschämt, eigenartig, grausam, höhnisch, scheu wie wilde Tiere, die eine Gefahr wittern, das Undenkbare. Man muß in dieser ganzen Geschichte jetzt vernünftig bleiben, doch wie schwer ist es, nicht dem Zorn nachzugeben. Und nach Stunden der Geduld explodiere ich, ein irischer Dampfkessel, eine Wortflut, meine Schmähung auf der Höhe ihrer Schmähung. Meine schlägt gegen mich zurück, ihre nicht. Das weiß ich. Also lieber cool bleiben; du hast viel zu verlieren, vielleicht hast du schon verloren – weißt du, ob sie nicht gerade jetzt am Telefon hängen und die Hunde auf dich hetzen? Wenn das geschieht, hast du keine Chance. Aber wenn du cool bleibst, die Verkörperung der Vernunft – du mußt es sein –, kommst du vielleicht durch. Bis die Anklage vorübergeht. Wie verrückt die Verrücktheit alle macht, welche irrationalen Ängste sie auslöst. Der Wahnsinn lauert in jeder von uns, kann jederzeit abgerufen, vorgefunden, angeregt werden wie Lust. Und dagegen verbeißen sie sich. Je mehr ich meinen eigenen Wahnsinn fürchte, desto mehr bestrafe ich deinen: der Wahnsinnige am Kreuzweg, die senile alte Frau, das Mädchen mit den wilden Augen, der aufgeregte Mann, der in der U-Bahn mit sich selbst redet. Aber sie sind weit weg; wir hingegen sind einander nahe. Wenn ich verrückt bin, dann wird die ganze Farm suspekt, die Kolonie, sogar die Scheunen und Ateliers werden irgendwie substanzlos, selbst die Weihnachtsbäume in Reih und Glied werden verdächtig, eine Bauernfängerei ohne Sinn und Zweck. Der ganze utopische Plan Larifari, eine Illusion; sie sind getäuscht worden. So muß es sich in ihren Augen darstellen.

Und was meine Arbeit betrifft, die Bücher, durch die sie hierhergekommen sind, die Zeichnungen, die Siebdrucke, der Geist hinter diesem Ort und dem Plan – alles Asche jetzt, in Luft aufgelöst. Man stelle sich ihre Enttäuschung vor. Auch bei Sophie; man stelle sich das hinter ihrer unangenehmen Art vor, hinter ihrer Arroganz, ihrer unerträglichen Verachtung und Ungeduld bei jeder geringsten Meinungsäußerung oder Vorliebe meinerseits. Also heißt es geduldig sein, nicht theatralisch dein Ich behaupten, deine eigene Bedeutsamkeit hinausposaunen. Ach, aber ich halte mich nicht daran. Bis zur fünfzigsten Herabsetzung kann ich noch meinen Zorn herunterschlucken. Ich bin voller Bewunderung für die Großspurigkeit, mit der Sophie sich zur Schloßherrin aufspielt, auch dann noch, wenn ich wütend bin, weil sie mich herumkommandiert und auf ein nichtsnutzes Bündel reduziert. Ich kann zwar darauf verzichten, aber ihr gebieterischer Anblick ist dennoch wunderbar.

An dem Tag, als wir im Juli vor zwei Jahren auf der Farm das erste Mal miteinander schliefen, sah ich den abreisenden Gästen nach, die zum 4. Juli in die Stadt zurückfuhren, und wußte, daß wir danach ungestört sein würden, wußte, daß es geschehen könnte, war mir immer noch nicht ganz sicher, wußte nur, daß dieser neue Mensch die ganze Zeit während Sitas Tod hier gewesen war, und noch weit darüber hinaus, bis hinein in die Mühsal des Abschabens alter Mauertünche, um aus Scheunen Ateliers zu machen, der Anfang der Kolonie, sie war stets die liebevollste, großzügigste und mitfühlendste meiner Freundinnen gewesen. Eine neue Freundin. Und eine perfekte obendrein. Warum mehr riskieren wollen? Irgend etwas anderes mag ihr total gegen den Strich gehen; hast du genügend Liebe für sie, und sie, was empfindet sie überhaupt für dich – was wird jetzt passieren, wo nur wir zwei übriggeblieben sind?

In jener Nacht wurden wir zu Geliebten, aber am nächsten Tag kam sie abends zu mir, kniete neben mir nieder und sagte, ich könne alles abblasen, wenn ich wollte, wenn die Angelegenheit mir ungelegen käme, wenn ich alles überdacht und das, was geschehen war, als Irrtum erkannt hätte. Teilweise fand ich das bewunderungswürdig raffiniert; wie großzügig, mir einen Fluchtweg anzubieten, den ich selber nie bedacht hätte. Aber teilweise war es mir einen Augenblick lang auch zu viel an Bescheidenheit. Dieser Teil ihrer Person ist nun endgültig verschwunden. In Ordnung, ich war immer der Meinung gewesen, daß Sophie mich zu sehr verwöhnte, verhätschelte. »Wie sie dich anbetet«, beglückwünschte mich eine Freundin in der Stadt. »Das ist so charmant.« Die Worte ließen mich aufhorchen. Niemand sollte vergöttert werden, das ist grundsätzlich unmoralisch. Und außerdem wird niemand sehr lange vergöttert. Das Zusammenleben mit ihr war so glücklich wie Musik, gefestigt im Iran durch ihren Mut und ihre Loyalität, als wir als Feministinnen verhaftet und mit Maschinengewehren bedroht wurden; Schulter an Schulter, als das Leben auf dem Spiel stand, wuchs mein Vertrauen ins Unermeßliche.

Die Verheißung davon kroch in diesen beiden Jahren über mich, bis ich diesen Sommer die volle Kraft der Ehe spürte, wollte sie sogar mit einem Testament besiegeln, dieser Einfall, über den sie jetzt die Nase rümpft. Schließlich bin ich auch eine sehr unsichere Partie geworden, instabil, unausgeglichen; diese Farm zu erben ist wohl das letzte, an das sie denken würde, froh wird sie sein, wenn sie es in den nächsten Wochen schaffen, mich daran zu hindern, sie zu zerstören. Und sie ist keineswegs sicher, ob sie überhaupt so lange bleiben möchte. Mehrmals täglich machen ihre Andeutungen auf die Zukunft alles zum Provisorium. Sie möchte fortlaufen. Mit mir weiterzumachen, würde bedeuten, sich auf eine Invalide einzulassen, auf ein Monster, das nichts mehr zu tun hat mit der Person, die sie einst liebte. Ich kann die tote Liebhaberin in ihren Augen sehen. Aber nicht ganz tot, nur verstümmelt und hoffnungslos entstellt. Und dann gibt es Hoffnung: Medikamente, Psychiater, Freundinnen, die kollektive Unterstützung, um sie durchzubringen, der Trost all dieser gottverdammten Ferngespräche, in denen meine Krankheit ausgebreitet und mein Ruf zwischen New York und Kalifornien zerstört wird, begierige Gesprächspartnerinnen, nur allzu willig, die Nachricht zu verbreiten: Kate Millett ist wieder durchgeknallt. Besorgt mit dem Kopf schütteln. Wie schade. Es ist schon einmal passiert; sie haben es ziemlich überspielt. Dann war sie jahrelang okay. »Sie ist jetzt auf der Farm, und Sophie weiß nicht, was sie tun soll.« – »Ist sie in ärztlicher Behandlung?« – »Dakotas Freundin Marcy hat einen Bruder, der eben seine Psychiatrieausbildung abgeschlossen hat.« – »Vielleicht solltest du ihn anrufen, tu irgend etwas, um Gottes willen.« Diese ganze Hilfe von außen und auch die Lehrlinge, die für Sophie doch meistens nur Schulmädchen sind, die noch viel weniger als sie selbst Bescheid wissen, fähig zu Hysterie und Intrige, die sie in dieser ohnehin komplizierten Lage wohl kaum gebrauchen kann; aber zu gewissen Zeiten müssen sie sie überwältigen mit ihrer körperlichen Anwesenheit, ihrer Jugend und Energie, ihrer blühenden Gesundheit, ihrem Humor und ihrem guten Aussehen, auch mit ihrer Sinnlichkeit, ja. Libbys strotzender Busen zum Anlehnen und Ausweinen, denn spätnachts gibt es auch Tränen. Weit weg von mir, der Angeklagten.

Aber die Tragödie meines Wahnsinns wird nicht mit mir ausgespielt – in meiner Gegenwart gibt es nur Mißmut über die starrköpfige Sünderin. Die wirkliche Tragödie liegt dort, wo die Liebe und die Heimstatt, die Sophie hatte, nun verwelkt sind, die Frau, die sie liebte, eine Geistesgestörte, all das wird mit Besucherinnen und Lehrlingen abgehandelt, mit den Stimmen am anderen Ende von Ferngesprächen, die bedauern und wiederholen, wie schrecklich es sei und was soll man tun. Schließlich geben die Trösterinnen zu, daß sie nicht wissen, was sie empfehlen sollen; der Kontakt zu ihr darf nicht unterbrochen werden. Davon habe ich Bruchstücke zufällig mitgehört, Gespräche, die abbrechen, wenn ich aufkreuze: »Es gibt Augenblicke, auch ganze Tage, da ist sie okay, und dann plötzlich flippt sie wieder aus und redet und redet wie eine Wahnsinnige.« Pause. »Sie ist manisch, was soll ich dir sonst sagen?« Unterstrichen von einem kurzen Lachen, eine kleine Entspannung in der Stimme, dann gleich wieder die Anspannung, wenn sich Sophie bewußt wird, daß sie damit fertig werden muß, sie allein. Und die Verantwortung, mir entweder freien Lauf zu lassen oder mich einzusperren – die Verantwortung ist überwältigend. Sie weiß, wie ich es hassen würde; sie muß sich noch daran erinnern, wie sie es selbst gehaßt hat. Dann gibt es auch noch die Frage, was man über sie sagen würde, wenn sie es täte. Die meisten versichern ihr, daß sie im Recht ist, ja daß es keine Alternative gibt. Aber sie zögert; wenn es schlimmer wird, wenn es nicht besser wird, wenn es noch lange dauert, wenn es nicht vergeht.

9

Hier im Schuppen, eingekerkert in dieser langen Nacht der Seele, eine schwarze Kammer, ein Tunnel in einer Linse. Das Ergebnis nicht ein Bild, sondern eine Erscheinung. Ich werde nicht, was ich bin, sondern was ich ihrer Meinung nach bin, während das Ich sich hin und her wirft, aufgespießt mit einer Stecknadel, und sich um Glaubwürdigkeit windet, am Ende auch noch vor sich selbst. Ist das der Wendepunkt, die Bruchstelle, die Qual, der Abstieg in die Unterwelt?

Wie leicht wäre es gewesen, mich auf dieses Experiment einzulassen, das Lithium abzusetzen, wenn es nur mich allein anginge. Wenn ich es verschwiegen hätte. Aber jetzt ist es ein Zirkus anderer Leute, eine Kontroverse, eine Feuersbrunst. Manches davon ist meine Schuld; ich bin nicht diskret gewesen. In meiner ersten Freude, wieder mir selbst zu gehören, den reinen, freien Gebrauch meiner Sinne wiedererlangt zu haben, habe ich es hinausposaunt, habe über die Stränge geschlagen. Ich war gesund und heil, war es die ganze Zeit über gewesen, mein Verstand ganz ohne jede Krankheit – sie hatten mich getäuscht, bis auch ich mich für einen Krüppel hielt, zusammengehalten durch vier rosa Tabletten am Tag, bis ich daran glaubte, daß die 1200 mg Lithium mich vom hoffnungslosen Irrsinn trennten, daß nur das Medikament mich den Lebenden erhalten konnte, den freien Wesen außerhalb der Anstalt. Doch seht mich nun an; niemals habe ich mich gesünder gefühlt, geschmeidig, stark, jung. Ich schwimme wieder wie eine Schwimmerin; nicht wie eine Kampfschwimmerin, nicht einmal wie eine Langstreckenschwimmerin – nicht in diesem kleinen Teich –, aber immerhin wie eine gute Schwimmerin. Ich bin schlanker geworden, atme wieder gleichmäßig. Ich sehe sogar besser, bin weniger kurzsichtig; vielleicht geht es von selbst zurück, und ich kann wieder mit meinen eigenen Augen sehen. Denn so fühlen sich Geist und Körper, verjüngt, geheilt.

Und jetzt hat sich das Vergnügen in den Diskussionen und Streitigkeiten zwischen Sophie und mir verflüchtigt. Ich stehe mit dem

Rücken zur Wand, und der Kreis schließt sich um mich, der Vorwurf des Wahnsinns. Daß ich nicht ganz in Ordnung bin, daß etwas in den letzten beiden Wochen über mich gekommen ist, irgendeine schreckliche Verwandlung. »Die Leute würden dich kaum wiedererkennen«, lautet die seriöse Variante. »Du bist ein bißchen durchgeknallt«, die modische Diagnose. Und hinter meinem Rücken flüstern sie, daß es ein Anfall ist, daß sie wieder ausflippt.

Wie wenig Gewicht scheinen meine eigenen Wahrnehmungen zu haben. Sie sprechen über mich; was weiß ich, erlebe ich, entdecke ich? Denn es war eine Entdeckungsreise – so intensiv, daß ich das Zeichnen verschieben mußte, um die Aktivität meines Kopfes zu genießen, um meine Sinne zu erleben, unverdünnt durch Chemikalien nach sechs Jahren Medikamentenkonsum. Das Lithium verlangsamt das Denken, umnebelt die Synapsenfunktion, hält sie zurück, beruhigt sie, unterdrückt die Hirntätigkeit, um manische Übererregung und Hyperstimulation zu vermeiden – die großen Schreckgespenster. Die Depression ist die Angst des Opfers, nicht das manische Stadium. Denn wir könnten die manische Zeit genießen, wenn die anderen um uns herum, die davon so verunsichert werden, es zuließen, wenn es möglich wäre, die Manischen eine Zeitlang manisch sein zu lassen, ohne Vorwurf und Widerspruch, ohne die Behinderung und Belästigung von allen Seiten, von denen sie schließlich so entnervt werden, daß sie die Geduld verlieren und böse, beleidigend, defensiv, feindselig werden – alles, was ihnen vorgeworfen wird. Ein Manischer, der in der Minute zehntausend Meilen denken darf, ist glücklich und harmlos und könnte, bei entsprechender Zuwendung und Zeit, vielleicht auch produktiv sein. Die Depression aber – die hassen wir alle. Wir, die Betroffenen. Während die Verwandten und Psychiater, der Stammesring, sie eher begrüßen: Du bist still, und du leidest. Zwei perfekte Zustände. Du sollst den Mund halten, weil du vorher zu viel geredet hast, du sollst alle deine Fähigkeiten einfahren, weil du vorher mit ihnen geprahlt und sie verschwendet hast. Und du sollst die Qualen der Verdammten ertragen, weil du sie in eine peinliche Lage gebracht hast: Erinnerst du dich, wie du deiner besten Freundin geraten hast, das Maul zu halten? Deswegen, wegen dieser Überschreitungen (die sie die ganze Zeit begehen, aber nie unter der Bürde des Wahnsinns), sollst du welken und innerlich sterben.

Wie sehr das nach Rache schmeckt, wie sehr nach all diesen schrecklichen Ideologien. Und vielleicht ist es einfach Betrug, wenn auch nicht in jedem Fall – ich habe Verrückte gesehen, die ich auch verrückt fand –, so doch in meinem Fall. Ich war nie verrückt. Ich bin überhaupt nicht manisch-depressiv. Das ist die Diagnose eines Psychiaters, an den mich meine ältere Schwester eines Tages auslieferte, aus purer Bosheit, eines der traurigeren Fehlurteile ihres Lebens. Falsch informiert, im Vertrauen auf eine Ärztin, hinterging sie mich und brachte mich in ein Spital, wo sie selbst überrascht war, einen Mann vorzufinden, dem sie am Telefon nie begegnet war; ihre Psychiaterin hatte zu tun oder war schon gegangen, aber dieser Mann würde die Arbeit schon erledigen. Danach hatte sie ebensowenig Kontrolle über die Lage wie ich selbst.

Als ich draußen war, schob ich die ganze Geschichte beiseite, spülte das Megaphen die Toilette hinunter und besuchte mein erstes Treffen von *Madness Network* in einer Gallerie in San Francisco, wo sich NAPA *(Network Against Psychiatric Assault* / Netzwerk gegen psychiatrische Übergriffe) gebildet hatte. Monate vergingen, ehe die Depression einsetzte: Fumio verließ mich; die Stadt entschloß sich, mein Loft abzureißen, mein Atelier zu zerstören, fünfzehn Jahre lang die Heimstatt meiner Kunst, der Ort, wo ich zur Künstlerin geworden bin. Mit einem Schlag und innerhalb einer Woche verlor ich Mann und Heim, Ehe und Atelier, ich wußte nie, welcher Verlust schwerer wog, hatte aber den Verdacht, daß das Atelier das Ich und die Sicherheit stärker beschädigte; das Dach über meinem Kopf war auch meine Identität als Künstlerin. Ja, aber auch Fumio war mein Leben, mein Anker in den chaotischen Jahren von Politik und Ruhm, mein Anker in allem; meine geistige Normalität nannte ich ihn, diese Liebe, die über allen anderen Lieben stand, auch über den Frauen, die ich liebte – ein Leiden, von dem er sich ein für allemal befreit hatte. Jetzt mußte ich Ernst damit machen, denn ich konnte nie das Herz ausschalten, es herausziehen wie einen Stecker, wie er es am Ende schaffte. Als er aufhörte, um mich zu trauern, begann ich, um ihn zu trauern. Vor sieben Jahren und heute nacht wieder.

Mein Bobby McGee, die gräßlichen Morgenstunden, als ich auf der Farm im sonnigen Schlafzimmer erwachte, um es erneut zu erkennen, als ich ins Bewußtsein dämmerte, nur um mich daran zu erinnern, daß er fort war, daß es vorbei war, daß ich es zerstört hatte, die eine große Liebe, die eine Ehe, zehn Jahre Gemeinsamkeit. Ich schaudere und höre die Stimme meiner Mutter, die Wohlanständigkeit aus St. Paul; Scheidung, das Wort »Scheidung«. Aber es ist ja viel schlimmer als das – in diesem Zimmer liebten wir einander, in diesem Bett, mit demselben Sonnenlicht, das durch die Fenster kam und über den Boden kroch, der rote Bettüberwurf. Mein Gott, ich kann mich an den Tag erinnern, an dem wir ihn gekauft haben, wir kicherten bei Bloomingdale's, weil wir ein Haus auf dem Lande einzurichten hatten. Und der Polarbärteppich sollte für die Liebe sein – sein Gurren, »vor dem Kamin – wie auf Babybild« – und wir schüttelten uns in den Gängen zwischen Laken und Handtüchern vor unserem geheimen Gelächter, unser großartiges und besonderes Glück, als ob noch nie jemand in diesem Korridor bei der Rolltreppe gestanden und solche Ekstase empfunden hätte. Die Sonne auf der blauen Scheune auf der anderen Seite der kreisförmigen Zufahrt von diesem Fenster aus, die Scheune immer hell und voll im Blickfeld; das gefiel uns, das war das ideale Atelier. Es war perfekt, daß das erste, was wir beim Aufwachen sahen, das Atelier war – perfekt. Heute ist es blau; damals, als wir es kauften, war es grau. Es wurde ihm zu Ehren gestrichen, denn es ist sein Atelier. Ich habe das verdammte Ding selbst gestrichen, das heißt Mr. Odell mit meinem Geld, diese monströse, große Scheune, nicht weniger als dreißig Gallonen grellblauer Farbe und leuchtend weißer Einfassungen, eine Arbeit, die in der ganzen Nachbarschaft bewundert wurde, die Farbe und der Mut, das alte Gebäude gerettet zu haben, wogen stärker als meine Mängel als Mädchen aus der Stadt oder als Schriftstellerin, ja sogar als skandalumwitterte Frau – ich habe das ganze verdammte Ding für dich gestrichen, und du wirst nie mehr wiederkommen, um es zu benützen.

Schließlich versuchte ich, es selbst zu benützen. Nicht für Skulpturen, aber um dort zu malen, stieß auf Stücke von Fumios Holzarbeiten, weggeworfene Schnitzereien für die hölzerne Schreibmaschine, die er im Sommer davor gebaut hatte, Bambus für einen bemalten Drachen, fast wie Fossilien, jeder wunderbare Gegenstand ein Vorwurf, Fumio der bessere Künstler. Nachdem ich Hunderte von Zeichnungen angefertigt hatte, kam er sogar einmal hoch, um sie sich anzusehen, und nickte mit dem Kopf in zweideutiger Ermunterung. Am Morgen lag ich im Bett und vermißte ihn, zehn Jahre Fumio, seine Art, wie er in der Bowery die Treppen hinunterstürzte, als ich aus dem Taxi stieg mit dem höllischen Koffer nach der Universität von Nebraska oder Colorado oder Salt Lake oder Frankreich. Beide Arme in der Luft, sein Entzücken hinausgeschrien – diese Erinnerung bringt mich um. So viel verlieren. Die Erinnerung an ihn in diesem Tempel in Nara, bei der Pagode aufgenommen, der Bub in der Tweedjacke und mit dem seltsamen Haarschnitt, das Grinsen und die leuchtenden Augen. Der Junge-Geliebte-Künstler-Ehemann, wenn man seinen besten Kumpel Ehemann nennen kann, derjenige, der mit dir kocht, der sich überlegt, woher wir fünf Dollar für zwei Kinokarten zusammenkratzen können; der nackte Kobold, der lange Dampfbäder nimmt in der Badewanne im Untergeschoß, die noch nie jemand benutzt hatte, der Kamin zu glühender Hitze angestachelt, und der dann nackt und ungezogen wie ein Achtjähriger herumrennt – mein Gott, ich ertrage den Gedanken nicht.

Dann steh auf, es ist elf Uhr dreißig – du hast schon drei Stunden lang geweint, fast vier, hast dich nicht einmal im Bett aufgesetzt, nicht einmal geraucht und Kaffee getrunken, nur ein Koma von Tränen, die am liebsten losschreien wollen im leeren Farmhaus, Staub sammelt sich in den Ecken. Es gibt hier nichts zu essen; du bist zu fix und fertig, um am Abend Feuer zu machen. Um zwei schaffe ich es vielleicht bis zur Scheune. Es gibt keinen Grund mehr zu schreiben; weder das Sita-Ding noch das Stück über meinen Vater geben auch nur ein einziges Wort her. Zum ersten Mal in meinem Leben kann ich nicht mehr schreiben – also zeichne. Auch das ermüdet mich, ist langweilig, ich bin nicht gut. Aber ich tue es. Tue es den ganzen Tag und bis spät in die Dunkelheit in der Novemberkälte der ungeheizten Scheune, bis meine Hände den Pinsel nicht halten können, und die Tinte nicht mehr richtig läuft; die einzigen Tränen, die bleiben, sind der Kälte wegen oder aus Verzweiflung darüber, daß ich immer noch arbeite, wo es doch sinnlos ist, aber nur damit kann ich weitere Verzweiflung von mir abwenden. Eine Verzweiflung, die im Farmhaus in der Gestalt des Abendessens immer noch auf mich wartet: Wein, Erinnerungen, Fumios Gespenst. Und erneut am nächsten Morgen.

Als das also Selbstmord wurde, fand ich einen Arzt und zog es vor, mich als beglaubigte Manisch-Depressive aufzugeben denn bloß als Selbstmordgefährdete. Ich dämpfte meine Selbstmordversuche, setzte sie nur zum Zwecke der Überredung ein, vermied mit vagen Andeutungen, dabei erwischt zu werden, murmelte Gerüchte über Gas, Gerüchte über Secobarbital. Schließlich hatte ich schon eine einschlägige Vergangenheit und war ganz unten, das konnten sie sehen. Für die Ärzte war das Heilmittel Lithium; es würde mich daran hindern, wieder manisch zu werden, denn deshalb war ich eingewiesen worden. Ich meinerseits hoffte, daß das Lithium die unerträglichen Qualen der Depression lindern würde, und ich war ziemlich enttäuscht, als sie mir dagegen Elavil verschrieben. Ich schnitt eine Grimasse; ich hasse Medikamente; chemisches Zeug, es beeinträchtigt dein Gehirn, du wirst ein Zombie, sogar Gesichts- und Gehörsinn werden gestört, es ist wie eine unangenehme und unbeabsichtigte Trunkenheit. Aber der Schmerz begann sich zu legen, ganz allmählich – weil ich jetzt Pflege und Hoffnung hatte, mich dieser institutionellen Gnade anvertraut hatte und dort mehr Trost fand als bei Freunden oder Geliebten oder bei der Arbeit oder im eigenen Leben. Jemand rettete mein Leben vor dem Selbstmord, wo es fast geendet hätte. Und das Lithium würde mich allmählich daran hindern, in die Depression abzugleiten, sagten sie, ebenso wie es verhinderte, daß ich manisch davonraste wie damals in Kalifornien, dieser schändliche Vorfall meiner Verhaftung, deren Daten sie jetzt in Händen hielten und die mir immer als Beweis für meinen manischen Zustand vorgehalten wurden.

Ich hatte freilich auch meinen eigenen Anteil. Ich war nicht manisch, aber ich war deprimiert. Der Verlust von Fumio und des Ateliers in der Bowery waren Schläge, die in mir den Wunsch entstehen ließen, mein Leben zu beenden, es schien mir in allen seinen wesentlichen Aspekten vorüber zu sein. Das Leben, das ich wollte – Fumio, die liebe alte Bowery –, war verschwunden, und danach konnte ich mir kein Leben vorstellen, geschweige denn eins, das einem Vergleich standhalten würde. Wenn nicht das, dann nichts. Janis und Plath und der Totengräber winkten; es schien an der Zeit, auch als Schriftstellerin abzutreten; der Resteffekt des Selbstmords auf meine künstlerische Reputation könnte vielleicht die Tatsache überdecken, daß ich nichts mehr zu schreiben hatte – *Flying* hatte alles getan, alles gesagt. Zu viel davon in Wahrheit; es wäre für die Autorin eines solchen Buches angemessen (das denkt man natürlich nicht laut), Abbitte zu leisten und ins Gras zu beißen. Nur das allein könnte vergeben. Fumios Abgang war bereits ein Urteil – was alle schon die ganze Zeit gesagt hatten, was sich der arme Kerl alles gefallen lassen mußte, ihre Untreue. Man könnte also sagen, sie hat diese Ehe zerstört, die die wunderbarste Partnerschaft war, die unser Kreis je gekannt hat. Denn wir waren ein Musterpaar, die Irin und der Samurai, die Wissenschaftlerin und der Bildhauer, die beiden Bildhauer, Ebenbürtige, wohl im ständigen Wetteifer, aber wir machten einander niemals herunter, noch konkurrierten wir miteinander, wie es sonst üblich war: die vielen mißhandelten Frauen, die »früher einmal gemalt haben«. Ein solches Paar hat die zusätzliche Demütigung der Sieger zu gewärtigen, die am Ende doch verlieren, ihre Verdoppelung verlieren, die Zwei-in-eins-Einheit, in der wir erstrahlten. Er wird jetzt seinen eigenen Weg gehen.

Soll er doch gehen. Er ist auf dem Weg nach Schweden mit einer meiner Studentinnen, meiner Lieblingsschülerin. Soll er glücklich sein – das haben wir einander immer gewünscht, selbst wenn das andere Geliebte bedeutete. Wir haben uns da auch wirklich allerhand geleistet. Ich habe niemals jemanden so sehr geliebt, daß es Fumio ausschloß; andere zu lieben steigerte nur immer meine Liebe zu ihm. Aber er hat diese Art von Leben hinter sich gelassen, will etwas Konventionelles, Monogames. Er war immer ein Monogamist; ich war es, die versuchte, ihn zu ändern, es war gegen seine Natur. Wie hätte ich mich an seiner Stelle gefühlt, allein im Atelier, während er sich mit Männern rumtrieb? Die Feministin hätte das gewiß abgelehnt. Du hast ihm also dein ganzes feministisches Frauenlieben-Frauen etc. als Solidaritätsopfer abverlangt. Er nannte es unnatürlich; wahrscheinlich hatte er recht. »Der Tag, an dem ich entdeckte, daß meine Frau lesbisch ist«: die berühmte erste Zeile aus Fumios Tagebüchern, die er vor zwei Jahren zu schreiben begann, Tagebücher auf japanisch und deshalb für mich unzugänglich. Vielleicht ist es für ihn so; daß ich eine Lesbe war, die ihn heiratete und sich dann zu erkennen gab. Natürlich wußte er Bescheid über die Frauen, die ich geliebt hatte, ehe ich ihn liebte, aber er muß diese Phase wohl für etwas Vergangenes gehalten haben. Bis sie zu seinem Entsetzen in der Gegenwart auferstand; das wird wohl jetzt seine Sicht auf meine Zukunft bestimmen.

Ich wollte mein Leben nicht so enden lassen, nicht mit der Veröffentlichung von *Flying* und dem Verlust von Fumio; die ganzen vier Jahre, während ich daran schrieb, blieben wir zusammen, während des ganzen Medienrummels um *Sexus und Herrschaft.* Jetzt bin ich allein gelassen als Lesbe, ohne den Puffer seines Schutzes gegen die Welt und was Rezensenten und die öffentliche Meinung mir antun können. Eine Frau allein. Eine Lesbe, nichts als das. Hast du Angst davor? Ist das der Grund, warum du auf Distanz gehst, wenn Sita dich aus Kalifornien anruft und dich vor Schluß-jetzt-Experimenten mit der Gasleitung rettet – wenigstens das erste Mal? Unheimlich, daß sie gerade in jenem Augenblick anrief und dich mittendrin erwischte, dich ins Leben zurückkatapultierte. Oder ist es nur, weil du alleine bleiben willst, um zu sterben? Du stirbst auch für sie; aber du merkst nur, daß du für Fumio stirbst, dem das wahrscheinlich völlig egal ist oder der sich zumindest vollkommen dagegen gewappnet hat.

Janis jagt mir durch den Kopf, »Freedom 's just another word for nothing left to lose«, und mein Liebster hat mir nichts gelassen, schon monatelang, und diese kalte Dezembernacht ist am schlimmsten. Weihnachten oder knapp vor Weihnachten ist eine gute Zeit für den Zeremonienmeister, das Ende auszurufen. Ich habe alles durchgespielt, den Erfolg und jetzt den Absturz, das erste Buch und dann das zweite. Es ist nichts übriggeblieben. Es gibt nichts mehr, worüber ich schreiben könnte, nichts bietet sich an. Mit *Flying* entdeckte ich das Schreiben, jetzt ist es vorbei, abgelehnt und dann anderswo angenommen und jetzt überarbeitet und abgeliefert; jetzt ist nur noch der Umbruch zu lesen, vielleicht schaffen sie das auch ohne mich.

Soll es doch jetzt sein – es ist vorbei, und nichts wird nachkommen. Vom Schreiben, um zu leben, bin ich dazu übergegangen, zu leben, um zu schreiben, aber die Quelle ist jetzt ebenso versiegt wie die Leere. Eine schreckliche Stille in jenen Tagen auf der Farm beim Versuch, ein neues Buch und noch ein Buch und noch ein anderes Buch zu beginnen, und keines entstand; es wäre eine gute Zeit, zu gehen. Wie schrecklich weiterzuleben, immer auf der Suche nach etwas, das einmal oder zweimal kam und niemals wiederkehren wird. Du mußtest bis fünfunddreißig warten, ehe du überhaupt schreiben konntest, diese vielen Pflichtvorlesungen in Eng. Lit.: dein ganzes Leben eine Pflichtvorlesung, bloß um eine Dissertation zu produzieren. Danach *Flying*, eigentlich das erste Buch, ein eigenes Buch. Bevor die Blase platzte und sich dein Verstand verflüchtigte, am Wohnzimmertisch in der Farm, wo du an zwei speedy Nachmittagen draufkamst, daß du überhaupt keine Schriftstellerin warst. Du hattest Angst, als du mit *Flying* anfingst, aber jetzt ist die Angst überdimensional geworden, eine gigantische und unbesiegbare Panik. Jetzt ist die Zeit reif. Und du weißt es. Du haßt dieses Wissen, das so gewiß ist wie die Steuern und die Schwerkraft. Aber der Tod, seine Fremdheit, der mögliche Gestank, die Verstümmelung – was, wenn sie dich nicht finden, oder nicht, ehe du bereits verwest bist? Die Nachwirkungen, der körperliche Schmerz nach dem Tod – sei doch nicht dumm, du wirst tot sein; aber entstellt von Ratten, Vögeln – abergläubisch. Von Mr. Odell in der Scheune gefunden – nach wie vielen Wochen? Dann triff doch bessere Vorkehrungen, tu es in der Bowery, wo sie dich finden werden, wenn sie kommen, um deine Sachen für den Umzug zu holen, wenn der Lkw morgen vorfährt.

Und die Farm, Eigentum, ein Testament, Pläne machen, Vorkehrungen treffen; es gibt Verantwortlichkeiten. Mir ist es nur noch egal, wie alles kommt. Wenn ich einmal tot bin, mein Gesicht vom Leben abgewandt habe, könnte es mir doch gleichgültig sein, was mit der Farm passiert. Mein Abschiedsbrief, ein Skandal des Banalen und der Sprachlosigkeit; hier, wo man sich doch um eine stilvolle Geste bemühen sollte, sage ich etwas so Prosaisches wie nicht mehr weiterkönnen. Ich zucke zusammen, betrachte die Phrase, der Brief ist nur ein Satz. Ich wünsche ihnen alles Gute, in Liebe, und spüre absolut nichts. Eine kleine unausgedrückte Reue wegen des Schocks, den alle erleben werden – Selbstmord ist schmerzhaft für die Überlebenden –, aber das ist nichts gegen die Verzweiflung, die ich empfinde, die Übelkeit, der Schwindel des Abgangs vom Leben in den Tod, dorthin getrieben, die »Lösung«, die jeden Tag deutlicher wird, mich lauter ruft, mir befiehlt. Und ich lasse los – warum die Korrespondenz sichten, dein Hab und Gut einpacken, wenn du nicht nur geräumt und verlassen wirst, sondern sterben wirst, in Wirklichkeit todkrank bist? Eine Groteske, die nie spricht. Meine Freunde und Freundinnen sehen mich stumm und elend und sagen nichts aus lauter Taktgefühl. So abwesend, daß ich vergesse, ihnen einen Drink anzubieten, als sie kommen, um die Bücherregale abzubauen. Die Stunde des Alkohols kommt jeden Tag wie die Schulpause. Ich kann sie kaum erwarten; der erste Schluck wird mir etwas Ruhe verschaffen; in dreißig Minuten fast Vergessen. Essen und Trinken. Wenn es soweit ist, ist der Tag um. Denn jetzt sind die Tage ein Problem – ich kann nichts anfangen mit den Tagen. Ich tue überhaupt nichts mehr, womit nicht gesagt ist, daß ich keine Arbeit hätte. Nicht, daß es nicht eine Menge zu räumen und zu packen gäbe, Berge von Briefen zu beantworten. Aber ich tue nichts mehr. Die Qual, zu wissen, daß ich sollte, bleibt bestehen, aber es fehlt mir jeder Antrieb. Ich sterbe, wozu mir dann noch Gedanken machen? Und das freilich ist ein weiterer Antrieb zu sterben – wenn du nicht stirbst, bist du echt in Schwierigkeiten. Nachdem du alles hast laufenlassen, kannst du dich jetzt nicht mehr ausbuddeln; so etwas wie die Einkommensteuer wird daherkommen und dich in den Knast bringen. Eine solche Trägheit und Desorganisation ist gefährlich, ja kriminell. Außerdem verklagt dich jemand wegen dieses dummen, kleinen Films, den du vor Jahren gedreht hast, ein weiterer Grund, um auszuchecken – wenn du stirbst, kannst du dich vor dem Prozeß drücken. Weil du panische Angst davor hast, panische Angst, daß sie gewinnen und dich auslöschen, dir sogar die Farm wegnehmen. Stirb also, und die Farm gehört Fumio. Der sie gar nicht haben will. Was sollte er damit tun? Sie verkaufen und das Geld behalten? Sie verkaufen und das Geld deiner Mutter und deinen Schwestern geben? Er braucht es auch; du solltest das irgendwie festhalten. Aber ich tue es nicht.

Es stellt sich heraus, daß es mir egal ist. Sogar die Farm – die ich am meisten liebe, am meisten hasse, am meisten fürchte und am meisten wie einen Schatz hege – sie ist mir zu viel. Alleine könnte ich sie niemals behalten. Ich bin Bildhauerin, und was dieser Ort braucht, sind Tischler, Installateure, Elektriker, Gärtner, Architekten. Ich bin eine alleinstehende Frau; klein, am Ende doch unzurechnungsfähig, zu arm und naiv, um Leute anzuheuern. Ich möchte mich auch nicht darum kümmern. Ebensowenig wie ich mich darum kümmern möchte, ein anderes Atelier aufzutreiben. Obwohl meine Freunde täglich wegen irgendeiner anderen Fährte anrufen, Fumio hört von Adressen, ist sogar bereit, mich zu begleiten, um sie anzusehen, wobei er streng darauf achtet, daß sie für mich alleine bestimmt sind, nicht für uns beide. Ich will aber nur etwas für uns beide, also bin ich gelangweilt und unwillig, mir diese Lofts anzusehen. Und sie sind schrecklich. Ruth ruft an und schlägt das alte Houston Hotel unten an der Bowery vor. »Da sie das Urteil über dein Gebäude gefällt haben, könntest du die Stadt dazu bringen, dich dorthin ziehen zu lassen – sie haben kein Interesse daran, und es ist sehr geräumig.« – »Es ist eine Absteige.« – »Na und? Deine alte Adresse war das wahrscheinlich irgendwann auch.« – »Okay, zeig es mir.« Und sie zeigt es mir mit einer Taschenlampe in absoluter Kälte. Mit Brettern verschlagen, Strom und Wasser abgeschaltet, eine echte Bruchbude. Wie es mein eigenes Atelier von Tag zu Tag immer mehr wird. »Das läßt sich herrichten, das kannst du dir doch vorstellen, daß man es herrichten kann, oder? Schau dir doch die Fenster an, diesen Raum hier, den Terrazzoboden. Auch die zweite Etage könnte man in Schuß bringen.« Aber auf der zweiten Etage sind uringetränkte Matratzen, Käfige, nackte Glühbirnen. »Das ist die nackte Verzweiflung«, sage ich. Alle anderen Möglichkeiten sind schon ausgeschlossen worden.

Der Tod als Gegenmittel gegen das. Der Erfolg des Selbstmords – schwerer als irgend etwas, das ich jemals tun mußte. Ich habe immer genügend Mut gehabt; egal, wieviel Angst ich hatte, ich konnte immer meine Augen schließen und durchzocken: Coming out, Reden, Prüfungen, Handgemenge mit Bullen auf Demos, fiese Typen auf der Bowery – immer war da gerade noch ausreichend Mut, trotz der Panik. Aber hier versage ich immer und immer wieder. Gestern nacht hat Sita mich abgehalten, als sie aus Kalifornien anrief und mich gerade erwischte, als ich den Gashahn aufgedreht hatte. Danach schloß ich ihn wieder, beschämt. Und heute nacht habe ich Fumio gebeten, hier zu schlafen, mit mir hierherzukommen, wenn auch nur, um sich auszuruhen, da er grausame Rückenschmerzen hatte; ich könnte ihm helfen – begriff noch nicht einmal, daß er, wenn er hierherkäme, mich vor dem retten würde, was ich tun muß. Und heute nacht tun muß, weil es die letzte Nacht hier ist – morgen früh kommt der Lkw, dann dürfen wir nicht mehr zurückkommen. Wenn ich es danach täte, würde man mich nicht mehr finden, und ich möchte gefunden werden; ich fürchte mich vor dem Gedanken an den Bulldozer, die Abbruchbirne, das Herabstürzen der Ziegelsteine auf meine Leiche. Klaustrophobie sogar noch nach dem Tod, der Mißbrauch dieses Leibs, seine Verunstaltung, meine Arme und Beine gebrochen, mein Rückgrat.

Wie man beim Gedanken an den Tod doch vom Körper besessen ist, den Körper aus der Welt wünscht. Und doch war es erst vergangenen Sommer, ist es erst sechs Monate her, daß ich das Leben so sehr genoß, als hätte ich es erfunden. Frei, endlich frei. Befreit von der Anstalt. Der dritte Nagel in meinem Sarg, denn wenn du es dir genau überlegst, ist es egal, ob du verrückt warst oder nicht, schuldig oder unschuldig, manisch oder kerngesund – du hast wegen Irrsinns gesessen, und das verläßt dich niemals. Es ist den Leuten an den Augen abzulesen; es ist im Gerede, das du nicht hörst, im Tonfall, den du sehr wohl hörst. Auch die Scham verläßt dich nie. Du denkst, daß es vorübergehen wird, und auf dem Lande ist es auch okay. Aber wenn du wieder in der Stadt bist, wirst du in dein altes offizielles Ich zurückgestoßen, jetzt bis zu dem Punkt heruntergewirtschaftet, daß du obdachlos bist in diesem eiskalten, schmutzstarrenden, derangierten Atelier, seine Schönheit und Wärme dahin, Eisenkabel durchstechen seine Fenster, wahrscheinlich um sie noch zehn Minuten festzuhalten, während du evakuiert wirst. Doch hier bekommst du ohne Ende Telefonanrufe und Briefe als die Frau, die dieses bahnbrechende Buch geschrieben hat, und nur du allein weißt, daß man ihr, seit sie das getan hat, klargemacht hat, daß sie nicht mehr alle Tassen im Schrank hat.

Und vielleicht ist es tatsächlich so. Ich kann nicht mehr wie eine Intellektuelle denken, mich erinnern, die Fakten griffbereit. Meine Erinnerung ist wie ein Minenfeld voller schmerzhafter Einzelheiten: Wie diese mexikanische Schärpe, die ich Fumio gekauft habe, und er sah damit um seine schlanke Taille aus wie ein junger Gott oder Höfling. Er hat vergessen, sie mitzunehmen. Wie diese Gasöfen, die mein Kumpel Jack Witten installiert hat als Gegenleistung für das Geld, das ich ihm gab, damit er zum Begräbnis seines Bruders fahren konnte. Sie sind völlig unbrauchbar bei diesem Wetter; ungefähr drei Wochen im Jahr ist dieser Platz absolut unbewohnbar, scherzten wir immer. Dieses Haus, Jahrgang 1806, holländischer

Architrav, eine der fünf ältesten Residenzen der Stadt; Wahrzeichen konnten es nicht retten und wir auch nicht. Ich liebte jedes einzelne Brett und jeden Balken an diesem Gebäude, will damit sterben. Hier habe ich meine Jugend verlebt, allein und mit anderen; wir tauften den Platz Bohème. Hier nachts wachzubleiben bedeutet, die Nacht mit einer Leiche zu verbringen oder mit einem weidwunden Tier, das nicht verenden will. Ein gefühlloser und unnotwendiger Tod – es war noch wohlauf. Sogar der schwarze Lack auf den alten breiten Fußbodenbrettern. Fumio und ich strichen jedes Jahr den Fußboden, bevor wir in den Urlaub fuhren. Wir kamen unten auf der Treppe verdreckt an, aber dort standen das Terpentin und unsere Koffer – ab nach Cape Cod –, so daß der Boden zwei Wochen Zeit hatte zum Trocknen. Der Anblick dieses komischen kleinen Sekretärs in der Garderobe, den wir orange strichen, weil wir das schrecklich schick fanden. Ebenso die blaue Wand in der Küche. Die Reporter kamen aus dem Staunen nicht heraus, unfähig, sich vorzustellen, daß man so leben konnte, noch ein gutes Stück über malerisch und Bohème hinaus. Lange bevor ich *Sexus und Herrschaft* schrieb, wurde unser Zuhause als Archetyp des Loft-Lebens gepriesen, obwohl die primitiveren Aspekte, wie die Toilette und die selbstgebastelte Dusche, eher ein Zeichen von Naivität waren als für einen neuen Trend in der Wohnkultur. Aber die Bücher, die zur Decke krochen, und Fumios bemalte Drachen, die im Raum schwebten, sorgten hinreichend für Romantik. Alles fort jetzt. Der Raum entblößt bis auf seine ehemalige Kahlheit, die schreckliche kalte Herausforderung, die ich vor fünfzehn Jahren als tollkühne Jugendliche gemietet hatte und die mit mir erwachsen geworden ist. Jetzt werden wir gemeinsam verstoßen.

Alles lief bestens; du warst mit nichts in die Stadt gekommen, hattest hart gearbeitet, ausgestellt, studiert, geschrieben, warst sogar zu Ruhm gelangt, und jetzt ist alles vorüber – du hast es verpatzt. Darum ging es bei deinem Wahnsinn. Janis' Satz – ich habe alles verpatzt –, du wußtest nicht einmal, daß du es getan hast. Und du kannst mit den Zähnen knirschen aus Reue und Wut über deinen eigenen Leichtsinn, aber es ist wahr: Du hattest die wunderbarste und beste Ehe. Fumio höchstpersönlich, und du hast sie verpatzt. Frauen, du mußtest auch Frauen lieben. Und auch sie sind jetzt fort. Wo ist Celia? Sita weit weg und vielleicht mit jemand anderem, aber immer noch gnädig genug, deine Spur zu verfolgen. Du hast alles verloren, alles verpatzt, du hast nicht genügend Energie, die Telefongesellschaft zu verständigen, daß sie deinen Anschluß abschalten soll. Apathie, die Sünde der Reglosigkeit. So ist es jetzt. Aber als du dabei warst, es zu verpatzen, war es das Thema, die große Liebesgeschichte, das tolle Leben, die große Prahlerei, du und dein grandioses *Fliegen*, als ob jeder Atemzug irgendein gottverdammtes Wunder wäre. Der Egoismus dieses Buches. Gott sei Dank wirst du nicht mehr leben, wenn es erscheint. Weil sie mich wie einen Käfer zertreten werden; die Rezensionen werden eine einzige Schmähung sein.

Du hast alles verloren – jetzt müßtest du dich nur noch deines eigenen Lebens entledigen. Aquavit. Sehen wir mal, was es leisten kann. Fumio sagt, daß es nichts Besseres gibt, das potenteste Gesöff aus der ganzen Schnapsfamilie. Jetzt, wo er nach Schweden fährt, spricht er plötzlich diesem Zeug zu, das wie Scheiße schmeckt. Mir aber geht es um seine Kraft, nicht um den Geschmack. Und dann das erstaunliche Geräusch des Gases. Ein Fünfzentimeterrohr, eine größere Quelle, aber das Geräusch war trotzdem alarmierend, überraschend, einschlafen und es hören, nicht mehr horchen, die Gewißheit, daß ich es mir nicht mehr anders überlegen und es abdrehen würde; ebenso sicher, daß ich keine Zigarette anzünden und die Nachbarschaft in die Luft jagen würde. Ich las in irgendeiner Albert-Schweitzer-Biographie herum, war mir auch der Unangebrachtheit dieser speziellen Lektüre für den Anlaß ironisch bewußt, aber insgeheim dankbar, daß es irgend etwas um mich gab, das mich in den Schlaf, in die Bewußtlosigkeit ablenken konnte. Kam einige Stunden später zu Bewußtsein – du könntest dieses rauschende Gas abdrehen oder es anlassen – das ist deine letzte Gelegenheit, es dir noch einmal zu überlegen. Ich habe es mir nicht überlegt.

Ebenso stolz darauf wie beschämt, am Morgen zu erwachen. Das Loft war zu groß, zu zugig. Der Gestank war fürchterlich, aber in dieser Raumgröße hatte das Gas nur eine Wirkung: Kopfschmerzen. Ich hätte gleich neben dem Rohr schlafen sollen, hätte alle Ritzen der Fenster verkleben müssen – Idiotin. Ich öffne sie jetzt, lüfte das ganze Haus, beide Etagen – der Gestank muß weg sein, bis sie mit dem Lkw kommen. Ich habe versagt. Wenigstens dieses Mal. Es würde sich schon eine andere Gelegenheit ergeben.

Und so war es auch. Die Krise strebte ausreichend eindringlich dem Tod entgegen. So daß ich mich endlich abwenden konnte; nachdem ich gescheitert war, unfähig zu sterben oder im Tod weiterzuleben, dem Leben eine Chance zu geben. Einen Arzt finden, die Wunderdroge, was immer sie sein mag; das Geheimnis meiner Freundin Janey Washburn preisgeben, ihr den Verdacht ermöglichen und dann am nächsten Morgen ihren Vorschlag annehmen. Plan B, nannte sie es, Medikamente. Probier Lithium, tu was. Ich konnte nicht sterben. Und ich konnte die Verzweiflung nicht länger ertragen.

10

Draußen im Schuppen, Finsternis, auf sie warten, zusammenliegen, Streit, Frustration, und dann das Unabsehbare, Unvorstellbare: Ich stand auf und ging. Etwas, das ich noch nie zuvor getan habe, mitten in einem Streit wegzugehen. Aber das war noch nicht alles – vergiß es nicht – du hast ihr Bett verlassen. Zum ersten Mal. »Wenn du jetzt weggehst, wird es nie mehr so sein wie früher«, sagte sie. Und ich wußte es. Ich schauderte. Aber ich konnte nicht bleiben; zu dringend brauchte ich Schlaf, Ruhe, Frieden.

Und das habe ich nun. Die große Scheune, das Atelier. Alleine mitten in der Nacht. Die Scheune wölbt sich hoch über mir, die handgehauenen Streben aus Eichenholz, weiße Fasergipsplatten dazwischen, diese Verbindung von weißgetünchtem Verputz und alten, dunklen, verwitterten Hölzern wie ein japanisches Reislagerhaus. Wir haben das gemacht, als wir die Scheune vor dem Einsturz bewahrten, haben das ganze Dach neu bauen lassen, als wir die Farm kauften, Fumio und ich. Wunderschön ist sie, wie immer, sechseinhalb Meter hoch – was für ein Ort zum Malen. Morgen vormittag werde ich malen, denke ich, als ich daliege und auf den Schlaf warte. Ich blicke hoch, und da ist sogar dieser Balken über dem Zeichentisch – das war er. Die Suizidtage. Vorbei jetzt: Niemals wollte ich lieber leben als jetzt. Wie eine Kamera gleitet das Auge über die Balken in der Höhe, wie sie ineinander übergehen und miteinander spielen, dieses gigantische Gewicht so selbstbewußt in der Luft.

Wenn ich schlafen kann, kann ich morgen zeichnen. Wenn ich schlafen kann, werde ich nicht verrückt, werde meinen Zugriff auf mich selbst nicht verlieren, denn ich bin dabei, mir selbst zu entgleiten; ich spüre, wie mich die Schlaflosigkeit auflöst. Das Gehirn kann so viel Wachheit nicht ertragen, und ich habe schon zwei Nächte nicht geschlafen. Diskussionen, Auseinandersetzungen, Streit. Warum reizt sie mich, wo sie weiß, daß ich schlafen muß? Als ob sie nicht wüßte, was sie tut, mir erst befehlen zu schlafen, und mich dann so lange nerven, bis ich nicht kann. Ich verfalle immer wieder in dasselbe Muster, reagiere auf ihre Vorwürfe, auf ihren Sarkasmus, die kleinlichen Details, wo zum Beispiel die Wochenendgäste schlafen sollen, oder Probleme mit dem Rasenmäher. Ein Liebespaar mit unseren Sorgen. Aber sie zerstören zu viel, nicht nur uns selbst, sondern auch die Farm, die anderen, die hier leben.

Sorgen, die politisiert werden, wie meine Verrücktheit und Sophies geduldige Trauer. Ich kann zwischen den beiden nicht mehr unterscheiden, und ich bin die einzige, die daran interessiert ist, es überhaupt zu versuchen, außer vielleicht Linnea. Vielleicht, weil sie älter ist und mehrere Kinder hat, neigt Linnea weniger dazu, in die Attitüde von Lesbendrama und ehelicher Konvention zu verfallen, in die die anderen eingefroren sind. Habe ich mich so ferngehalten von allem, oder bin ich schon so unzurechenbar, daß Sophie die Führung übernehmen muß? Oder ist es anders herum; nachdem sie die Hälfte verweigert hat, erklärt sie mich nun für null und nichtig, um das Ganze zu bekommen, mit dem Zusatzvorteil, es ganz für sich alleine zu haben, da ich derzeit so sehr an Prestige verliere, daß man mich vielleicht bald wegsperren wird?

Es wird darüber gesprochen, alle Lehrlinge wegzuschicken, damit wir den Rest des Sommers ungestört verbringen können, außerhalb des Scheinwerferkegels aus Klatsch. Das würde bedeuten, die Bewirtschaftung aufzugeben, die Felder, die wir beackern, die kleinen Bäume schon eingesetzt, alle Siebdrucke, die wir drukken, und die Arbeit an der lila Scheune, ihre Verwandlung in eine Unterkunft für die Lehrlinge, unsere größte Aufgabe in diesem Sommer. Ohne die Lehrlinge würden wir nichts schaffen, nichts fertigbringen; der Sommer wäre vergeudet. »Das ist er schon«, sagt sie, »und du brauchst Ruhe.«

Ich habe hier Ruhe gefunden. Endlich allein in diesem hohen Raum. Meine Einsamkeit ist so neu, daß sie mich erregt, als wäre sie ein Sakrileg; seit zwei Jahren haben wir keine einzige Nacht getrennt verbracht. Und doch bin ich bloß hierhergekommen, um allein zu sein, um von ihr getrennt zu schlafen.

Ich hatte sie gebeten, mich zu streicheln, mich nur einige Minuten lang zu lieben, damit ich schlafen kann, damit der Schrecken vergeht, damit sich die Wut legt, damit sich mein Rückgrat entkrampft – weil ich den Schlaf so verzweifelt benötigte. Ich bettelte, aber sie wollte nicht, war nicht in Stimmung und konnte sich nicht dazu hergeben. »Nur damit ich schlafen kann, bitte berühr mich.« – »Nein.« Ich liege da und fürchte um meinen Verstand, wenn ich nicht bald schlafen kann; schon höre ich in meinem Gehirn einen Ton wie eine elektrische Ladung. Plötzlich kommt es mir vor, als würde mein Kopf bersten, wenn ich nicht die Berührung eines anderen Menschen auf meiner Haut spüre, die mich heilen würde, mir endlich zum Trost des Schlafs verhelfen würde, der Akt einer Freundin. Daß sie eine solche Hilfeleistung aus reiner Bosheit oder Sturheit ablehnen würde – daß ich mich unter die Kontrolle einer Person begeben hatte, die mich zurückweisen würde –, nachdem sie mich davon überzeugt hatte, daß mein Gehirn extrem gefährdet ist, wenn es nicht die Ruhe findet, die sie mir verschrieben und zur Pflicht gemacht hat und von deren absoluter Notwendigkeit ich nun auch überzeugt war; noch einmal 24 Stunden Schlaflosigkeit, und ich würde meiner Seele durch Überlastung der müden Zellen dauerhaften Schaden zugefügt haben – und hätte somit die Voraussetzungen geschaffen, um weggeworfen zu werden.

Statt dessen aber stehst du auf und gehst. Endlich lerne ich es: zum Schlafen anderswohin zu gehen, anstatt um Zuwendung zu betteln. Schon der bloße Gedanke daran ebenso gefährlich und riskant, wie ohne das Medikament auskommen zu wollen. Starrköpfig vielleicht, wahrscheinlich dumm. Doch endlich gehöre ich mir selbst. Aber kannst du es lang genug durchhalten, diese seltsame Erschöpfung deines Gehirns überleben, deinen Frieden finden, gesund werden, in den Schlaf abdriften, das Gehirn von der Tageslogik befreien, ihm Phantasie erlauben? Zwei große rote Bälle springen durch das Bewußtsein hinauf durchs offene Fenster, Sommerzeit, Kindheit, meine Tante tritt auf, meine ältere Schwester, alle meine Lieblingsgestalten aus der Kindheit, das Kissen so weich, der Baum und der Teich draußen so rein, schemenhaft in der Finsternis, und das trübe Weiß der Decke über mir, der Frieden, den sie verströmt, meine Hände umarmen meinen Arm vor Begeisterung, endlich einschlafen, endlich geschieht es. Ich kann sogar beobachten, wie es geschieht, dem geheimen Vorgang zusehen; das Geheimnis findet statt, noch eine Sekunde, und ich bin weg ... Wie ein Hornissenstich, so plötzlich werde ich aus dem Schlaf gerissen, hellwach. Ich war dort gewesen, an der Kippe zum Schlaf, als es mich biß, diese schreckliche Warnung, als ob mein physisches Ich vor einer tödlichen Gefahr stünde. Ein Räuber, ein Dieb, eine Waffe – diese Art von Gefahr. Eine Gefahr wie Tod, so dringend, daß man aufwachen muß, um sich ihr entgegenzustellen. Aber es war nichts. Die Warnung war falsch – der Raum ist ruhig und friedlich wie zuvor –, die Warnung war also eine Lüge, eine Irreführung, eine Falle. Wo ist jetzt der Schlaf? Meilenweit entfernt; ich habe ihn verpaßt. Erschrocken und angsterfüllt, wie ich jetzt bin, wird es Stunden dauern, bis ich einschlafen kann; eine weitere Nacht wird vergehen.

Und was ist geschehen? Knapp vor dem Schlaf holte mich ein Ausbruch, ein Sturm im Kopf mit einem Satz zurück. Wie eine kleine Explosion in den Gehirnzellen, ein Kurzschluß. Wenn das Gehirn voll von elektrischen Impulsen ist, können sie sich überladen wie jeder andere Kreislauf, werden sie abgewetzt durch Ge- und Mißbrauch, unter Spannung, wenn zu viele Sicherungen gleichzeitig durchbrennen? Ist etwas unter meiner Gehirndecke passiert, das sich schnell oder auch langsam ausbreiten und meinen Niedergang besiegeln wird? Mein Gott, sollte irgend etwas mit meinem Kopf passieren – zu spät erkenne ich, wie wertvoll er ist und wie zerbrechlich jetzt. Du kannst ihm durch Nichtschlafen Schaden zufügen; du hast dich mit deinen Gegnern auf ein gefährliches Spiel eingelassen, Tag für Tag ohne Ruhe, nur um zu beweisen, daß du aus Eisen bist und geistig intakter als Gott. Und jetzt hast du deine eigenen Sicherungen durchbrennen lassen. Ich schaudere vor dem, was danach kommen wird, vor dem Auseinanderbrechen, das diese schreckliche Welle der Angst vorausahnen läßt. Vielleicht werde ich dieses Mal wahnsinnig und kann dabei zusehen, mich auf einen Trip begeben wie mit Drogen, bizarre Geisteszustände, das veränderte Bewußtsein, das Sophie vorausgesagt hat und über das ich zeichnen oder schreiben sollte. Humbug, dachte ich.

Aber sei ehrlich. Solche Augenblicke kennst du doch. Der Klapsmühlentrip, das Megaphen, dieses Entsetzen war nicht anders. Alles wird Symbol und Bedeutung, Echo und Geste, Doppelung und Wiedergabe. Hast du dir gesagt, daß es das letzte Mal nicht passiert ist, daß du es nicht gesehen hast, es nicht glauben wolltest, dich nur in verschwommener und flüchtiger Erinnerung an Irrationales, an peinlich grandiose Illusionen entsinnen konntest? Wie deine anmaßenden Vergleiche mit Johanna auf dem Weg zum Wahnsinnsprozeß – so muß es gewesen sein, das ist Irrsinn, sagte ich mir damals. Oder als du die Putzfrau im Bad des Krankenhauses mit Sita verwechselt hast; dasselbe Alter, dieselbe Dunkelheit und Demut – das war verrückt. Und ich gestand unter Qualen, daß ich damals in der Tat Personen und Orte durcheinandergebracht hatte. Ebenso wie der schwarze Mann in Einzelhaft in Napa Michael X war, wie alle Schwarzen im Gefängnis Begegnungen waren, Doubles. Ich weiß, daß ich diese Verschiebungen in meinem eigenen Kopf als poetische Logik rechtfertigen könnte, finde sie aber trotzdem eigenartig oder übertrieben oder ganz einfach Selbstbetrug. Das war verrückt. Und ich habe kein Interesse, mehr davon zu erleben, verabscheue und fürchte es.

Aber was, wenn es jenseits des Wahnsinns etwas gäbe, was, wenn es auf der anderen Seite dieser Linie gewisse Einsichten gäbe, ein besonderes Wissen? Kannst du dich an die Zeiten erinnern, als du dir geschworen hast, dir zugeredet hast, das, was du gesehen und gelernt hast, niemals zu vergessen, wertvoll genug, um zu rechtfertigen, was du durchmachen mußtest? Und habe ich dann nicht jede Vision zurückgewiesen – habe ich nicht sogar das Wissen vom letzten Mal heruntergespielt, es vor lauter Eile, zu den Gesunden und Gesundmachern zurückzukehren, zu den Psychiatern und der Familie, unter meinen Füßen zertrampelt? Der Verrat des Vergessens, der Scham, des Leugnens.

Was aber, wenn das, was ich sah, wertvoll wäre: der Schatten der dunklen Frau im Badezimmer, die Schreie des Mannes im versperrten Raum, Gestalten voller Demut und Angst, selbst der Witz und die Schlagfertigkeit von Johanna bei der Befragung durch eine Psychiaterin, die von mir verlangte, das Einmaleins aufzusagen? Dein ganzes verstreutes Lernen kehrte wieder; du warst wieder eine Wissenschaftlerin und konntest dich angesichts des Meeres an toter Zeit an alles erinnern, was du jemals gelernt hattest: nicht nur Literaturgeschichte, sondern auch Kirchengeschichte, Mythen, Linguistik. Die Wurzeln der Sprache bis zurück zu den Phonemen. Die Magie der Zahlen – wie haben sie dich fasziniert. Die Neunerreihe, wie jede zusammengesetzte Summe aus sich selbst besteht und immer gleich neun ist: eins und acht, zwei und sieben, drei und sechs, vier und fünf; dann fünf und vier, sechs und drei, sieben und zwei, acht und eins. Wie ein Schaufelrad. Und die Konjunktion von sechs und neun, die schwierige, wie mein Vater immer sagte, wenn er mir Mathematik beibrachte, ein Ingenieur mit einem neugierigen Kind. Sechs und neun, die Zahlen, derentwegen die Hexen verfolgt wurden, in Erinnerung geblieben als sexuelles Bild und verbotener Akt, aber vielleicht gerade deshalb so nachhaltig. Als ob die gesamte Geschichte in mir vergraben läge, und nur die Irrenanstalt konnte sie aufdecken: die Verfolgungen der Vergangenheit, ihre Paßwörter, Witze, Ängste, alles vor mir ausgebreitet. Als ob eine katholische Mädchenzeit und dann Feminismus und schließlich das Grab des Irrenhauses obenauf die Erinnerung aufwühlen konnten, das Gedächtnis beschleunigen, den Mutterwitz, das Vermächtnis betrogener Frauen. Deshalb ist es äußerst schmerzhaft, von einer Mutter dort hineingebracht zu werden; Liebhaber kann man verdächtigen, aber die Frau, die dich geboren hat, das ist unerträglich in diesen Särgen.

Aber nicht alles, was ich im Wahnsinn gelernt habe, war Wahnsinn, es war auch die Reaktion des Kopfes auf das Gefängnis: der Irrsinn der Gesunden. Und wie soll ich endgültig wissen, ob die Unschärfe meiner Wahrnehmung nicht das Megaphen war, eine visionäre Droge, um es milde auszudrücken, unter deren Einfluß es schon ein Wunderwerk an Konzentration bedeutet, überhaupt wach zu bleiben? Zusammenhängende Gedanken zu formulieren ist schon genial. Aber das Megaphen hast du nur in Kalifornien bekommen; in Minnesota haben sie dir keine Medikamente gegeben, und trotzdem hast du dich für irgendeinen kleinen Gandhi gehalten, der auf seinem Bett sitzt und Gewaltlosigkeit praktiziert.

Ist es verrückt, so zu tun, als wäre man jemand anderer, sich in eine andere Person hineinzuphantasieren? Du beantwortest deine eigene Frage; natürlich ist es verrückt, im Sinne von sich lächerlich machen. Wahnsinn heißt also nur sich blamieren? Gewiß doch, wenn du dich daran erinnerst und es dir peinlich ist. Das war nachher ihre Strategie – kryptische Andeutungen auf komische Sachen, die du gesagt hast, das verschloß dir den Mund, wenn du gerade damit anfangen wolltest, dich über deine Gefangenschaft aufzuregen. Was mich schließlich ganz zum Schweigen brachte, war die Einsicht, wie absolut jene, die mich eingesperrt hatten, von der Richtigkeit dessen, was sie getan hatten, überzeugt sein mußten; nichts auf der Welt konnte sie dazu verleiten, daran zu zweifeln. Sie würden niemals nachgeben, sich niemals auf einen Mittelweg von ein bißchen verrückt einlassen (ausgeflippt, verstört, kaputt), oder auf Verrücktsein als Mischzustand, eine ambivalente Angelegenheit, oder darauf, daß Verrücktsein kein Verbrechen ist, sondern einfach ein anderer Blickwinkel und nicht eingesperrt werden muß, daß Einsperren die Mißachtung jedes nur erdenklichen Menschenrechts bedeutet, eine Mißachtung, die ihrerseits verrückt ist – nein, nein, all das wehrten sie ab, mußten es abwehren. Ihre Normalität verlangte es von ihnen, und Normalität ist für sie eine Religion, eine Ideologie.

Brauchen wir nicht alle irgendwo das Zepter von Logik und Ordnung und Kohärenz ganz schrecklich dringend? Du hast ja nichts anderes getan, als einer Metapher oder einem Vergleich gestattet, Realität zu werden: Die alte Frau, schattenhaft in der Unterwelt des Marmorbads, wird zu Sita, ihre Indio-Seite, ihre häufige Armut, ihr nahendes Alter. Es ist also alles in Ordnung, mit diesen vorgegebenen Details wird diese Gestalt in der Symmetrie das literarische Gegenstück zu einer realen Person. Die deine Mutter zum Beispiel dazu veranlaßte, dich zu einem Besuch nach St. Paul zu überreden, um dich dann einlochen zu lassen, so wie es deine ältere Schwester zwei Wochen davor in Kalifornien getan hatte. Sogar Sita war dabei. Wie oft hat sie Handlangerdienste geleistet für den Verrat, der dich der Gewalt und Grausamkeit von Plätzen wie Napa überließ? Natürlich war es nötig, Sita zu dieser bedauernswerten Gestalt im Bad zu machen; wie sonst hätte ich weiterhin an meine Liebe zu ihr glauben können? Zu allen? Denn das ist das Schwerste überhaupt, auf solche Weise die Liebe zu jenen perfektionieren zu müssen, die einem das angetan haben.

Sieh ihn dir genau an, deinen Wahnsinn. Was hast du dort gelernt? Was bedeutet es, daß ich einmal in einem Irrenhaus, im Mayo-Trakt von Minneapolis, eine Gestalt im Baderaum gesehen habe, flüchtig huschte sie über die Fliesen und war auch schon aus meinem Gesichtsfeld verschwunden. Heruntergekommen wie ein Lumpen, dunkel, fremdländisch, ägyptisch in ihrer Dunkelheit und ihrem Alter, die Verdammten der Erde und der Jahrhunderte, biblisch wie die Frau am Brunnen, flüchtig diese Erscheinung wie ein Schatten, ihr Alter, ihre Armut. Denn sie war geringer noch als wir, die Insassinnen. Sie war an diesem Ort nur eine Dienerin. Ich liebte sie und nannte sie Sita, Sita an diesem gottverlassenen Ort, die Erinnerung an sie, ein Wink mir zugesandt im Elend einer Leibeigenen, eine Botschafterin des Mitleids und deshalb Sita. Durch ihr bloßes Erscheinen hatte sie mir einen Dienst erwiesen, als ob sie mir die Füße gewaschen hätte, das Haar, mich in frische weiße Handtücher gehüllt hätte, diese düstere Fremde, die bei meinem Eintritt wegflitzte wie eine Motte. Aber das Signal kam bei mir an, ich war berührt worden, gewärmt, hatte die geheime Gewißheit der Hoffnung erhalten, ein Losungswort der Liebe, mir zugesandt durch eine Stellvertreterin; ein Double.

»Gegenstücke«. Ich sah sie überall im Irrenhaus. Von ihren Originalen herbeigeschickt. Die schwarze Frau mittleren Alters, die mir irgendwo in Herrick begegnete, inmitten von Tassen mit Megaphen und anderen Wundermitteln, gegen die sich der Geist vergebens sperrte, war Sita ebenso wie Désirée, die Frau von Michael X, dem Mann, dessen Leben ich retten hätte sollen, bis ich ins Irrenhaus abstürzte. Und diese Frau beim Lampenlicht, ihre sanfte Stimme konnte mir glaubhaft versichern, daß die anderen mich nicht für eine Simulantin hielten; hier in der Hölle ließ ich mich nur gründlicher auf das Phänomen Gefängnis ein, ein anderer Kreis der Hölle, ein weiterer Ring, noch weitere Ebenen der Dürre, noch mehr verriegelte Türen. Und Michael selbst dargestellt von dem Mann, der die ganze Nacht in seiner Zelle brüllte: das allerletzte Opfer in der Gummizelle, seiner Freiheit beraubt, die kehligen Schreie gehörten Michael, der von Trinidad in das Königliche Gefängnis überstellt wurde, ein Stellvertreter, doch deshalb nicht weniger wirklich. Vom Blickwinkel dieses Totenhauses aus ist das Spektakel vergleichbar; der Mann in jenen Ketten ist der Mann in diesen. Beide sind schwarz, und beide protestieren mit einer Noblesse, die sich nicht unterkriegen läßt; man muß abseits stehen und zusehen, kann nichts tun. Ich wollte helfen, wollte die alte Ungerechtigkeit zwischen Schwarz und Weiß wiedergutmachen, diese Distanz von Verbrechen und Irrtum überbrücken. Und die Frau, die Désirée war, konnte mir Absolution erteilen, einer Gefangenen wie sie selbst; wir waren beide Gefangene. Ebenso wie mir Désirée alles Gute gewünscht hatte in England, wo sie nicht eingelassen wurde, um Michaels Leben zu erflehen.

Parallelitäten und Ähnlichkeiten, das Verschmelzen von Gestalten, die Müdigkeit jener Abende, das Licht einer Schreibtischlampe, das »Foyer«, Kaffeetassen (Kaffee als Gegenmittel gegen das Megaphen), an der Seite dieser Désirée und nahezu stumm, verlegen, weil mir nur Plattheiten einfallen, zu gerührt, um auch nur den Mund zu öffnen, doch die Transformation wirkt. Verrückt oder nicht verrückt? Die Caritas wiederentdecken, das Mitleid. Die Gläubigen aller Zeitalter erhielten in ihren Kerkern und finsteren Verliesen Trost durch Erscheinungen und Priester. Ich hatte bloß das Kino benutzt, den Trick der doppelten Identität in Spionagefilmen. Der Wahnsinn der Dichtung oder die Normalität dessen, der an Heilung glaubt und nach Dingen sucht, die ihn gegen die Verzweiflung immunisieren.

Nachdem die Ägypterin als Sita aus dem Raum flitzte, hielt ich ihre Nähe durch ein ausgedehntes, wunderbares, ja köstliches Bad lang fest, das Wunder des heißen Wassers in der Marmorwanne, denn die Wannen waren so alt, daß sie tatsächlich aus Marmor waren, und man konnte sich in der Maserung des Steins verlieren und darin die hunderttausend Jahre der Erde sehen, ihr Alter und ihre Zusammensetzung zwischen deinen Beinen, die blauen und grünen Adern am Fußende der Wanne. Es war fast wie Sex, konnte mich beinahe dazu erregen, mich zu liebkosen, so viel Energie und Optimismus. Aber reglos, immer noch kühl, trotz der Hitze des Wassers, kühl wie die Zeitalter, wie die Namen aus Stein, wie die Etymologie des Steins: »Litho«, Lithium, Lithographie.

Dieses Bad stellte mich wieder her, wog Stunden von Schlaf auf, erfrischte mich für die langen Stunden im Hof am nächsten Tag, die Stunden, die ich benötigen würde, um meinen Fall vorzubereiten. Auch wenn ich schweigen mußte, niemals für mich selbst sprechen durfte, mußte ich doch meinen Fall vorbereiten, überdenken, was gegen mich ausgesagt worden war, und meine Abwehr schärfen für alles, was sie noch sagen würden. Die Informationen lesen für die kleinen Zettel, die ich meinen Anwältinnen zustecken würde. Denn ich würde in meinem Kopf Zettel schreiben, die Entgegnungen, Einsprüche, Fakten und Widersprüche stets zur Hand – um mich daran zu hindern, zu sprechen, zu schreien, zu brüllen und alles zu verderben. Die perfekte Oberfläche, für die ich gelobt wurde von den Gesetzlosen, den Sozialarbeiterinnen und Feministinnen, die kamen, um hinter mir zu sitzen, ebenso schweigsam wie ich.

Sag, sag, was du weißt, was du gewußt und verleugnet hast, nur um wieder normal zu werden, wieder eine von ihnen zu sein; sechs Jahre von Lüge und Versteckspiel. Niemand konnte mir gegenüber die andere Zeit erwähnen, und niemand hat es je getan. In der Familie war es bloß der Anfang eines Streits, also ließen wir es bleiben, und ich wurde wieder eine von ihnen, fast. Die gute Tochter oder ein Faksimile, jedes Gespräch mit ihnen begann immer noch mit der Frage: »Nimmst du deine Medizin?« Jetzt müssen sie es wissen; Sally muß es wissen – wie lange wird es dauern, bis sie mich wieder hinter Schloß und Riegel bringt? Oder benützen sie Mutters langen Arm? Sogar hier in New York, wo ich bessere Chancen habe, besonders wenn mein Verhalten makellos ist, hier auf dem Lande, wo ich Land besitze; komische konservative Logik, die reaktionäre Ethik der Republikaner, die mir ironischerweise jetzt behilflich sein könnte.

Aber ich habe das Wissen nicht vergessen, die Dinge, die ich sah, die seltsame Perspektive dieser Orte, ihrer Figuren. Der Gewerkschafter, dessen Arm auf der Fahrt im Rettungswagen gebrochen wurde; er trug einen Gipsverband und flüsterte mir die Regeln der Klapse immer und immer wieder zu, wie es sich für einen kampferfahrenen Aktivisten gehört, während ich versuchte, mich durch das Megaphen hindurch zu konzentrieren: »Wenn du dir das nicht merkst, kommst du hier nie raus.« Nachmittage in Napa, die tote Zeit um vier Uhr, der ganze große Raum für mich allein, müde vom Zeichnen, aber noch nicht bereit, die Zeit im Bad totzuschlagen, Verzweiflung am Ende eines weiteren Tags. Und ich rollte das Rad des Buddha, das *Namyahoringeiki,* drehte die Leier wie die Kurbel einer Mühle, wie eine große runde Trommel von der Seite, in Bewegung, immer in Bewegung, dann das Wasserzeichen, die Wellen gegen eine Wand in diesem wunderbaren weingrünen Licht, dann der Sprechgesang des Kanufahrers, der von seiner Heimat erzählte, der stetige optimistische Rhythmus, der die Vitalität wiederherstellt, die Kraft des Lebens in seinem Anschwellen und Verebben. Nam ya horin geiki. Bis ich, so schien es, die Welt bewegte, angespannt auf einem Tisch sitzend und an die Wand gelehnt, spielte ich meinen Zauber aus, meine Geduld, meine letzte Karte. Eine Krankenschwester kam herein und machte es mir zum Vorwurf, daß ich absolut still dasaß – hatte sie gespürt, wie ich die Schlafsäle erschütterte?

Das Rad rettete mir das Leben und half mir, die Einzelhaft der ersten Nacht in Herrick zu überstehen, als sie mir Megaphen einflößten und mich in eine Gummizelle sperrten. Sally hatte dem Tagespersonal ausführlich erklärt, daß ich klaustrophobisch bin; dem Nachtpersonal gelang es, diese Information zu übersehen und mich der letzten Prüfung zu unterziehen. Ich bestand sie. Absolut sicher, daß ich es nicht schaffen würde. Mit einer teuflischen Drei-Musketiere-Prahlerei, nachdem ich das Megaphen hinuntergestürzt hatte, das sie mir gaben, als sie mich in die Zelle steckten; ich trank den beiden Schwachköpfen zu, zwei Nachtwächtern in männlicher und weiblicher Gestalt, wahrscheinlich eine Studentin und ein Student mit Teilzeitjobs, und ich, die Lehrstuhlinhaberin aus Sacramento, schlucke ihr Gift. Nachdem ich mich zuerst ruhig erkundigt hatte, was es war, die Bürgerrechtsformel. Medizin, repetierten sie wie Papageien. Natürlich, aber welche? Bloß Medizin – nehmen Sie es. Ich muß es nehmen. Die Stimme zittert und meine Beine werden schwach, weil ich weiß, daß das das Ende ist und ich das, was sie tun werden, nicht überleben werde – für wie lang? Wie lange kann der Kopf Isolation ertragen? Tage wie Monate, Jahre, sobald sie einen einmal gefaßt haben – es könnte auch der Rest deines Lebens sein; du bist jetzt vollständig in ihrer Gewalt. Ich trinke. Und wenn es Schierling wäre, ich würde es trinken – es gibt keine Alternative; jetzt ist alles Schicksal, da ich ja keine Ahnung habe, was es ist. Sinnlos, sie danach zu fragen; du bist ihnen ausgeliefert. Ich habe noch nie von Megaphen gehört – der Name wäre ohne Bedeutung. Dieses Zeug könnte Gift sein; noch nie bin ich gezwungen worden, etwas ohne Erklärung und unter bösartigen Umständen zu schlucken, die beiden sind gefährlich, vielleicht selbst angsterfüllt, aber für mich grauenerregend. Ich trinke, ohne eine Ahnung zu haben, was es ist, hoffe nur, daß es stark genug ist, um meine Angst diese Nacht in der endgültigen Falle zu unterdrükken. Bringe es mit ein bißchen Prahlerei hinter mich, versuche in meiner Angst sogar amüsant zu sein, versöhnerisch: »Für Athos und Porthos.« Ich erhebe die Tasse auf beide – ich bin D'Artagnan, natürlich, nehme es mir heraus trotz ihrer Jugend und ihres athletischen Körperbaus. Dann fällt mir ein, daß sie nicht wissen, wovon ich rede, noch nie von den Musketieren gehört haben, außer vielleicht auf einem Schokoladenriegel, mein fröhlicher kleiner Toast bedeutet ihnen also rein gar nichts, läßt nichts anklingen – ich bin für sie wirklich bloß eine Verrückte.

Und dann fällt die Tür ins Schloß. Für immer. Also war das Rad, das Gebet, das einzige, was mir blieb, die letzte Zuflucht. Und ich vergnügte mich damit die ganze Nacht, unterhielt mich mit meinem Kopf, mit Bildern, überzog die Wände mit Bildern, das Wellenmuster, das Licht eines Schwimmbeckens. Wenn du entdeckst, daß dieser Raum nicht nur kein natürliches Licht hat, sondern auch keine natürliche Luft, wird es besonders beängstigend: Kurzschlüsse, der Zusammenbruch des Stromnetzes. Du kannst nur mit Hilfe der Klimaanlage atmen. Und wenn die Stromzufuhr unterbrochen wird, werden diese beiden Schwachköpfe kapieren, daß es in diesen Zellen keine Luft gibt? Natürlich wirst du es ihnen niemals mitteilen können – die dicke Tür, der lange Korridor mit dir am äußersten Ende ist so gebaut, daß du dir die Seele aus dem Leib schreien kannst, und sie werden dich nicht hören. Sie haben, soweit ich weiß, die ganze Nacht kein einziges Mal durch den Spion nach mir gesehen. Ich habe auch nicht geschlafen. Eine Angst, so groß, daß sie selbst dieser massiven Dosis von Medikamenten widerstand. Statt dessen rollte ich das Rad das erste Mal in meinem Leben, brauchte es, erfand immer wieder von vorne die Macht und den Zauber dieser Kraft.

Gegen Morgen sah ich schreckliche Dinge, meine Mutter, die mich geboren hatte, sogar die amerikanische Fahne und Apfelkuchen, Kindheit, die heimatlichen Bilder durch Pesthauch entstellt, vom Zynismus gerettet durch hochfahrendes Vertrauen, durch einen bewußten Mythos, eine Wahrheit, die wissentlich den Fakten widersprach. Aber ich hatte mich durch die Nacht gebracht, könnte jetzt auch noch den letzten Rest schaffen. Es war nicht lang; es war nur eine Nacht und nicht die Ewigkeit, und so wartete ich am Morgen auf sie, damit sie mich freilassen, zurückholen in die »Normalbevölkerung«, Frühstück und ein Besuch meiner Schwester, damit ich ihr wegen dieser Sache die Hölle heiß machen kann. Oder vielleicht, vielleicht unterdessen schon, um ihr Gesicht wiederzusehen, Sitas Gesicht, Fumios Gesicht. Sally kam an mit meinem Scheckbuch und dem Befehl, einen Scheck über sechshundert Dollar auszustellen, für das Privileg der Unterbringung im Herrick Hospital, für das Privileg, die Gummizelle genossen zu haben. Ich sehe sie an: »Wenn ich diesen Scheck ausstelle, komme ich dann heraus, kann ich Sita sehen?« – »Du wirst Sita sehen.«

Immer und immer wieder, als ich es mir eben da oder dort bequem gemacht, mit meiner Bankerin gesprochen, die Erlaubnis für einige Annehmlichkeiten erhalten hatte, bald auf Papier und Pinsel hoffen konnte – das ist ja wirklich das mindeste, was sie für mich tun können, wenn sie schon mein Auto und mein Geld haben –, nachdem ich also die Vorteile dieses Ortes schätzen gelernt, mich schon an den Anstaltsfraß gewöhnt, einige Freunde gefunden, ein paar Witzchen mit den Behörden und den diensthabenden Psychiatern gerissen und die Regeln gelernt hatte und auch, wie man an diesem Ort einigermaßen akzeptabel leben kann – da entsteht Aufregung. Ich soll verlegt werden. Natürlich hoffe ich auf Entlassung. Oder wenn verlegt, dann irgendwohin, wo es mehr Freiheit gibt, mehr Besuchsmöglichkeiten, mehr Sita. Und Sita schicken sie mir, um mich zu verlegen, um es mir schmackhaft zu machen, um mich mit meinem Schicksal zu versöhnen, um mir vorzumachen, daß es eine Verbesserung sein würde. Ein neues romantisches Abenteuer. Aber es ist nur noch mehr von diesem heuchlerischen Rollstuhl (Rollstuhl oder Tragbare: Du kannst es dir aussuchen) und eine lange Fahrt aufs Land, auf der mir mit jedem Kilometer klarer wird, daß ich noch weiter von ihr entfernt sein werde, von Berkeley, wo sie lebt, oder von San Francisco, ja sogar von Sacramento, wo ich wahrscheinlich immer noch Professorin bin, diese gebrochene Sache in einem Rollstuhl. Kaum fähig, das Grün des Tages im Weinland zu sehen, das draußen im Rückfenster vorbeirast, im Rollstuhl gerade unter Augenhöhe. Ich fahre nach Napa, aber es ist nicht das Napa, das ich mit Sita kenne, das Napa unserer Ausflüge in die Weingärten: Diese wunderbaren Nachmittage sind zu einer elenden staatlichen Anstalt verkommen. Sally hat entschieden, daß Herrick zu teuer ist: Drei Tage dort haben mein Gehalt eines ganzen Monats verbraucht. Napa ist für die Mittellosen. Jetzt werde ich unter den Armen und Irren sein; ihre Verweilzeiten sind länger. Selbst während sie dabei ist, mich dorthin zu bringen, ist Sita mir auch ein Trost, macht mir Mut. Sie selbst jetzt hilflos; sie gehört nicht einmal zur Familie. Sally und Fumio haben Autorität, Blutsverwandtschaft und Ehemann; Sita hat nicht einmal das Besuchsrecht. Es ist ein fauler Trick, mit dem sie ausgesandt wurde, um mich von Herrick abzuholen, ein Trick für sie ebenso wie für mich. Der Lockvogel, sie haben sie zum Lockvogel gemacht. Und sie ist bereit, es zu tun, nur um mich zu sehen, um mir zu helfen, was immer sie glaubt, daß sie da tut – aber es ist so himmlisch, sie zu sehen.

In Napa angekommen, war ich verbittert über Sally im Besuchertrakt, einem schmutzigen Raum, wo ich sie um Münzen für Zigaretten anbettelte, um mehr Coca-Cola-Geld, das sie austeilte – mein eigenes Geld, und ich muß um eine Limonade betteln, ganz zu schweigen davon, daß ich telefonieren will. Nein, mehr als das, Sal, von dem verdammten Megaphen hat man ständig Durst, verdammt noch mal, ich trinke eine Cola nach der anderen, ich brauche mehr. Ja, ich benütze auch die Wasserfontäne, aber ich brauche trotzdem mehr. Und einige Süßigkeiten – das Essen hier wird gräßlich sein. Schau dir das hier doch nur an – was bildest du dir eigentlich ein, mich an einem solchen Ort einzusperren? Und irgendwo in ihren armen, gekränkten Augen sehe ich, daß es ihr leid tut und daß sie sich schämt. Wir, die wir Schwestern und immer auch Rivalinnen sind; sieh dir nur an, wohin mich deine überlegene Weisheit gebracht hat, deine verblödeten Theorien, dein großartiges Psycho-Wissen, sieh an, wie es aus dem Ruder geraten ist. Denn sie wird wieder glauben, daß sie den Arzt kennt, dieser Freund-eines-Freundes-Mist, und wieder wird es so sein, daß er unabkömmlich ist. Tu bloß, was ich dir sage, und bleib ruhig, belehrt sie mich. Ich bin so wütend auf sie, hasse sie so total für diesen Irrsinn, diese neue Demütigung, von der ich mich jahrelang nicht erholen werde, wenn überhaupt.

Ich sitze auf dem Boden neben einer Cola-Maschine und zetere um Kleingeld; Münzen zu fünf Cent, zehn Cent, fünfundzwanzig Cent, ich brauche mindestens fünf Dollar. Und der Anblick ihrer Augen; die Augen ihrer Kindheit wenden mein Herz immer noch von innen nach außen vor Liebe. Jetzt ist sie für mich die mächtigste

Person auf der Welt, die Verwalterin meines Geldbeutels. Sie spendiert mir großzügig Viceroy-Zigaretten, obwohl sie weiß, daß ich Marlboro rauche; die Familie, unsere Tanten aus der Kindheit und auch Sally als deren Kopie, alle rauchen sie Viceroy – also wird das Mündel jetzt auch Viceroy rauchen. Alle Bargeld-Schecks werden auf sie ausgestellt; das deckt die Benzin und Lebensmittelkosten für ihre Mannschaft. Ich finanziere hier in Kalifornien vielleicht eine ganze Nachschubbasis – sei's drum –, aber warum keine Zehncentstücke fürs Telefon, warum kein Telefonbuch? Sie haben mir meines aus der Handtasche genommen, mein zerfleddertes Adreßbuch mit den Namen von Freunden und Freundinnen in aller Welt. Ich könnte mit einem Zehncentstück einen Lockruf hinausschicken und Hilfe holen. Aber genau das soll natürlich vermieden werden. Damit es nicht in die Medien sickert: »Willst du, daß diese Geschichte in allen Zeitungen steht?« – »Wohl kaum.« – »Dann halte dich um Gottes willen vom Telefon fern.«

Schwestern. Wie Zwillinge. Wie unsere eigenen Gegenstücke; obwohl einer Meinung in Fragen des Feminismus, haben wir unser Leben als Frauen völlig gegensätzlich gestaltet. Für ihre politische Orientierung hat sie ihren Oberstleutnant des Strategischen Luftkommandos, ich habe meinen schwarzen Aufrührer, der bald am Strang sterben wird. Die Linie unseres schwesterlichen Daseins so lang wie unser Leben, eine lebenslange Leidenschaft von Konkurrenz und Imitation, von den Murmeln über Messerwerfen bis zum Ringen, und sie immer Siegerin. Bis ich eines Tages erwachsen wurde, einundzwanzig, und sie mit meinen Muskeln schlug, Arm gegen Arm, als sie versuchte, mich in Massachusetts von einer Hinterveranda sieben Meter tief auf eine betonierte Zufahrt zu stoßen. Seither mußte ich niemals mehr zu Kreuze kriechen. Bis jetzt. Und selbst dann, als mir klar wurde, daß ich mir wegen ihrer verdammten Bösartigkeit dort unten auf dem Beton den Schädel hätte zerschmettern können, selbst dann noch liebte ich sie. Aber Himmel, war ich wütend. Und jetzt bin ich es wieder. In diesem Augenblick, in diesem über alle Maßen schäbigen Höllenloch spart sie auch noch mit Geld. Denn, meine Liebe, ich habe in solchen Klapsmühlen gearbeitet und weiß, was hier gespielt wird: »Dieser Ort ist nichts anderes als eine Neuauflage von St. Peter's Asylum, sogar derselbe Geruch – ich weiß, daß Leute hier eine verdammt lange

Zeit abgestellt werden. Jetzt sag mir gefälligst, wie du mich hier wieder rauskriegen willst?« Das Zwinkern der Ungeduld und diese unendlich langsame Stimme, der nachsichtige Umgang mit einer hoffnungslos dummen Person: »Ich habe es dir eben gesagt; du kommst dann heraus, wenn der Doktor die Zeit für gekommen hält, keinen Augenblick früher.« Das strafende zusätzliche Knallen der Peitsche – keinen Augenblick früher. »Du blöde Kuh, ist dir nicht klar, daß das alles in den Sternen steht – du hast keine Ahnung, wann ich herauskomme, wenn überhaupt. Er entscheidet. Du übergibst mich einer Person, auf die du überhaupt keinen Einfluß hast.« – »Allerdings – der Mann ist Arzt.« – »Ein Furz, eine ganze Industrie von Furzen.« – »Ich bleibe hier nicht länger sitzen, um mir das anzuhören ...« Streitsüchtig und selbstgerecht sammelt sie ihre Sachen zusammen, um zu gehen.

Und selbst dann noch liebe ich sie, sehe, wie sie sich zum Gehen anschickt, sehe ihrer Abwesenheit mit Entsetzen entgegen; alleine in diesem Lärm und Durcheinander, die Irren, die umherschlurfen und mit sich selbst reden. Ich weiß, daß sie harmlos sind, aber es ist schon Jahre her, seit ich diese offene Zurschaustellung des Fremden gesehen habe, der Ruhiggestellten, der Verzweifelten, die schäbige Abteilung unglücklicher Flüchtlinge. Ich will den Geruch nicht mehr riechen, diesen Lärm, diese Sinnlosigkeit – es bedeutet, daß ich endlich in der richtigen Anstalt angekommen bin und hier vielleicht immer bleiben werde. Wie lang ist immer? Zwei Wochen, zwei Jahre oder länger? Wie lange können sie mich in einem Bundesstaat festhalten, dessen Gesetze nur 72 Stunden Freiheitsentzug zur Beobachtung zulassen? Indem sie zwei Krankenhäuser benutzt haben, haben sie mir schon eine Woche abgepreßt — bei jeder neuen Einweisung beginnen sie die Tage von vorne zu zählen, und Wochenenden, Feiertage, Tage, an denen das Gericht nicht zusammentritt, zählen nicht. In Kalifornien muß es an die fünfzig Irrengefängnisse verschiedener Art geben. Denk daran, sie zählen weder die Wochenenden noch die Feiertage – es könnte Monate dauern. Und sie werden schon einen Grund für die Einweisung finden. Dann könnte es auch für den Rest deines Lebens sein. Als Sally sich erhebt, spüre ich, wie die Nacht über mich kommt, so wenig Geld, wie lange bis zum nächsten Besuch – verdammt noch mal –, und dann nur noch ein Rausch von Zuneigung wie eine Umarmung, für alles, was sie mir jemals gewesen ist; jetzt, wo sie mir nichts ist, ein Schatten ihrer Selbst, eine Possenreißerin, die glaubt, sie hätte gewonnen. Doch der bloße Umstand, daß sie im Unrecht ist, hätte mich dazu gebracht, sie vor aller Welt zu verteidigen. Und was für ein Gemisch von Gefühlen in ihren Augen beim Abschied: Mitleid, Zärtlichkeit, Scham, alles, was nötig ist, um zu verzeihen.

Aber du wirst nicht nur alles verzeihen und auf deine Ansprüche verzichten als Voraussetzung für deine Freilassung aus diesen Gefängnissen – ohne das würden sie dich nicht auf die Straße lassen –, du mußt dich auch mit deiner Meinung zurückhalten, darfst nicht darüber sprechen, wie sehr dir Unrecht getan wurde. Aber es wird noch schlimmer kommen. Sobald du draußen bist, werden sie dich schachmatt setzen – du wirst deine eigenen Überzeugungen verraten. Draußen wirst du nicht mehr im Recht sein; noch weniger werden sie im Unrecht sein. Draußen wirst du eine Akte haben, wirst eine registrierte Verrückte sein. Drinnen kümmert dich das kaum; wenn du bloß hinaus könntest: Freiheit, Sonnenlicht, Luft, dein Auto, Geld, der Anblick des Meeres, Sex, Musik, die Küste. Sobald du draußen bist, gibt es viel mehr als die Küste, und es beginnt dich zu zermürben – vernichtender Streit mit deinem kleinen Kreis von Eingeweihten darüber, ob du nun verrückt warst oder nicht, ob sie dich hätten wegsperren sollen oder nicht. Eine Wildfremde kann dich vernichten, wenn sie dich fragt, wie es dir geht – sie hat gehört, du hättest einen Zusammenbruch gehabt –, und dann hast du den ganzen Kram wieder um die Ohren.

Verschließ dich also dagegen, und vergiß das Ganze. Aber das Gefängnis läßt sich nicht abschütteln, es bleibt in deinem Kopf, in deinem Körper; du bist gebrandmarkt. Es ist in dir, wächst unerbittlich weiter wie ein Krebsgeschwür, um so eindeutiger und stärker, als die wenigen Personen, denen du dich zu vermitteln versuchst, dich absolut nicht verstehen, ja, abgesehen von ihrem Schock und ihrer Mißbilligung über deine Einstellung zur Stätte der Heilung auch gar nicht daran interessiert sind. Ihre peinliche Betretenheit wird zu deiner Scham. Und deine Rettung aus der Hölle, die du so heldenhaft überstanden hast, ist kein Grund zur Freude und für Glückwünsche, sondern ein Stigma, daß du dein ganzes Leben mit dir tragen wirst. Ob ausgesprochen oder stillschweigend.

Und der Ausstieg aus dem Lithium beendete die Scham, die Unterwerfung. Ich bin zurückgekehrt in die alte Zeit – die sechs verlorenen Jahre fallen heraus und hängen seitlich herunter, und ich bin zugeschnürt, ein ermordetes Wesen, begraben und wieder auferstanden. Es wäre vielleicht auch möglich gewesen, das Lithium weiterzunehmen und dennoch zu diesem Schluß zu gelangen, der Vergangenheit wieder Wert zu geben. Aber das Lithium bedeutete Einverständnis; als ich damit Schluß machte, hörte ich auf, sozial und emotional zu kooperieren.

Die weiße Decke der Scheune schwebt über mir, das seltsame blaßblaue Licht des Morgengrauens. Ich hatte gedacht, ich würde wie vom Blitz getroffen sein, die große Erleuchtung, von der Sophie sprach, Berge von Zeichnungen, ein Manuskript; aber es war nur das hier, diese Ruhe. Dann hatte ich den elektrischen Kurzschluß gefürchtet, den schrecklichen Reflex, der mich wachrüttelte und mich den Schlaf fürchten und die Zukunft verabscheuen ließ, die Angst, daß mein Verstand bersten würde – wie schielende Augen im Ammenmärchen – und ich auf immer auf der anderen Seite des Wahnsinns, in der Falle wie hinter einem Spiegel, aus dem es kein Zurück gibt. Und indessen ist es nur die stille Morgendämmerung auf der Farm, das neue Licht, das durch die großen Fenster in das Atelier dringt, wie segensreich – und der kleine Weidenbaum am Teich, unser Liebling. Ich muß Sophie suchen, muß Frieden schließen, sie lieben – wir sollten hier alle in Frieden leben; alles andere ist dumm. Wie sehr ich sie liebe. Geh also und such sie.

Das Blau ihres Hemdes ist wie das Blau der Luft eben jetzt. Geh und such sie, heile. Ich kann sie im Teich schwimmen hören, Libby, Kim, das durch die Entfernung gedämpfte Geräusch ihrer Körper im Wasser. Müde, wie ich bin, und seltsam glücklich, kann ich das Fleisch von Libbys Arm und Rücken sehen, das Glitzern des Wassers, das Stampfen ihrer Beine, ihr Gesicht beim Kraulen seitwärts gedreht. Der Morgen ist Sicherheit nach der Nachtwache. Sie dauerte lange. Wie Johannas Nächte im Feld. Ich grinse mir eins, denke an den Brauch, die alte kulturelle Tradition der Nachtwache. Ein Wendepunkt, aber sicher überstanden.

11

Kim und Libby sind jetzt meine Gefährtinnen bei den Grabenkämpfen zwischen mir und Sophie, zwischen der von mir behaupteten Normalität und der von ihr unterstellten Verrücktheit. Kim und Libby bilden eine Art kumpelhafter Leibwache, deren Zweck es ist, mich zu testen, mich zu begleiten, mich weiterzutreiben, aber auch mich zurückzuhalten, mich zu beaufsichtigen, vielleicht auch zu provozieren. Schon haben wir ein- oder zweimal die Sonne aufgehen sehen, wir drei vor dem Haus in der Stunde vor der Morgendämmerung, verhaltene Gespräche in der Dunkelheit wie eine Bande Piratinnen. Das Reden eine Art Rebellion wie die Stunde selbst, wie meine berüchtigte unerschöpfliche Energie in diesen Tagen: Beweis für meinen manischen Zustand für manche, für mich nur ein Zeichen meiner Unsicherheit, meines Bedürfnisses, der Festnahme zu entgehen. Ich kann nicht einschlafen, wenn Sophie, mit der ich das Bett teile, mich in Debatten und Streit verwickelt, worauf ich zu wütend und traurig bin, um noch schlafen zu können. Also bleibe ich mit den Kids wach, die mich erfreuen und entzücken, trotz des dünnen Fadens ihres Paternalismus, ihrer Wachsamkeit, der möglichen Herablassung ihrer Kameraderie. Mit mir müssen sie sein – wahrscheinlich Sophie zuliebe, die sie anhimmeln, weil sie ihnen die ganze Wucht meines Wahns vermittelt hat, das Wesen meiner geistigen Zerrüttung. Was sie vielleicht »nicht alle Tassen im Schrank« nennen, wenn sie überhaupt das Bedürfnis verspüren, sich darüber zu unterhalten. Es wird alles mit liebender Fürsorge erledigt. Und mit einer Selbstgefälligkeit, die ihnen gar nicht auffällt.

Das hindert sie nicht daran, mir gute Gesellschaft zu leisten, klug und witzig. Es kann hier sehr einsam sein, die anderen Lehrlinge sind distanzierter oder schlafen. Sophie und ich sind im Streit. Aber Kim und Libby sind geborene Kumpel, Freundinnen, mit denen es sich gut die Zeit vertreiben läßt, Lieblingsstudentinnen, einfach erfreulich. So intelligent, ernst, verspielt – man kann mitten in der Nacht auf der Veranda mit ihnen klönen, sich kichernd überlegen, wie wir eine Cola holen können, ohne andere zu wecken, oder wo eine Flasche Wein und drei Gläser für uns bereitstehen, zwischen Expeditionen in Romane, Dramen, Politik, oder was nun tatsächlich mit dem Traktor los sein könnte, wie die Psychologie versagt hat, zwischen Schuld und Scham zu unterscheiden, ja sogar, wie die Sexualpraktiken der Trobriand-Inselbewohner aussehen mögen, nach dem, was wir in einem Buch oder einem Artikel gelesen haben. Und wenn die Sonne vor dem Farmhaus über das Feld kommt, Zentimeter um glorreichen Zentimeter, haben wir eine kollektive Ekstase zustande gebracht, die wenig zu tun hat mit ihrer Aufgabe, eine Irrsinnige zur Vernunft zu bringen; sie sind genauso verrückt wie ich.

Ich gehe hinunter und setze mich zu ihnen. Die Sonne, der Duft des Morgens – es ist zu frisch und zu früh, um mit dem Leben zu hadern. Ich suche Trost: »Uns geht es nicht besonders gut miteinander, Sophie und mir. Ihr habt es sicher bemerkt; es ist kaum zu übersehen.« Ich lächle sie an. »Was sich liebt, das streitet«, sagt Kim und erwidert mein Lächeln. »Ihr seid schon in Ordnung«, bestärkt mich Libby, »Ihr beide liebt einander sehr.« Ich habe das Unmögliche getan, habe eine Indiskretion begangen – denn obwohl Sophie sich bei ihrer Verurteilung meiner Person mit allen berät, habe ich mich noch niemandem anvertraut, aus Loyalität zu ihr. Auch weil ich niemanden habe, dem ich vertrauen könnte: Alle sind jünger oder Lehrlinge oder Frauen, die Sophie heftig ablehnen würde, wenn sie erführe, daß ich mich mit ihnen über sie unterhalte. So bin ich also in meinem unterstellten Wahnsinn isoliert, isoliert auch in meinem Zank mit Sophie, der Autorität für meinen Wahnsinn, die allen über mich Bericht erstattet, von New York bis Kalifornien, der Telefonrapport. Vielleicht ist die ganze Sache mit dem Wahnsinn nur ein Nebenprodukt des Streits eines Liebespaars, ein Liebeskrieg, der Irrsinn eine Art Blitzkrieg, die Endschlacht, die praktischerweise möglich wurde, als ich zugab, kein Lithium mehr zu nehmen.

Die Lehrlinge werden bald fort sein, am Ende des Sommers werden sie gehen. Sie werden dein Leben verlassen, du wirst in die Stadt zurückkehren, nach Europa reisen, neue Menschen treffen, aber die Narbe wird bleiben, häßlich und wie ein stets wiederkehrender Juckreiz; ein Wissen, das sich bildet, wie ein Wassertropfen koaguliert, daß es mit diesen beiden schon zu spät ist – so wird es immer bleiben. Du hattest sie und hast sie verloren. Schlüpfrig wie Fische, wie der Boden unter den Füßen, wenn du aus dem Teich steigst, der Augenblick, an dem dich der Schleim auf einem Stein verrät und du ins Wasser zurückfällst.

Genieße also den Augenblick mit ihnen, den goldenen Anfang des Tags, »laß dich fallen«, würden sie sagen; es gibt nur die Normalität des Hier und Jetzt und welche Geistesgegenwart du vermitteln kannst. Dann werden sie sagen, daß du heute morgen ziemlich gut drauf warst, vielleicht sogar »besser«.

12

Lauren bringt den Traktor herein, das riesige Ding schießt die Einfahrt herauf und kommt auf dem Kies im Dreieck hinter dem Farmhaus und der lila Scheune zum Stillstand. Ich rufe eine lautstarke Begrüßung; es ist hier üblich, Traktor und Fahrerin bei ihrer sicheren Heimkehr zu begrüßen, da sie so oft nicht heimgekehrt sind, sondern in irgendeinem entlegenen Winkel des Landes – es gibt immer noch unbekannte Stellen, wie die Landzunge beim Ablauf – im Schlamm steckenbleiben, wo die Räder sich bis zur Radkappe eingraben, und wir schwitzen und kratzen uns und beschließen, wieder einmal Ed zu bemühen. Für Lauren war der Traktor eine Aufgabe, eine persönliche Herausforderung. Und er hat auf ihre Hingabe reagiert, lethargisch, aber unleugbar. Auch für Libby natürlich. Laurens leidenschaftliche Intelligenz, ein bißchen wie meine Passion, das verdammte Ding zum Laufen zu bringen, war bereit, Sklavenarbeit zu leisten, halb verrückt zu werden beim Versuch, die Bedienungsanleitungen zu befolgen und die Diagramme zu begreifen, sie verfügte aber nicht über das medizinische Raffinement der klaren Vernunft, die ich an Libby beobachten konnte.

Lauren hat das die ganze Zeit gemerkt und fand mich unfair. Auf jeden Fall hat sie meinen Unkenrufen standgehalten und sich bewiesen. Noch immer hegt sie so etwas wie Groll gegen mich, ein Ressentiment in der Haltung ihrer bloßen Schultern unter dieser absurden Latzhose, die sie jetzt trägt; mit ihrem gestutzten Haar könnte sie leicht für einen Farmjungen gehalten werden. Das Landlesbengetue ist hier ziemlich weit fortgeschritten, denke ich, als ich ihr zusehe, wie sie den Motor abstellt und die Arbeitsstiefel aus dem Traktor hievt. Das und das sehr entschiedene Kesser-Vater-Betragen, das sich ein paar Lehrlinge zugelegt haben als den in ihren Augen richtigen Umgangston mit Maschinen und körperlicher Arbeit im Freien. Ich habe den ganzen Sommer lang zugesehen, wie es Lauren überkam, habe es mit einer gewissen Bestürzung beobachtet. »Kesser-Vater« ist mir unangenehm – das war nicht, was ich mir für uns, für diesen Ort gewünscht hatte. Es gibt auch Spannungen wegen der Amazonen-Angewohnheit, auch dort barbusig herumzulaufen, wo wir von der Straße aus eingesehen werden und einen Sturm von Yankee-Ablehnung auslösen können, verbunden mit der unbestimmten Aussicht auf Vandalismus. Immer noch werden nachts Bierflaschen auf unseren Rasen geworfen, aus vorbeifahrenden Autos voller Männerstimmen, die »Lesbierinnen« schreien und mutig weiterrasen. Vor einigen Jahren wurden die Atelier-Scheunen arg zugerichtet, und ich habe Angst vor weiteren Angriffen, auch vor Brandstiftung. Wir brauchen Diplomatie.

Also werden wir dieses Jahr einen Tag der offenen Tür abhalten, werden vor dem Farmhaus Weinflaschen auf die alten weißen Eichenbretter der Zeichentische stellen, Berge von Brötchen und Snacks und hübschen Naschereien auftürmen, Bataillone von glänzenden Gläsern auffahren und werden uns allen, die es wünschen, vorstellen. Die Kinder der Nachbarschaft kopieren schon die Einladungen, die Petra und ich mit der Hand geschrieben haben, und stellen sie mit ihren Fahrrädern zu. Wir werden uns nicht bloß auf die traditionelle Weise in der Umgebung beliebt machen, indem wir unsere Rechnungen pünktlich bezahlen (mit der üblichen Ausnahme von H. G. Page, dem ich, wie Visa, offenbar mein Leben lang Geld schulden werde), wir werden es besser machen, indem wir freundlich sind, anstatt uns vom Leben um uns abzuschließen. Wir laden Leute von beiden angrenzenden Straßen ein, damit sie die Ateliers in Augenschein nehmen können, die Bilder an der Wand, die Siebdrucke werden erklärt, die Arbeit, die wir hier leisten, wie eine kleine Ausstellung. Petra und ich überschlagen uns manchmal spätnachts mit Visionen, wie wir hier eines Tages Drucke verkaufen werden, eine kleine Galerie an der Straßenseite und andere Luftschlösser, aber das hier ist realistisch; wir werden uns als Frauenkolonie und auch als künstlerischer Prozeß entmystifizieren. »Alle werden sich köstlich unterhalten und schwimmen gehen«, sage ich. Petra schaut mich an. »Badeanzüge«: diese ihre wunderbare stille Ironie. Jeder weiß, daß wir nackt schwimmen, die ganze Nachbarschaft wurde durch die Kinder davon in Kenntnis gesetzt. Das Schwimmen sollten wir also besser sein lassen, lieber soll es hausbacken und damenhaft gleichzeitig sein: Die Sonne scheint durch die Bäume, die Leute schlendern umher, diese Art von Bild. Der Rasen muß gemäht sein – wir legen alle unser bestes Benehmen an den Tag.

Etwas für den Sonntag. Jetzt aber haben wir einen durchschnittlichen Dienstag auf einer echten bewirtschafteten Farm, und in ihrer Latzhose ähnelt Lauren einem sehr trotzigen jüngeren Sohn, den es anstinkt, hier zu arbeiten. Trotzdem sollte sie diesen Schlamm wegmachen, ehe er eintrocknet, den Traktor abspritzen. Tu's gleich, dann ist es nicht so schwer runterzukriegen wie das letzte Mal, als wir es eintrocknen ließen. »Lauren, der Radiator könnte auch etwas Wasser gebrauchen – er ist sehr heiß. Ed hat uns gesagt, daß diese kleinen Heusamenreste den Motor überhitzen.« – »Später.« Sie dreht sich kaum um, um mir das zu sagen; das Wort bedeutet schiere Mißachtung. Aha, sie ist nicht bei bester Laune. Vielleicht wäre es besser, das Maul zu halten und zu warten, bis sie sich gewaschen hat. Aber es ist vier Uhr – Feierabend ist erst in einer Stunde. »Holen wir doch den Schlauch«, sage ich. »Nee.« Ich blicke zu ihr hinüber; sie steht auf der anderen Seite des Traktors, schaut in Richtung Haus und Schlauch. »Nee, meine Arbeit ist zu Ende.« – »Hör zu, Lauren«, hebe ich an, um gleich wieder abzubrechen. Wer zum Teufel glaubst du eigentlich, wer du bist, möchte ich um mein Leben gerne sagen, du frecher Fratz? Einen Augenblick blicken wir einander nur an. Dann ignoriert sie mich und marschiert auf das Haus zu. Du kannst die Maschine anderer Leute nicht so behandeln, will ich ihr nachschreien, verkneife es mir aber, weil ich weiß, daß sie mir sagen wird, wenn es schon dein Traktor ist, dann kannst du ihn ja selber reinigen.

Eines von Sophies Lieblingsärgernissen sind Frauen, die den Traktor früh hereinbringen und ihn nicht warten, was Teil ihrer Arbeit ist, aber Sophie ist heute in New York – noch mehr Grund, mich zurückzuhalten. Das letzte, was ich jetzt gebrauchen könnte, wäre ein Aufstand oder Lehrlinge, die abzischen. Sophie warnt mich jetzt schon täglich, daß dergleichen bevorsteht. Wenn Lauren oder die anderen Bauarbeiterinnen am lila Haus weggehen, würden wir es nicht mehr schaffen, und der Sommer wäre vergeudet, wäre bloß der Sommer, in dem ich durchgedreht bin und alles kaputtgemacht habe und wir es nicht geschafft haben, das Haus für die Lehrlinge wie geplant fertigzukriegen. Es würde bedeuten, daß Sophie mit allen ihren vernichtenden Prophezeiungen, mit ihren verdammten Beschwörungen meines zerrütteten Zustands recht und ich alles zerstört hätte. Natürlich ist mein Selbstvertrauen durch die ständigen Vorwürfe ausgehöhlt, aber bis jetzt war es meine Taktik, sie zu ignorieren, ruhig zu bleiben und mir dort Bestätigung zu suchen, wo ich sie finden kann; bei Petra, bei Linnea, die bei ihrer Abreise nach Wisconsin zu ihrem schwerkranken Vater meinte, ich sei völlig normal – ihr stattlicher Matronenkörper, ihr gesunder Menschenverstand: »Laß dich nicht unterkriegen.« Sie drückte mich; was für ein Trost.

Aber seither haben sich die Dinge erheblich verschlechtert. Jetzt ist es den Lehrlingen schon möglich, mich völlig zu übergehen. Man kann nicht all das hören, was sie gehört haben, ohne davon unberührt zu bleiben. Lauren ist natürlich auch schlicht und einfach wütend, glaubt, daß sie herumkommandiert wird. Frecher Bengel, denke ich wieder und erkenne, daß unser demokratischer Stil mir de facto keine wie immer geartete Autorität zugesteht; es soll sich alles aus der Persönlichkeit ergeben, und meine liegt in Scherben. So hält nur noch Sophie die Zügel in der Hand, und die ist heute nicht hier. Einen Augenblick lang fühle ich mich wie ein Leutnant, dessen Machtverlust so groß ist, daß man ihn leicht abschütteln kann. Aber Lauren ist so feindselig, wütend, haßerfüllt, daß ich neugierig werde. Das und ihre unerträgliche und unerklärliche Verachtung für mich. Das ist mehr als Mißachtung, das ist ein Angriff auf die elementarsten Grundlagen meiner menschlichen Existenz. Wie kann sie es nur wagen, frage ich mich – ich habe schon früher erlebt, wie Studentinnen mich heruntergemacht haben, habe die Kälte ihrer Ablehnung mehrmals zu spüren bekommen, aber das ist Vernichtung – was geht hier vor?

»Okay, tu was du willst, dann muß ich es eben machen«, sage ich und will den Wasserschlauch holen. Das wird sie entweder beschämen, und sie wird mir helfen, oder irgend etwas Versöhnliches sagen, daß sie es später tun wird, oder vielleicht ein Wort des Danks, daß ich ihr die Arbeit abnehme. Sie macht um fünf Uhr Schluß, ich arbeite weiter bis Mitternacht – aber schließlich ist mein Wunsch, eine Künstlerinnenkolonie zu haben, größer als ihrer, das hast du nun davon. Plötzlich höre ich, wie sie mir einen Schwall von Obszönitäten entgegenbrüllt, die ich weniger höre als spüre. Es ist ein kriegerischer Akt, aber auch eine seltsame Verurteilung meiner Person, einer Sophie unwürdig. Eine interessante Wendung, aber Sophie ist für sie alle ein Idol; denk nur an das Abendessen des Sophie-Fanclubs. Lauren ist nicht mehr bereit, auch nur einen Handgriff hier zu tun. Launische Zicke, denke ich. Sie wird sich schon beruhigen, wenn sie das hinter sich hat.

Irgendwann heute nacht wird es eine ungeschickte, überfrachtete, peinliche Entschuldigung geben, ein Grunzen und acht Worte, die sie sich aus der Kehle würgt, und dann umarmst du sie, und es ist vorbei. Oder es wird von Tag zu Tag besser, sobald sich die Luft geklärt hat. Und es gibt danach auf ewig einen gewissen Vorbehalt, eine gewisse Nähe und eine gewisse Distanz, weil wir miteinander gestritten haben. Und bei großen Ereignissen wie Festen, an denen du den Toast sprichst, denk daran und tanz mit ihr, und die Jüngeren werden sich fragen, was läuft wohl zwischen denen. Und spätnachts, wenn du schläfst und sie am Kamin im Farmhaus ihre endlosen Vertraulichkeiten bis fast in die Morgendämmerung hinein austauschen – obwohl die Köchin herunterkommt oder wer immer noch im großen Schlafzimmer zu schlafen versucht und sie verscheucht oder aber sich das eine oder andere Mal zu ihnen setzt, und beim Frühstück kommen dann die Beschwerden über den Lärm in der Nacht –, dann wird es am Lagerfeuer erzählt. Jemand hat ihr richtig die Meinung gesagt: »›Du kannst mich mal‹, ja, ich hab' es ihr mitten ins Gesicht gesagt.« – »Hast du das wirklich getan? Mitten ins Gesicht?« – »Du hättest sie sehen sollen, ihr Mund ist sooo weit offen geblieben – ich war so wütend, daß ich durchgedreht bin und es ihr einfach sagen mußte. Aber danach war es okay.«

Halte dich also zurück. Wenn diese junge Frau herumbrüllt, wird sie es, weil sie jünger ist, zurücknehmen, wenn ihr danach ist. Du aber nicht, weil du nach anderen Normen leben mußt. Als Privatperson möchte ich ihr den ganzen Traktor nachschmeißen. Sie möchte es ja auch. Sie könnte mich ganz leicht zusammenschlagen, stelle ich mit einigem Erstaunen fest, bemerke, daß sie um einiges stärker ist als ich und so richtig in Kampfeslaune. Der Traktor steht zwischen uns, mein Kopf ist rot vor Zorn. Aber auch vor Schmerz, eine Art Verzweiflung – was gerade passiert, ist grauenhaft, eine Tragödie spielt sich ab in diesem absurden Brüllwettbewerb über die alternde International Harvester 300 hinweg zwischen mir und einer Musikerin in der Latzhose, die vergessen zu haben scheint, daß sie Künstlerin ist oder sogar Frau, und sich in einen herrischen unzufriedenen Jugendlichen verwandelt hat. Ein gemeiner brutaler Bengel – ich erinnere mich an Jungs aus meiner Kindheit, aus meiner katholischen Kindheit an verschneiten Winternachmittagen in St. Paul, die dich auf deinem Heimweg von der Schule absichtlich aufs Eis stießen. Einer von ihnen, den ich niemals vergessen werde, hieß Butch. Er sprang hinter dir auf die Eisbahn, denn dein Heimweg war eine Aufeinanderfolge von sorgfältig gepflegten Eisrutschen und deshalb schnell und vergnüglich, aber verhängnisvoll, wenn jemand grausam genug war, deine stille Ängstlichkeit, deine zitternden Beine, deine Kleinmädchenverletzbarkeit zu mißbrauchen und hinter dir herzuspringen. Da er großen Schwung genommen hatte, konnte er direkt in deine Füße schlittern und dich umstoßen, dann warf er sich unter Gelächter aus der Bahn. So war Butch. Das ist es, was dieses Verhalten in mir anklingen läßt: Gemeinheit, Grausamkeit.

Und hier, so viele Jahre danach, ist eine zornige junge Frau bereit, mich als Unterdrückerin oder was weiß ich zusammenzuschlagen. Und ich, die Unterdrückerin, bin steif vor Entsetzen, daß sie mich haßt, und habe Angst, sie könnte mich schlagen, wenn sie um den Traktor herumkommt. Ich weiche zurück. Es darf auf keinen Fall zu Handgreiflichkeiten kommen. Zum einen könnte ich eingeseift werden. Zum anderen kann ich mich in keine Prügelei verwickeln lassen, ohne in der Klapse zu landen. – »Und merk dir eins – ich gehe und komme nicht wieder, hast du gehört? Ich steige jetzt in mein Auto und reise ab.«

Das mag nicht wiedergutzumachen sein. Wird sie – nach einer Dusche und einem befriedigenden Dampfablassen in der Küche im Kreise ihrer Lieblingsfreundinnen, nach etwas Eßbarem und einem Bier oder mit der Aussicht auf Schwimmen im Teich oder aus Neugier auf den Speiseplan von heute abend –, wird sie das Vorhaben einfach abblasen, oder meint sie es ernst? Wenn ja, wenn sie wirklich abfährt, dreht sich mir der Magen um. Sophie wird heimkommen und dieses Debakel vorfinden. Und es ist meine Schuld, das ist klar.

Ich gehe hinüber zum Cottage, um mich auf einen Anfall von Angst vorzubereiten. In diesem wunderbaren Raum kann ich eine Sekunde lang abschalten. Jede einzelne dieser schwarzen und weißen Fliesen habe ich eigenhändig auf Händen und Knien verlegt; jedesmal, wenn ich sie sehe, werde ich froh. Meine Papiere auf dem Tisch, ordentlich aufeinandergeschichtet – zum Teufel mit diesen launischen Kids. Sie hat bloß vergessen, wer sie ist; wieso brüllt eine Komponistin wie eine Verrückte im Hof herum? Du auch, sage ich mir und gehe auf den Fliesen auf und ab, betrachte die Papierstapel auf dem Schreibtisch und auf allen anderen vorhandenen Flächen: unbezahlte Rechnungen, unbeantwortete Briefe. Eine große Unzufriedenheit überkommt mich, mit dem Zimmer, mit mir selbst, so eingegraben in Unvollständigkeit, davon gebrandmarkt. Idiotin, du hast eine von ihnen vertrieben. Wer von euch beiden recht hat und wer unrecht, ist unerheblich; das einzige, was zählt, ist, daß sie fortgeht. Lauf ihr nach, halte sie zurück, entschuldige dich, demütige dich, weine, rede es ihr aus – unternimm etwas. Du darfst es nicht geschehen lassen.

Nein. Ich setze mich an den Schreibtisch. Nein, du mußt sie ziehen lassen. Es gibt bei Studentinnen Zeiten – jetzt kann ich nicht anders, als sie so zu nennen, wenn auch nur insgeheim, denn niemand hier hat mich über einen längeren Zeitraum, wenn überhaupt, für eine Lehrerin gehalten –, es gibt Zeiten, wo sie ausbrechen müssen, und sei es mit einem Fluch auf den Lippen. Laß sie in die Welt zurückkehren und darüber nachdenken. Ich schreibe bloß diese Worte auf ein Blatt Papier: »Komm zurück, wenn sich deine Einstellung geändert hat« – ein Klischee, eine alte Kamelle, eine Parodie belehrender Erwachsenensprache, die Art von Botschaft, die ich in ihrem Alter zerrissen hätte. Aber genau das meine ich. Sie soll es öffnen, wenn sie unterwegs ist, denn durch das Fenster sehe ich, wie sie ihre Sachen im Wagen verstaut. Sie wird es also tun.

Ich sehe das kleine orangefarbene Auto und den komischen Terrier, die beiden Konstanten, die Lauren in der jetzigen Phase ihres Lebens hat. Das und den Job als Ladendetektivin und die Hoffnung auf Komponieren. Seit Ende ihres Studiums hat sie auch schon komponiert, hat uns eines Nachts im Wohnzimmer des Farmhauses das Tonband mit der Vertonung eines Gedichts von Carlos Williams vorgespielt. Düster, sensibel, romantisch und klassisch, alles in einem, gute Handwerksarbeit. Ich habe die Frauen, die nicht in Ruhe zuhören wollten, die raschelten und sich nicht konzentrieren konnten, zum Schweigen gebracht. Ich löste Verärgerung aus, als ich darauf bestand, daß ihr Werk mit Respekt behandelt werden müsse – eine Frau, die wir kennen, hat diese Musik geschrieben. Die Zurechtweisung war ihnen peinlich. Ich bat Lauren, es noch einmal zu spielen. Sie war zerrissen zwischen der Freude über diese Aufmerksamkeit und der Kultur der Kids, die mich an jenem Abend als ziemlich »heavy« erlebten. Lauren war ambivalent – warum es nicht einfach abspielen, und wenn die Mädels auf diese Art von Musik nicht abfahren (ihr Geschmack war eher Cris Williamson immer und immer wieder), dann zum Teufel mit ihnen; als Komponistin klassischer Musik ist sie Einsamkeit gewöhnt.

In welche Richtung wird sie jetzt wohl gehen? Weiter in die Avantgarde, die in der Musik noch isolierter ist als in den anderen Künsten? Sie denkt jetzt aber auch an eine Rockband. Lauren als Punk-Rockerin, Sicherheitsnadeln im Ohr, eine wildere Frisur. Diese Wildheit könnte einen sehr harten Rock ergeben, dieses Ich, das schreit wie ein Adler im Käfig. Das Klassische und das Populäre führen jetzt einen Kampf in ihr. Das ist Teil dessen, was in diesem Sommer passiert ist, auch heute. Dieses Mädchen ist eine Waise, erinnere ich mich, als ich ihr zusehe, wie sie den Terrier in den Wagen scheucht, der immer naß ist und buchstäblich am Teich lebt, so daß wir ihn zum Trocknen festbinden müssen, ehe er das Haus betreten darf. Dieser absurde kleine Hund und das orangefarbene Sportauto, ein MG Cabriolet. So lebendig kann Lauren sein, so witzig, frech, unverschämt.

Der emsige kleine Hund klettert zum hundertsten Mal aus dem Auto heraus und wieder ins Auto hinein und macht es sich schließlich auf dem Ledersitz bequem; der Augenblick ist gekommen. In meinem Magen spüre ich ein plötzliches Schlingern über den Verlust einer Freundin, eines Lehrlings und einer Gefährtin, einer aus der Bande, die diesen Ort rettet oder aufgibt. Ein leeres, erschöpftes Gefühl von Verlassensein und Scham; die anderen, die wissen und zusehen, haben hier ein Beispiel, wie man aufgeben kann und wie es mir nicht gelungen ist, sie zu überzeugen. Angeklagt im fröhlichen Kreis ihres Gelächters, abseits stehend mit meinem dummen Umschlag, den ich ihr mit einer raschen Geste reiche, die unseren Augen nicht wirklich gestattet, einander zu treffen.

Ich frage mich, wie weit sie fahren wird, ehe sie stehenbleibt, um es zu lesen, oder ob sie den Brief aus dem Fenster oder auf den Boden des Wagens werfen wird, um ihn erst Monate später oder nie zu lesen. Nein, wenn sie auf der Straße stehenbleibt, wird es sein, um sich zu erinnern und dem nachzutrauern, was sie verloren hat. Und in diesem Augenblick wünsche ich, ich könnte ihr den ganzen Kummer von der Seele nehmen, der das Kind in ihr überschwemmt, das sein Paradies verloren hat, ein Walhalla unter ihresgleichen. Denn das war die Farm immer für sie: die anderen Lehrlinge. Ich war praktisch, indem ich alles kaufte und bezahlte und das Ganze ins Leben rief. Sonst war ich nur lästig, ein Ärgernis mit Allüren. Vielleicht stimmt das auch gar nicht, vielleicht gab es auch immer Zuneigung, die sich nicht äußern konnte. Auch auf meiner Seite, aber ich habe es ihr nicht gesagt, oder nicht genug; das Stachelige war zu vorrangig, zu sehr im Mittelpunkt. Es sticht durch die Brust wie eine Sorge, die mich lange Zeit begleiten wird. Als das kleine orangefarbene Auto von der Stelle auf der Straße gegenüber verschwindet, ist das erst der Anfang einer Trauer, die sich über Jahre erstrecken wird.

13

Petra ist meine Assistentin geworden, weil sie einen Monat frei hat. Gestern sind wir meine Farbdias durchgegangen, eine Serie von Akten, die ich unten am Bach aufgenommen habe und die wir als Mahnung an meine frühere Diät »Lithium-Nixen« nannten, weil sich in der oberen Gesteinsschicht am Ufer entlang wahrscheinlich Lithium befindet. Petra selbst war an jenem Wochenende auch mit von der Truppe und ist auf einigen Bildern zu sehen, die einzige bekleidete Person – abseits von den anderen, den in den Felsbassins planschenden Nackten. Petra im großen, flachen Strohhut sitzt ruhig auf einem Hügel über dem Bach, bekleidet, bedeckt sogar mit einem Hut, so diskret und still und nachdenklich wie Cézanne selbst, immer Beobachterin, Kunsthistorikerin. Gelassen und dunkel, ihr Haar aus dem Knoten gelöst, ihr Gesicht im Schatten und friedlich, der Hut selbst ein Inbegriff der Ruhe. Sie hat keine Ähnlichkeit mit den anderen, ist ausländisch, europäisch, semitisch oder iberisch, irgend etwas Exotisches, wie ein Geist auf Besuch.

»Was immer du hörst, Petra, die Arbeit geht weiter in diesem Sommer – ich fotografiere und drucke Hunderte von Siebdrucken im Atelier, ich arbeite auf dem Feld und mache aus der lila Scheune ein wunderbares Gästehaus. Dann fahre ich diesen Herbst nach Europa wegen der Ausstellung in Amsterdam, und die Irische Labour Party hat mich eingeladen, in Dublin einen Vortrag zu halten. Es ist viel los.« Ein Sommer voll von Tun und Treiben, Pflanzen und Planen. Ein schöpferischer Sommer, manisch im unschuldigen Vulgärsinn einer begeisterten und hingebungsvollen Aktivität. Ein Sinn, den eine Rationalistin wie Petra verstehen sollte. Wir genießen diese Aktivität gemeinsam, in manchen Augenblicken wunderbar desorganisiert, euphorisch wie Kinder, die auf der einen Ebene Luftschlösser bauen, auf der anderen aber konzentriert und erwachsen sind.

Weil so viel zu tun ist, haben wir beschlossen, das Cottage als Büro zu verwenden. Nach dem Abendessen arbeiten wir dort, richten es ein, legen neue Ordner an, verwandeln die Küchenschränke in Aktenordnerschränke. Mit Petra, die mir hilft, Interesse zeigt, mich unterstützt, arbeite ich jeden Tag bis spät in die Nacht, sortiere die Rechnungen und überlege, wie ich sie begleichen soll: welche unbedingt bezahlt werden müssen, welche zuerst, später, am spätesten. Wie wir weitermachen sollen, wo Geld für den Fußboden der lila Scheune auftreiben, für die Installationen, für den Strom. Das sind die nächsten Ausgaben. Die zweite Etage der lila Scheune wird in einzelne Räume unterteilt, Schlafzimmer, ein Arbeitsraum, ein Badezimmer. Die anderen beiden Etagen bleiben frei. Aber diese Räume brauchen Wände, ein Gerüst aus Holzbalken, dann Isoliermaterial und Gipsplatten, verschmieren, streichen und so fort. Die Stromleitungen sind schon gelegt. Nachts gehe ich jede einzelne Rechnung durch, zähle Quittungen und Rechnungen zusammen, schreibe mir Preise heraus, die am nächsten Morgen überprüft werden müssen, wodurch sich immer mehr Kostenvoranschläge ansammeln. Lese ein Heimhandwerkerbuch nach dem anderen, damit wir noch mehr selbst machen können. Ähnle von Tag zu Tag mehr meinem Vater, die überforderte Jungunternehmerin. Aber jünger, unerfahrener, naiv, ein bißchen zu ehrlich, begierig, in bar zu zahlen, zu wenig Kapital, immer knapp vor dem finanziellen Ruin.

Jeden Abend ist er bei mir, dieser gutaussehende junge Mann, der mein Vater war, bevor er mit ungefähr vierzig Jahren verschwand, ein Bankrotteur, den meine Mutter ins Exil schickte – der erste seiner Tode. Und der alte Mann auf seinem Weg in den Tod, den ich einundzwanzig Jahre später wiedersah, im Frühjahr 1970 – ein anderer Mann, der Mann, den das Leben aus ihm gemacht hatte. Ein Gentleman, ruhig, gefaßt, friedlich, aber nicht der Vater, den ich hatte. Nicht der junge Mann, der es schließlich zu seiner eigenen Firma brachte, zu seinem eigenen Betrieb, seinem eigenen Abenteuer, nach all den Jahren Fron für den Staat beim Bau der Straßen anderer. Jetzt auf sich allein gestellt, versuchte er verzweifelt und heldenhaft, es zu schaffen, so lange zu überleben, bis der Erfolg sich einstellte. Um wieviel mehr wußte er als ich – ein Straßenbauer, ein Ingenieur. Und sie konnten ihn umbringen, ihn ruinieren. Jede Nacht, als ich über den Büchern saß, erkannte ich mein Schicksal in seinem, auch ich wollte bauen, nicht nur aus Scheunen Ateliers und Häuser, sondern eine ganze Frauenfirma, ein Traum sollte Wirklichkeit werden.

Und ich bin dem Sheriff nur wenige Schritte voraus. Beim Lampenschein im Cottage liest Petra oder braut uns eine weitere Kanne Kaffee. Petra mit dem Haar im eleganten Knoten, der Brille einer Gelehrten. Ohne sie ist sie eine Schönheit. Mit ihr ist sie nicht so sehr eine Schönheit mit Gläsern als ein Orakel von akademischen Werten, weiblicher Vernunft und einer mit exquisitem Humor durchsetzten Pedanterie; so sehr Understatement, daß es ausgesprochen komisch wirkt. Sie ist eine wunderbare Gesellschaft. Ich habe sie eingeladen, diesen Herbst mit mir nach Europa zu fahren, nach Amsterdam und Irland – und sie hat ihr Ticket schon gekauft.

Da ist Sophies Schritt auf der hinteren Veranda. »Seid ihr fertig?« – »Eigentlich nicht, wir legen nur eine Pause ein.« – »Wie lange wirst du noch brauchen?« Sophie ist es nicht recht, daß ich so viel Zeit mit Petra verbringe, besonders in der Nacht. »Ich muß nur noch ein paar Sachen durchrechnen – ich habe die Schecks noch nicht ausgestellt. Ich bereite mich seelisch darauf vor, könnte man sagen.« Sophie ist abrupt: »Ich bleibe heute nacht bei Kim und Libby in der lila Scheune. Der Schuppen ist mir zu finster. Ich brauche Menschen um mich.«

Was bedeutet das – daß ich sie holen soll, wenn ich fertig bin, oder daß ich sie in Ruhe lassen soll? Bei Kim und Libby. Hat sie mit ihnen eine Affäre, mit einer oder mit beiden? Mir ist, als hätte sie mir eine Ohrfeige gegeben – das Gefühl, das mich nach den meisten unserer Begegnungen dieser Tage beschleicht. Heute morgen warf sie mir vor, mit Petra zu schlafen. Ich war überrascht. »Petra ist eine Freundin, du bist meine Geliebte – was soll das heißen?« Sie bestand weiter darauf, aber irgend etwas ist daran nicht koscher; ist das ein Vorwand für eine Liebschaft ihrerseits? Fast jeder Lehrling ist mittlerweile schon in sie verliebt, aber ist daraus mit einer dieser Kids mehr geworden? Mit Kim, mit Libby? Libby hält nichts von Monogamie. Ich erinnere mich mit Schaudern an eine Rede, die Libby einmal zur Verteidigung der Promiskuität hielt. Sollte ich jetzt hinter Sophie herlaufen und versuchen, das Schlimmste zu verhindern? Das mißfällt mir, ich bin nicht der Typ, der Leuten hinterherspioniert. Und ich komme mir vor Petra auch ein bißchen blöd vor. Diese Schecks müssen ja tatsächlich geschrieben und losgeschickt werden. Und die Listen für morgen müssen zusammengestellt werden, was zu erledigen ist, was zu besorgen ist. Bring das also besser rasch hinter dich, dann kannst du sie holen.

Bis ich soweit bin, ist es spät. Ich stehe in der Dunkelheit vor der lila Scheune – irgendwie kommt mir etwas unheimlich vor. Das Gebäude ist noch lange nicht bereit für die Untermieterin, die nur allzu bald einziehen will. Die Verandafenster sind nur provisorisch eingehängt und keineswegs winterfest, wenn es soweit ist. Das Erdgeschoß ist geplant, aber noch unfertig, noch gibt es keinen Fußboden – die unerledigten Aufgaben türmen sich. Aber jetzt ist es schlimmer, in der Nacht ist es unheimlich. Die Nächte hier sind, ich weiß nicht was, irgendein Dreierklub, Sophie, Kim und Libby – wie unheilig die Allianz ist, weiß ich nicht. Gestern nacht, als ich in einem Bett im Cottage schlief, Petra im anderen, weil wir beide die halbe Nacht durchgearbeitet haben, schlief Sophie hier. Unter welchen Umständen, kann ich mir nicht vorstellen. Was tun sie in der Nacht, die drei – wer schläft wo? Oder schlafen sie alle oben im Dachgeschoß wie eine Kommune von Schwestern? Ich blicke hinauf zur abgedunkelten Vorderfront des Gebäudes, meine Beine zittern vor Angst bei der Vorstellung, sie zu rufen. Oder soll ich einfach hineingehen, ohne die Schlafenden zu stören? Und sie dabei überraschen – niemals. Ich rufe leise, komme mir irgendwie lächerlich vor. In der dritten Etage erscheint ein weißes Hemd, und eine Gestalt gibt mir Zeichen hereinzukommen. Kleidung ist schon eine Erleichterung – in der Hitze hier sind sie fast immer nackt. Das Haus der Lehrlinge ist wie ein Stammeshaus, die Welt der Jugend – nachts bin ich noch nie hier gewesen. Jetzt auch Sophies Welt: Sie verbringt ihre Abende und manche Nächte hier; ist Teil von ihnen. Hier sucht sie Entspannung, erleichtert sich, findet Trost bei Libbys berühmten Massagen, bei Gesprächen mit Kim, in der Gesellschaft jedes einzelnen Lehrlings, der vom Farmhaus hinüberschlendert. Ein mir fremder Ort, den ich jetzt in absoluter Finsternis betrete und meinen Weg über den Lehmboden und die wackelige Treppe hochtaste. Frage mich, wie wir eine neue Treppe bauen können; diese hier ist gewiß zu abwegig für jede Untermieterin, zu instabil und originell. Noch höher in den zweiten Stock, wo die Wände schon aufgestellt sind. Aber die Badewanne liegt auf der Seite, noch nicht angeschlossen. Die nächste Treppe haben wir selbst gebaut, sie müßte schon nachgezogen werden. Und hinauf ins Dachgeschoß, wo mir bewußt wird, daß die Verkleidung der kathedralen Höhe die Arbeit eines Genies erfordern wird. Der Ort bedrängt mich mit schlechter Handwerksarbeit, mit Unfertigem, überwältigt mich. Und dann die drei beim Licht einer Lampe. Kim schläft an diesem Ende der Loft. Sophie und Libby am anderen Ende, überall Matratzen wie ein College-Schlafsaal oder ein Matratzenlager in den Bergen. Gesprochen werden muß im Flüsterton, vielleicht wegen Kim, vielleicht, weil Libby flüsternd Befehle und Anweisungen erteilen, auf einer bestimmten Gesprächs- und Verhaltensform bestehen kann. Mütterlich, kumpelhaft, wie eine Krankenschwester. Ich sollte mich massieren lassen. So müde, so viel Streß. Es ist eindeutig, daß sie auf etwas Therapieartiges zusteuert. Hydrotherapie, schimpfe ich in mich hinein, aber ihre Massagen sind großartig. Ich hatte schon einmal eine; sie beginnen mit einem heißen Handtuch.

Ein Teil von mir ist ein Tier, das Angst hat, bei dieser Gelegenheit hereingelegt zu werden, sediert und zum Schweigen gebracht und dann nach einem vorgefertigten Plan irgendwohin verbracht. Und ein Teil von mir ist ein Tier, das eifersüchtig auf Sophie und Libby ist, die vielleicht schon Geliebte sind und es wieder sein werden, sobald ich gegangen oder eingeschlafen bin. Außerhalb des hinteren Fensters, das sich in meiner Blickrichtung befindet, liegt die große Dunkelheit der Rot- und Weißtannen, Bäume, die vor Jahren gepflanzt wurden, jetzt ein Bestand, ein Wald auf der anderen Seite des Rasens, den ich so gestalte, daß er sanft in die Bäume übergeht. Ich spüre ihre Nähe, obwohl ich sie nicht sehen kann, sie noch stundenlang bis zur Morgendämmerung nicht sehen werde, sie sind ein Bezugspunkt in diesem seltsamen Tableau von Licht und Gestalten; die unbekannten, sanften und möglicherweise hinterhältigen, die ich hierher gelockt habe. Gleichzeitig sind sie verführerisch, nackt oder fast, stark, schön. Libbys große, junge, nährende Brüste, die bei der Behandlung über mir baumeln. Sophies schlanke Linie. Kims braune Gestalt rücklings auf ihrer Matratze. Sie sind eine mögliche neue und mutige Amazonenwelt, vielleicht sind sie aber auch das neue Verbindungs-Team zur Hudson River Psychiatric oder sogar ein Geheimbund, der beabsichtigt, mich mit einer Sinnlichkeit zu hintergehen, an der ich – ein Zugeständnis – nur einen Augenblick lang als Vertraute teilnehmen darf. Oder ich bilde mir das Ganze nur ein.

Das heiße Handtuch legt sich auf mich, und weder erwürgt es mich, noch ist es ein Hinterhalt, es fühlt sich nur köstlich an. Wie müde es mich macht; die Müdigkeit von Wochen sickert hinaus. Sophie ist in meiner Nähe und gibt mir Sicherheit, ist wieder nett, nicht nur höflich, wie normalerweise vor den anderen, sondern richtig nett; die Erleichterung ist enorm. Vielleicht haben sie beschlossen, mich mit ihrer eigenen Gegenkultur zu heilen. Wenn dem so ist, dann werde ich voller Begeisterung mit den Händen auf meinem Rücken kooperieren, die mich entspannen, entspannen. Wenn das Libbys Medizin ist, dann ist sie eindrucksvoll; ist es ihre Verführung, dann tut auch diese gut. Ich erinnere mich, wie sie mich immer schon erregt hat, ein Impuls, den ich stets spürte, dem ich aber nie nachgab. Warum sollte nicht auch Sophie versucht sein, wenn ich es war? Aber ich habe standgehalten; hier mit den beiden zusammen spüre ich, daß Sophie es nicht hat. Oder wenn ja, dann wird es nicht mehr lange dauern, eine Einsicht, die mir weiteren Kummer verspricht. Ich bin älter, anders, habe eine größere Last zu tragen.

Der Schlaf war unruhig, die Hoffnung auf das Morgengrauen in den Fenstern, doch ich habe die Nacht mit ihnen unversehrt überstanden, wurde liebevoll und gastfreundlich behandelt; Trost, wie sie meinen, eine Gestörte trösten zu müssen. Aber trotzdem ist es für mich weder Sicherheit noch Heimat, nicht mehr; die Kameraderie des frühen Sommers hätte aus dieser Nacht eine Ekstase gemacht, jetzt aber hat es einen heuchlerischen Beigeschmack. Die Verbindung zwischen Sophie und Libby hat zu Geheimniskrämerei und Diskretion geführt, eine gewisse wissende »Gemeinsamkeit«, ein Bündnis; meine Ernennung zur Geisteskranken hat das Gleichgewicht zerstört und Kategorien und Herabsetzung geschaffen. Die Ganzheitlichkeit ist dahin, die Ehrlichkeit, der Respekt. Ich sehe zu, wie sich der Dunst über den Bäumen bildet, froh, daß sie noch da sind: das Fundament, die Grundlage, die Realität. In solchen Morgenstunden tauchen auf dem Rasen vor den Weißtannen oft Rehe auf. Ich stelle mir ihre Konturen im Dunst vor, brauche nicht einmal aufzustehen, um sie anzusehen. Es würde die anderen stören. Ich habe eine weitere Nacht hinter mich gebracht; habe einen weiteren Augenblick, an dem ich fürchtete, gefaßt zu werden, überlebt. Alles ist noch da, umgeben vom Glorienschein des Morgendunstes; selbst um den Weiderich im Nebel zu sehen, muß ich mich nicht aufrichten. Er ist da – schlaf noch ein bißchen, er wird da sein, wenn du aufwachst.

14

Die Nelson-Kinder halten mich auf der Straße an. »Sie kommen doch heute zur Versteigerung, oder?« Ich sehe sie an und kann ihnen nicht widerstehen – trotz der ständigen Belästigung durch sie, immer treiben sie sich bei uns herum, wenn wir nackt schwimmen wollen, plündern den Kühlschrank, lassen an den Nachmittagen, an denen sie bei uns sind, auf wundersame Weise Dose um Dose einer Sechserpackung Cola verschwinden. Heute sind ihre Augen randvoll mit Pferden. Der kleine John Nelson auf seinem Fahrrad, einem Pferdersatz. Mit dreizehn Jahren ist er schön und blond und angeblich keine Leuchte in der Schule. Ich hielt sie alle für etwas beschränkt, bevor ich sie genauer kennenlernte. Seine Mutter marschierte in alten Tagen mit ihnen ins Farmhaus und drängte mir endlose, peinliche Nachmittage lang ihre Gesellschaft auf. Fumio schüttelte den Kopf, als sie endlich abzogen, und hielt sie irgendwie für geistig minderbemittelt.

Wenn man sie näher kennenlernt, ist Janet Nelson nur dick, einsam, belagert von Kindern und Big John, ihrem ebenso dicken wie herrischen Ehemann. Der auch sehr komisch sein kann und mit dem es sich gut Bier trinken, über die Regierung schimpfen und darüber hadern läßt, wie teuer alles ist und schäbig obendrein – bis er zu viel Bier getrunken hat und zu singen beginnt. Er wollte Country-Western-Sänger werden, bis Janet mit achtzehn Jahren schwanger wurde und er in die Realität abstürzte. Janet war wahrscheinlich immer schon dort gewesen – jetzt müht sie sich redlich, vier Gören mit zehntausend Dollar im Jahr durchzufüttern. Mehr ist die Highway-Abteilung nicht bereit, dem Straßenmeister Big John zu zahlen, seine Tenorstimme meldet zusammengebrochene Autos und Unfälle, seine ungeborene Künstlerseele macht aus ihm manchmal einen sehr zornigen Mann.

Und seine Kinder sind so arm, daß der Mangel manchmal wie Gier aussieht und ist doch bloß Hunger. Wir alle sind die Parias der Umgebung. Und das Flehen dieser Kinder vor mir auf der Straße bringt mich in Verlegenheit. Weil sie mich dazu überreden wollen, ein Pony zu kaufen, und ich versucht bin, es zu tun. Obwohl ich weiß, daß ich mir nur leisten kann, zur Versteigerung zu gehen, wenn ich garantiert nichts kaufe – absolut nichts. Diese Farm kann sich keine Pferde leisten. Im Winter ist niemand da, der sich um sie kümmern würde, wir haben kein Geld für Heu und einen Knecht – obwohl zwei Knechte vor mir stehen und sehnsüchtig auf diesen Job warten. Und die kleine Janet, das Maskottchen der Familie und mein Liebling: ein erstaunliches Kind von einer perfekten instinktiven Intelligenz, wie gerne nehme ich sie mit, wenn ich Besorgungen zu erledigen habe, ihr kleiner Körper versinkt im großen Vordersitz des alten Kabrios, und mit ihrer kindlichen Stimme sagt sie Dinge, die Erwachsenen nie einfallen würden, wie spannend ist ihre Gesellschaft. Manchmal verspüre ich bei Janet die besitzergreifenden Gefühle einer Tante, von den Eltern geschürt, wenn sie wie beiläufig auf eine mögliche Adoption zu sprechen kommen. Nicht, daß sie sich von ihrem Schatz auch nur einen Augenblick lang trennen wollten – immer noch bedauern sie die Monate, die das Kind nach seiner Geburt im Krankenhaus verbrachte, um einen Herzschrittmacher eingesetzt zu bekommen. Meine Adoption hätte mehr den Charakter einer Märchenpatentante, die bei all diesen Kindern zur Debatte steht. Sie spielen gern mit mir, besuchen mich, erzählen mir Geschichten, belehren mich über Frösche und seltene Pflanzen oder wie man einen Reifen wechselt. An die hundertmal am Tag radeln sie an meinem Haus vorbei und grüßen mich jedesmal, als ob ich gerade aus Indien heimgekehrt wäre.

Sophie mißfällt diese Art Kontakt; es stört, wenn sich diese Kinder die ganze Zeit hier herumtreiben. Manchmal ist sie mißtrauisch, ein andermal kann sie sehr einfühlsam sein. Aber sie hat diese Pony-Geschichte schon ausgekundschaftet und warnt mich. Natürlich sagen Gören immer, wenn du mir einen Hund kaufst, werde ich mich auch um ihn kümmern; ein Pferd, ich werde es einreiten und füttern und jeden Tag striegeln – das ist so alt wie die Hügel – haben wir nicht schon vier Farmkatzen, weil Sophie und die Lehrlinge sie im Milchhaus gefunden haben, mit viel Weitblick von ihrer Mutter im Stich gelassen, damit sie von uns aufgestöbert und durchgefüttert werden? Acht verschiedene Leute stecken ihnen täglich Küchenabfälle zu, bis die ganze Idee von Wildkatzen, die sich den Winter über mit Mäusen durchbringen, in alle Winde zerstob.

Wir könnten eine Mieterin bitten, die Katzen im Winter zu füttern – aber was tut man mit Pferden?

Sie liest meine Gedanken: »Der Winter kommt früher, als du denkst. Jetzt haben wir August, aber das Gras auf der Weide wird nicht einmal für die Herbstmonate ausreichen. Willst du wirklich Kinder einstellen, um die Pferde mit Heu und Wasser zu versorgen? Du willst dir doch nicht auch das noch aufhalsen, du brauchst keine Pferde, hast genügend Probleme auch so – es ist dumm, überhaupt zur Versteigerung hinzugehen.«

Sie hat recht. Ich spüre diese kleine Erregung, die sich einstellt, wenn man dabei ist, etwas Draufgängerisches zu tun. Weil ich mir mein ganzes Leben lang ein Pferd gewünscht habe. Wie die Kids auf der Straße – diese Aufregung, diese Begeisterung für ihre Schönheit und Geschwindigkeit, ihre Größe und Persönlichkeit –, für das absolute Glücksgefühl, auf ihnen zu reiten. So bin ich aufgewachsen. Sommercamps, auf denen ich das durch monatelanges Babysitten Ersparte zusammenkratzte, da Reiten eine Extraausgabe war – das Vermögen von zweiundzwanzig Dollar, um zwanzigmal zu reiten. Und nie war es genug, nie konnte ich es gut genug lernen, war immer noch zu verängstigt, zu unerfahren und unsicher angesichts der erschütternden Seltenheit des Vorgangs, so daß ich jedes Jahr immer wieder von vorne anfangen mußte. Verliebt in Pferde. Und sogar in die Reitlehrerinnen, große, dralle Mädchen, deren Reiz von ihrem Umgang mit und ihrem Wissen über die magischen Tiere herrührte. Tiere so groß, daß du dir ganz klein vorkommst, so stark, daß sie Furcht einflößen und erregen – wenn man sich nur mit einem Pferd anfreunden könnte, geduldige Mietpferde, die Tausende von Kindern auf ihrem Rücken ertragen mußten und mich niemals wiedererkennen würden, egal, wie sehr ich mich nach der schwarzen Nase gerade dieses oder nach dem rotgrauen Fell jenes Pferdes oder nach den großartigen Hüften des scheckigen Grauschimmels sehnte. Besonders die Füchse und die Braunen hatten es mir angetan, um so mehr, wenn sie weiße Füße hatten wie im Bilderbuch. Und alle Pferdebücher, die ich studierte, um zu lernen, sie richtig zu zeichnen, durch diese Tätigkeit konnte ich an diesen Wunderwesen teilhaben, mit ihnen Kontakt aufnehmen.

Zum Teufel mit dem Reiten. In meinem Alter würde ich schon zufrieden sein, mir die Tiere bloß anzusehen. Am Teich sitzen, einen Martini genießen und der Anblick eines wunderbaren Geschöpfes genau gegenüber, am schmalen Bein des Teichs, das Braun seines Körpers, das Gras, das sich im Abendlicht von Grün zu Blau verfärbt, und diese Gestalt träumt vor sich hin und ist schön – denn sie sind schöner als irgend etwas auf der Welt, kinetische Skulpturen, die perfekte Form in Bewegung.

Als wir aus dem Auto steigen, haben wir das Gefühl eines besonderen Ereignisses, ein Picknick auf dem Lande. Um uns der sportbegeisterten Gesellschaft würdig zu erweisen, haben wir uns alle fein herausgeputzt, uns mit Sonnenbrillen und Schals auf elegant getrimmt, und wir haben das Kabrio genommen, um unsere Ferienstimmung zu unterstreichen. Ich habe das Gefühl, daß wir einen lächerlichen Eindruck machen in den Augen der Pferdeleute, die überall sind – Anhänger und Pferde-Lkws, Pferde, die in Bewegung gehalten werden, alle Gangarten durchmachen. Meine eigene Unwissenheit beginnt, mich zu erschlagen. Ich bin keine echte Urlauberin, nur eine Ignorantin mit der lauernden Absicht, ein Pferd zu kaufen; vielleicht nur eine Schwäche, eine Vorliebe, die unter der Oberfläche hervorkriecht. Hier aber sind wirkliche Pferde. Und Leute, die sich mit ihnen auskennen. Meine Freundinnen sind mitgekommen, um sich ein Spektakel anzusehen, aus Neugierde; ich bin gekommen, um mich von einem Pferd verschlingen zu lassen. Ich empfinde mich als Zielscheibe. Kein Wunder, daß mir alle den guten Rat gaben, heute ruhig zu bleiben. Besonders Sheila, die mich an der Seite des Wagens anhält, ehe wir das Pferdekönigreich betreten und uns noch auf unserem eigenen eher auffälligem Territorium befinden – so viele Frauen auf einem Haufen –, und die wieder von vorne beginnt mit ihren schrecklichen Warnungen und Prophezeiungen: »Es wird grauenhaft werden, das solltest du wissen. Ich bin einmal bei einer Pferdeversteigerung gewesen und hätte mich fast übergeben. Hier wird an Killer verkauft.« Das kann ich mir an diesem Ort schwer vorstellen – wir sind nicht weit von dort, wo Ralph Odell wohnt – Amenia ist tiefste Provinz, ein altmodisches Dorf. Für so etwas sind die doch viel zu bieder. Ralph selbst ist hier, setzt sich neben uns, um uns zu beraten, hat Frank mitgebracht, seinen uralten Spezi. »Wir kaufen uns ein Pferd«, wiehert Frank. Er und ich haben jahrelang auf diesen Tag gewartet; der seltsame winzig kleine Mann stellt sich auf die Zehenspitzen und küßt mich auf den Mund. Der Strohhut, das lange weiße Haar: Frank ist eine volkstümliche Malerei, die im Körper eines kleinen Jungen in der Latzhose herumhüpft.

»Du mußt auf mich hören«, bedrängt mich Sheila weiter, als ob nur sie allein mein Schicksal abwenden könnte. »Es wird furchtbar werden – das ist ein Punkt. Der andere ist, daß du keine Ahnung hast, wie man ein Pferd kauft.« Eine Künstlerin, wehre ich mich, sollte doch ein Auge für Körperbau haben. Hatte ich nicht meine ganze Jugend lang Pferde geliebt und sie betrachtet, obwohl mir natürlich bewußt ist, daß das schon einige Zeit zurückliegt, und mein Wissen sehr begrenzt und laienhaft ist? Vieles von dem, was Sheila bemerkt, die schon ein Pferd besessen hat – Wichtiges über die Beine zum Beispiel –, sehe ich nicht. »Wahrscheinlich erwischst du eines mit schlechten Fesseln – schau dir dieses hier an oder das dort drüben. Kannst du sehen, was mit seinem Unterschenkel los ist?« Kann ich nicht, aber plötzlich wird mir klar, daß Pferde wohl wie Autos sind; man muß sich bei Motoren auskennen, um einen Gebrauchtwagen zu kaufen. Mein Gott, natürlich würde ich garantiert einen solchen Fehler machen, würde mich von einem wunderbaren Kastanienbraun blenden lassen und mir die Beine erst gar nicht ansehen.

»Komm schon, gehen wir hinein«, sagt Petra. Wir marschieren hinter ihr her, Frank drückt meinen Arm und ist voller Begeisterung über die Perspektive, ein Pferd zu kaufen. »Haha«: Das Entzücken des gealterten Kinds – endlich ist unser Tag gekommen. Den ganzen Sommer lang, als wir in der Scheune die Mauerfarbe abschabten, redete Ralph über Milchfarmen, Frank aber über Pferde. Sein ganzes Leben hatte er als Leiharbeiter in den umliegenden Farmen zugebracht, hatte Pferde mit der Leidenschaft eines Iren betreut. Das Ziel seines Lebens war es, mich dazu zu überreden, auf der Farm Pferde zu halten. Ich lachte, erinnerte ihn daran, wie unpraktisch es sei – vielleicht irgendwann später, Frank. Und im Hinblick auf dieses irgendwann später durfte am Eingang des Farmhauses fünf Jahre lang eine Stelle nicht gestrichen werden, auf der in Bleistiftschrift Adresse und Telefonnummer von Luther's Auction – dieser Versteigerung – standen, bis zu dem Tag, an dem wir endlich hier ankommen.

Jetzt sind wir im Versteigerungsschuppen, riesigen Gehegen mit Boxen und Ställen; obwohl es draußen Tag ist, ist hier drinnen Zwielicht. Und Elend. Sheila hatte recht. »Die wissen es, nicht wahr?« – »O ja, sie wissen, ja, Pferde wissen alles«, sagt Frank. Und dann ist er weg.

Petra sieht erschüttert aus, ein wenig schwindlig. »Sie verstehen, was mit ihnen geschieht – spürt man das, oder ist es nur Einbildung?« frage ich. »Natürlich, schau dir diesen hier an.« Sie hat ein Pony gefunden. Ein todtrauriges Pony. Es weint. »Es weint mit kleinen, spitzen Schreien, während es deinen Hemdsärmel beschnuppert – vorsichtig, um dir nicht weh zu tun, vielleicht sogar, um ihn nicht zu beschädigen.« – »Es ist unheimlich, Petra.« Sie ist selbst den Tränen nahe. Mir dämmert, daß diese Kreaturen wie Sklaven sind – gekauft und verkauft an wen immer und wohin immer, ohne Kontrolle über irgendeinen Aspekt ihres Schicksals: den Transport, die Nahrung, den Besitzer, der sie prügeln, schlagen, vernachlässigen, mangelhaft ernähren oder ihnen den Beistand eines Tierarztes verwehren kann. Angesichts seiner Lebensbedingungen mag sich ein Pferd nach der beunruhigenden Erfahrung der Versteigerung auf eine Veränderung freuen. Aber es ist nicht nur das. Es ist nicht nur der Versteigerungshammer und daß sie an einen anderen Herren verkauft werden – sie werden in den Tod im Schlachthaus verkauft. Als ob fast jedes Tier hier drinnen bald sterben würde. Und es weiß. Alle bis auf einige wenige – weil es in jeder Menge immer einige gibt, die die Wahrheit nicht wahrhaben wollen, sich damit zufriedengeben, größtenteils aber doch, um nicht total erbärmlich zu bleiben. Aber selbst unter Berücksichtigung jener, die noch Haltung bewahren, ist die Atmosphäre, das greifbare Klima der Angst, ekelerregend. Pferde schreien; manche dort drüben in den finstersten Ecken, wo die Arbeiter sie in ihre Boxen treiben, sind kurz davor zu scheuen. Überall sonst ist Resignation. Dieser Kampf ist zu groß, da ist wenig Gereiztheit oder Bösartigkeit, nur gelegentlich ein Gepolter und Aufbäumen. Gewieher, aber keine gefletschten Zähne. Sie empfinden keinen Zorn, ebensowenig wie Deportierte in Güterwaggons oder hinter Stacheldraht – das ist schon weit jenseits von Zorn. Ihre Lage ist zu verzweifelt, zu demütigend für Wut, die irgendeine gleichberechtigte Beziehung erfordert, einen Wettstreit Ebenbürtiger. Sie können Luther's Auction nichts entgegensetzen, nicht einmal, wenn sie Hunderte sind. Nein, sie können nur Menschen um Mitleid bitten, die wenigen, die vorbeikommen. Das Pony wußte natürlich, wie es Petra beeindrucken konnte. Und es hat mich durch sie auch erwischt; wie könnte man nicht Mitleid haben mit diesem kleinen Wesen und seinem süßen Gesicht? Obwohl ich um nichts auf der Welt dieses Pony kaufen möchte, scheint es doch, als wären wir moralisch verpflichtet, mitzubieten. Petra hat ihr Herz schon an ein anderes verloren.

Schließlich sind die Schuppen zu viel für uns; das Leiden der Kreaturen hat mich überrascht. Tiere, so groß und so zusammengepfercht in ihrer Hilflosigkeit – es erinnert an Beschreibungen von Rindfleisch – die Schlachthäuser, über die ich als Fleischesserin absichtlich nichts wissen will, plädiere lieber für die Vernunft einer Reformierung der Bedingungen, wenn das Thema aufgeworfen wird. Eine Reform könnte mir erlauben, Fleischesserin zu bleiben.

Ich bin in der Nähe des Schuppentors, schaue hinaus auf die Koppel, wo die Pferde ihre Gangarten durchmachen müssen, da sehe ich etwas aus dem Augenwinkel. Im tiefen Schatten. Eine Box mit einem riesigen braunen Wallach, in der Dunkelheit sieht er noch größer aus. Das Licht vom Tor her ist sehr hell; wenn man zurückblickt, ist sein großartiges Gesicht in ein umbrafarbenes Rembrandtdunkel getaucht. Es überrascht, weil es so voller Trauer ist, daß ich mich schäme. Wir haben soeben erfahren, daß Pferde hier pfundweise verkauft werden; wenn ein Tier also tausend Pfund wiegt, macht das fünfhundert Dollar. Dieses hier ist ein großes Pferd; es könnte um ein gutes Stück mehr verkauft werden – sechs- oder siebenhundert Dollar. Vielleicht ist er gut trainiert, sein Körperbau ist herrlich, ein aufsehenerregend schönes Tier – er könnte leicht einen Abnehmer als Reitpferd finden. Gegen Abend kommen die Pferdehändler; er ist genau von der Sorte, die Aufmerksamkeit erregt.

Ich sehe seine Decke und dann einen grünen Halfter, der aus dem Dunkel seines Fells und der Decke aufleuchtet. Es ist das Grün des Halfters, das ich zuerst sehe, bloß eine grelle Farblinie, die in der Luft schwebt, sein Fell so dunkel im Schummerlicht, daß es einen Augenblick dauert, bis das Tier selbst sichtbar wird. Und dann ist er überwältigend in seiner Trauer. Noch vor seiner Schönheit spürt man die Angst, die schockiert, beschämt, anklagt.

Ich beuge mich zu ihm, er beugt sich zu mir, seine Nase einige stolze Zentimeter von mir entfernt. Man ist nicht herablassend mit einem solchen Tier. Das Pony ist wie ein Kind; das hier ist ein erwachsener Mann; ehrfurchtgebietend, stolz, kraftvoll. Und auf das hier reduziert. Ich schlucke und weiß, ohne es mir bewußt einzugestehen, daß ich etwas beschlossen habe; jetzt geht es nur darum, es durchzuziehen. Nummer 700 ist sein Schildchen, entwürdigende, blutgetränkte Zahl; präg sie dir ein, jemand kommt.

Während sie sich um ihn kümmern, schlendere ich die wenigen Meter hinaus aus dem Tor und versuche, unbeteiligt zu wirken, stelle mich neben einige Pferdeleute, die auf der Laderampe sitzen. Viele dieser Tiere sind Camp-Pferde, und jetzt im August ist die Camp-Saison um. Um die Kosten für die Verpflegung der Pferde im Winter zu sparen, bieten sie die Besitzer zum Verkauf an. Wissen sie, was sie tun – wissen sie, daß sie mit der Versteigerung eines Pferdes sein Todesurteil sprechen? Sie könnten es selbst erschießen, aber dann würden sie nichts verdienen. Nein, würden sie sagen – wenn sie es wüßten, oder wenn es ihnen nicht egal wäre –, es könnte ja immer noch jemand das Pferd zum Reiten ersteigern, es könnte Glück haben. Die ganze Last liegt also bei der kleiner werdenden Zahl jener, die ein Reitpferd kaufen wollen. Verdammt wenige, so wie es aussieht. Und die Killer müssen hier in großer Zahl vertreten sein.

Sie haben mein Pferd herausgebracht, Nummer 700. Im Geiste habe ich das große braune Pferd schon umbenannt: Jim, der Name meines Vaters, der Name jedes gutaussehenden schwarzen Mannes, Spieler, Riverboat-Held – Big Jim, ja, auch er. Ein guter Name für ein Rennpferd. Er sieht auch so aus, hat sogar weiße Füße. Ein Traumpferd.

Sheila sieht zu, während sie ihn seine Gangarten durchmachen lassen, dann will sie gehen. Sie ahnt schon, daß ich so etwas Dummes tun werde wie mitbieten, und damit will sie nichts zu tun haben. »Du solltest hierbleiben und mich knebeln«, sage ich, »meine Hand festhalten, wenn es mich überkommt.« – »Es ist in deinem Kopf – das ist blanker Wahnsinn. Und außerdem ertrage ich es nicht, zuzusehen, wie sie hier hereingebracht und verkauft werden, um zu sterben. Hör zu, Kate, das läuft so: Wenn sie Geld bieten lassen, wird das Tier leben. Wenn sie nach Gewicht ausrufen, kommt es ins Schlachthaus. Und Kate – erinnerst du dich an die Geschichte, die wir alle in der Schule lesen mußten? Über den Typen, der sich für eine Tür entscheiden muß – eine Tür führt ins Leben, die andere in den Tod? Aber sieh dir das hier an, alle Pferde kommen durch dieses Tor in die Arena – sie kommen einzeln heraus. Wenn das Tier durch diese Tür rechts zurückgeht, wird es leben, dann wird es als Reitpferd gekauft. Aber wenn sie es links zur Hintertür hinausführen, geht es an die Killer. Okay, dahinter gibt es noch eine Tür – von hier aus kannst du sie vielleicht nicht sehen, aber sie führt direkt zu den Lkws, die draußen warten. Schau nur – die Lkws sind riesig.«

Bei logischer Betrachtung hat es natürlich überhaupt keinen Sinn, dieses Geheimnis zu kennen, wenn ich auf meinen Händen sitzen soll. Ich halte nach dieser Tür Ausschau und kann sie nicht finden, jetzt, wo ich in der kleinen Arena bin, ein winziges, steil ansteigendes Amphitheater mit einer freien Stelle in der Mitte, wo die Pferde ihre Gangarten vorführen können. Kaum groß genug, um irgend etwas zu zeigen – man hätte draußen im Vorhof zusehen müssen, wenn man ein Reitpferd kaufen will; hier kannst du nur einen Blick auf den Körper eines Tiers werfen, das weit unten einige Male in einem winzigen Kreis herumgeritten wird, die Sitzreihen eng und überfüllt und voller Lärm. Das endlose, unverständliche Murmeln des Versteigerers ist kaum hörbar. Der alte Mr. Luther sollte Sprechunterricht nehmen. Wenn das eine öffentliche Auktion ist, so ist dieses Verfahren viel zu ausschließend, um diesen Namen zu verdienen. Außerdem wird nach Gewicht gesteigert – bei allen. Ich bin sprachlos. Und das Gewicht des Tiers wird nur einmal ausgerufen – wenn du es zufällig überhörst, hast du Pech gehabt, denn du kannst es nicht ausrechnen, wenn du nicht weißt, ob ein Rufpreis von siebenundvierzig Cents mit 1.100 oder 1.275, 1.078 oder 892 multipliziert werden muß. »Mein Gott, da braucht man ja eine Rechenmaschine, um das auszurechnen.« – »Ja, heute ist es wieder ziemlich undurchschaubar«, gibt mir Ralph recht. Frank weigert sich, überhaupt hinzusehen; als Pferdeliebhaber beleidigt ihn diese Vorgehensweise, und er zieht sich auf die Position zurück, sich mit leisen Hopplas und Hahas darüber zu mokieren. Wir sind eine interessante Truppe; Petras glatte Damenhaftigkeit, Ralph ein glaubwürdiger Bauersmann, Frank ein Exzentriker, ich eine offensichtliche Bieterin, die bereit ist, sich Hals über Kopf hineinzustürzen. »Vergiß nicht das Pony«, sagt Petra, »es ist die Nummer zweizwölf. Das andere Pony, das wir gesehen haben, ist zweivierzehn. Beide würden für die Nachbarskinder okay sein, wenn du dich darauf einlassen willst. Beide – wenn wir das Leben von einem retten könnten, wäre es toll.«

Ich habe schon den Kanal voll von der Art, wie diese Versteigerung abläuft. Der Pfundpreis ist ein Skandal, und das Ausschließende des Ganzen widerspricht dem Gedanken einer Versteigerung. Ich wage es, Mr. Luther zu bitten, sich zu wiederholen. Dann beginne ich, ihn ziemlich oft zu bitten, sehr höflich, aber bestimmt. Man hört ein Raunen. Er antwortet mir irgendwie pampig, aber mit väterlichem Neu-England-Witz, und ich antworte, ganz Dame und gutmütig, daß es eine gute Idee wäre, das Gewicht des Tiers in schönen, großen Ziffern anzuschlagen, so daß man sich während des Bietens daran erinnern kann. Rundherum gibt es kleine Witze über Augenlicht und Aufpassen und Mathe-Kenntnisse. Aber zu meiner Überraschung kann ich mich durchsetzen, und die Zahlen werden angeschlagen. Odell findet das amüsant. Petra ist aufgeregt: Ihr Pony kommt, es ist Zeit zu steigern. Und wir bieten, multiplizieren wie verrückt im Kopf Cents mit den Pfunden des angeschlagenen Gewichts dieses traurigen, kleinen Tiers, das uns am Ärmel gezupft und angefleht hatte, aber obwohl wir uns nach Kräften bemühen, verlieren wir es.

Wir sehen zu, wie es abgeführt wird. Nach links – wohin sie alle gehen. Petra läßt den Kopf hängen, und ich lasse sie zufrieden; das andere Pony kommt gerade. Steigere, was das Zeug hält, krieg es, rette irgend etwas von dieser Todesfestung. Ich hasse diesen Ort, selbst diese komische kleine Zirkusarena, die mir anfangs so gut gefiel, die harten Gesichter um uns herum. Dieser Mann vor uns mit dem bissigen Kiefer, den wir als Killer erkannt und über den wir zu seiner Verärgerung auch schon Bemerkungen gemacht haben. Wenn er steigert, bewegt er sich kaum, und die Versteigerungsmänner schauen immer zu ihm, ob er ein Zeichen gibt, er ist also ein bekannter Steigerer. So wird es wohl meistens laufen, das einzige Ziel, ein bestimmte Summe pro Pfund zu ersteigern, eine bestimmte Menge toten Fleisches ohne jedes Interesse an der Sorte; wenn das Endprodukt Hundefutter ist, tun es Ponys auch. Bitte laß mich doch nur dieses eine Pony haben, denke ich, steigere verzweifelt gegen diesen Mann vor mir und bin entschlossen, nicht zu verlieren. Dann habe ich zu meiner Überraschung gewonnen. Ich habe jetzt ein Pony und schulde Luther's Auction einhundertfünfundzwanzig Dollar. »Das ist nicht zuviel für das Leben dieses Geschöpfes«, murmle ich Petra zu. »Aber du kannst sicher sein, daß sie es zu Hause anders sehen werden.« Sie drückt mir den Arm.

Sophie und Kim sitzen in einer anderen Abteilung und kommen, um sich zu verabschieden; sie müssen gehen, um Ellen in Poughkeepsie vom Zug abzuholen. »Verlier nicht den Kopf«, warnt mich Sophie, »blamier dich nicht.« Hau ab, möchte ich ihr sagen, so satt habe ich ihre klinische Art. Wir trennen uns im Bösen, was ich sofort bereue, als sie gegangen ist. Warum konnte sie nicht bleiben, hat nicht jemand anderen zum Zug geschickt? Ich hätte sie gern an meiner Seite gehabt, wenn ich so wichtige Entscheidungen zu treffen habe. Eines ihrer Lieblingspferde kommt jetzt bald, ein großer scheckiger Wallach, ein sehr gutes Reitpferd, bewundernswert sanft für seine Größe. Ich werde es ihr kaufen. Als Ausweg aus meinem Zorn einen Augenblick davor oder vielleicht, um etwas anderes zu beweisen: Ich werde es aus Liebe zu ihr tun, um ihr eine Freude zu machen, um sie davon zu überzeugen, daß es schon in Ordnung ist, wenn ich Pferde kaufe. Wart nur, bis sie ihn sieht. Und dann kaufe ich in rascher Aufeinanderfolge einen kleinen Palomino, weil er billig ist und ich das Leben der kleinen Mähre retten will, und dann ein weiteres Pony, weil sie so wenig kosten und dieses den Kindern ganz bestimmt Freude machen wird. Dann versinke ich in Schweigen und in die Ängstlichkeit einer Person, die sich übernommen hat. »Sind Sie sich im klaren, wieviel Sie ausgegeben haben?« fragt mich ein Fremder. »Ja, ungefähr elfhundert Dollar«, sage ich herablassend, als sei ich gewohnt, solche Geschäfte durchaus in nüchternem Zustand zu tätigen. Seine Frage ist mir äußerst peinlich; sie klingt nach elterlicher Autorität, nach einer psychiatrischen Testfrage. »Glaubt er, ich kann nicht addieren?« brumme ich in mich hinein. Wahrscheinlich hat er noch nie jemanden gesehen, der etwas kauft, nur um dessen Leben zu retten; vielleicht hat er von seinem Gesichtspunkt aus eine Frau beobachtet, die eine schöne Stange Geld für durchgeprügeltes Pferdefleisch und zwei komische kleine Ponys aus dem Fenster wirft.

Ich stehe im kleinen Büro vor einem alten Eisengitter, neben mir ein kariertes Hemd, die laute freundliche Unterhaltung der Bauern aus der Umgebung. Das Scheckbuch und der Scheck, eine Spielerin, die ihre Ehrenschuld bezahlt. Erst jetzt wird mir bewußt, daß ich diese Geschöpfe ja auch irgendwie nach Hause transportieren muß. Ein Teil von mir muß gedacht haben, daß sie in die Freiheit entschwinden würden, nachdem ich sie ersteigert, gezahlt und ihr Leben gerettet habe. Irgendwohin. Was mir jetzt allmählich dämmert, ist, was meine Freundinnen mir immer schon klarmachen wollten, daß man sich nämlich um Tiere kümmern muß. Ich wollte sie vor dem sicheren Tod retten; über ihr Leben bei mir bin ich mir noch nicht so sicher, das ist alles Neuland. Es ist peinlich, wie wenig ich mich auskenne. Während ich mit Mrs. Luthers fröhlicher Härte verhandle, versuche ich, eine Bauersfrau zu mimen. Spielen heißt hier Geld in die hohle Hand: Man zahlt gleich nach dem Kauf, und noch ehe die Auktion beendet ist, wird von dir erwartet, daß du dich hier zeigst und deine Zahlungsfähigkeit unter Beweis stellst. »Und wenn Ihr Scheck nicht in Ordnung ist, kommen wir und holen Sie«, droht Mrs. Luther. Ein Lächeln – sie hat an mir Gefallen gefunden. Ich fühle mich geschmeichelt, von ihr akzeptiert zu werden. Begreift sie, was ich getan habe, und findet es gut?

Wieder in die Arena zurückgekehrt, geht das Gemetzel weiter. Die Killer sind jetzt näher an den Ring gerückt und indiskreter geworden, steigern überall mit und nehmen alles. Nummer 68 kommt dran. Mr. Luther möchte dieses Pferd als Reitpferd verkaufen und sagt es ohne Umschweife, unterbricht das Verfahren, während die Gangarten vorgeführt werden, lobt das Pferd als Pferd und nicht als eine bestimmte Menge Fleisch. Ich beginne seine Position zu begreifen: Als Versteigerer ist er dem Verkäufer gegenüber verantwortlich. Wenn es sich um einen Farmer in Geldnöten handelt, ist Luther in der Pflicht, ihm den besten Preis für den Kauf eines Mähdreschers und einer Strohpresse herauszuschlagen, weil das alles ist, mit dem der Kerl rechnen kann. Wenn es um irgendeinen Züchter geht, dem das Schicksal seiner Tiere gleichgültig ist, wird ein Pferd nach dem Nennwert seines Fleisches verkauft, weil das ein sicheres Geschäft ist. Anstatt sich auf eine Handvoll sechzehnjähriger Kids einzulassen, die nicht mehr als ein paar hundert Dollar lockermachen können, oder auf Pferdehändler, die weniger bieten als Schlachthäuser, es sei denn, es handelt sich um ein außergewöhnliches Pferd. Weil es so viele zu retten gibt und der Kaufpreis der Killer höher ist als der jedes anderen. Aber selbst in einer solchen Situation gelingt es einigen Tieren, durch die Maschen zu schlüpfen, und Nummer 68 geht an ein College-Mädchen. Dann schwankt es bei den nächsten paar Pferden hin und her, aber der Dollarpreis überwiegt. »Ruf in Dollar aus, verdammt noch mal«, ruft eine Stimme von der Ringseite Luther zu. Ein Pferdehändler. Wir nehmen den Sprechchor auf und versuchen, ihn im ganzen Haus auszubreiten. »Dollar, Dollar.« Mehr Stimmen vom Ring, von der Seite des Pferdehändlers. Knurren und Gewieher von der gegenüberliegenden Seite. Luther ruft uns wütend zur Ordnung. »Dollar, Dollar«, tönt es von unten und von oben zugleich – eine kleine Auflehnung, eine Mini-Rebellion.

»Ein Ereignis, ein exemplarischer Fall«, jubelt Petra. Wir bekehren weiter, aufgeregt, überrascht, triumphierend und mit dem Gefühl, das Blatt gewendet zu haben. Etwas bewegt sich in Luther's Auction. »Nummer siebenhundert«, ruft Mr. Luther aus. Big Jim. Mein Pferd. »So'n Pech«, sage ich. »Steigere auf jeden Fall«, flüstert Petra. »Unmöglich, aber ich werde genau beobachten, wie sie steigern, das sag' ich dir.« Er ist ein großes Tier, eine große Menge Fleisch, so daß der Preis sehr hoch ausfallen würde, sollte er danach bestimmt werden. Aber die ersten Angebote sind Dollar-Angebote aus der Abteilung der Pferdehändler; er gefällt ihnen. Sogar die Killer sind gezwungen, in Dollar zu steigern – warum können sie sich nicht dieses eine Mal ganz heraushalten? Sie suchen nach einem bestimmten Frischfleischgewicht; das bekommen sie mit jeder Kombination von Ponys und alten Pferden, die guten Pferde könnten sie also zufrieden lassen. Aber das ist genau der Punkt: Es ist nicht minder grausam, die Kleinen und Alten zu töten. Doch ein so wunderbares Tier wie dieses hier, seine edle Gestalt und sein Training, seine Gangart und seine Haltung, hingerichtet im Zenit seines Lebens, um zu Hundefutter verarbeitet zu werden, das ist mehr als grausam, es ist blanke Verschwendung. »Bleib dabei und sieh zu, was geschieht«, rät Petra. Frank hüpft vor Aufregung auf und ab. Ralph starrt durch seine Brille und sagt leise: »Jetzt müssen Sie genau hinschauen, der Cowboy, oder was immer der ist. Der dort unten, er sieht brutal aus, aber er hat Humor. Er hat damit angefangen, nach dem Dollarpreis zu rufen – er wird das Pferd kriegen, das schwör' ich Ihnen.« Ich bin hin- und hergerissen zwischen der Gewißheit, daß das Tier leben wird, und der Sehnsucht, es selbst zu besitzen. Die Pferde und die Ponys, die ich eben bezahlt habe, sind nicht die Geschöpfe, die ich haben wollte; ich wollte ihnen nur das Leben retten. Wenn es nicht deshalb gewesen wäre, hätte ich sie nie im Leben gekauft. Aber dieses Pferd hätte ich gekauft, dieses Pferd wollte ich haben. Und der Kerl dort unten wird es kriegen. »Das Wichtigste ist ja doch, daß er am Leben bleibt, nicht wahr?« tröstet mich Petra. »Ja.«

»Zum dritten. Nummer siebenhundert. Verkauft an ...«, aber wir können den Namen nicht verstehen, und das Pferd wird nach rechts abgeführt, zurück in die Schuppen, um zu leben. »Wir könnten Luther morgen anrufen und uns den Namen des Käufers geben lassen.« Petra hat sich schon einen Plan ausgedacht, aber in Wirklichkeit interessiert sie sich nur dafür, ihr Pony zu finden, das erste in der Versteigerung, das wir an einen anderen Bieter verloren haben. Sie wird ihre ganze Kraft einsetzen, um es rechtzeitig zu finden und seine Hinrichtung zu verhindern. Ich kann mir vorstellen, daß ein großer Schlachthof auf ein kleines Pony verzichten kann, ein unerheblicher Bestandteil im Schlund der Tötungsmaschinerie – wenn sie viel Aufhebens darum macht. Sie könnten einfach entscheiden, daß das Tier am Ende doch bei guter Gesundheit ist – anscheinend muß jedes Tier offiziell irgendeine Krankheit haben, ehe es geschlachtet werden darf –, oder daß es zur Veterinärbetreuung an sie abgegeben werden soll. »Ich mache mir keine großen Hoffnungen, aber ich werde alles tun, um es zu retten«, sagt Petra. Sie nimmt Frank und Odell mit sich in die Dunkelheit des Hofs, um zwischen den Lkws, wo die Schlachthäuser ihre 18-Rad-Riesen beladen, nach ihm zu suchen. Tiere werden die Rampe hoch und hineingeschoben; Gebrüll, Stricke, Schläge, Schreie.

Ich bin allein auf dem Hof, ziemlich weit vorne, und warte auf sie und auf meine eigenen Tiere; auf dieser Seite sind kaum Lkws, bloß ein oder zwei Lieferwagen. Ich beginne nervös zu werden: Was, wenn die Killer und Verkäufer böse sind, weil die Auktion vom Pfundpreis zum Dollarpreis gekippt ist? Ich bin dort drinnen aufgefallen, war aber geschützt durch den öffentlichen Vorgang, den Versteigerer, die starre Ordnung der Dinge. Wenn man mich hier alleine entdeckt, nachdem ich das ganze Geschäft herausgefordert und mit meiner Kritik sogar bloßgestellt habe, könnte ich in Schwierigkeiten geraten. Da ist ja auch eine ganze Menge Geld im Spiel, und Wut. Als Frau, Außenseiterin, Stadtidiotin und Schriftstellerin könnte ich ein gerüttelt Maß an echter, vielleicht sogar physischer Feindseligkeit auf mich ziehen. Es ist eine Sache, oben auf der Galerie mitzuschreien, mich für den Dollarpreis ins Zeug zu legen, wir alle mit breitem Grinsen und Feuer und Flamme für die Befreiung der Tiere – die freche Taktik, die Verhältnisse zum Tanzen zu bringen, die den Radikalen zur zweiten Natur geworden ist –, das hier aber ist eine Viehversteigerung im Herzen des amerikanischen Hinterlands, und damit spielt man nicht. So ganz allein hier draußen könntest du leicht erwischt und ordentlich zusammengeschlagen werden. Es ist ein flaues Gefühl, weit weg von zu Hause zu sein und ohne Auto. Petra hat mein Portemonnaie, ich habe also nicht einmal Geld.

Gerade dann fährt ein Kastenwagen den Weg herunter und an mir vorbei, bleibt mit einem Ruck stehen, als der Fahrer mich sieht. Ich verkrampfe mich. Er kurbelt das Fenster hinunter. »Sind Sie die Dame, die den großen Grauen gekauft hat?« Das scheint mir nicht gerade ein Vorwurf zu sein. »Ja.« – »Er hat mir gehört, und ich glaube, ich kann Ihnen einige Papiere über ihn besorgen, wenn Sie Interesse haben.« – »Klar.« Sophies Pferd. Wir legen zwar keinen besonderen Wert auf Papiere – wenn man als Rettungsaktion kauft, ist der Stammbaum kaum von Bedeutung –, aber warum nicht, wenn es sie schon gibt. »Hier ist meine Karte – ich bin in Connecticut, morgen können Sie mich zu Hause erreichen, wenn Sie anrufen wollen.« – »Super, danke schön.« Und schon ist er weg. Die Paranoia lichtet sich. Die Leute sind nicht so schlecht, wie du denkst, murmle ich in mich hinein und sehe, wie Petra, Ralph und Frank von links her auftauchen, während rechts unsere Pferde und Ponys aus dem Schuppen kommen und in einen kleinen Schlackensteinraum auf der Seite gebracht werden, wo sie, so versicherte uns Mrs. Luther, bleiben könnten, bis wir sie abholen. Und hier begegnen sich die beiden Ponys und die beiden Pferde, der kleine Palomino und der große Graue, zum ersten Mal. Wir stehen am Eingang zu ihrer Grotte, denn so fühlt es sich an, und sehen zu, wie sie sich im weichen gelben Licht einer nackten Glühlampe auf dem Stroh niederlassen. In diesem Raum ist es friedlich wie in einer Krippe, die Tiere Teil einer Geburt-Christi-Szene.

Als die Pferde und Ponys am nächsten Tag geliefert wurden, wurde Sophie weich, war hingerissen von ihrem Grauen und entzückte uns alle mit ihrem Wissen über Pferde, ihrer wunderbaren Sicherheit, mit der sie ihn aus dem Lkw holte, während die Lehrlinge und Nachbarskinder tanzten und quietschten und die Ponys und den Palomino streichelten wie übergroße Spielzeuge. Aber als ihre Beschafferinnen, als Versteigerungsfreaks und berüchtigte Verschwenderinnen begannen Petra und ich den Tag mit einem komischen Gefühl im Magen. Das Farmhaus war wie ein Strudel, aber drüben im Cottage waren Petra und ich emsig bemüht, die Nummer 700 ausfindig zu machen, Big Jim. Mrs. Luther gibt Petra eine Nummer in New Paltz, der Typ, der ihn gekauft hat; sein Name ist Joe Irgendwer, und er ist Pferdehändler. Als ich ihn ans Telefon bekomme, klingt er so, als ob er noch immer mit einer Menge Bier am Feiern wäre: »Sie müssen gleich herüberkommen. Wir versteigern alle Pferde, die wir gestern abend gekauft haben, direkt vor dem Schulhaus in New Paltz – an Kids. Können Sie sich das vorstellen? Wir haben gestern abend hundert Pferde gerettet – das geht auf Ihre Kappe, das war toll, wie wir die dazu gekriegt haben, nach Dollarpreisen zu steigern. Wow, das sollten Sie sehen! Heute nachmittag wird es wunderbar werden, die Kids werden durchdrehen.«

Ich komme behutsam auf mein Thema – wird er auch Nummer 700 versteigern, oder will er ihn behalten? »Ein gutes Pferd – ich denke, ich werde ihn behalten.« – »Würden Sie ihn mir verkaufen?« Schweigen, das Schweigemanöver eines Händlers. Ich winde mich und gestehe meine Liebe. Kaum die richtige Methode, um einen günstigen Preis auszuhandeln, aber ich habe Glück, er gibt nach. »Aber Sie müssen mir etwas für den Transport zahlen – Sie sind ziemlich weit weg von New Paltz. Geben Sie mir fünfzig Dollar drauf, dann habe ich auch etwas für mich.« – »Na klar, Sie sind super.«

Als Joe am nächsten Tag mit seinem Riesen-Lkw ankommt, ist er in der Tat wunderbar. Vorsichtig und einfühlsam führt er das große Pferd die Rampe hinunter. Nach den vielen erschreckenden Augenblicken, die dieses Tier in verschiedenen Wagen verbracht hat, ist seine lange Qual endlich vorbei. Als wir ihn vom Lkw wegführen, lassen wir ihn erst mal nicht auf das Feld, wo die anderen auf ihn warten, sondern bringen ihn zum Teich, wo Petra Champagner und ein Tablett mit Gläsern bereithält; ich möchte Joe danken und auf Big Jims Ankunft anstoßen. Von uns allen bestaunt und bewundert, steht dieses herrliche Pferd in der Nähe des Tisches, männlich, großartig. Mehrere Frauen fotografieren ihn. Es ist kaum nötig, seinen Halfter oder die Longe zu halten; er wird hier so sehr verehrt, daß er nicht im Traum daran denken würde, sich dieser Aufmerksamkeit zu entziehen, es sei denn, um nebenher ein bißchen zu grasen, womit er seine Unabhängigkeit beweist. Kaum vorstellbar, daß dieses Tier mir gehört.

Aber dann wiehern die anderen Pferde vom Feld her, und er wiehert zurück. Die Rufe sind gebieterisch, dringend, mächtig. Der Ruf von gleich zu gleich läßt den Menschen verblassen. Wie begierig fordern sie ihn ein, und wie total überkommt das große Pferd das Bedürfnis nach ihnen. Ich führe ihn hinter die Scheune und in Richtung Straße; bei jedem Gewieher wird er schneller, bis ich laufen muß. Dann bin ich nur etwas, das ihn behindert. Nur ruhig, sage ich ihm, du machst mir angst, und er verlangsamt tatsächlich seinen Schritt ein wenig. Aber er kann sich nicht zurückhalten, kann nicht widerstehen, und für meine Begriffe viel zu eilig bewegen wir uns auf der Straße dem Gatter des Feldes zu. Ich habe entdeckt, was ich befürchtete, aber schon wußte, daß er nämlich geheimnisvoll ist und auf niemanden angewiesen und nicht immer bereit, das zu tun, was ich will: mir danken, daß ich ihm das Leben gerettet habe, mich in dankbarer Erinnerung behalten. Er ist größer und könnte mich verletzen, vielleicht sogar töten. Es wird also immer diese Distanz der Ehrfurcht zwischen uns geben, die Fremdheit zwischen den Arten. Ich möchte mehr darüber erfahren, möchte meine verrückten Kommunikationstheorien genauer überprüfen, aber jetzt ist wohl kaum der Augenblick – jetzt haben die Pferde Vorrang, Blutsverwandte, die ein Fest feiern, ihrem unbesiegbaren Bedürfnis, zueinander zu kommen, muß ich entsprechen. Ich öffne das Gatter, so schnell ich kann, und lasse sie sein, lasse ihn durch und überlasse sie sich selbst. Es ist eine Leidenschaft, die sie einander entgegentreibt, die Dringlichkeit dieses Wieherns. Es muß mehr sein, als sie für Menschen empfinden, mit wenigen Ausnahmen. Und diese Flüchtlinge müssen einander so viel zu erzählen haben, müssen die Todesangst heilen, wo sie doch in den Versteigerungsschuppen nur knapp dem Tod entronnen sind und hierhergebracht wurden, was für sie himmlisch sein muß: fünf Morgen Weideland und fünfzehn Landkinder, die sie mit Wasser versorgen. Die schon da sind, können den Ort beschreiben, kennen ihn schon einen Tag länger als dieses große Pferd. Ein Leithengst, der garantiert der König unter ihnen sein wird. Aber das Erstaunliche ist ihre Freundlichkeit füreinander, ja die Höflichkeit ihrer Begegnung. Wie sie sich schon paarweise zusammengetan haben, Pony mit Pony, das graue Pferd mit dem Palomino und jetzt Jim mit Big Molly, der Stute, die vorübergehend bei uns ist, eine Neurotikerin, die an Holz kaut und deshalb einen Gurt tragen muß. Jim hat sich gallant dieser schwierigen Persönlichkeit angenommen, und vom ersten Augenblick an sind sie unzertrennlich. Gentleman Jim, denke ich auf meinem Weg zurück zum Teich, was für ein netter Kerl er ist, dieses Pferd, und wie sanft gehen sie miteinander als Wesen um.

15

Ich bin zum Pferdefeld hinausgegangen, um mit diesen neuen Geschöpfen zusammenzusein. Das Abendessen ist um, und die Gespräche plätschern fröhlich, unterstützt heute abend von einer nicht unbeträchtlichen Menge Wein. Aber ich suchte Stille und eine Gelegenheit, Zeit mit diesen Pferden zu verbringen, mehr Zeit, als bloß ihnen Wasser zu bringen, sie aus der Ferne beim Grasen zu betrachten, sie den Nachbarskindern zu zeigen. Heute nacht habe ich Muße, ihnen zuzuschauen und sie zu entdecken, diese noch unbekannten Schatten, die sich paarweise zusammengetan haben: der kleine Palomino und der große Graue, die Ponys natürlich vereint in ihrer Miniausführung und ewigen Jugend, Big Jim mit Molly in ihrem einschränkenden »Krippenbeißergurt«. Diese Vorrichtung würde jedes Lebewesen neurotisch machen, und ich würde sie ihr so gerne abnehmen und sehen, was geschieht. Big Jim tröstet sie über dieses Ungemach und viele andere, ein perfekter Begleiter und Gefährte für dieses reizbare übergewichtige Weibchen. Seine Freundlichkeit überrascht mich, denn wenngleich ein Wallach, ist er vom Charakter eher ein Zuchthengst. Angeber, Champion, Held und Rennpferd, ein Geschöpf von gigantischer und überragender Schönheit, das dafür lebt, bewundert zu werden, und Lob über alle Maßen genießt, als Nahrung und Grund seines Seins. Es ist interessant, sie als Gruppe zu beobachten, ihre Grazie und Sanftmut, jetzt endlich in ihrem eigenen Utopia angekommen, sind sie die Zufriedenheit selbst, mit allen guten Absichten und zärtlichen Umgangsformen, die dazugehören.

Immer wenn wir das Feld betreten, um sie zu betrachten, kommen sie gelaufen, wie Kinder, wie Freunde, die besucht werden, macht sich die ganze Herde auf den Weg vom oberen Teil des Feldes hinunter zum Gatter am anderen Ende, wo wir auf sie warten mit Zucker und Äpfeln, mit Birnen und Worten und streichelnden Händen. Wie sehr liebe ich das – heute nacht beim Mondlicht einzutreten, und schon hebt jeder Schatten seinen Kopf und hört mich und macht sich auf den Weg mir entgegen, sanft, denn ich fürchte mich noch vor ihnen, und sie spüren es. Aber abgesehen von diesem Nachteil, unseren fremden Arten, wie nahe wird er mich an sich herankommen lassen, nachdem er mich begrüßt hat? Er zieht ab, während ich die anderen begrüße; dann gehe ich den Hügel hinauf, halte auf halbem Weg an, wo er mit Molly steht, ein wenig abseits.

Ich habe Vorsorge getroffen: eine Taschenlampe, eine Decke zum Sitzen, den letzten Rest des Weins, viele Marlboro-Zigaretten, wie passend, denn ich bin hierhergekommen, um mein Pferd auf diese seltsame Weise kennenzulernen – da ich über das Reiten hinaus bin oder noch nicht ganz den Mut dazu habe; vielleicht in einigen Wochen, wenn ich ihn besser kenne. Sophie hat ihren großen Grauen schon geritten. In Wirklichkeit lief das Pferd mit ihr davon, die Con Edison Road hinauf. Eine solche Blamage will ich mir nicht antun. Aber wenn er sich entschließt, mich zu treten, während ich hier sitze? Was weißt du, frage ich mich, Tier, wer bist du, was verstehst du? Ich unterdrücke diese Gedanken wegen ihres Mangels an Großzügigkeit und Höflichkeit. Können sie Gedanken lesen? Begreifen sie guten Willen sofort, nehmen sie Falschheit instinktiv wahr? Oder sind sie am Ende doch dumm, wie mir die Leute immer versichern? Zensiere das – was, wenn dieses wunderbare, große Tier mich denken hört?

Ich habe sogar vergessen, dir Kleinigkeiten mitzubringen, Birnen und Zucker, verschiedenes Grünzeug. Das ist ein ernsthafter Besuch, und du scheinst sie kaum zu vermissen; diese Sachen sind für die Kids, die Ponys. Ich will nichts anderes, als dir zu Füßen zu sitzen, dir beim Grasen zuzusehen, oder einfach wie du vor mir stehst, wunderbar, groß, herrlich im Mondlicht, in das das ganze Feld getaucht ist – man könnte fast lesen. Und was lesen wir ineinander? Was bist du abgesehen von der Stärke deiner Schultern, der perfekten Linie deines Rückens, den großen, schnellen, harten Hufen? Pferd, Tier, Vieh, anderes Leben, Existenz, Intelligenz, Sensibilität, Sinnlichkeit. Dein großer Schwanz, das ist gewiß eine Faszination. Als du ankamst und wir dir mit Champagner zuprosteten, hast du ihn für uns ausgefahren, hast deine Kraft zur Schau gestellt, deinen großen schwarzen Schwanz gegen das Blau des Schuppens, die Fröhlichkeit deiner weißen Strümpfe auf dem grünen Gras, und dann dieser Schwanz.

Beim Betrachten würde man am liebsten lachen und in die Hände klatschen, aber allein in der Nacht mit der geheimnisvollen Kraft des Kreatürlichen, kommt eher Ehrfurcht auf. Und geil vor Lust jenseits der Vernunft: Das ist heidnisch, das Echo der lang verbotenen Sehnsucht nach der Gefahr und der Wunsch, das, was Jahrtausende verboten war, wieder zum Leben zu erwecken. Seit der Übernahme. Seitdem die Hexen verbrannt wurden. Seit Johanna einer Armee voranritt. Seit die Amazonen in die Legende verschwanden. Woran sich Schulmädchen nur in Reitstunden erinnern. Es gab einst Frauen und Pferde. Männer auch, nehme ich an – alle, Pandämonium, Pansexualität, alles, was möglich ist, ging im Wunder der Sexualität vor sich, das großartige Ritual und die Energie des Lebens, die eine und einzige wahre Religion.

Wer scherte sich drum? Hörst du mich, Pferd? Die Arten waren keine Feinde, schlachteten sich nicht, vereinigten sich und verbanden sich mit wem immer, wann immer, wie immer, alles gab es im frühen ländlichen Morgengrauen der Welt. Bis es versklavt wurde, Eigentum an Herden, dann an Kindern, dann an Frauen. Danach Kasten und Sklaven, Massen und Könige, Priester und Gesetze; schließlich Armeen. Alles bewegliche Sachen – die meisten Menschen; und jedes Tier, jetzt nur noch Vieh genannt, Wesen nicht einmal getrennt oder uneins, sondern unterworfen. Das war unsere Verbindung, das Pferd und die Frau; wir standen für die letzten Freiheiten, ritten nach Orléans, gegen Theseus, erhielten die Riten in Kreta, im Nahen Osten, im neuen Indien Amerikas, wo wir die letzten Bastionen verteidigten. Natürlich bist du nobel; denke an die Skulpturen, die es von dir auf der Welt gibt, das Han-Pferd auf dem Kaminsims meiner Tante in der Kindheit. Die Chinesen verehrten diese Form in Ton und in den Strichen von gepinseltem Schweif und Rücken. Überall wirst du bewundert, verehrt, erinnert, und sei es nur in der Kunst. Der Comic, der Wilde Westen und die prätentiösen Skizzen nach Anderson meiner eigenen pferdesüchtigen Pubertät. Und nun endlich ist es mir gegönnt, mit einem von euch zusammenzusein. Nicht um dich zu »besitzen«, nach der Obszönität einer Auktion, wo ein anderer dich hätte kaufen können, um dich in den Tod zu schicken, die ganze Angelegenheit eine Art Sakrileg, ein Verbrechen; die Versteigerung, der Ort des Verbrechens jetzt weit weg. Es gibt also nur noch uns beide. Mit dem, was immer von meiner Verantwortlichkeit bleibt und deiner perfekten Freiheit, mir einen Schlag auf den Kopf zu versetzen.

Aber statt dessen fährst du deinen Schwanz aus und bleibst ganz Sanftmut. Sollte ich mich dafür interessieren, würde ich meine Grenzen überschreiten, dich bedrängen? »Gibt es irgendwo einen Aspekt von Vergewaltigung, Ausbeutung?« frage ich mich, während ich mir eine Zigarette anzünde und dem radikalen Katechismus eine Fratze schneide. Aber da gibt es noch mehr dazu zu sagen – welche Kommunikation besteht zwischen unseren beiden Arten, welche Möglichkeiten etwa, daß du mich anmachst? Der Satz ist komisch; oder besser, daß der Anblick deines großartigen Schwanzes so lang und einladend unter deinem majestätischen Körper schön ist, aber auch erotisch. Was ist Erotik? Nicht nur, was man, wenn überhaupt, damit tut, sondern auch, was bedeutet es, so erregt zu werden? Werde ich jetzt dazu angeregt, ein Pferd oder eine andere Person zu bespringen? Oder ist es bloß das Vorführen einer sexuellen Kraft, die nur sich selbst meint? Ich habe es vergessen, wenn ich es jemals kannte. Und du läßt diesen heroischen Schwengel ruhig baumeln und bewahrst dein nobles Gesicht. Bist, was Männer sich niemals zugestehen; schmachtend, nackt, unbedeckt, erregend.

Dieses bloße Fleisch, das uns immer begleitet hat, Jahrhunderte von Bauernweisheit und Frühling könnten in der Erinnerung des Volks immer noch ihre Arbeit fortsetzen, mit denen, die den Mut dazu aufbringen. Du stehst da und forderst mich heraus. Ruhig. Gelassen. Ohne eine Spur von Drohung – nicht einmal Prahlerei, obwohl man gewiß damit protzen könnte; für dich ist es natürlich. Was unter den Frauen am Tisch an einem Farmhausmorgen ein Kichern auslösen könnte oder tiefes Gelächter am Abend – Dinge, die dieser Tage irreal sind – weggedrängt: Die Größe eines Pferdepimmels ist komisch; Schwanz ist komisch und muß komisch gemacht werden, um ihn auszuradieren, um ihn bei Ex-Ehemännern oder College-Romanzen zu neutralisieren, ad acta gelegt für den wahren lesbischen Pfad. Wenn eine von uns sagte, ich liebe den Schwanz, wäre das ketzerisch, wenn nicht ausgesprochen verrückt – obwohl ich mich an meine gestrenge jüngere Schwester Mallory erinnere, die sich nach einem besonders euphorischen Mittagessen zu einer solchen Liebe bekannte. Es war in der Damentoilette und ungeachtet des Umstands, daß auch Mutter dabei war – wenngleich bei Mallory ohnehin fast alles statthaft ist, weil sie es so überzeugend einfordert –, und als ich ihr von meiner Toilette aus zuhörte, wie sie schwärmte, dachte ich, die hat Nerven. Sie kann das dreimal laut in einer öffentlichen Toilette sagen, ohne Mutter auf die Palme zu bringen, und ich bin in dieser Familie als Lesbe aufgewachsen, ohne mir jemals diese Eindringlichkeit, geschweige denn diese Begeisterung leisten zu können. »Ja, wirklich«, fährt Mallory donnernd fort, erzählt es meiner Mutter und der Schwester und der ganzen Welt, »ich liebe ihn, ich liebe den Schwanz ganz einfach.« Und ich dachte, was für ein Schwachsinn, da ich Fumio liebe und auch seinen Schwanz liebe, als ob er eine Erweiterung seiner Selbst wäre, aber mit einem Eigenleben, mit eigener Persönlichkeit. Aber nicht Schwanz im allgemeinen, alle Schwänze, unterschiedslos, irgendeinen Schwanz – sie wird von ihren verdammten jungen Schauspielern wie Dreck behandelt.

Aber jetzt begreife ich, was sie meinte. Denn das Objekt vor mir, Big Jims grandioser, baumelnder schwarzer Schwanz ist die Quintessenz von Schwanz. Plötzlich eröffnet sich mir die Männlichkeit, die Majestät der Männlichkeit, und ich liebe sie, vergöttere sie. Erinnere mich in einem Ansturm von Gefühl, daß ich sie immer geliebt habe. Männlichkeit, die Männer, alles, was männlich und anders ist, großartig, geheimnisvoll – als ob dieser glorreiche, überdimensionierte Pferdeschwanz ein Symbol des Männlichen selbst wäre, des männlichen Prinzips. Nicht nur hatte ich den Rockabilly-Spaß vergessen, wie es sich anfühlt, auf diesem Penisstab zu reiten, mich in seinem Kitzel und Drängen zu suhlen, ich hatte auch seinen Platz unter den Dingen vergessen, seine Hälfte des Universums. Als ob es in den Jahren des Feminismus und des Bedürfnisses, das Ungleichgewicht einzuebnen, notwendig gewesen wäre, das zu negieren, was zu viel für sich selbst beanspruchte: die Macht, ein trockenes und verdorrtes Privileg zu verteidigen, das nichts zu tun hatte mit dem wirklichen Vergnügen und dem Saft der Sexualität. Auch nicht mit lebendigen Männern und noch weniger mit ihren Organen, »Glied« – was für ein charmantes Wort, denke ich und schaue auf Jims. Das System hatte den Charme und kraftlosen Humor eines schlaffen Schwanzes angenommen, oder die Dummheit seiner Sanftheit, seiner Naivität. Oder den Stolz und die Überraschung eines steifen Schwanzes, das Drängende, die kleine, heldenhafte Faust – die Verletzbarkeit potent und gegenwärtig geworden, lustvoll und ungebärdig. Und natürlich das Entzücken darüber, ein solches Ding zu besitzen, dieses Organ anders als die Befriedigung von Brüsten, die versteckte Öffnung der Möse. Alles, es muß alles geben.

Und ein Pferd, um eine Lawrence-artige Tirade auszulösen – ich grinse in die Dunkelheit, blicke hoch zum Tier und seinem großen ausgefahrenen samtenen Schwanz, denke an die Jahre mit Fumio. Erinnere mich sogar an meinen Vater. Als ob ich durch meine Arbeit für die Mutter und die Schwestern Väter und Brüder vernachlässigt hätte. *Sexus und Herrschaft.* Bist du hier, wunderbare obszöne Präsenz, um mich daran zu erinnern, jenen bescheidenen Mann zurückzuholen, an den sich meine Lust in der Kindheit richtete? Eine Jugendliche, die verging vor Neugierde auf das Wunder zwischen seinen Beinen, verborgen durch Anstand, sinnlosen Gentleman-Anstand, der nur noch größere Neugier auslöste, Mystifikation. Nachdem ich die roten Genitalien meines Vaters aus den Augen verlor, ein winziges Stückchen erblickt zwischen den Falten seiner Unterhose, als er vor dem Bad die Kleider wechselte, nach einem Tag am Straßenbau, habe ich in deinem großen schwarzen baumelnden Schwanz etwas von dem Helden in jenem müden Mann wiedergefunden? – diese Kraft, diese alternde Großartigkeit, diese Mattigkeit des Berufsboxers, dieser erschöpfte Athlet. Der in seiner Reithose und den Segeltuchstiefeln entwarf, vermaß, kalkulierte und im Schlamm watend jedem Wetter trotzte, so müde von der Kälte und den Meilen, daß er kaum seine Socken ausziehen kann, um wieder aufzustehen und ins Bad abzumarschieren. Aber da er ein Gentleman und irgendwie auch ein Dandy ist, muß er baden. Es ist seine Aufgabe am Abend – und warum nicht, schließlich braucht er nach all diesen gigantischen Anstrengungen auch etwas Entspannung.

Und er wird ohnehin untergehen – sie werden ihn mit Geld und Krediten umbringen, die beiden Dinge, die er nicht kontrollieren kann, obwohl er sonst alles mit seinem Kopf, seiner Mathe, seinen Muskeln und seinem Mut besiegen kann, mit der Zuversicht und dem Einfallsreichtum, den sie ihm nicht austreiben können. Also wäre es bei seiner endgültigen Einsicht in die Niederlage, einer Einsicht, die er nun schon seit Monaten tagtäglich hat, als wäre es nach all dem schön, ein Bad zu nehmen und mit den Kindern zu plaudern. Mit dem Braunäugigen, das so verliebt in ihn ist und ihn jetzt gerade ausspioniert. Meine Schlüsselszene, ich sitze auf der Bettkoje in meinem Zimmer und sehe zu, wie er sich in seinem Zimmer auszieht. Ein Mann auf einem niedrigen gepolsterten Stuhl mit einem Fußschemel vor sich, der seine Stiefel aufschnürt. In seiner Unterhose, und nur dorthin lugte ich, woher die Erleuchtung kommen würde, deren Fakten ich von den Nachbarskindern kannte, sogar von Mutter. Als Mann hatte man einen, einen Penis – mein ganzes Leben habe ich darauf gewartet, mich auf die Entdeckung dieses Augenblicks konzentrieren zu können. Nicht auf deine eleganten Kleider, die ich verehrte – die Cordhosen oder die Gabardinehemden aus Kanada mit sechzehn Perlenknöpfen an jedem Ärmel. Auch nicht auf das weiße Leinenhemd beim Alltagsabendessen, die weiße Flanellhose am Sonntag, die weißen Wildlederschuhe, die ich als deine Pagin bürstete. Nein, es ist ein neues Geschöpf, das dich beäugt und in erster Linie auf deine weiße Unterhose neugierig ist.

Habe ich dreißig Jahre später ein Pferd erfunden, um dich darzustellen, Jim, um dich hervorzuzaubern, um irgendeine spirituelle Verbindung zwischen einem toten Vater und dem männlichen Faden herzustellen? Nicht freilich, daß dies hier kein echtes Pferd wäre mit einem sehr realen Schwanz. Eine Blasphemie, es nach einem toten Elternteil zu benennen, ein irischer Witz. Aber mehr noch: eine Tochterpietät bizarrer Art. Und ich tat es aus Respekt und Zuneigung, damit seine großartige tierische Form und Ausdauer dich fortleben läßt, müder Mann der Toten. Du warst einst so elegant wie sein Kastanienfell ... Alte Fotografien von dir ganz in Weiß, auf der Leitplanke der Straße hockend, die du soeben gebaut hast. Frisch wie die Farbe auf dem Straßenzeichen, die schwarzweißen Pfosten zwischen den Leitdrähten, dein Grinsen über dem weißen Hemd und der weißen Flanellhose, den weißen Schuhen deines sechsundzwanzigsten Sommers. Ein Charmeur. Damals hattest du noch die ungebrochene Kraft, die fortlebt in diesem reifen, aber wieder jungen alternden Pferd, das ich vor dem Metzger gerettet habe – das Getrampel von Big Jims Hufen, wie er seine neuen fünf Morgen abläuft, wie er den Hügel hinunterstürmt, wenn er uns kommen sieht, Molly beim Überqueren des Feldes umtänzelt. Es ist dieser Mut und diese Kraft, diese edle Haltung von Kopf und Rücken, dieser animalische Satyrgeist, und das alles gebündelt im Schwanz, der vor mir hängt.

Ich würde ihn gerne berühren. Mit Respekt, aber auch mit Lust, ja sogar ehrfürchtig, nicht nur seiner Größe wegen, sondern auch dafür, was er symbolisiert. Ihn zu berühren würde eine Verbindung mit dem letzten Tabu herstellen, jenseits von Bestialität und Inzest: eine utopische prähistorische Welt. Wenn wir so mit den Pferden lebten, wären wir sicher? Würde sich die Kunde verbreiten und Verfolgung nach sich ziehen?

Petras Gestalt in der Dunkelheit unten am Hügel kommt mir entgegen: »Eine weitere Nacht auf dem Feld?« – »Eigentlich die erste, aber ich habe meine Rüstung vergessen.« – »Wie wär's mit einem Schlafsack?« – »So ernst meine ich es eigentlich nicht, ich bleibe nur, bis mir kalt wird. Hast du jemals den Schwanz eines Pferdes gesehen, Petra?« – »Es ist ziemlich schwierig, ihn zu übersehen, nicht wahr?« Wir blicken voller Ehrfurcht auf Jim. »Du solltest Sheila fragen – sie ist voller Geschichten. Es scheint, daß die Besitzer männlicher Pferde sie säubern müssen.« – »Interessante Arbeit.« Ich erröte in der Dunkelheit. »Hmm, sonst bildet sich Smegma oder so was.« – »Wie machen sie es denn in der Wildnis?« – »Da muß ich passen. Frag Sheila beim Frühstück – das wird die Stimmung heben. Ich lass' dich jetzt mit deinem Abenteuer allein, aber zieh dir die Jacke an, die ich dir mitgebracht habe.«

Ich schaue ihrer Gestalt hinterher. Trotz aller Förmlichkeit weiß sie genau, was mit mir los ist, die sexuelle Färbung meiner Grübelei, ist amüsiert und sympathisiert. »Was würde die verrückte Bande denken?« frage ich mich, aber natürlich wird Petra es ihnen nicht erzählen. Wie erstaunlich tolerant sie ist, mehr als alle anderen hier; kein Abenteuer ist ihr zu zotig oder verrückt oder spekulativ oder abstrakt oder schockierend. Weil ihr Sinn für Moral und ihre Würde fast perfekt sind, so eng verbunden mit ihrem eigenen Denken. Eine schlanke Gestalt in ihrem ordentlichen Mantel und der schmalen Hose, ihr schönes schwarzes Haar hüpft ein wenig, als sie den

Hügel hinunterläuft und an der Stelle aus dem Mondlicht hinaustritt, wo der Zaun sich in die Koppel öffnet. Dann biegt sie um die Ecke in die Dunkelheit und dann auf die Straße im Mondlicht, zurück zu den Lichtern des Farmhauses oder des Cottage. Wo ist Sophie jetzt, in der lila Scheune mit der Truppe ihrer Verehrerinnen oder mit einer Verehrerin allein? Die Aussicht, sie zu suchen, ist in letzter Zeit zu trostlos. Hier ist eine bessere Weisheit, hier gibt es etwas von den Tieren zu lernen, und die Gesellschaft der Tiere ist plötzlich interessant, jetzt, wo sie so groß und großartig sind, so gesellig in ihrem Verhalten zueinander, so viel freundlicher und höflicher als die Menschen. Wie Gulliver im vierten Buch werde ich sein, lache ich vor mich hin.

Und ich habe das Spektakel von Jims Schwanz, ein Genuß für sich. Ich muß Sophie dieses Wunder zeigen, denke ich; es wird die alte Geilheit in ihr erregen, wird ihr Spaß machen. Es wird ein Wunder sein, ein Geheimnis, in das ich sie einführen kann. Nicht, daß sie wahrscheinlich nicht alles über Pferdepimmel weiß – sie war früher Turnierreiterin –, aber vielleicht hat sie es vergessen. Heute nacht aber, in diesem Mondlicht, läßt Jim seinen Schwanz für mich allein baumeln, um mir zu gestatten, seinen fremden Samt anzufassen, wo ich in Wirklichkeit ziemliche Angst davor und vor seiner Größe habe, vor dem Tabu und dem Verbotenen, vor meiner ehrfürchtigen Lust angesichts dieses Wunders. Kann er es spüren? Würde es ihm einfallen, sich auf mich zu legen und mich zu Tode zu quetschen? Ich liege vor dem Pferd und frage mich, ob der Moschus meiner Möse seine Nüstern erreicht, und entscheide dann, daß die Folgen meine Fähigkeiten bei weitem übersteigen würden.

Ich muß aufpassen, um Molly, seine Gefährtin, nicht zu verletzen; ich setze mich auf – sie könnte mich im Handumdrehen niedertrampeln, mir den Kopf zertrümmern. Obwohl sie desinteressiert und friedlich erscheint, nicht anders als er. Die Hand ist das einzige, das ihn erkennen kann, die Hand, deren Berührung er an seinem großen Schwanz zuläßt. In seiner samtenen Schwärze bin ich jetzt nicht nur mit meinem Vater und mit Fumio verbunden, sondern mit Edward, dem schwarzen Häftling, der aus Folsom entlassen wurde und mit dem ich jahrelang korrespondierte. Als er freikam, bot er an, mich hier auf der Farm zu besuchen – ich habe mich immer gefragt, ob ich dieses Angebot hätte annehmen sollen.

Aber da waren Dakota und später Sophie; immer verhindern die Frauen die Männer, und ein mittelloser Betrüger hätte ein monumentaler Fehlgriff sein können. Also war ich diskret und ermutigte ihn aus der Entfernung, verlor aber dann den Kontakt, nachdem er mehrmals versucht hatte, mich um Geld anzupumpen. Aber ich hatte diesen schönen Mann auch geliebt, nicht nur mit der platonischen Liebe der Briefe ins Gefängnis, sondern in seiner Körperlichkeit bei meinen Besuchen; er war schön, stolz und intelligent. Jetzt engagiert er sich hoffentlich für die Gefängnisreform und streunt nicht irgendwo durch die Straßen. Im Mondlicht und in der Hand den Schwanz eines Pferdes kann ich mich an ihn erinnern – was bei ihm sein geduldiges, unendlich geduldiges Häftlingsgrinsen hervorrufen würde. Die Narbe auf seiner Wange, die grauen Augen, das Ergebnis seines französischen Bluts, amüsiert und welterfahren, doch immer noch jungenhaft wie Fumio, der lachen und sich auf die Schenkel schlagen kann.

Und was würde mein lachender, trinkender irischer Vater zu dieser Eskapade sagen? Jetzt bin ich über die Schläge auf den Hintern hinaus; du würdest dich jetzt, Mann, der in jenen Jahren die gesamte Männlichkeit verkörperte, der Frau unterwerfen müssen, nicht dem Mädchen – Kinder zu schlagen ist ein schwacher Ersatz für sexuellen Mißbrauch. Und du warst keusch. Wenn du am Leben wärst, würde ich dich endlich ficken können. Aber du bist tot. Nicht einmal mehr mit meiner Mutter verheiratet, tot. Du bist nicht einmal mit deiner zweiten Frau verheiratet – wie verraten fühlte ich mich, als ich erfuhr, daß du drei weitere Kinder gezeugt hattest, zwei davon Jungen. Doch als ich dich das letzte Mal sah, kam es mir gewiß nicht in den Sinn, dich in irgendeinen sexuellen Zusammenhang zu bringen. Du warst ein alter Mann, der, wie Fumio sagte, dem Tod entgegenging, schon so etwas wie ein Gespenst. Aber was von dir bleibt, mein Vater, hier auf diesem Hügel im total verrückten Mondlicht, was bleibt, ist meine nie befriedigte Lust nach dir. Die mich auf ewig in meiner Pubertät verharren läßt, in jenem Augenblick der Sehnsucht, in dem du gerade dann von mir genommen, als ich die Sexualität entdeckte. Gewiß nicht der Grund, warum du gingst; du hattest eine Menge Gründe. In Wirklichkeit wurdest du ja verjagt, als Ehebrecher des Hauses verwiesen, von Mutter, nicht von mir – ich war ja auch eine Gesetzlose.

Ich hatte nur die Erinnerung an einen ewig jungen Vater, ewig gutaussehend, ewig sexuell und immer gerade außerhalb meiner Reichweite. Der Mann der Männer. Während ich dieses Tier berühre, kann ich das alles erleben, kann heimkehren mit dem Wissen, wie sehr ich dich damals begehrte; nicht nur damals, auch später. Damals wäre ein erwachsener Mann ein Eindringling gewesen, wie bei allen weiblichen Kindern, die von tölpelhaften Vätern belästigt und in geheimer Abhängigkeit gehalten werden, die vergewaltigenden Inzestväter. Nein, ich war bereit, und wenn auch damals nicht in der Lage, so konnte ich dich in all den späteren Jahren doch irgendwo im Kopf begehren. Um so mehr, als ich mich dem Alter nähere, in dem du mich verlassen hast – so daß du jetzt zeitgleich mit mir fünfundvierzig bist. Ein kräftiger und schöner Mann im besten Alter bist du, knapp vor deinem Bankrott und deiner Schande. Kurz vor deiner Vertreibung aus unserem Heim und fort von deinen Kindern. Gewiß hatte sie ihre Gründe – sie waren bloß nicht meine. Wenn du trinkst, so tue ich es auch. Wenn du vom Geld ermordet werden kannst, kann ich es auch – ich versuche, diese Farm zu leiten, du könntest das mit der linken Hand. Du bist alles, was ich jetzt zu sein versuche, nachdem ich die Dinge hinter mich gebracht habe, die Mutter mir aufgab, Studium, Bücher, Reden: Jetzt wende ich mich deinen Brigaden und Straßen zu, deinem Land, das es zu vermessen gilt, deinen Bäumen, die großgezogen und gefällt werden müssen. Das Land – das Land bearbeiten, das dein Medium war, Erde abtragen und aufhäufen, Bildhauer im großen Maßstab, dem endgültigen Maßstab. Ich bin immer noch Bildhauerin, nur anders, und da ich zuerst Bildhauerin war, bin ich dir ja von Anfang an gefolgt und tue es wieder, indem ich in das Baugewerbe einsteige, bei dessen Erlernung ich mich so ungeschickt und schwerfällig anstelle. Mit dir in mir wie ein Motor, der sich dreht und dreht, damit ich mich überhaupt in Bewegung setze.

Ich möchte beide Eltern sein, und da ich nun schon Frau bin, möchte ich den Vater, der das Männliche in mir verkörpert, auch heiraten und ficken. Gefällt dir diese Respektlosigkeit, alter Mann? Lachst du in dich hinein, oder hast du Angst vor solcher Lästerung und hebst deine Hand, um mich zu schlagen, begibst dich auf die Seite der Autorität. Bist du dieser Tage mit Gott Vater, oder bist du einer von uns, ein von der Welt gebrochener Mann, der in Gedanken sündigen und daran seinen Spaß haben kann? Jenseits des Lebens, jenseits erdachter Verbrechen: weise, frei, amüsiert, bereit, wieder zu Erde und Fleisch und Geist geworden, Tier; Tier wie dieses Tier, das ich am Schwanz halte. Bist du tot oder am Leben, Jim Millett? Tot, ja, aber am Leben im Willen, im Geist. Ich meine keinen Nächstes-Leben-Optimismus, aber dein Wille in bezug auf mich ist immer noch in der Luft, und wünscht er mir Gutes – würde er mir am Ende erlauben, ihn zu lieben?

Das letzte Mal, als wir uns trafen und uns an einer Bushaltestelle in Port Authority nach zwanzig Jahren der Totenstille zwischen uns verabschiedeten, hattest du ein Exemplar von *Sexus und Herrschaft* in der Hand, das Buch, das ich eben erst geschrieben hatte und dir stolzgeschwellt vorlegte – und irgendwie hast du es sogar geschafft, Stücke daraus zu lesen, vielleicht in der Nacht in deinem Hotelzimmer während dieses fast barmherzigen Besuchs bei deinen Töchtern vor deinem Tod: eine Reise, die wir der Großzügigkeit deiner reichen Schwester zu verdanken hatten. Du sagtest, ich solle mich nicht kränken, daß eine der Schwestern ihr Exemplar ungelesen zurückgeschickt hat, weil sie nicht begriffen hatte, daß die ersten Passagen Zitate waren, und das Buch für Pornographie hielt. »Vergiß es, so ist sie eben«, sagtest du mit einem Schmunzeln. »Was mich betrifft, so glaube ich, daß du ganze Arbeit geleistet hast.« Wieder einer seiner göttlichen Glucklaute. »Ja, sehr gute Arbeit.« Ein ganzes Buch gegen das Patriarchat, und du, der du mein Patriarch warst, bist einverstanden, löst dich davon ab und beziehst meine Position – ich, eine Rebellin wie du. Daß du einverstanden warst – wie großartig war dieses Geschenk; vor deinem Tod war nicht genügend Zeit, um es richtig zu begreifen und angemessen zu würdigen. Und jetzt tot, Scheiße, schon so viele Jahre, und auf einem kleinen Hügel auf einem Feld stelle ich mit Hilfe eines Pferdes im Mondlicht eine Verbindung zu dir her. Ironie und Absurdität. Aber was bleibt mir sonst? Das Pferd einen Geist nennen, eine Personifizierung – nein, nichts so Ausgeklügeltes. Das Pferd ein Tier nennen, ein männliches Tier mit wunderbaren Proportionen, seinen herrlichen Kopf und Rücken betrachten – es ist ein Tier, kein Mann. Aber etwas in ihm, nicht nur sein Schwanz, kann dich heraufbeschwören, meinen toten und vergötterten Vater, so daß ich mich wieder an meine Liebe zu dir erinnere und an das Entsetzen über den Verlust, ohne Tränen und mit einer anderen Trauer, die Dankbarkeit ist – dafür, daß durch dieses Geschöpf die Erinnerung an dich wiedergekehrt ist, die Erfüllung meiner Lust für dich unvollendet, weil sie unmöglich ist, bei ihm ebenso wie bei dir. Aber die bloße Berührung dieses riesigen, wunderbaren Schwanzes ist die Berührung alles Männlichen, geliebt und zart, heroisch und anders und doch gleich, weil vereinigt im Fleisch, aus dem wir alle bestehen, das vibrierende Leben im Blut, das die Venen und den Atem in meiner Brust verstopft. Die deine niemals berühren wird, niemals mit dir liegen wird, dich nicht einmal wird umarmen können. Du bist in der Tat tot. Großes, mächtiges, ewiges Wort.

Aber er, das Tier, das sich wundert und unruhig wird, das ich ziehen lassen und morgen wiedersehen kann, wird irgendein Zen-Stellvertreter sein, lebendig und mit deinem Namen. Diese tierische Gegenwart stellt eine gewisse Verbindung zu dir her und zu allem, was ich von dir vermißt habe, die männliche andere Seite des Lebens, seine Sorglosigkeit und seinen Mut, seine Potenz und seine Macht, seinen lachenden närrischen Spaß, und es wird helfen. Wie dir wird es mir helfen, es durchzuziehen und zu wagen, was ich mir vorgenommen habe, verändern und wiederherstellen, mähen und neu ausstaffieren, die Werkzeuge und verflixten Maschinen beherrschen, Gerätschaften, vor denen ich mich teilweise fürchte. Wir brauchen männliche Schutzpatrone, Quellen, Energie; wenn schon keine männlichen Götter, so doch Satyre.

Lauf, Big Jim, ins Mondlicht und hinaus in die Dunkelheit und wieder ins Licht, sei alles, was du bist und sein kannst. Und bleib, Aura um meinen Kopf, segne mich und hülle mich ein, Vater, beschütze und tröste mich, lach mit mir und verzaubere mich. Bleib bei mir in meinem Kopf, damit wir miteinander trinken und einander alles erzählen können. Der Traum, den ich immer hatte, als du noch am Leben warst, mich mit dir zu betrinken und zu reden ohne Unterlaß – verdammt, als ich dich das letzte Mal sah, warst du staubtrocken. Also hattest du dich natürlich ans Sterben gemacht; das verwandelte dich in ein Gespenst. Irgendwo höre ich ein gurrendes Schmunzeln: »Das Leben nach dem Tod ist voller Canadian Club.«

16

Ich mache mir Sorgen um Kim. Sie scheint alles satt zu haben: den Krieg hier, den Zweifel, die Schwierigkeiten und Rückschläge beim Umbau der Scheune. Es scheint wenig Hoffnung zu geben, die Arbeit zu Ende zu bringen, das Projekt, das das Herz dieses Sommers hätte sein sollen. Die Untermieterin, die den Winter hier hätte verbringen sollen, hat abgesagt, überzeugt davon, daß wir nicht rechtzeitig fertig werden würden. Es scheint alles hoffnungslos zu sein, und die Frauen springen eine nach der anderen ab. Lauren. Libby muß bald aufs College. Die Fertigstellung der Scheune hätte unser gemeinsames Werk sein sollen; jetzt haben wir versagt. Kims Jugend erträgt dieses Scheitern nicht, erträgt aber auch nicht, sich weiter darum zu bemühen. Sie ist müde und hat Angst. Mir geht es nicht anders. Sophie ebenso. Der Sommer geht zur Neige. Von Tag zu Tag wird es schwerer weiterzumachen. Jetzt haben wir nur noch zwei Wochen, um das Gebäude fertigzukriegen.

In letzter Zeit verweigert sich Kim immer mehr; verkriecht sich im Dachgeschoß des lila Hauses, gestern ist sie nicht einmal aufgestanden. Später wurde mir gesagt, sie sei krank. Einen ganzen Tag lang. Am nächsten Tag nur etwa eine Stunde Anstrengung bis zum Mittagessen. Beim Mittagessen ist ihr wieder nicht wohl. »Kann ich überhaupt im selben Gebäude Gipsplatten aufstellen, ohne sie zu stören?« frage ich mich und ärgere mich über das schmollende Kind, das sich gehenläßt, über den verwöhnten Fratz, über ihre bewußt herbeigeführte Entfremdung, aus der sie ein Drama macht. Ich erinnere mich an die Zeit, als wir Kumpel waren und gemeinsam auf der Veranda auf den Sonnenaufgang warteten. »Wenn du Kim nachspionierst, wird sie uns auch noch verlassen«, warnt Sophie, »laß sie um Gottes willen zufrieden.«

Die Arbeit muß weitergehen; wenn sie bleibt, sollte sie mitmachen. Wenn sie geht – aber ich kann den Gedanken an eine weitere Abtrünnige nicht ertragen, verlassen werden, ein Urteil über mich. Finde also einen Modus vivendi mit Kim, bis sie sich gefangen hat. Sie ist bloß einsam ohne die anderen und schwer enttäuscht wegen der Scheune. Es ist meine Schuld, daß wir nicht fertig werden und die Untermieterin verloren haben, nicht ihre. Von ihrem Standpunkt aus ist das lila Haus Lehrlingsland, gebaut für sie selbst und ihresgleichen, die Frauenkolonie. Wie ich es schaffe, meine Steuern zu zahlen und meine Unkosten zu finanzieren, ist nicht ihr Problem. Es ist wirklich nicht ihre Angelegenheit, wenn du bankrott in den Winter gehst, weil du dein Essensgeld in Fußbodenbretter investiert hast. Sie gehören jetzt dir – also sieh zu, wie du klarkommst; du bist diejenige, die das verdammte Haus baut. Also kämpfen Petra und ich und Sophie mit der Isolierung, den Gipsplatten, den Leitungsrohren. Am Ende des Nachmittags schaut das letzte Rohr des Belüftungssystems durch das Holzschindeldach in die frische Luft. Kanalisation und Belüftung sind fertig; jetzt bleibt nur noch das Wasser. Wir vertiefen uns in Bücher, die dieses Wunder veranschaulichen. Am Ende sind wir bereit für die große Lötlampe, die professionelle Ausrüstung für hundert Dollar, die wir bei N & S gekauft haben, dem größten und besten Laden für Installationen in der Gegend. Eine 25-Meilen-Reise haben wir vor einem Monat auf uns genommen, alle Lehrlinge kamen mit wegen der speziellen Erfahrung – alle wollten wir »Installateurinnen« werden. Jetzt sind wir weniger geworden; in Wirklichkeit baut Sophie die Wasserrohre alleine ein, während Petra und ich die Wände fertigmachen.

Es ist ein heißer Mittag im August, und immer noch keine Spur von Kim. Dann ein Nachmittag ohne sie, bloß in der Ferne zu sehen als Spaziergängerin. Morgen wird es ihr bessergehen; du mußt Geduld haben. Sophie hat entsetzliche Angst, daß sie uns verlassen könnte. Und wir brauchen Kim jetzt so dringend, um weitermachen zu können. Vielleicht braucht sie es auch, wieder zur Arbeit zurückzukehren, sich nicht unterkriegen zu lassen, es weiter zu versuchen. Man darf nicht vergessen, daß sie noch nie in ihrem Leben etwas so Hartes unternommen hat. Nur Sophie hält sie noch hier fest; Kim ist böse auf mich, und nur ihr Glaube an Sophies Aufgabe, mich davor zu retten, mich selbst und mit mir diesen Ort zu zerstören – nur das hält sie bei uns fest.

Aber die Bindung löst sich. Es muß ihr mittlerweile schon in den Sinn gekommen sein, daß es von Sophie vielleicht unvernünftig ist, bei einer Person zu bleiben, die so labil ist wie ich, daß es unvernünftig ist, weiterhin an ihren Rohren herumzubasteln. Bloß für ein

Haus zu arbeiten, wenn der Ort zu leer ist, um noch Spaß zu machen, wo es früher mit den anderen so lebendig herging. Jetzt gibt es nicht mehr genügend Frauen zum Schwimmen, zum Spielen, zum Klönen im Gras an langen Sonntagnachmittagen auf Handtüchern, Drinks, die in kalten Gläsern glitzern, wenn jemand mit dem Tablett aus dem Farmhaus kommt, und alle rufen nach Eistee und Bier, und bring doch eine Flasche Wein mit und noch einige Gläser, es ist schon spät genug, um eine zu öffnen, und vergiß nicht die Sonnencreme, oder besser das Insektenspray für die Stechmükken, es wird schon Abend, wer hat den Bücherteil, hast du den Theaterteil schon gelesen? Das ist alles vorbei. Nur noch dieser beharrliche Versuch, eine Sache fertigzubringen, um am Ende etwas vorweisen zu können, auch wenn die Scheune noch nicht komplett bewohnbar ist und man sie ebensogut bis zum Frühjahr stehen lassen könnte. Gewiß ist es akademisch, jetzt noch weiterkommen zu wollen. Warum nicht einen Siebdruck machen oder mähen oder einfach ausspannen? Es ist das Ende des Sommers, fast alle sind schon weg – warum werkst du immer noch an dieser Sache herum? Ja, ich kenne diesen Sirenenruf und höre ihn den ganzen Tag in meinem Kopf, während ich Kims Ausflüge in die Natur beobachte und mich frage, ob sie morgen wieder zum Hammer greifen wird.

Kim ist tatsächlich abgefahren. Was folgt, ist das Transkript eines Tonbands, das sie für mich einige Tage vorher aufgenommen hatte, als sie noch mit sich haderte, ob sie bleiben oder gehen sollte:

> Dies ist vielleicht mein letztes Geschenk an Dich. Es ist ein Tonband mit allem, was ich Dir in den letzten Tagen und Wochen sagen wollte. Was Du überhört hast. Teilweise, weil Du glaubst, daß Du mir nicht wichtig genug bist und daß ich Dich nicht genügend respektiere. Und daß das, was ich sage, nicht der Rede wert ist, oder daß ich zu jung bin, um wirklich zu begreifen. Aber ich glaube, daß ich einiges sehr wohl begriffen habe. Und ich habe hier eine Menge sehr wichtiger Dinge erlebt, die ich Dir mitteilen will. Weil ich dieses positive Gefühl gerade jetzt nicht mehr spüre ... in Wirklichkeit bist Du die Kate Millett, die ich am Anfang kannte. Und das müssen eigentlich viele andere Leute wissen.
>
> Ich möchte Dir Auszüge aus meinem Tagebuch vorlesen, meine Reaktionen auf Dich und die Farm und die anderen Frauen hier während der Zeit, die ich hier verbracht habe. Und versuchen, Dir einen Einblick zu geben in das, was wir Lehrlinge wirklich sind, was wir wirklich denken. Weil du jetzt vollkommen verstrickt

bist in Deine Sicht von uns und Deiner Kränkung und warum wir Deiner Meinung nach hierher gekommen sind. Und da gibt es Diskrepanzen.

Dienstag, 17. Juni: Die Grünschattierungen von Tannen, Eichen, wilden Gräsern, Feldern und Wäldern bündeln sich vor mir durch dieses offene Fenster der Scheune. Ich sitze an einem kleinen Tisch aus staubigem unlackiertem Holz und einem Fenster ohne Scheiben, mit heruntergebogenen Läden, die einander nicht treffen, um die Sonne abzuschirmen. Hier war einmal ein Hühnerverschlag, habe ich gehört, aber die nackten Wände und die Decke sind saubergeschrubbt. Die Schaumstoffmatratze liegt auf dem Boden. Neben diesem Schreibtisch, dem Stuhl und einem langen verwitterten Tisch gibt es nur leere Bilderrahmen an der Wand und einen Schaukelstuhl ohne Sitzfläche. Die Sonne scheint durch das Fenster auf mich, obwohl es schon nach sechs ist. Ein Abend voller Vögel – ich muß ihre Namen lernen –, die ihren Chorgesang von den Bäumen trällern. Links unten liegt der Teich ... Wir können hier kommen und gehen, wie wir wollen, lassen uns von der Arbeit in das Gespräch, in die Kunst, in das Schweigen gleiten. Wir warten alle auf die Rückkehr von Kate und Sophie, die in die Stadt gefahren sind. Irgend jemand ruft aus »da sind sie ja«, und wir gehen. Eine Stunde später sitzt eine neue Gruppe von Personen am Teich, die Sonne jetzt nur noch ein gelber Ball auf dem Hügel hinter den Bäumen. Kate Millett wird Kate, eine komische ältere Frau, die versucht, ihre Kunst zu verkaufen und das Leben für sich und ihre Freundinnen interessant zu gestalten. Wir werden zu »Kids« mit unserer Mama – Sophie. Wir werden Künstlerinnen, die das, was sie gelernt haben und lernen, untereinander austauschen, Lesben und Feministinnen ...

Wir setzen uns zum Abendessen, das aus der Küche gebracht wird, unterhalten uns über den verstrichenen Nachmittag und den gestrigen Tag in den Straßen der Stadt. Ein interessantes Gespräch. Wir sitzen am Tisch und debattieren und umkreisen das Thema Gewalt und Frauen. Sophie führt ihre Argumente sanft ein, ist bereit, auf Laurens und Sandys militante Positionen einzugehen, die das wiedergeben, was sie ganz persönlich empfinden. Ich führe an, daß Frauen ihre Wut weder selbstzerstörerisch noch für andere zerstörerisch ausdrücken dürfen – meine These. Und ich werde angehört. Und Kate liefert einen wunderbaren melodischen Beitrag über unsere Geschichte, wie wir Veränderungen langsam und mit Eleganz annehmen sollten, ohne unsere eigenen Werte aufzugeben. Dem anonymen, aber autonomen Mann auf der Straße, der uns belästigt, um sich damit Macht zu erkaufen oder zu erbitten, ins Auge schauen. Und warum wir versuchen, nicht zu töten, sondern zu argumentieren, all diese unverständlichen Reaktionen in Bahnen der Vernunft zu lenken ...

Am nächsten Donnerstag abend – ich werde das nie vergessen – war Punk-Abend. Und Du warst die Hure von der 42. Straße mit Deinem Zuhälter. Umwerfend komisch. Wir dachten, wir würden das Mädchen vom Waschautomaten zu Tode erschrecken mit unseren Faxen. Du warst zutraulich zu uns, und also waren wir zutraulich zu Dir. Du warst Mama. Nein, Du warst nicht die Universitätsprofessorin – wir sind nicht gekommen, um unsere Zeit mit einer Universitätsprofessorin zu verbringen. Dafür habe ich mein Leben in Stanford nicht zurückgelassen. Ich bin gekommen, weil Du eine Künstlerin bist, eine Wissenschaftlerin, eine Feministin. Und gewiß nicht, weil Du eine Berühmtheit bist. Ich bin gekommen, um hier Tischlerei zu lernen, die Grundlagen der Mechanik, das Siebdruckverfahren, Schreiben. Um zu lernen, stark zu sein. Und ich habe alle diese Dinge gelernt.

Ein Seufzer.

Und was ist aus Dir geworden? Ich habe also erfahren ... eines der Probleme, mit denen wir in den letzten Wochen zu tun hatten, bestand darin, daß Du das Lithium abgesetzt hast. Weil Du und Sophie spätnachts einen Streit hattet, und wir haben es gehört. Manchmal haben wir das Geschrei auch morgens gehört ... Es war die Nacht nach Laurens Musikvorführung, als wir alle miteinander in Streit gerieten, und Du so böse darüber warst, wie Musikerinnen behandelt werden, und davon nicht genug kriegen konntest. Und daraus wurde ein Streit darüber, wie die Lehrlinge Dein Haus behandeln. Ich kann mich erinnern, daß ich Dir an jenem Abend zu erklären versuchte, daß das nur daher kommt, weil wir, als wir hierherkamen, nicht alle Regeln des Hauses kannten, Dinge, die für Dich selbstverständlich sind: wie ein Perserteppich zu behandeln ist, wo wir unsere Schuhe hinstellen sollen, wie das Geschirr zu spülen ist, wann wir morgens aufstehen und wann wir zum Essen erscheinen sollen. Wir sind doch alle aus sehr verschiedenen Milieus. Wenn es gewisse Dinge gibt, die Du in Deinem Haus befolgt haben willst, mußt Du es Deinen Lehrlingen von Anfang an mitteilen. Das ist einfach, daran können wir uns halten. Du bist eine Anarchistin oder so und wolltest, daß wir von alleine draufkommen, und wurdest ungeduldig, wenn es Dir zu lange gedauert hat.

Also Freitag, den 11.: Ich hatte meine Fahrstunde. Und an diesem Wochenende kamen Deine Schwester Mallory und Deine Freundinnen Petra und Dakota. Und hast ihnen alle Siebdrucke geschenkt. Ich war kaum dabei. Aber am Sonntag abend hast Du auch uns Drucke gegeben, und dann hast Du losgelegt mit Deinem Vortrag, daß Du eine Universitätsprofessorin bist, und wir würden Dich nicht respektieren und wie schlecht wir das Haus behandeln. Du hast uns beschenkt, diese wunderschönen Drucke, und uns gleichzeitig erschreckt mit Deinem Zorn. Und wir dachten, was haben wir falsch gemacht? Wir sind hierhergekommen, um mit Dir zu sein, um von Dir zu lernen. Und wir sind diese Kinder geworden – garstig, nachlässig, ignorant. Und das sind wir nicht.

Und dann fing das an mit den großen Streitgesprächen beim Abendessen. Und ab Dienstag abend hat Sophie versucht, Dich dazu zu bewegen, das Lithium wieder zu nehmen. Weil Du die ganze Nacht davor wach geblieben bist und in einem fort geredet hast. Du hattest auch begonnen, in Dich hineinzulachen. Und Du hast geredet und geredet. Brillantes Zeug, alles war glasklar – vom Erscheinungsbild einer Keramikvase über japanische Philosophie bis zu amerikanischer Politik und Deiner Kindheit. Alles hatte Hand und Fuß, ja –

aber ich nehme an, daß es für alles eine passende Zeit und einen passenden Ort gibt. Und wenn Du uns Vorträge halten wolltest und wir sie hätten hören wollen, dann hätte es eine bessere Zeit und einen besseren Ort gegeben ... als gerade dann, wenn wir versuchen, einen Nagel in ein Brett zu hämmern oder so. Ich fürchte, daß Du das, was ich jetzt sage, mißverstehen wirst, aber es ist einfach unpraktisch.

Bevor Lauren dieses Wochenende abreiste, wollte ich, daß wir alle zusammen auf das Band sprechen. Ich wollte mit den verbliebenen Lehrlingen zusammen sein – wir halten uns für die Getreuen dieser Familie –, um für uns selbst und für Dich die Erinnerung an unsere Erfahrungen hier festzuhalten. Erinnerung ist so wichtig – oder hast Du vergessen? Ich kann auch sehr leicht zynisch werden. Du bist dieser Tage so unerreichbar. Du sagst, daß wir Dich nicht respektieren, daß wir Dich die ganze Zeit beleidigt haben, daß wir wegen unserer Jugend ignorant sind. Und in diesen Vorwürfen und in anderen ist auch ein Kern von Wahrheit. Ja, wir waren rücksichtslos und doof. Aber Du vielleicht auch. Wir waren aber nie respektlos und bösartig ...

Ich möchte Dir gerne eine Geschichte vorlesen, die ich vielleicht vor einer Woche geschrieben habe.

»... Wir setzen uns zum Essen, und das Telefon läutet. Kate macht irgendeine Bemerkung über Salz und Pfeffer, die auf dem Tisch fehlen. Wirft uns vor, uns um nichts zu kümmern, die Melone verdorben, weil sie nicht im Kühlschrank war – ›Du bist entweder ein Melonenkopf oder ein verzärteltes Kind reicher Eltern‹, sagte sie mir heute nachmittag und wollte die Melone wegwerfen. ›Du kannst es Dir aussuchen!‹ Ich konnte darüber lachen. Die Butter weggeworfen, weil zu lange draußen gelassen. Egal, wie gut sie mit den Besorgungen zurechtkommt, die hier anfallen – wie blind ist sie sich selbst gegenüber. Und sollten wir uns auch nur im geringsten beklagen, wäre die Retourkutsche Einschüchterung, der Vorwurf der Respektlosigkeit, irgend etwas dergleichen.«

»Wenige Augenblicke später läutet also erneut das Telefon in die Stille. Das ist zu viel. Kate springt schreiend auf und antwortet dann mit etwas mehr Selbstkontrolle: ›Hallo – nein, sie ist nicht da. Nein, ich weiß nicht, wo sie ist.‹ Und schleudert den Hörer nieder. Kehrt brüllend zum Tisch zurück und beschwert sich über diese dumme Kuh, Gretchens kleine Freundin, die es wagt, sie auf Kates Telefon anzurufen ... Die Worte bringen mich zur Weißglut. Diese Heuchelei: Kate, die weiß, was Lieben und Geben heißt, die uns diese Seite von sich gezeigt hat und nun wünscht, daß wir sie wegen ihrer eigenen Wut hassen. Sie hassen? Diesen Wahnsinn. Weswegen? Wir können nicht sicher sein. Ach bitte, komm doch zurück. Ich nehme meinen Teller und eile fort, um alleine zu essen. Ja, es ist traurig, alleine zu essen, niemanden zum Reden zu haben, das überstürzte Tempo zu verlangsamen, das ich mir angewöhnt habe, nachdem ich jahrelang vom Familientisch aufgesprungen war. Kannst Du Dich nicht an meine Geschichte über meine Mutter erinnern, ihr Zorn, der sie zerfraß ... den Großteil meiner Selbst verzehrte, bis ich es schaffte, mich zu befreien, um mein eigenes Selbstwertgefühl zu kämpfen? Denk daran und laß Dich auch befreien.

Und uns. Meine Freundin, die Farm wartet auf uns. Unsere Arbeit und unsere Liebe.«

Und heute abend hast du davon gesprochen, daß wir unseren eigenen Willen haben – als ob wir das nicht sollten –, wenn wir es wagen, einige Stunden mit uns selbst zu verbringen: schreiben, lesen, miteinander sein, die Künstlerinnen sein, die hierherkamen, um ihre Zeit mit Dir zu teilen. Die Lesung, die ich hier hatte, war die erste meines Lebens. Und ich genoß es, mich im Lob der anderen zu sonnen. Ich genoß es, die Worte meiner Gedichte auszusprechen und vielleicht auch zu sehen, wie sich manche von ihnen rühren ließen ... Du hast mir diese Gelegenheit geboten, und dafür bin ich natürlich dankbar – und ich werde daran festhalten, an den glücklichen Erinnerungen. Heute abend warst du so müde. Du hast Dich mit Deinen 45 Jahren als alte Frau bezeichnet. Nichts, was wir sagten, konnte Dir recht sein; Du hattest schon entschieden, daß wir Dir unrecht tun, und so mußte es sein. Es ist für mich auch seltsam, jemanden zu erleben, der sich so benimmt.

Gelächter, dann ein Seufzer.

Vielleicht lasse ich mich allzusehr gehen, aber es hat auch etwas zu tun mit Kate, der Bürgerrechtsaktivistin, Kate, der New Yorker Künstlerin, Kate, der Feministin; das muß einen ja verwirren. Ich glaube, ich habe viel mehr zu sagen – aber Du bist jetzt sicher schon böse, also höre ich bald auf ...

An diesem Punkt scheint jemand das Zimmer zu betreten, und das Pronomen wechselt von der zweiten zur dritten Person, das Band beginnt in der Mitte des Satzes:

– ist, daß sie so tut, als würden wir sie alle verfolgen, wo sie doch uns verfolgt und uns übel nimmt, daß wir zwanzig sind und was ...

Die andere Person im Raum ist Libby. Und das Gespräch wird privat, unverständlich, bis Kim Libby bittet, lauter zu sprechen, und ihre Stimme schallt in das Band, Libby scheint mich durch den Kassettenrecorder ansprechen zu wollen:

Du brauchst nicht einmal um Erlaubnis zu bitten, du brauchst nur zu reden, zuzuhören, zu lieben. Es ist nicht der Seufzer, der Dir den Atem raubt, weil Du so viel geweint hast und Du nicht gleichzeitig atmen und so stark weinen kannst. Sophie, Deine Geliebte, ist genauso unglücklich.

Warum? Deinetwegen, Deiner Krankheit wegen.

Libbys Stimme auf dem Band ist laut. Kim platzt herein.

Ich verstehe die Morbidität des Ganzen nicht, den Spaß daran, verletzt zu werden und andere zu verletzen. Ich meine, alles, was Kate uns antut, wenn sie andere verletzt, kommt daher, daß sie sich von anderen verletzt fühlt.

Dann Libby:

Weißt Du, es war, als wären wir draußen im Sturm, als Kate uns anbrüllte, daß die Fenster in der Scheune offenstehen. Dann kam sie hoch und ruhte sich aus. Einmal kam sie zu uns, müde, und sagte: »Hallo, ihr Damen, hallo, schöne Frauen.« Selbst bei den verrücktesten Anfällen kam sie hoch in die lila Scheune, und ich massierte sie und ließ meine ganze Liebe in meine Hände fließen, und sie weinte und weinte. Ich sah sie einfach an mit aller Liebe, die meine Augen aufbringen konnten, und dann weinte sie und sagte: »Du weißt gar nicht, wie gut mir das tut.« Ich berührte sie sanfter, als ich jemals jemanden berührt habe. Frag nicht, mit welchen Ausflüchten wir unser Handeln rechtfertigen – wie sollen wir verstehen, was wir tun?

Kim unterbricht:

Verstehst Du nicht, daß Kate verrückt ist?

Libby sagt:

Nicht verrückt, nicht Kate. Sie ist nicht verrückt.

Kim sagt:

Diese Verdrehtheit, das ist es. So wie sie eingestellt ist – zum Beispiel heute abend, wie sie dasaß und auf die ganze Welt und sich selbst sauer war. Für mich ist das deshalb verrückt, weil es nicht normal ist. Ich kenne die andere Kate nicht gut genug, um zu wissen, ob das ihre normale Abendunterhaltung ist, ihre Selbstunterhaltung. Aber es ist nicht normal, so vollkommen verzweifelt zu sein –

Libby unterbricht:

Ich muß jetzt gehen. Okay?

Das Band wird abgeschaltet und beginnt wieder. Kims Stimme:

Es ist am nächsten Morgen, ich weiß nicht einmal, wie spät es ist. Viele von uns denken, daß das Problem hauptsächlich dadurch entstanden ist, daß Sheila so viel hier war und Dir zuhörte. Und die Bewunderung, die Du so verzweifelt zu brauchen glaubst, um weiterreden zu können. Und um Dich von uns abzusetzen. Ja, das ist sehr kompliziert; hier gibt es viele Ebenen der Konspiration. In der letzten Woche gab es einige Tage, an denen Du euphorisch warst, hier zu sein, eine Künstlerin zu sein, hier mit uns diese Arbeit zu machen. Du warst randvoll mit Plänen; Du hast mich fast verrückt gemacht: Da ist ein Projekt und da noch eins, und Du kannst es schaffen und das natürlich auch. Und ich genoß es, zu wissen, daß ich zu so vielen Dingen fähig bin und so viel Energie in diese Farm stecken kann, um sie mit Dir aufzubauen.

Und dann kam Sheila zurück, und die Spaltung begann von vorne. Ich weiß nicht, ob sie Dir zuflüstert, daß wir uns gegen Dich verbünden und daß Sophie uns von Dir wegzieht. Nichts davon ist wahr. Wir sind hierhergekommen, um mit Dir zu sein, und erst unter den Bedingungen Deines veränderten Verhaltens ziehen wir uns zurück und fragen uns, warum Du so wütend bist. Eines Morgens hast Du uns gesagt, daß wir respektlos sind und daß Du Dir von uns mehr Respekt erwarten würdest. Libby hat versucht, zu erklären, warum sie weggeht. Sophie bittet mich, es zu erklären. Aber ich kann nicht, ich habe keine Worte mehr. Ich möchte keine Worte mehr hergeben, damit sie von Dir niedergeredet und so interpretiert werden können, wie es Dir paßt. Du wirst in Deinen Kaffee starren und irgend etwas murmeln. Und ich will das einfach nicht mehr haben ...

Gestern abend habe ich zu Dir gesagt: »Meine Mutter ist glücklicher als Du, und dabei ist sie nicht einmal eine befreite Frau.« Und ich erinnere mich, daß ich das am Anfang dachte – daß Du für eine befreite Frau eine Menge Befreiung nötig hättest. Weil Du so sehr an Deiner Angst und an Deinem Haß zu hängen scheinst, die Du Dir als Heranwachsende gegenüber Deiner Mutter und Deinem Vater zugelegt hast. Du verteidigst sie gegen die Kunstwelt, gegen die feministische Welt – Du hast Dich daran festgeklammert und scheinst daraus Leben und Tod gleichzeitig zu saugen. Und jetzt führst Du das große Wort und wirfst uns Respektlosigkeit vor und daß das hier ein Paradies ist, das wir zerstören, weil wir zu sehr an uns denken und uns selbst zu wichtig nehmen ...

Ja, es ist das Paradies. Denk an meinen ersten Tagebuchabschnitt – ich war im Paradies! Ich hätte mir keinen anderen Ort auf der Welt vorstellen können, wo ich lieber gewesen wäre. Und so fühle ich immer noch, im Augenblick meiner Abreise. Mein Gott, wie gerne würde ich morgen aufstehen, meine Tasse Kaffee trinken, am Frühstückstisch sitzen und dem Geplauder zuhören, ob über Liebe oder die Bedürfnisse kranker Menschen, mir die Liste anhören, die Du mit so viel Verve vortragen kannst – unsere kleinen Hinzufügungen zu den Aufgaben des Tages –, in die lila Scheune gehen und die Decke mit Gipsplatten verkleiden oder einen Fensterrahmen reparieren. Es gibt hier so viel zu tun: die Fußböden abschleifen, die Fugen verschmieren und mit Stoßbändern überkleben, womit wir noch gar nicht angefangen haben, die Küche, daraus ein richtiges Zimmer machen. Es muß auch noch gemäht werden, mit dem Traktor und mit dem Rasenmäher. Es gibt Tage, an denen ich den ganzen Tag damit zubringen möchte, diese Farm zu fotografieren, um meinen Freundinnen im Frauenzentrum die Fotos zu bringen und ihnen zu zeigen, was eine Gemeinschaft von Frauen leisten kann. Und irgendwann werde ich es auch tun. Denn irgendwann werden wir es schaffen.

Ich weiß nicht, ob Du Dich verändern wirst, wenn wir gehen. Aber eines geht mir nicht aus dem Kopf, daß nämlich die Farm in meinen Augen weit weniger feministisch ist, als es in dem Brief anklang, den wir bekamen, als wir den Wunsch äußerten, hierherzukommen. Und ich weiß nicht, ob das daher kommt, weil Du jetzt auf Deinem kleinen Trip davon überzeugt bist, daß wir Dir Böses angetan haben – wo doch alles Dir gehört. Aber diese ganze besitzergreifende Art wird keiner Künstlerin, die hierherkommt, gefallen, wenn immer alles ausschließlich Dir gehört. Wir können an Deinem Besitz Anteil haben; Du kannst ihn mit uns teilen. Und wir hätten dabei nicht weniger Respekt vor diesem Siebdruckatelier, vor der Scheune, vor dem Eigentum. Wir können uns um die Dinge kümmern, wenn Du uns vertraust.

Ich will nicht, daß das hier aufhört – die Briefe, die ich nach Hause geschrieben habe, waren voller Lob, Liebe, Aufregung – nicht nur über Dich und die Farm und die anderen Frauen hier, sondern auch über die Veränderung, die ich selbst durchgemacht habe ... Ich war so aufgeregt über die Arbeit, die ich hier geleistet habe, die tägliche Plackerei an der frischen Luft, mähen und die Muskeln in meinem Rücken spüren, die Traktoren in Gang setzen, lernen, mit ihnen zu fahren. Lernen, meine Hände auf eine Art und Weise zu benützen, wie ich es nie für möglich gehalten hätte. Ohne Hemd umherlaufen, für mich ein Versuch, die Gesellschaft abzuschütteln, die mir das verbietet, die mir sagt, daß meine Brüste unanständig sind, die sagt, ich muß gezügelt werden. Ich zittere, wenn ich daran denke. So viel Freude durch das Hiersein und Hierleben. Du warst ein wesentlicher Bestandteil davon. Und jetzt, wenn Du Dich gegen mich wendest und ich nichts mehr bin als eine respektlose Zwanzigjährige, dann bin ich wieder und immer wieder gekränkt und kann nicht bleiben. Ich wollte meinen Respekt vor Dir nicht verlieren, und immer noch achte ich Dich. Wie Libby sagt: »Ich respektiere Dich ohne Ansehen der Person.« Aber nicht, wenn Du mir vorwirfst, wie sehr ich Dich hasse und Deine Geschenke mißachte – alle –, von den Baseballschlägern über die Farm zu den Büchern, den Drucken, der Philosophie und den Jahren wissenschaftlicher und künstlerischer Arbeit. Das alles respektiere ich. Das einzig Verrückte daran ist, daß Du es nicht siehst. Das ist alles.

Ein Nachgedanke. Scheiße – wie Du ständig betonst, daß es *Deine* Farm ist und *Deine* Scheune, und *Du* bist hier die Künstlerin! Ich schreibe. Wir malen, wir zeichnen, wir machen Skulpturen. Wir sind schöpferisch tätig. Wie kannst Du so etwas behaupten? Das ist gegen Dein eigenes Prinzip, meine Liebe. Und ich sitze hier und denke: Ich habe diesen kleinen Schreibtisch aus zwei Milchflaschenkisten zusammengebastelt. Und ich habe diesen Stuhl repariert. Ich habe diesen Siebdruck abgezogen. Ich habe dieses Feld gemäht, diese Gipsplatten aufgestellt. Und nichts davon zählt.

Wir haben nur noch einige Augenblicke Zeit – der Wagen ist schon startbereit. Ich bin morgen abend wieder zurück, am Montag. Und ich werde dann wohl entscheiden, ob ich bleiben will oder nicht, ob Du mich hier haben willst oder nicht. Heute vormittag hast Du darüber gesprochen, ein Manifest auszuarbeiten. Du hast die Petition am Frühstückstisch vorgelesen; es ist wunderbare, harte Sprache, stark, wütend. Das ist die Kate, die ich liebe, die mir so viel bedeutet, für die ich arbeiten möchte. Bis morgen.

Die Wahrheit einer Jugendlichen – wie geschickt sie mich anklagt. Aber die Kolonie, zertrümmerte Hoffnung. Meine Verrücktheit hat die Kolonie mit einem Schlag vernichtet, die im Traum aufgebaut wurde. Wenn nur niemand ihnen gesagt hätte, daß ich verrückt bin. Dann wäre ich es nicht. Sie würden nicht daran denken und entsprechend handeln, und ich hätte nicht an ihrem Verhalten Anstoß genommen und sie damit nur noch weiter entfremdet. Noch wäre ich darüber so verärgert und irritiert gewesen, daß ich wahrscheinlich wirklich verrückt war. Interessant, wie sie Sheila und Petra ablehnen, die mich »unterstützen«, indem sie mich als gesund behandeln. In ihrer Anwesenheit bin ich ruhig, vernünftig, entspannt. Aber in dem Augenblick, wo ich dieser zögernden, unbestimmt paternalistischen, schmeichlerischen Festigkeit begegne, die Kindern und Geistesgestörten vorbehalten ist, verkrampfe ich mich, werde launisch, zynisch, sarkastisch, ungeduldig, gereizt – alles normale Reaktionen vielleicht, aber im Kontext werden sie als positive und unwiderlegbare Beweise gesehen. An dieses Etikett gefesselt, auserwählt, »es« zu sein, könnte jeder dazu manipuliert werden, Stellung zu beziehen, um Glaubwürdigkeit zu buhlen, in alle Richtungen gleichzeitig nach Sicherheit zu suchen, nach einem Fluchtweg aus dem Netz, das sich zusammenzieht. Man könnte daraus ein Szenario machen – es ist wie ein Spiel, ein bösartiges Spiel.

Aber dieses verdammte Spiel – das kein Spiel ist, sondern Alptraum und Wirklichkeit – hat mir die Kolonie gestohlen, meine geliebten Kinder. Denn ich habe sie um so viel mehr geliebt als sie mich, in den Augenblicken, wo sie es taten. Und für die Augenblikke, in denen ich sie nicht liebte – Augenblicke bloß, wenn ich über ihre Schuhe stolperte oder so –, brachten sie Tage damit zu, mich nicht zu mögen. Ich hatte auf die Erwiderung meiner Liebe gehofft, wollte einen Kreis um mich versammeln; über die Jahre, diese Gruppe, andere Gruppen, die älter werden und sich im Alter an mich angleichen, auch engere Freundschaften. Statt dessen bleibe ich zurück mit der Demütigung ihrer vorzeitigen Abreise, ihres Abgangs. Sie verlassen nicht nur mich, sondern die Arbeit, die jetzt scheitern wird, die zu viel war, um alleine gemeistert zu werden, eine ganze Kolonie für Frauen aufbauen ohne Frauen, die mithelfen – und das alles wegen dieser Wahnsinnsscheiße. Es wäre leicht, es auf Sophie zu schieben, die Dirigentin der Wahnsinnsfalle oder ihre überzeugteste Anhängerin; aber auch sie ist entsetzt über ihren Ausstieg. Obwohl sie es vorausgesagt hat, mich gewarnt hat, wie unvermeidlich es wäre, daß sie »meine Launen nicht hinnehmen« würden. Es gab Ursachen für die Launen, aber die Lehrlinge lehnen es natürlich ab, dafür die Verantwortung zu übernehmen – wie viele Privatgespräche mit ihnen hat das gekostet? Aber der Weg ist durch ihre deprimierende Ankündigung gebahnt, durch die Enormität dieser Krankheit, die Verantwortungslosigkeit meiner Therapieverweigerung, dem klassischen selbstzerstörerischen Charakter aller meiner Handlungen, die den Prognosen des Arztes aufs Wort genau folgen.

Aber es gibt immer noch etwas an Sophie, das ich stets verteidigen werde – die Brutalität, die sie selbst im Herzen der Bestie ertrug, die doch an allem schuld ist, was geschehen ist. Ihre Rolle war vorgeschrieben: die händeringende Ehefrau, die verzweifelt versucht zu verstehen, was die Ärzte sagen, die ihrer Führung vertraut, ihren Anweisungen gehorcht, während sie hin- und hergerissen ist zwischen deren Anordnungen, deren Sichtweise und der Missetäterin, mir selbst, oder irgendeiner anderen für verrückt Erklärten, die versucht, dem Netz zu entkommen. Aus Loyalität hat sie mich immer noch nicht einweisen lassen. Aus Leichtgläubigkeit hat sie aus meinem Leben einen Trümmerhaufen gemacht. All dies hat es hier gekostet; der letzte Lehrling ist abgezogen – aber immer noch glaube ich, daß ich gewinnen kann. Irgendwer kann irgendwann gewinnen, danach kann es jeder.

17

Ich komme ins Atelier in der dritten Etage der Bowery. Der Anblick einer Wohnung, die einen Sommer lang verlassen war. Ein wenig verstaubt, aber er ist mir lieb, dieser alte Platz; hier habe ich alle Skulpturen der letzten fünf Jahre gemacht, alle Fotografien und Siebdrucke, Tausende von Zeichnungen. Dieser Ort, den ich aus der Dunkelheit und dem Schmutz eines Jahrhunderts zu neuem Leben erweckt, ihn von oben bis unten gestrichen habe. Sogar die über viereinhalb Meter hohe Decke, das einzige, was ich nicht alleine machen konnte; ich machte mich mit zwei Jungen von der New York University in der Hitze der ersten Septembertage an die Arbeit, wir strichen zu dritt, tranken Bier und wurden Freunde. Jetzt haben wir dieselbe Jahreszeit; der Sommer ist um, der Herbst liegt vor mir: Europa, Ausstellungen, Reden.

Zuerst fahre ich nach St. Paul, treffe meine Mutter und meine Tante, dann zurück nach New York für einen Tag, um Petra zu treffen, die mit mir nach Amsterdam fliegt. So viel gibt es zu tun und so wenig Zeit. Und hier stapelt sich ein Berg von Briefen, die mir nicht nachgeschickt wurden – sogar Rechnungen. Die Stromrechnung – die mußt du sofort bezahlen. Zahl alles, was du zahlen kannst, bring die Sachen vor der Abreise in Ordnung.

Ich stehe vor einem Abgrund – ich bin fast pleite; nach dieser Reise wird nichts mehr auf der Bank sein. Die lila Scheune hat mich ausgelöscht. Es geschah allmählich, wie die Stadien der Hoffnung bei einem Spieler; du hast etwas eingesetzt und hast verloren, dann setzt du mehr ein, um den ersten Verlust auszugleichen und dich zu erholen. Aber es gibt keine Erholung, und die Scheune steht immer noch unfertig da. Das geschieht im Bauwesen wahrscheinlich ununterbrochen, aber ich hatte es nicht geahnt. Es ist alles aufgebraucht. Der Verkauf von Siebdrucken in Europa bringt nicht mehr als ein Taschengeld ein; ich werde nichts zum Leben haben, wenn ich heimkomme.

Sophie trifft gerade irgendeinen Typen von der UNO wegen des

Neffen eines Freundes, der beim Segeln in kubanische Gewässer geraten ist und nun in einem Castro-Gefängnis festgehalten wird. Ich habe noch einige Augenblicke, um mich zu konzentrieren, ehe sie wiederkommt. Das hier sind die Rechnungen. Wie konnte die Telefonrechnung so hoch werden? Aber egal, wer diese Anrufe getätigt hat, du wirst sie zahlen müssen; es ist deine Rechnung. Lies dieses verdammte Stück Papier aufmerksam durch. Meine Finger zittern mit der Wut der Täterin, die endlich den braunen Umschlag und den aufmunternden blauweißen Vordruck in Händen hält. Gewiß kann die Organisation einer Ausstellung in Europa nicht so viel kosten – wie viele Bilder können wir überhaupt verkaufen? Mein Gott, ich werde den Rest meines Lebens dafür blechen. Wann habe ich Kalifornien angerufen? Wer hat sonst noch Ferngespräche geführt? Ich kenne überhaupt niemanden in Philadelphia.

Die Tür fliegt auf. Das Schloß klemmt, und es ist unmöglich, es rasch zu öffnen – seit sieben Jahren ist die Tür nicht mehr aufgeflogen. Ich drehe mich um, erschrocken, Sophie schon so bald wiederzusehen. Und sie ist nicht allein: Janey Washburn, eine meiner ältesten Freundinnen, und Mallory, meine jüngere Schwester. Wie herrlich ist es einen Augenblick lang – eine Gelegenheit, mich zu verabschieden, ehe ich nach St. Paul abreise. Ich habe die beiden in diesem Sommer nur einmal gesehen. Sie bringen eine Unbekannte mit – eine Frau, die ich noch nie gesehen habe. Sie sehen seltsam aus, wirken eigenartig angespannt – es macht mir angst. Ist irgend etwas mit Mutter? Aber ich soll sie doch in einigen Stunden sehen, heute abend werde ich an ihrem Tisch essen.

Es bleibt keine Zeit zum Nachdenken, nur der tierische Impuls des Entsetzens, das etwas an ihrem Verhalten in mir auslöst, an ihrer Körpersprache; die Haltung ihrer Schultern, das Glänzen ihrer Augen. Und keine natürliche Begrüßung – die Umarmungen, Küsse, entgegengestreckten Arme, das Gelächter, das normalerweise jedem gemeinsamen Treffen folgt. »Ich dachte, ihr wolltet euch bei Phoebe's treffen.« – »Ja, aber stell dir vor, wer dort war? Janey, Mallory.« Eine unwahrscheinliche Geschichte will mir scheinen; sie leben jetzt beide an verschiedenen Enden der Stadt und würden einander kaum treffen, es sei denn meinetwegen. Was sie offensichtlich getan haben.

Und dann ist da noch die Fremde. Eine Ärztin. Eine Freundin von Phyllis Gibson. Ich erinnere mich, daß ich vorgestern mit Phyllis zum Abendessen verabredet war und absagen mußte, weil ich die Zeit benötigte, um Farm-Angelegenheiten abzuschließen. Eine eigenartige Rache, mir eine Psychiaterin ins Haus zu schicken, nicht eine Psychologin wie Phyllis selbst, sondern eine Psychiaterin. Diese Sorte Ärztin.

Folglich eine Einweisung. Sie sind gekommen, um mich zu verhaften. Sie aber nennen es »reden«. Meine Beine zittern. Das Entsetzen in meinem Kopf ist wie eine aus dem Tritt geratene Maschine. Aber ich muß reden. Ich muß einen guten Eindruck machen. Muß die Fangfragen perfekt beantworten. Vielleicht kann ich sie davon abbringen. Eine Einweisung ist eine Prüfung – und ich bin immer noch so dumm zu glauben, ich könne sie bestehen. Ein Leben voller bestandener Prüfungen hat mich immer noch nicht auf die mit den Fangfragen vorbereitet, auf die Prüfung, die man nicht bestehen kann, die nicht dazu da ist, bestanden zu werden. Aber ich kann es auf Tonband aufnehmen. Wenigstens diese Verteidigung werde ich gegen sie in Händen haben – denn sie sind vier gegen eine, und ich könnte mir niemals den Weg freikämpfen; sobald sich die Tür hinter ihnen schließt, erkenne ich, daß ich eine Gefangene in meinem eigenen Atelier bin und vielleicht hier niemals in Freiheit und alleine herauskommen werde. Angst sickert aus den Poren meines Kopfes, aus meinen entsetzten zittrigen Händen, die den Rekorder endlich aus meinem Gepäck kramen und eine Kassette auspacken. Sie können sehen, was ich tue, ich stelle ihn auf den Arbeitstisch, wo ich meine Rechnungen bezahlt habe, lade sie ein, sich zu setzen, benütze meine schwindende Macht als Gastgeberin, Sophie hat diese Rolle ohnehin schon übernommen, ebenso wie sie diese Veranstaltung hier entweder organisiert hat oder zumindest damit einverstanden ist – ihr Besuch, die Falle. Wie viele Telefongespräche waren wohl nötig, um diese Truppe zusammenzustellen?

Sie beginnen mit der Sorge um meine Finanzen. Die Psychiaterin hat von meinen Freundinnen gehört, daß ich zuviel Geld ausgebe. Ich stelle mich der Inquisition und beginne selbst zu erklären: »Es war nicht viel Geld, am Anfang, aber es scheint, daß das meiste nun vom Telefon verschlungen wird. Seht euch das an.« – »Das sind alles Telefonrechnungen?« – »Nein, das war ein Scherz, aber um die verschiedenen Tantiemen einzutreiben, mußte ich Europa anrufen. Ich habe ungefähr sechzig Dollar Telefonkosten investiert, um ungefähr 1.600 Dollar hereinzubekommen.« Ich beginne von vorne. Sie unterbricht mich. Ich unterbreche sie: »Kann ich erklären, daß das Geld seit drei Monaten fällig ist und der Mittelsmann es zurückhält, um die Zinsen zu kassieren?« Die Ärztin: »Was jetzt passiert, müssen Sie wissen, ist genau das, was man mir vorausgesagt hat, man redet über dieses oder jenes – und schon verteidigen Sie sich.« – »Ja, das wollte ich ja gerade erklären. Weil ihr mich hier in meinem Atelier festhaltet und ich mein Flugzeug erwischen möchte.« – »Aber warum verteidigen Sie sich?« – »Mensch, wenn Sie dauernd für verrückt erklärt werden, dann werden Sie eben defensiv. Weil es ziemlich anmaßend ist, jemanden einzusperren, ein aggressiver Akt. Ich führe mein eigenes Leben, und ich brauche weder eine Analytikerin noch eine Therapeutin.«

Diese Ärztin ist viel jünger als ich, vielleicht um zwanzig Jahre jünger, frisch von der Universität. Warum ihr nicht sagen, was ich denke – es könnte klappen –, das ganze in Frage stellen: »Auf der nächsten Ebene weiter oben sind die Psychiater, die ärztliche Befugnisse haben, die Polizeivollmachten gleichkommen, weil sie einen Menschen einsperren und mit Megaphen füttern können. Ich habe mich mit den Bürgerrechten von Psychiatriepatienten befaßt.« Sie selbst auch, denkt sie wahrscheinlich (Phyllis, die sie geschickt hat, ganz gewiß). »Und zwar seit meinem achtzehnten Lebensjahr. Du hast dich verdrückt«, füge ich hinzu und sehe Janey an, »aber damals wollten wir alle hinausgehen und die Welt retten. Im Sommer nach meinem ersten College-Jahr habe ich in St. Peter's Asylum gearbeitet. Du bist damals lieber nach Kalifornien gefahren, Janey.« Janey sitzt da, blaß und nervös – das sind sie alle; die Anstrengung und Ambivalenz der Aufgabe, die sie übernommen haben, scheint sie mitzunehmen. Vor allem meiden sie den Blickkontakt mit mir, jede von ihnen starrt mich an, weigert sich aber, mir in die Augen zu sehen.

Die Ärztin: »Ihr beide kennt euch schon lange.« – »Ja – ungefähr 27 Jahre. Janey gibt gerne an, daß keine von uns eine ältere Freundin hat, aber in diesem Augenblick ist sie keine sehr gute Freundin.« Janeys Gesicht ist gekränkt, unsicher. Sie hatte geglaubt, mir einen großen Freundschaftsdienst zu erweisen, indem sie hierherkam: eine Freundin, die sich kümmert, sich Sorgen macht, hilfsbereit ist, mit der man in Krisenzeiten rechnen kann, angstfrei und verläßlich. Gleich nachdem ich diese Worte ausgesprochen habe, tut es mir auch schon leid.

Die Ärztin versucht es wieder: »Kate, manche der Dinge, die Ihnen zugestoßen sind, wurde mir gesagt ... « – »Nichts als Gerüchte und Aberglauben.« Ich sehe mich im Raum um; nur Sophie war durchgehend mit mir zusammen; Mallory war vor zwei Monaten einen Tag auf der Farm, Janey vor einem Monat einen Tag; die Ärztin und ich sind einander vollkommen fremd – was mischt sie sich da ein? Ich lehne mich zurück und bitte Sophie um einen Aschenbecher. Die Ärztin fährt fort: »Wenn ich die ganze Liste aufsagen würde . . .« – »Wäre es zum Totlachen«, biete ich an. Die Ärztin: »Was ich dann täte, würde – könnte als Anklage verstanden werden.« – »In der Tat, einverstanden.« – »Und das möchte ich nicht.« – »Sie tun es aber. Und es sind Vorwürfe, die darauf abzielen, daß ich nicht bei Verstand bin. Und glauben Sie mir, verehrte Dame, mein Verstand ist in Hochform.«

»Sie sind einer der wortgewandtesten Menschen, denen ich je begegnet bin.« Verächtliches Gelächter. Ich hasse diese Phrase, hasse das Wort »wortgewandt«. »Sie meinen, ich kann gut reden; die englische Sprache ist mein Metier. Aber ›métier‹ ist französisch. Ich weiß nicht, ob Ihnen dieser Ausdruck geläufig ist.« Die Ärztin: »Einige von uns sind zur Schule gegangen.« – »Ich habe es auf dem Fluß gelernt, auf dem Mississippi. Sie müssen wissen, dort war alles einmal französisch – Napoleon war der Meinung, das Gebiet gehöre ihm, und er verkaufte es für eine Million Dollar an die Yankee-Schweine. Können Sie sich vorstellen, was das für ein Geschäft war!« Die Ärztin versucht mich auf ihr Thema zu lenken: »Kate, wie können wir uns darüber unterhalten?« – »Stellen Sie sich vor – die ganze Strecke von Kanada bis hinunter nach New Orleans.« Die Ärztin wieder: »Wie können wir darüber sprechen?« – ein geheimnisvoller Satz wie so viele, die sie sich in ihrer Ausbildung eingeprägt hat. »Ich meine das nur im Zusammenhang mit der amerikanischen Geschichte, im Zusammenhang mit der Kultur. Sie müssen wissen, wir sind vom Fluß, vom Mississippi; am oberen Ende ist St. Paul, am unteren Ende New Orleans. Wahrscheinlich sind Sie sich bewußt, daß New Orleans von der französischen Kultur geprägt ist. Ich bin also aus St. Paul.« In 35 Minuten sollte ich im Taxi sitzen; ich darf die Post nicht auf dem Tisch liegen lassen. Heute abend bin ich dort. Ich kann sehen, wie der Fluß beim Landen auftaucht, und weinen, mich an eine Landung vor Jahren erinnern mit Turnbulls Fitzgerald-Biographie auf den Knien; ich hatte soeben von seinem Ruin gelesen und blickte hoch, sah den Fluß und spürte, daß ich zu ihm gehörte, daß er an mir zerrte und mich zurückforderte.

Die Ärztin sagt hmm und will wieder von vorne anfangen. »Woran denken Sie dabei?« frage ich und versuche, mich an Ausdrücke zu halten, die mir etwas bedeuten, um mich nicht in ihre hinüberziehen zu lassen, in die Falle. »Ich beziehe mich jetzt auf die Kultur.« – »Ich war noch nie in dieser Gegend«, sagt sie und beantwortet eigentlich meine Frage. »Sie könnten dort etwas lernen. Die Leute machen sich über die Provinzstadt lustig, Sie wissen schon, der Mittlere Westen – ein Witz auf Cocktail Parties. 25 Jahre lang haben sie mich das hier spüren lassen.« Janey windet sich. Immer reden wir vom Heimfahren, warum ich es tue und sie nicht, aber nicht in einer solchen Umgebung, nicht vor diesen Leuten – wie unpassend. Die Nervosität, die Janey immer erfaßt, wenn ich heimfahre, kommt vielleicht auch jetzt zum Tragen – sie glauben vielleicht alle, daß ich dort gleich verhaftet werde, wenn ich nach St. Paul fahre, weit weg von ihnen, von ihrer Macht, mir zu »helfen«, indem sie mich hier einsperren. Hier und jetzt. Gleich hier in Manhattan, wo ich leicht besucht werden kann und sie alles unter Kontrolle haben. Man spürt das Besitzergreifende, daß sie es sein sollen, New Yorkerinnen, Freundinnen, Künstlerkolleginnen, Gleichaltrige mit gleichen Interessen, die dich festhalten sollen, nicht andere, denen sie mißtrauen. Sich selbst trauen sie absolut. Warum aber sind sie dann so verdammt ängstlich, so voller Schuldgefühle wegen des Verbrechens, auf das sie sich einlassen? Sie wissen, daß sie im Trüben fischen, wissen das seit der unbefleckten Moral der Kindheit. Im College wußten wir es noch, daß man niemanden an die Behörden ausliefert; weder an blaue Bullen noch an weiße.

Die Ärztin kehrt zu ihrem Thema zurück: »Ja, aber ich frage mich, was Sie dazu sagen würden ...« Meine Stimme wird endgültig: »Ich fahre nach St. Paul, um meine Mutter zu besuchen. Und ich habe schon einen Flug versäumt, weil ich so viel Farm-Kram zu erledigen hatte. Es gibt aber noch einen Vier-Uhr-Flug. Wir haben also nicht viel Zeit, uns zu unterhalten, weil ich um drei von hier wegmuß. Was wollt ihr mir also sagen, wozu seid ihr hier?« Die Ärztin: »Ich würde es Ihnen gerne sagen.« – »Gut, ich höre.« Die Ärztin: »Ich würde auch gerne einen Weg finden, wie wir uns darüber unterhalten können ... auf eine Art, wissen Sie, daß es nicht so klingt, als würde ich Ihnen eine Liste Ihrer Übertretungen vorlesen.« Aus diesem Mischmasch lasse ich mir das Wort »Übertretungen« auf der Zunge zergehen – nicht schlecht. »Während Sie unbefugt mein Atelier betreten?« Ich lächle. Ich biete ihr einen Drink an, und sie antwortet: »Ich bin nicht Ihr Gast. Ich wurde von Ihren Freundinnen und Ihrer Familie gebeten, hierherzukommen.« – »Zurück zur Sternkammer«, sage ich, und niemand versteht diesen Satz außer vielleicht Sophie. »Ich weiß nicht, warum wir darüber nicht reden können«, fährt die Ärztin in ihrem New Yorker Singsang-Ton fort. »Ich weiß nicht, warum wir sollten«, antworte ich. Der verräterische simplifizierende Jargon des Berufsstandes, »darüber reden« klingt so harmlos; sobald man sich darauf einläßt, ist man auch schon überführt. »Was ist Ihr Auftrag, sollen Sie mich für geistesgestört erklären? Wie heißen Sie, und welche akademischen Qualifikationen haben Sie vorzuweisen?« – »Ich bin Ärztin.« – »Sie sind also Psychiaterin?« Wie ich befürchtet und geahnt hatte, ist sie nicht bloß eine Therapeutin mit einem Doktortitel oder einem Magister der Psychologie – diese hier hat den Jagdschein. »Sie könnten also die Rettung anrufen und mich einweisen lassen?« – »Richtig«, antwortet sie. Sie plustert sich auf, zum ersten Mal jetzt nicht kleines Mädchen, nicht Jungakademikerin oder feministische Infanterie, sondern eine Generalin, die mich als ihre Gefangene und Patientin ins Schlepptau nehmen könnte. Ich spüre das Wunder, den Schauer, die Aufregung ihres Verhaltens mir gegenüber. Die Einschüchterung öffnet der Macht die Schleusen. Ihr Augenblick. »Nun, in Gottes Namen, dann werde ich einfach eine Anwältin anrufen.« – »Es gibt kein Telefon«, höre ich sie im Chor sagen. Ich drehe mich zu den anderen, wütend und in Panik – das Telefon auf dieser Etage war den ganzen Sommer über abgesperrt. Ich blicke zu Sophie, frage mich, wie sehr sie an dieser Geschichte beteiligt ist. Ich weiß, daß es hoffnungslos ist, aber ich versuche den anderen trotzdem zu erklären: »Ich bin auf dem Weg zum Flughafen, und die da kreuzt mit euch hier auf. Sophie hat zu mir gesagt – wahrscheinlich hat sie gelogen –, daß sie irgendeinen Palästinenser-Oberfuzzi von der UNO treffen wollte, weil wir einen Freund haben, dessen Neffe sich 1979 in kubanischen Hoheitsgewässern verirrte und verhaftet wurde. Sophie war bei Phoebe's, um Hilfe für diesen Mann zu organisieren.« Die Ärztin schaltet sich ein, um zu erklären: »Sophie hat mir gesagt, daß sie einen Freund hat, der im Gefängnis ist.« Also hat Sophie ihre Ausrede für die Posse wenigstens erwähnt.

»Wer hat das arrangiert?« frage ich. Sophies Stimme: »Ich habe die Ärztin gestern abend angerufen und auch mit Phyllis gesprochen.« – »Wie gemein, hinter meinem Rücken.« – »Ja, Kate.« – »Wie mies von dir.« – »Ja.« – »Kate«, die Ärztin beginnt mit geduldiger Irritation. Die anderen fallen ein. Ich habe Horror vor der Wiederkehr des Jargons und des Gebrabbels der Ärztin – kommen wir zur Sache. »Also, worum geht es?« fordere ich sie heraus. »Werde ich eingewiesen?« – »Es geht um die Frage, warum wir hier sind«, erklärt Mallory mit geduldigem Euphemismus, »was wir dir sagen wollen ... « – »Warum sagt ihr es nicht einfach? Nun macht schon, kämpfen wir es durch.« Ich überquere das Zimmer Richtung Tür – Stühle und Opposition befinden sich im hinteren Teil des Raums. Nur Sophie ist schlau genug, hat den Instinkt, es zu bemerken. Die Strecke zur Tür ist noch frei.

Die Ärztin deeskaliert auf zivile Begriffe: »Kate, haben Sie das Gefühl, daß Ihr Leben glatt genug abläuft, trotz Geldproblemen und gewissen Unannehmlichkeiten, wie zum Beispiel Ihre gegenwärtigen Geldprobleme?« – »Ich habe heute alle meine Schecks gezahlt, ich schulde fast niemandem etwas.«

Eine optimistische Sicht der Dinge, aber das geht nur mich etwas an, nicht sie. Die Ärztin versucht, mich wie vorher zum Sitzen zu bringen: »Würden Sie sich bitte wieder setzen?« – »Ich ziehe es vor, im Stehen zu sprechen.« – »Mir ist das unangenehm«, stöhnt sie, als ob meine Bewegungsfreiheit sie beleidigen würde. »Bitte setzen Sie sich!« – ein Befehl. »Ich habe diese ganze Post hier zu erledigen – ich würde lieber meine Post lesen.« Sie bittet mich wieder. Ich gebe nach, unter Protest: »Aber ich glaube nicht, daß Sie begreifen, wie beschäftigt ich bin – ich muß morgen abend an der Universität von Minnesota einen Vortrag halten, und das Manuskript ist noch nicht getippt. Ich habe auch noch einige Kleinaufträge, die Geld einbringen, an der Universität von Missouri und in St. Louis, beide am Fluß, und ich will fort von hier, weil ich einen Flug habe. Weil ich mir mein Leben verdienen muß.«

»Kate«, die Ärztin insistiert mit ihrem dünnen Stimmchen, »Kate, was wenn ...« – »Was wenn was?« Ich bäume mich auf, dieses Kind, diese Nervensäge, dieses Hindernis. Die anderen mischen sich ein: Ich soll zuhören. Die Ärztin erklärt, daß es ihr schwerfällt, »damit umzugehen«, weil ... Alle reden gleichzeitig. Die Ärztin teilt endlich ihren Namen mit, Dr. Pulp. Sehr passend. »Was, wenn Sie, Gott behüte, einen Fehler machen, was, wenn unter den Dingen, die Sie tun, Dinge sind, mit denen Sie sich selbst gefährden, nicht gerade jetzt, sondern im allgemeinen, was, wenn es Dinge gibt, die Ihr Leben vermasseln?« – »Schauen Sie, lassen wir doch dieses Theater. Sie sind Doktorin, ich bin Doktorin – Doktorin der Philosophie. Wo glauben Sie, vermassle ich mein Leben? Und was meint Dr. Phyllis Gibson? Weil ich zu beschäftigt bin, um sie zum Abendessen zu treffen – ich hätte hinübergehen und mit ihr einen angenehmen Plauderabend verbringen sollen. Aber ich habe diese verdammten Pferde.« Entnervtes Lachen darüber, wie sie mir das Leben auf der Farm erschwert und ich den Flug nach St. Paul heute morgen versäumt habe, weil die beiden Ponykobolde den Zaun durchbrochen und wieder einmal im Hinterhof gelandet sind.

»Ich gewinne den Eindruck, daß es Ihnen nicht leichtgefallen ist, die Farm zu verlassen.« – »Da haben Sie verdammt recht. Es ist wunderschön dort. Ich liebe sie – sie ist mein Heim.« Die Ärztin insistiert: »Okay, was in Ihrem Leben hassen Sie am meisten?« Natürlich ist das genau der Vorwurf der Geistesgestörtheit, der sie auf den Plan gebracht hat: »Ich glaube nicht, daß es da etwas gibt. Aber ich muß zugeben, daß es mir auf den Keks geht, wenn Leute sich angeblich um mich ›Sorgen‹ machen und dann sehr bald hart durchgreifen. Ich wurde in Kalifornien zusammengeschlagen, als meine große Schwester Sally mich einweisen ließ.«

Meine kleine Schwester Mallory sitzt da in der unbequemen Pracht ihres Angebots, mich ins Gefängnis zu stecken – wird dies wohl das Gleichgewicht der Familie wiederherstellen? Mallory, die selbst so ruhelos ist, die kapriziöse Schwester Schauspielerin, jetzt Teil eines Tribunals, das über mich urteilen soll. Familienbande und

Ressentiments brechen durch: Ich bin immer noch böse auf Sally, daß sie mich einer Maschinerie auslieferte, die sie niemals überblikken konnte, sobald sie sie erst einmal in Bewegung gesetzt hatte. Wahrscheinlich war es niemals ihr Plan gewesen, mich von zwei bulligen Ambulanzfahrern auf den Boden eines Parkplatzes pressen zu lassen. Nachdem sie gedroht hatten, mir den rechten Arm zu brechen, schienen sie die Drohung an jedem einzelnen Knochen meines Körpers wahrmachen zu wollen, und Sally sah zu. Und Sita. Und Fumio.

Die Ärztin verströmt saftige Selbstgefälligkeit: »Ich befinde mich in einer unangenehmen Lage.« Diejenige, die eine andere einlocht – wie oft hat sie schon bei diesem schmutzigen Geschäft mitgemacht? Diese »unangenehme Lage« wird mein Schlüsselwort: Diese junge Frau möchte mich tatsächlich hinter Schloß und Riegel bringen. Ich sehe Mallory an – die nächste Verwandte. Sie würden ihre Unterschrift brauchen – ohne Mallory geht es nicht. Die Ärztin folgt ihrem Knochen: »Worauf in Ihrem Leben würden Sie am wenigsten gern verzichten?« Auf meine Freiheit natürlich, aber ich ziehe vor, es unerwähnt zu lassen. Statt dessen die nächste Ausflucht: »Ich habe berufliche Verpflichtungen, Verträge, die ich einhalten muß.« Probier es mit dieser Masche – das ist die Realität; das Flugticket heim ist das einzige Honorar für meinen Vortrag in Minneapolis. Dann Europa und das Ende dieses verschrobenen amerikanischen Rituals von psychiatrischer Rezeptur, Therapie und diesem Unterstufen-Highschool-Quiz, dem ich gegenwärtig ausgesetzt werde.

»Ihre berufliche Reputation, meinen Sie das?« – »Ja.« – »Von allen Dingen in Ihrem Leben schätzen Sie die berufliche Reputation am meisten?« Absurde Frage. Sophie ist hier im Zimmer. Die Farm, sogar die Pferde sind mir näher als dieser absurde Satz. »Nein, das ist bloß das unmittelbare Problem. Es ist zwei Uhr vorbei, und mein Flug geht um vier. Es sei denn, meine Uhr ist stehengeblieben – wie spät ist es eigentlich?« Die anderen bestätigen.

»Das einzige, worüber ich mir im Augenblick Gedanken mache, ist, daß ich morgen abend nicht abwesend sein will«, teile ich ihr mit und denke an Princeton. »Das ist ja wohl kürzlich passiert«, sagt sie. Das ist ein Keil; diese Geschichte hat die Runde gemacht – ich könnte eingesperrt werden, weil ich mich in Princeton um dreißig Minuten verspätet habe. Ich beginne zu erklären, daß ich sehr wohl dort war und auch gesprochen habe, es gab nur keinen Vertrag, die Sache war von einer Freundin eingefädelt worden. »Das Geld wurde von der Uni gezahlt, lief aber übers Frauenzentrum, und die taten dann so, als käme die Subvention aus ihren eigenen Mitteln und wollten mich um mein Honorar prellen.« Die Ärztin: »Es gab also Probleme ...« – »Kann ich ausreden? Petra und ich fuhren von Poughkeepsie nach Princeton, eine dreistündige Fahrt. Wir riefen an, um uns zu entschuldigen, daß wir das Dinner versäumen müssen, dabei waren es ohnehin nur Hühnersandwiches im Frauenzentrum, wie wir später erfuhren.« Allgemeines Amüsement. Ich fahre fort, mich den Verschwörerinnen gegenüber zu rechtfertigen – weil Princeton schuld daran ist, daß ich in dieses Schlamassel geraten bin. Da ich noch nie einen Vortragstermin ausgelassen und auch noch nie zu spät gekommen bin, hat es die Runde gemacht: noch mehr Tratsch. Gibson hat wahrscheinlich davon gehört, vielleicht auch Washburn, und dann Mallory. Und im Zentrum Sophie – aber sie wußte, daß der Grund für meine Verspätung schlicht der war, daß ich mich an die Wegbeschreibung von Princeton gehalten hatte. »Aber das Frauenzentrum hatte seine eigenen Vorstellungen – jetzt erinnere ich mich, daß ich sogar vorher anrief, um sie zu warnen, daß ich mich verspäten würde – vertraglich bin ich also aus dem Schneider. Aber irgendwie hatten sie beschlossen, daß ich nicht mehr aufkreuzen würde, und bliesen das Ganze ab. Ich bin bloß einen Häuserblock von ihnen entfernt, und sie sagen mir, alles ist vorbei. Am Ende habe ich meinen Vortrag vor einigen Studentinnen und zwei Vertreterinnen der Fakultät gehalten, und der Dekan hat, soviel ich weiß, bestätigt, daß ich meine vertraglichen Verpflichtungen eingehalten habe.«

»Kate, was, wenn Sie unrecht hätten?« – »Ich hatte unrecht – ich habe mich im Weg geirrt. Aber normalerweise müssen Vortragende nicht selbst zu ihren Vorträgen fahren. Leider fährt Petra nicht.« – »Kate, was, wenn Sie unrecht hätten, was, wenn an der Geschichte mehr dran ist als eine falsche Abzweigung? Was, wenn mit Ihnen etwas los wäre?« – »Ich hätte auf einen Flug bestehen sollen, um Ihnen die Wahrheit zu sagen. Ich hätte einen Flug mit der Command Airways nach La Guardia verlangen sollen, dort hätten mich Studentinnen abholen können. Aber es waren Freundinnen. Wenn ich bei anderen Anlässen in Princeton gesprochen habe, sind sie immer nach New York gekommen, um mich abzuholen. Damit ich nicht um fünf Uhr draußen auf der New Jersey Autobahn feststecke.« – »Was, wenn Sie unrecht haben?« – »Was, wenn ich was habe?« – »Unrecht.« – »Dann habe ich eben unrecht. Haben Sie recht?«

Die anderen werden unruhig; sie hatten mehr erwartet. Ich nähere mich der kleinen Ärztin. »Wie heißen Sie mit Vornamen?« – »Marilou.« – »Wo haben Sie studiert?« – »Wellesley College.« – »Wie alt sind Sie?« – »Sechsunddreißig.« – »So alt, wirklich?« sage ich überrascht; die scheue Jugendlichkeit dieser Person ließ mich daran zweifeln, ob sie überhaupt genügend Zeit gehabt hat, ihren Doktor der Medizin fertigzumachen. »An guten Tagen schaue ich noch wie dreißig aus«, lacht sie, wieder ganz Mädchen.

»Kate, ich mache mir Sorgen.« Die Ärztin kehrt zu ihren Waffen zurück. »Ich mache mir Sorgen.« Das ominöse Wort. »Und worüber machen Sie sich Sorgen? Sophie macht sich Sorgen, daß sie mich zu Hause einweisen lassen werden, und ich sage ihr immer wieder, daß meine Anwältin dort mich schon einmal vor dem Stigma der Geistesgestörtheit gerettet hat, die ist ganz schön durchsetzungsfähig.« Respektlosigkeit reicht wohl nicht aus. »Meine Mutter wollte eigentlich nur, daß ich das Lithium nehme, aber trotzdem hat sie mich festnehmen lassen – Sie wissen genau, daß es ein Medikament für ambulante Patienten ist.« Die Ärztin zielt und drückt ab: »Es ist für Leute, die kooperativ sind.« – »Und wenn ich nicht kooperativ bin, werden Sie mich hoppnehmen, wollen Sie mir drohen? Um Himmels willen, wollen Sie mir meine Vorträge versauen? Ich brauche das Geld – wie können Sie es wagen? Meine Mutter wartet auf mich; vielleicht soll ich sie anrufen, damit sie mich auslöst.«

Humor ist also nicht der richtige Ton, ich muß direkter werden. »Erheben Sie Anklage? Wie lautet Ihre Anklage? Klagen Sie mich an oder die da?« Allgemeines Entsetzen über diese Grobheit. »Wir legen nur dar ...« Mallory erklärt mit belegter Stimme. »Finden wir doch heraus, wer den Deal gemacht hat. Wer bezahlt Sie?« Wunderbarer Augenblick der Konfrontation. Darüber haben sie offensichtlich noch nicht gesprochen. Washburn, Sophie und Mallory sind dieser Person noch nie vorher begegnet; die Frage der Honorierung ist ein Detail, das sie noch nicht bedacht haben. Nur die Ärztin bleibt gelassen: »Ich hatte angenommen, daß das Mallorys Verantwortung sei«, sagt sie frei heraus. Natürlich, nächste Verwandte, die Macht der Unterschrift für die Einweisung. »Was zahlst du ihr also?« frage ich und schaue Mallory an, die sich absolut unwohl fühlt. »Was verlangt sie in der Stunde? Was ist Ihr Satz?« – »Das ist jetzt nicht so wichtig«, sagt Mallory, setzt sich aus gegebenem Anlaß über finanzielle Fragen hinweg und übernimmt die volle Verantwortung. »Wer hat sie aufgetrieben?« – »Phyllis«, antworten die anderen im Chor, was für sie ein Gütesiegel war. Ihr verschwendet meine Zeit«, sage ich, »und ihr habt sie angeheuert, damit sie euer schmutziges Geschäft erledigt. Wofür bezahlt ihr sie?« – »Kate«, die müde kleine Stimme der Ärztin ist wieder da.

»Mallory glaubt auch an Astrologie«, werfe ich ein, »ich bin mehr für Aufklärung.« Mallory übernimmt ihre Rolle als Arbeitgeberin: »Kate, das ist jetzt nicht der Punkt – der Punkt ist, was ich meine, ist dein Zustand ...« – »Mein Zustand hat sich in den letzten Monaten drastisch verändert: Es geht mir besser. Ich habe keinen Durchfall und kein Händezittern.« Jetzt habe ich es allerdings, aber angesichts der Androhung von Zwangsmaßnahmen muß Nervosität wohl zulässig sein. »Sie sagt, daß sie die Macht hat, mich gegen meinen Willen in eine Irrenanstalt bringen zu lassen, und ich werde schlagartig aller meiner Bürgerrechte verlustig gehen.« – »Du kannst freiwillig gehen«, sagen zwei Stimmen im Chor. »Ich werde nirgends hingehen – Zwangseinweisungen sind verboten.« Ich sage das Gesetz auf, von dem ich annehme, daß es befolgt wird. »Aber wenn du freiwillig« – Mallorys Stimme zögert, voll diabolischer Zweckgerichtetheit – »in ein Krankenhaus gehst.« – »Ich gehe bereits freiwillig zu einem guten Arzt«, biete ich an und hoffe, daß mein Bluttest sie befriedigen wird, »und unten in St. Paul werde ich mir noch einen Bluttest machen lassen.« – »Wir können die Vorträge verschieben«, drängt Sophie. Jetzt beginnen sie die Falle zu öffnen. »Bleib bei uns«, sagen sie; wir werden dich wegschaffen. »Zum Teufel mit euch, hört auf, mich zu belästigen.«

Meine innere Uhr sagt mir, daß dreißig Minuten vergangen sind und es Zeit ist, die Kassette umzudrehen. Ich tue es vor ihren Augen, aber sie bemerken es nicht. Ich denke an meine Rede morgen abend in Minneapolis, Flugpläne, Gepäck, meine Mutter. »Da wir also alle müde sind, und da ich bald gehen muß ...«

»Kate, verstehst du nicht, daß wir hier sind, weil wir dich lieben?« Ein Chor unterstreicht diese Behauptung. Die Ärztin kennt mich überhaupt nicht. »Es klingt wie eine Krankheit, von Leuten geliebt zu werden, die Geld ausgeben, um einen Menschen davon abzuhalten, ein Flugzeug zu besteigen.« – »Aber wir sind doch deine Familie, wir wollen mit dir reden«: Mallorys Stimme. »Mallory, alle, die je in St. Peter's Asylum eingesperrt wurden, wurden von ihren Verwandten dorthin gebracht – die alle behauptet haben, sie zu lieben. Damals waren sie sogar etwas aufrichtiger. Sie sperrten sie einfach weg. Sie entledigten sich einer Frau, weil sie kein Geschirr spülen wollte. Das waren Farmer. Ich habe solche alten Frauen gepflegt, die weggegeben wurden. Und das Licht, das in ihren Augen abstirbt. Man konnte sich darauf verlassen, daß sie sich in sich Selbst zurückzogen. Sie verdrückten sich in eine absolute Phantasiewelt, wurden echt verrückt, Spaß beiseite. Verloren jeden Kontakt zur Realität. Wozu auch? Es ist schon zwanzig Jahre her« – die Ärztin versucht immer wieder, mich zu unterbrechen – »seit man sie dort abgestellt hat.«

»Kate, lassen Sie mich voraussagen, was geschehen wird, wenn Sie sich dieses Mal nicht behandeln lassen.« – »Ja, okay.« Ich frage mich, ob ich die negative Prognose ertragen, die böse Wahrsagung, und dann mit ihren Auswirkungen leben kann; sie sogar als Warnung annehmen kann – wenn sie mich bloß in Frieden ziehen lassen. »Ich glaube, daß Sie in den nächsten Wochen und Monaten in immer größere Schwierigkeiten geraten werden.« Ich versuche, es von der humorvollen Seite zu betrachten, und es mißlingt. »Versäumte Vorträge und – « – »Darauf können wir wetten. Ich kann Ihnen versprechen, daß dieser Fall nicht eintreten wird.« – »Lassen Sie mich ausreden ... ich meine, ein Honorar zu bekommen und die Arbeit so zu tun, daß Sie mit sich selbst zufrieden sind.« Mallory platzt herein: »Warum passiert es denn, daß Leute, die dir nahestehen und schon lange mit dir zusammen sind, sagen, daß du wunderbar bist, wenn du das Lithium nimmst? Du bist sehr klarsichtig, Kate. Aber wenn du mit dem Lithium aufhörst, dann ... « – »Sie mögen einen, wenn man down ist. Natürlich machen sie sich nie Sorgen, wenn du depressiv bist. Einmal war ich knapp vor dem Selbstmord, und nur ein Mensch hat sich um mich gekümmert, Washburn, meine älteste Freundin.« Ein Lächeln für Washburn.

Die Ärztin beginnt wieder mit ihren düsteren Vorahnungen: »Ich glaube, daß Sie in den nächsten Wochen und Monaten Vortragstermine auf eine Weise versäumen werden, die Ihnen peinlich sein wird.« – »Ich verspreche, daß das nicht passieren wird.« – »Mir kann es ja egal sein«, teilt mir die Ärztin in ihrer kindlich quängelnden Stimme mit.

Und redet weiter: »Wenn dies eintritt – wenn Sie Ihre Vorträge und Ihre berufliche Reputation auf verschiedene Weise versauen –« – »Dann werde ich dafür bezahlen, dann werde ich damit fertig werden müssen. Ich bin für mein eigenes Leben verantwortlich.« – »Was, wenn ich zufällig recht haben sollte?« – »Wenn Sie recht haben, habe ich unrecht. Wollen Sie um zehn Dollar mit mir wetten?« Damenhafte Peinlichkeit.

»Was, wenn Sie sich auf eine Weise darstellen ..., die Ihnen mißfällt?« – »Dann wäre es meine Schuld. Aber jetzt habe ich es eilig, ich muß zum Flugzeug.« – »Aber was ist, wenn das eintritt?« – »Ich habe diese Einmischung, diese ständige Wiederholung langsam satt – macht es Ihnen etwas aus, wenn ich meine Post lese, während ich Ihnen zuhöre?« – »Eigentlich ja.« – »Wieviel kosten Sie in der Stunde? Vielleicht könnte ich Sie dafür bezahlen, daß Sie mir erlauben, mich um meine eigenen Angelegenheiten zu kümmern – sehen Sie diesen Berg von Briefen? Könnten Sie sich umdrehen? Schauen Sie sich diesen da an, hm, Barbara Chase-Riboud veranstaltet eine Party am Neunundzwanzigsten. Sie ist eine wunderbare Bildhauerin und Schriftstellerin, hat das Buch über Sally Hemings geschrieben, Thomas Jeffersons Geliebte – ich möchte zu dieser Fete gehen.« – »Was wenn«, fährt die Ärztin fort, »in den nächsten Wochen ...«

Es ist an der Zeit, zur Wahrheit vorzudringen. Ich wende mich an die Ärztin: »Bitte, es mißfällt mir, wenn jemand mit mir in diesem Ton spricht. Sie drohen mir Gewalt an. Ich bin Mitglied eines Vereins, der sich NAPA nennt, was für Napa steht, den härtesten Laden in Kalifornien, das schlimmste Irrenhaus. Es bedeutet aber auch *Network Against Psychiatric Assault.* Ich bin dort Mitglied, Gründungsmitglied sogar. Und Sie verschwenden nicht nur meine Zeit, sondern drohen mir auch Maßnahmen an. Sie drohen mir mit Zwangseinweisung, um genau zu sein.«

Jetzt ist der Augenblick gekommen: »Es stimmt, daß ich diese

Vollmacht habe, aber ich will sie nicht ausüben.« Ich weiß also, daß sie es tun wird. Daß es ein vorgefaßter Plan war. Die Bitterkeit, um mich zu blicken und die anderen zu sehen – Sophie, Mallory, Washburn. »Ich möchte es wirklich nicht tun.« Die Lüge wird zur Wahrheit. Der Genuß der Unterwerfung in ihrer Stimme. Macht – sie hat nur darauf gewartet, es zu tun, wie Superman in der Telefonzelle. Ich sehe sie an: »Sie sollten sich schämen für Ihren Pakt mit dem Staat.« – »Ich möchte es wirklich nicht tun.« – »Das ist schön von Ihnen,« – Galgenhumor – »denn wenn Sie es täten, würde ich Sie verdreschen wollen. Und wenn ich das täte, würde ich meine letzte Karte verlieren.« – »Was immer geschieht, was immer geschieht, Kate – schlagen Sie mich nicht.« Starke Betonung.

Die Ärztin sammelt sich, um zum wiederholten Mal Vernunft gegen Irrglauben zu stellen: »Was, wenn Sie in den nächsten Monaten wirklich zusammenbrechen?« – »Meine Liebe, ich habe meine Glaubwürdigkeit schon tausendmal eingebüßt. Ich bin ein Freigeist. Ich habe meine Glaubwürdigkeit bei meiner Familie verloren, weil ich einen schwarzen Mann vor der Exekution durch den Strang retten wollte. Übrigens, er wurde schließlich doch gehängt.« Die Ärztin, versöhnlerisch, kalmierend, schmeichelnd: »Sie haben viele wichtige Dinge in Ihrem Leben getan.« – »Das war mir wichtig – Lynchjustiz zu verhindern. Ich hielt es für edel. Sie hielten es für teuer.« – »Sie haben ein unglaublich produktives Leben hinter sich.« – »Ich engagiere mich neben der Frauenbewegung für viele andere Dinge.« – »Das tun Sie gewiß«, fällt sie ein, streichelt, scharwenzelt. »Ich wurde aus dem Iran ausgewiesen, aber das ist ein Ort, wo man ohnehin nicht gern bleibt. Jetzt werden dort Menschen hingerichtet – haben Sie meinen kurzen Text gelesen? Ich habe eine Petition zu den Zuständen im Iran geschrieben – meine Arbeit in diesem Sommer.« Ich halte ihr meine Petition unter die Nase, genau das, was sie lieber vermieden hätte. Daß ich es überhaupt getan habe, galt als exzentrisch; sie tatsächlich zu lesen wäre nichts als Zeitverschwendung. Um mich bei Laune zu halten, bietet Sophie an, ein Exemplar zu holen.

Um mich baut sich Erregung auf. Vergiß das Gesetz gegen Zwangseinweisungen, sie haben es bereits umgangen und können es ignorieren, indem sie sich schlicht darauf verlassen, daß sich schon ein Krankenhaus finden wird, das mich auch unfreiwillig aufnimmt. Sie ziehen es durch. Aufgepaßt, das Tier in dir soll sich retten. Es gibt hier kein Telefon – mir ist das die ganze Zeit über schmerzlich bewußt. Und daß zu viele von ihnen im Raum sind. Genügend, um mich zu überwältigen, die Tür abzuschließen, mich nicht hinauszulassen. Außer wenn ich in der Nähe der Tür bleibe und den richtigen Augenblick erwische. Dann könnte ich den langen Telefonarm erreichen zu Petra oder *Civil Liberties* oder zu Sheila, die auch Mitglied ist – zu Menschen, die auf meiner Seite stehen. Wenn ich sie nur erreichen könnte. Bei meinem Nachbarn oben, bei Michael, dem anderen Künstler im Haus und einem guten Freund, ist ein Telefon. Aber dort wäre ich auch in der Falle – ich brauche ein richtiges öffentliches Telefon an einem öffentlichen Ort – Phoebe's. Gut, ich habe sogar Kleingeld.

Washburn fällt ein: »Aber ich will nicht, daß du nach Minnesota fährst.« – »Wash, du willst nie, daß ich nach Minnesota fahre; du hast Angst vorm Heimfahren, und ich nicht.« Ich sehne mich nach dem Augenblick später am Nachmittag, wenn wir landen und ich endlich wieder den Fluß sehen kann; es wird noch Tageslicht sein – ich habe es so eingerichtet. Dann die Straße am Fluß, dann Mutters Schaumgebäck mit Erdbeeren. »Nein, das ist nicht der Grund«, erklärt Mallory wie zu einer Schwachsinnigen: »Wir wollen nicht, daß du diesmal fährst.«

»Wo sollte ich eurer Meinung nach hinfahren?« Und dann der lange langsame Satz, Mallorys Stimme: »Wir möchten, daß du in ein Krankenhaus gehst.« Der Augenblick der Wahrheit. Das freundliche Schwert. »Ich glaube nicht, daß ihr mich mit meinen Bürgerrechten dazu zwingen könnt.« Mallory alleine, ihre Stimme vibriert vor Verantwortung: »Wir wollen nichts dergleichen tun. Wir würden wirklich vorziehen, wenn du einsehen könntest, was los ist.« Ich sehe es nur allzu klar.

Sophie hat eine glänzende Idee: »Wie wär's damit? Du und ich wir bleiben in New York und konsultieren jemanden. Ich habe dir schon früher gesagt, daß ich es für keine gute Idee halte, wenn du nach St. Paul fährst. Denn erstens stehst du gerade jetzt ziemlich unter Streß, und der Druck des Umzugs hierher ...« – »Sobald ihr alle das Feld geräumt habt, werde ich mich blendend fühlen«, antworte ich mit fröhlicher Ehrlichkeit. »Vielleicht stimmt das. Ich glaube aber auch, daß du dir deinen Lithiumspiegel messen lassen solltest, hier, wo es eine Ärztin gibt, die du regelmäßig aufsuchen kannst, wenn dir danach ist.« Ich sehe den Weg: Sie werden mich wegen des Lithiumspiegels einsperren; festgenommen wegen eines Tests, der völlig belanglos ist, weil ich kein Lithium genommen habe, das sie testen können. »Ich will nicht, daß es hier gemacht wird. Ich will es dort machen, wo meine Anwältin ist.« Panik kriecht meine Kehle hoch. Die böse Stimme der Ärztin: »Haben Sie hier keine Anwältin?« – als ob es sich um ein Kundenkonto bei Bloomingdale's handelte, das bourgeoise Gepäck von Ärzten und Anwälten. Meine Anwältin hier ist die Vertreterin der *American Civil Liberties Union* in White Plains – mir dämmert, daß Hilfe für mich ziemlich weit weg ist; ich war in der Tat auf der Farm sicherer, es war klug, die Stadt zu meiden. Das ist der Grund, warum sie die Stadt gewählt haben. Sophies eigenartiges Benehmen, als wir das Haus betraten, das Gefühl von Verhängnis, das mich, so dachte ich, die Telefonrechnung vorausahnen ließ, alle Kleinigkeiten vor einer Reise. Das waren meine letzten Momente der Freiheit.

»Würdest du es nicht einmal für mich tun ...?« Sophies Stimme, so honigsüß. »Würdest du meinetwegen hierbleiben?« – »Nein, für niemanden. Ich fliege heim, um meine Mutter zu besuchen. Tut mir leid, aber Mütter gehen vor.« Ich lache. Jetzt Mallory, ganz Schauspielerin; feierlich, ihre Worte in Stille getaucht, die Geliebte hat ihren Trumpf ausgespielt, nun bringt sie das ganze Gewicht der Blutsverwandtschaft ins Spiel: »Das glauben wir auch, und wir meinen, daß Mutter gerade jetzt nicht damit belastet werden sollte.« Ihre offizielle Stimme, die Stimme in dem Film, den wir vor Jahren in den Tagen unserer Zeit als Künstlerschwestern im Dickicht der Großstadt gemeinsam gedreht haben. Aber wie gezielt beleidigend. Jetzt bin ich sogar schon zu unerträglich für meine eigene Mutter. Mein Gott, haben sie bei ihr angerufen, um meinen Besuch zu hintertreiben?

Plötzlich wird mir klar, daß ich ihr nicht einmal gesagt habe, daß ich nicht auf dem ersten Flug sein werde – der, den ich heute vormittag verpaßt habe, weil ich meinen Schreibtisch aufräumen und die Farmrechnungen zahlen mußte. Diese Lemuren werden mich nicht davon abhalten, auch noch den nächsten zu verpassen; ich behalte die Uhr im Auge und weiß, wie lange ich brauchen werde, um die Post in meine Tasche zu schütten, auf die Straße zu eilen und ein Taxi zu erwischen. Geld, Tickets – ich habe alles. Aber Mutter erwartet meine Ankunft vielleicht gerade jetzt – ruf sie an. Verdammt, natürlich, das Telefon ist abgeschaltet. Hier also ist meine Ausrede. Spiel es herunter auf die allerunschuldigste Pflichterfüllung einer vergeßlichen Tochter – hier ist deine Ausflucht. Währenddessen geht die Stimme der Ärztin weiter: »Ich möchte Ihnen gern sagen, was ich davon halte, einen Menschen gegen seinen Willen ins Krankenhaus zu bringen.« – »Ach ja? Nun, wie sehen Sie es?« – »Schrecklich. Ich will es nicht tun.« – »Dann rutschen Sie mir den Buckel runter, schauen Sie, liebe Dame, ich muß meine Mutter anrufen ...« Ich sehe mich draußen, die Tür – ich bin alleine auf dieser Seite des Zimmers, auf der Seite, wo die Tür ist. Das Treppenhaus. Die Straße.

Die Spannung baut sich auf für das Finale, denn wenn sie Ernst machen wollen, werden auch sie ein Telefon brauchen, es sei denn, ihr Rettungswagen ist schon bestellt. Aber dann muß ich schon weg sein – außerhalb des Hauses. Es wäre ihnen nicht unangenehm, mich hier in meinem eigenen Atelier zu überwältigen, aber in Phoebe's Bar oder Grill wäre es unmöglich. Dem Himmel sei Dank für Mallorys Neigung zu bürgerlicher Wohlanständigkeit, nie auffallen vor Phoebe's Stammkundschaft, eine Schauspielerkneipe, wo Mallory den Großteil ihres Lebens verbracht hat, ehe sie in einen anderen Stadtteil zog. »Wenn das noch länger dauert, muß ich wirklich Mutter anrufen«, sage ich, spiele um Zeit.

Später die Vorwürfe und harten Worte über meine Verrücktheit – wie ich mir das alles selbst zuzuschreiben habe und ich werde nicht freigelassen, ehe ich nicht jede einzelne ihrer Bedingungen annehme. Alle Vorträge müssen abgesagt werden, sie können nicht verschoben werden, und natürlich kannst du nicht nach Europa fahren. Vielleicht jahrelang nicht – wir müssen sicherstellen, daß du stabilisiert wirst, Reisen sind ausgeschlossen. Ich werde irgend jemandes Mündel sein. Von Mallory oder Sophie. Ich sehe, wie mein Leben im Gefängnis und in der darauffolgenden Depression einfriert, die Schande und die durchaus reale Möglichkeit, niemals wieder freizukommen. Man weiß nie, wie lange sie einen festhalten. Das wissen auch jene nicht, die dich mit gefesselten Händen ausliefern. Diese Unsicherheit und meine eigene »falsche Einstellung«: die richtige Kombination von Urteilen, die dir das Leben dort drinnen extrem erschwert. Mit meiner Haltung zu Medikamenten und Elektroschocks, und dann eine Gefangene beider werden – niemals.

18

Lauf. Nichts wie weg von hier. Schon retten mich meine Beine, sie werden mich aus der Tür tragen – noch ist der Weg frei, obwohl die anderen jetzt bemerken, was läuft. Aber das Tier hat sich Zugang zur Tür verschafft. Alle reden plötzlich auf einmal auf mich ein. »Nein Kate, hör doch zu.« – »Ich muß wirklich telefonieren.« – »Laß doch Sophie anrufen, Kate«: Mallorys Stimme laut und herrisch, wieder wie man mit einer Schwachsinnigen oder einem schlimmen Kind spricht. »Bin gleich wieder da«, sage ich. Die frische Luft auf dem Gang, der Wind der Straße in meinem Gesicht, frei, meine Beine tragen mich stark in die Welt. Wie haben sie doch gezittert, als sie die Treppe hinunterliefen, aber der Schrecken ist jetzt vorbei; ich konnte geradewegs hinausmarschieren aus meinem eigenen Atelier, wo die Gefahr lauerte, und hinein in die Straße, wo Freiheit und Sicherheit sind. Wie absurd diese Umkehrung. Wenn du deine Geldbörse bei dir hast mit etwas Geld drinnen und wenn du sie gut festhältst, geht es dir hier draußen auf der Bowery bei den Pennern besser als in deinem eigenen Atelier mit deinen Zeichnungen und den Menschen, die dir am nächsten und am liebsten sind. »Meine Lieben«: eigenartige Worte – gebt mir Fremde und den Mann hinter der Theke bei Phoebe's, der direkt unter den Jukebox-Lautsprechern und mit vollem Blick auf die Straße die Münzen fürs Telefon aushändigt. Das Spiegelglasfenster, wo sie jederzeit auftauchen können. Petra, bitte antworte und ruf mir *Civil Liberties.*

Als ich ging, lief der Kassettenrecorder noch auf dem Tisch, nahm einen Augenblick lang nichts als Stille auf, dann Schritte, eine kleine Unruhe, Seufzer der Unzufriedenheit über meinen Ausbruch, dann sich beruhigendes Gemurmel. Und als sich die Gruppe neu formiert, fragt jemand nach der Toilette. Wenn Sophie hinter mir hergelaufen ist, bleiben die Ärztin, Washburn und Mallory – und sie müssen erst ein Telefon finden, um ihren Plan auszuführen. Mallory und die Ärztin beklagen meine störrische Veranlagung, und Mallory macht eine vernünftige Bemerkung über meine

Angst; wenigstens hat sie es bemerkt. Dann hält Mallory eine melodramatische Rede über meine fortschreitende Krankheit, sagt voraus, daß sie chronisch sei, irreversibel, eine degenerative Erkrankung, bemerkt den Kassettenrecorder und schaltet ihn ab.

Bei Phoebe's stehen die Dinge nicht gut; ich kann die *American Civil Liberties Union* nicht erreichen, und es sieht nicht so aus, als ob Petra viel tun kann angesichts der Tatsache, daß sie diese Geschichte »beunruhigend« findet. Mutter hat mich soeben am Telefon schrecklich enttäuscht, indem sie mir ihre Gastfreundschaft entzog. Ich kann nicht über Nacht in ihrem Haus bleiben. »Aber ich bin doch für heute abend bei dir zum Abendessen eingeladen.« – »Nein.« – »Hat Mallory dich angerufen?« – »Ja.« Und da ich »so« bin, wie sie es ausdrückt – eine Information, die sie von Mallory haben muß –, will sie mich nicht sehen. Ich schlucke und lasse alles zu. Warum nicht? Was kannst du tun gegen die Unterstellung, verrückt zu sein? Die Liebe einer Mutter ist unendlich, das wird einem eingeredet; hier ist der Beweis, daß es nicht ganz stimmt. Was soll's, ich kann auch bei den Frauen vom Buchladen, die die Lesung veranstalten, übernachten.

Sophie kommt die Straße herunter, um mich zum Bleiben zu überreden. Sie könnten meine Lesung absagen. Das glaube ich, daß du das kannst. »Schau«, sage ich, »man kann nicht Verpflichtungen, die man übernommen hat, absagen und sich gleichzeitig einen guten Ruf erhalten.« Sie ist dafür, nicht nur Minneapolis, sondern auch St. Louis und Missouri University abzusagen. »Bitte hör auf damit – ich brauche diese Vorträge.« – »Verschieb sie.« – »Man kann so etwas nicht verschieben; so läuft das nicht. Sie haben eine Woche mit verschiedenen Veranstaltungen und darunter einen Vortrag – das Ganze geht jetzt vor sich und nicht irgendwann. Sie müssen Werbung machen, die Genehmigung der Universität einholen, die Finanzierung sichern, den Saal für einen bestimmten Abend reservieren – so etwas kann man nicht verschieben. Wenn ich nicht kommen kann, müssen sie sich nach einer anderen Vortragenden umsehen.« – »Das werden sie eben tun müssen.« – »Genau, und ich werde meine Telefonrechnung nie bezahlen können.« – »Die ist nicht so wichtig wie deine Gesundheit.« – »Die ist noch viel wichtiger, sie ist die reale Welt.« – »Du bist jetzt nicht in der realen Welt, wenn du nach St. Paul flüchtest, anstatt hier zu bleiben und dich zu entspannen, dich auszuruhen und gesund zu werden.« Jede sieht die Lage auf ihre Art. »Bookie wollte extra aus Florida kommen, um dich zu besuchen.« – Ein Gedanke, der sie sehr zu rühren scheint. Warum sollten sie eine alte Freundin, eine Ex-Geliebte, nach New York holen, aus Florida, wo sie in einem Ashram mit einer Horde religiöser Fanatikerinnen lebt, wenn sie nicht geplant hatten, mich einzuliefern? Bookie an meiner Bettstatt mit geistigem Beistand und heiligen Texten – wie absurd.

»Wir handeln nur in deinem eigenen Interesse, weil du dich lächerlich machst und wir dich lieben.« Wir spazieren die drei Blocks die Bowery hinunter von Phoebe's zu meinem Atelier, die alten Straßen voll von Pennern und die vertrauten Ecken der Freunde von früher. Fumios Eck ist gleich hier, da wohnte mein alter Freund Stimpson, dort wohnte früher Mallory, bevor sie Uptown zog. Alle ziehen aus, nur ich bleibe hier im Anus der Stadt – ich liebe diese Straße. Früher konnte man sich an einem Sonntagvormittag in fünf oder sechs verschiedenen Lofts zehn Dollar ausleihen; überall wohnten Freunde, ja sogar Familienangehörige. Wie desolat sind sie jetzt, diese drei Blocks. Du kannst nicht bei Trost sein, wenn du zu Phoebe's gehen mußt, um zu telefonieren, weil dein eigenes Atelier von Feinden besetzt ist, die dich in einer Irrenanstalt verwahren wollen. Um wieviel schlimmer, wenn diese drei Fremden deine eigenen Freundinnen und Geliebten sind, sogar deine kleine Schwester. Du hast deine Verankerung in der Stadt und in der Nachbarschaft verloren, bist ohne einen Kreis von Menschen, auf die du dich in dieser harten Stadt verlassen kannst. Mein einziger Freund ist jetzt das Geld in meiner Börse, es kauft mir ein Taxi, damit ich das Ticket für einen großen Stahlvogel benützen kann, der alles zurückläßt.

Als ich um die Ecke blicke, sehe ich, daß ich meine Sorgen noch nicht los bin. Vor meinem Haus parkt Mallorys Zimmernachbarin. Sehr seltsam. Und was sucht meine Freundin Martha Ravich hier? »Hi, Martha, was führt dich hierher?« – »Ich muß dir nur sagen, ich glaube, du machst einen großen Fehler – ich weiß es, weil ich dasselbe getan habe, als ich mit dem Zeug aufgehört habe. Ich habe das Lithium abgesetzt und flippte aus. Dann kam der Totalzusammenbruch. Ich habe Monate, fast ein Jahr verschwendet. Konnte nicht arbeiten. Tu's nicht.« Sie haben sie herbestellt, um mir dieses Märchen zu erzählen. Ich könnte hier stehenbleiben und mich mit ihr darüber unterhalten: ihre Erfahrung, meine, wie wir beide das Medikament gehaßt haben und davor geflüchtet sind, das psychiatrische Geschäft, und wie sie mit uns umgegangen sind. Aber es ist irgendwie unnatürlich, dieses Gespräch hier und jetzt zu führen – sie spürt es ebenso wie ich, fühlt sich nicht wohl in ihrer Haut, weil sie sich schämt und nicht wirklich bereit ist, an dieser Inszenierung teilzunehmen. Sie hat eine Person hinter mir gesehen, die aus meinem Haus kommt, und zieht sich zurück. Die kleine Ärztin kommt heraus, Washburn, dann Mallory – nervös, aber triumphierend.

Sie haben es getan. Sie müssen es getan haben. Haben die weißen Kittel angerufen. Es ist an der Zeit, mein Gepäck zu holen, und dann nichts wie fort. Ich trage meine Reisetaschen mit der zögernden Hilfe Sophies hinunter, begleitet von Bitten zu bleiben. Mallory trägt meine Taschen diensteifrig vom Gehsteig zurück in die Türöffnung. Ich schiebe sie wieder hinaus, kalt beobachtet von einem ganzen Ring von Leuten, die mir so leicht helfen könnten, ein Taxi zu erwischen. Sophie könnte mich in meinem eigenen Auto nach La Guardia chauffieren, aber sie weigert sich, alle bestehen darauf, daß ich bleiben soll. »Es ist gefährlich für dich – gefährlicher als hier.« – »Niemand, den ich besuche, wird mich in die Klapse stekken.« – »Doch, das werden sie. Ich kenne Mutter, ich kenne Sally«, warnt Mallory. »Und was ist mit dir, Mallory?«

»Nein, du mußt unbedingt auf uns hören.« – »Nein, ich muß unbedingt ein Taxi kriegen, sonst verpasse ich den Flug.« Ich winke einen Taxifahrer herbei, der stehenbleibt, mir erlaubt, eine Tasche auf den Sitz zu stellen, und sich dann aus unerfindlichen Gründen weigert, mich mitzunehmen. Das passiert ein zweites Mal, aber diesmal bleibt das Taxi kaum stehen, als es auch schon wieder ohne mich weiterfährt. Die nächsten drei verlangsamen nicht einmal ihr Tempo. Ich blicke hoch von der erschöpfenden Arbeit, in New York knapp vor der Stoßzeit ein Taxi zu ergattern, und sehe, wie Mallory die Wagen wegwinkt. Sie zeigt auf mich, schüttelt den Kopf und deutet in einer kindlichen Geste mit dem Finger an ihre Schläfe. Will heißen: verrückt. Gottverdammt. Sie winkt tatsächlich auch jene weiter, die ich herbeigewunken habe, mit einer Geste, die ihnen bedeutet, daß ich verrückt bin. Das ist irgendwie das

Grausamste, was mir je passiert ist, die größte Beleidigung, die bösartigste Demütigung. Ich traue meinen Augen nicht. Natürlich bleiben sie nicht stehen – Mallory und die anderen umringen mich. Ich brauche einen Polizisten.

In der Hitze dieses Nachmittags, mit der Angst vor einem Rettungswagen, der unterwegs ist, um mir auf unbestimmte Zeit die Freiheit zu rauben, für immer vielleicht, und ein einziges Taxi könnte mich davor retten, meine Flucht zu versäumen – und sie tun mir das an. Ich habe einmal gesehen, wie eine Frau in der Bowery verschleppt wurde, und habe die Polizei gerufen, als ich von meinem Bowery-Fenster aus sah, wie sie schrie und sich dagegen wehrte, in ein Auto gestoßen zu werden. Dieselbe Hilflosigkeit hier zu erfahren – mitten unter diesen Menschen – verflixt, natürlich brauche ich einen Polizisten. Vergiß das Tabu, das dir verbietet, die Polizei um Hilfe zu bitten, die Regel unseres Downtown-Lebens: Es ist verpönt, einen Bullen zu bitten, dich gegen deine eigenen Freunde in Schutz zu nehmen. Aber sieh dir nur an, wen sie gerufen haben – die weißen Bullen. Ich brauche einen blauen. Die Logik von *Civil Liberties* legt es mir nahe: Erst wenn man einen Polizisten überzeugen kann, daß man im Recht ist, hat man eine Chance, sich gegen eine illegale Einlieferung zu wehren. Obwohl Zwangseinweisungen ungesetzlich sind, gegen das *Mental Health Act* verstoßen, werden sie trotzdem praktiziert, und sehr erfolgreich obendrein. Die einzige Möglichkeit, das Gesetz durchzusetzen und die mir zustehenden Rechte in Anspruch zu nehmen, ist, sich einen Polizisten zu angeln, es ihm aufzusagen und zu hoffen, daß er sich einsichtig zeigt. Mein schwaches Wort gegen eine Ärztin, eine Verwandte, Freundinnen, alle begierig, mich den Ambulanzfahrern und ihrer stadtbekannten Brutalität auszuliefern. Wenn schon nichts anderes, so kann ich darauf bestehen, daß die Fahrer daran gehindert werden, mich anzufassen, da ich ja nicht freiwillig mitgehen werde.

Ein weiteres Taxi lehnt mich ab. Jetzt bin ich wirklich wütend. Und noch schlimmer, ich habe wirklich Angst. Ich schreie in die Straße hinein: »Hilfe, Hilfe!« Mallory und der Rest sind betreten. Das, was sie tun, wenn sie die Taxis fortschicken, berührt sie nicht, aber meine Schreie sind ihnen peinlich. Man schreit nicht auf offener Straße. Ich mache alles nur noch schlimmer, indem ich nicht nur »Hilfe!« schreie, sondern auch »Polizei!«. Ein Streifenwagen an der Ampel. Sie hören mich und wenden. Wenn ich schreien müßte, bis mir die Penner selbst die Polizei holen, ich würde es tun. Ich spüre ihre Sympathie um mich herum, ihr Verständnis, Männer, die ihr Leben lang eingewiesen und herumgestoßen wurden, viele von ihnen kennen mich. Aber als Michaels Frau Linda, meine Nachbarin von der vierten Etage, aus dem Haus kommt und ich ihr zurufe, dreht sie sich nicht um, verweigert sich. Ich bin sicher, daß sie mich hören kann. Sie haben also auch meine Nachbarn nach mir befragt. Das heißt, daß sie sich das Telefon ausgeliehen und die Rettung angerufen haben. Sie haben es wirklich getan.

»Inspektor, ich versuche ein Taxi zu kriegen, weil ich meinen Flug nicht versäumen will. Könnten Sie mir dabei behilflich sein?« – »Wir fahren keine Leute zum Flughafen, meine Dame.« – »Natürlich nicht.« – »Aber ich könnte Ihnen ein Taxi anhalten.« – »Danke, das ist alles, was ich brauche.« Die Freundinnen treten natürlich in den Schatten zurück, und ich lasse mich nicht darüber aus, wie sie das Taxi weggewunken haben. Und dann passiert es. Die Rettung trifft ein. Eine Sirene und ein dazugehöriger Rettungswagen. Dann eine weitere Sirene und ein weiterer Rettungswagen. Und dann ein Streifenwagen als Begleitschutz für die Rettung. Seine Sirene. Eine weitere Sirene und ein weiterer Streifenwagen. Zwei Rettungswagen, drei Streifenwagen. Die Angst, in der ich seit über einer Stunde gelebt habe, senkt sich nun wie eine Plastiktüte über meinen Kopf. Es fällt mir sehr schwer, aufrecht stehen zu bleiben, nicht zu zittern, nicht zu weinen, nicht zusammenzubrechen, hysterisch zu werden und zu schreien – Verwünschungen, Vorwürfe, egal was. Es ist schwer, nicht draufloszulaufen, einfach um mein Leben zu rennen. Genau das, was sie wollen. Du mußt stehenbleiben, standhaft, stark, ungerührt. Aber auch entspannt. Wenn es jemals einen Sinn gehabt haben soll, daß du dich für Bürgerrechte eingesetzt hast, dann jetzt; jetzt mußt du dein eigenes Leben retten – mach's gut. Du tust es auch für jede andere zitternde Seele, die diese Hundesöhne je kommen gesehen hat, die je gespürt hat, wie die Nächsten und Liebsten die Schraube zuziehen, den Verrat der Verwandten, den Betrug der Freundinnen, die selbstgerechte Bösartigkeit der Geliebten, die jetzt endlich mit diesem Schritt, mit diesem absurden Spiel von krank und verrückt, den letzten perfekten Schlag gefunden haben, um dich niederzustrecken, das beste Paar Handschellen, die bereitwilligsten und angenehmsten Gefängniswärter.

Ich kann nicht gewinnen. Die Sache mit dem Appell an die Polizei ist eine zu abwegige Strategie. Die Ambulanzen bringen ihre eigenen Polizeiwagen mit. Es wird sich abspielen wie schon einmal. Ich werde die Reise nach Hause verlieren. Ich werde die Europareise verlieren, Irland. Ich werde meine Freiheit verlieren. Sie können mich dort monatelang festhalten, und wenn ich herauskomme, werde ich fix und fertig sein. Werde sogar meine Freundinnen verlieren; wenn ich jemals herauskomme, werde ich diese Frauen nie wiedersehen wollen. Mallory und die Ärztin treten in Verhandlungen mit den Fahrern. Ihre Vordrucke, Befugnisse, das Ziel. Ich wende mich an meinen Polizisten. Aus dem Augenwinkel nehme ich mit Überraschung wahr, daß sie nicht einmal wissen, wo sie mich hinbringen sollen. Die erste Wahl nimmt keine unfreiwilligen Personen auf, ein zu netter Laden. Das heißt, wir fahren dorthin, wohin mich die Fahrer bringen wollen. Und auf ihrem Rettungswagen steht Mother Cabrini. Niemals im Leben, kein katholisches Krankenhaus, nein danke. Mein Polizist ist jung und schwarz und sieht sehr gut aus. Sein Namensschild sagt, daß er Kelly heißt; ich liebe diesen Namen, ein schwarzer Ire, wie mein alter Vater. Er ist alles, was mir an einem Mann gefällt, und er hat Humor. Die letzte Geste der Freiheit, das Bedürfnis nach Ruhe – ich krame nach einer Zigarette. Auch er zündet sich eine an.

Während wir rauchen, abseits von den anderen, erkläre ich ihm die Lage als ein familiäres Mißverständnis, in das eine Psychiaterin gestolpert ist. »Die dort ist meine jüngere Schwester. Ich bin Schriftstellerin, und eines Tages wird auch sie eine wunderbare Schriftstellerin sein, aber im Augenblick möchte sie mich in eine Anstalt wegbringen lassen. Das Gesetz, müssen Sie wissen, verbietet Zwangseinweisungen.« Er nickt. »Ich möchte meinen Flug nach St. Paul, Minnesota, erwischen, und sie möchten mich in ein Krankenhaus stecken. Aber sie sind so schlecht organisiert, daß sie nicht einmal wissen, in welches.«

Die anderen Polizisten stehen drüben bei den Fahrern und der Ärztin. Kelly ist meine einzige Hoffnung. »Zeigen Sie mir mal Ihr Ticket.« Ich krame mein Ticket heraus; meine Hände ertasten es in der Handtasche, ein Wunder des Willens gegen das Entsetzen. Ich zeige es ihm. Er wirft einen Blick darauf und nickt. »You gotta ticket to ride.« Sogar ein Lächeln. Das Beatles-Lied überflutet mich wie der Himmel: »She's gotta ticket to ride und she don't care, my baby don't care.« Ich verwandle sein Lächeln in ein Zwinkern: ein Code. Alle Codes der Welt, Kunst und Musik, alle Jargons und Argots – gegen die Mittelschichthysterie in der Stimme der Ärztin, in Mallorys Stimme. Washburn ist verwirrt angesichts der beiden Rettungswagen. Sophie hat sich rar gemacht, beobachtet die Szene von der Treppe aus, geschockt.

Haben sie zweimal angerufen? Beide Rettungswagen sind von Mother Cabrini. Es ist eindeutig, daß sie nicht ausgewählt und ein bestimmtes Krankenhaus angerufen haben, sie haben bloß den Polizeinotruf gewählt. Und jetzt müssen sie nehmen, was sie kriegen. Brutale Städtische Krankenhäuser, katholische Hospitäler, Allerweltsspitäler, irgendeine Anstalt, wo gerade ein Bett frei war, als der Anruf kam. »Auf dem Wagen steht der Namen eines Krankenhauses«, sagt Kelly voller Abscheu, »aber sie sind eine eigene Firma, eine Ambulanzgesellschaft. Das Krankenhaus übernimmt auch keine Verantwortung. Diese Typen sind nicht einmal in der Gewerkschaft. Sie können Ihnen den Arm brechen – wenn ich sage, sie sind nicht in der Gewerkschaft, dann meine ich, daß sie keine Verantwortung übernehmen. Überhaupt keine.« Hier sind wir also gelandet. Nicht bei Payne Whitney oder was immer sich ihr bourgeoises Vertrauen in blinder Zuversicht vorgestellt hatte. Die Sache beginnt peinlich zu werden.

Einer der drei Streifenwagen fährt ab, für die Bullen ist diese Geschichte eine Zeitverschwendung. Ich habe immer noch Kelly. Die Ärztin ist mit den Rettungswagenfahrern handelseins geworden und hat sich damit abgefunden, mich in Mother Cabrini einsperren zu lassen und gegebenenfalls später eine Überstellung zu veranlassen. Bloß eine Nacht, ein paar Tage – ich kann hören, wie sie alle entscheiden, daß das schon okay ist, Hauptsache, sie kommt von der Straße weg, kann nicht mehr mit Polizisten fraternisieren. Kellys Kollege verhandelt jetzt mit den Fahrern und der Ärztin. Kelly verläßt mich und geht zu ihnen hinüber.

Vielleicht ist das das Ende der Angelegenheit. Jemand in der Hierarchie über ihm wird ihn überstimmen oder so. Meine Reisetaschen stehen immer noch hoffnungsvoll auf dem Gehsteig. Es wird wieder wie früher sein. So wird es mein ganzes Leben weitergehen. Ich habe eine einschlägige Akte. Ich schlendere hinüber, um mein Schicksal zu erfahren, unbemerkt, bis jemand mich fragt, ob ich freiwillig mitfahre. Kelly ist an meiner Seite. »Nein, das werde ich nicht.«

Jetzt ist mein Schicksal in der Schwebe. Die Bullen in dem Streifenwagen, der die erste Ambulanz begleitet hat (die zweite fährt weg, da klargeworden ist, daß sie Gewalt anwenden werden müssen – sie können mich ja nicht in zwei Rettungswagen gleichzeitig fesseln), sind dafür, mich einzusperren. Es ist eine Ärztin anwesend, eine Verwandte zur Unterschriftsleistung – das reicht. Kelly und sein Kollege sehen es anders. »Wenn sie nicht freiwillig mitgeht«, sagt der Kollege. Der Rettungsfahrer weiß, daß jetzt die Trumpfkarte ausgespielt wird – eine Unfreiwillige, die das Gesetz kennt und einen Polizisten zur Seite hat, um es durchzusetzen. Er weicht zurück. Stimmen meiner Nächsten und Liebsten betteln und flehen und befehlen mir, freiwillig mitzugehen. »Tut mir leid, nein.« Die Ärztin gibt nur deshalb auf, weil der Fahrer, ihre Hauptstütze, nicht bereit ist, seine Macht auszuüben. Nicht hier vor Kelly, der keine Anstalten macht, von meiner Seite zu weichen. Auch die Streifenwagen verlassen den Ort des Geschehens.

»Wollen Sie jetzt Ihr Taxi?« fragt mich Kelly, als die Rettung ihre Zelte abbricht, den Rollstuhl und die Bahre. »Werden Sie gefesselt oder wollen Sie fahren?« fragten sie mich einmal, damals das erste Mal in Kalifornien. Ich verstand überhaupt nicht, was sie meinten, dachte, »fahren« bedeutet fahren mit meinem eigenen Kabrio, mit Sita am Steuer, und das Mißverständnis bewirkte, daß ich auf einem Parkplatz zu Boden gestoßen und meine Arme an einer Bahre festgebunden wurden. Was für ein langer Weg von damals bis hierher, heute. Das Entsetzen weicht der Euphorie. »Wie wär's mit einem Taxi?« wiederholt Kelly seine Frage. Gallanter Mann, du wirst mich wirklich für verrückt halten, nehme ich an, aber diese Frauen sind immer noch meine Freundinnen, sind mir irgendwie lieb, auch jetzt noch. Weil sie es vorher waren. Vielleicht haben sie sogar etwas gelernt. Oder sie fühlen sich elend, weil ich gewonnen habe. »Ich habe den Flug verpaßt, den ich erwischen wollte. Der nächste geht erst um acht, ich denke, ich werde meine kleine Herde zusammensammeln und sie bei Phoebe's auf einen Drink und ein

Steak einladen. Ich danke Ihnen sehr.« Er lächelt das Lächeln eines Mannes, der sogar das noch versteht, Frieden und Krieg, Streit und Versöhnung.

Die kleine Ärztin hat sich zur rechten Seite der Tür meines Hauses zurückgezogen und erscheint jetzt kleiner und bedeutungsloser als je zuvor. Zeit, sie zu entlassen: »Sie beschämen Ihre Zunft. Ich hoffe, es war das erste Mal, daß Sie versucht haben, jemanden einzusperren – es sollte besser das letzte Mal sein.« – »Es ist sehr schwer.« – »Scheiße – lernen Sie denn nie was dazu? Es ist nicht schwer – es ist verdammt einfach. Dieses Mal ging es daneben; aber wie viele Menschen haben ein solches Glück wie ich und finden einen so tollen Polizisten? Die meisten Leute wissen nicht einmal, daß man einen Bullen rufen kann. Ich habe lange gebraucht, um das zu begreifen. Die Festnahme geht meistens so schnell vor sich, daß man ohnehin nicht dazu kommt. Ich hatte bloß Glück.« – »Sie hatten mehr als Glück. Zu einer Sache möchte ich Sie beglückwünschen,« – sie spricht, als wäre es bloß eine Übung gewesen, eine Feuerprobe für Bürgerrechte, und sie hätte nie mehr im Sinn gehabt, auch niemand sonst – »Sie sind nicht zusammengebrochen.« – »Was soll das heißen?« Ist das irgendein psychiatrischer Insider-Witz? Zusammengebrochen! – »Ich meine, Sie sind cool geblieben.«

Die kleine Ärztin hat ihren unehrenhaften Abschied genommen. Wir sind unter uns: Mallory, Sophie, Washburn. Ich werfe Washburn ihre Rolle in dieser Geschichte vor, und sie geht. Mallory hat es immer eilig und kann nicht auf einen Drink bleiben. So bleibt nur Sophie über; wir könnten einen Versöhnungsdrink gebrauchen. Schon bin ich dabei, ihr zu verzeihen. Als der Rettungswagen ankam, hatte sie, glaube ich, echte Angst vor der Gewalt, die er verkörperte, vor den bulligen Fahrern und ihrem Umgangston. Und der Anblick von so vielen Polizisten muß wohl beängstigend gewesen sein.

»Sie waren schrecklich – ich hatte keine Vorstellung, wie schrecklich es sein würde«, sagt sie. Es ist so etwas wie eine Entschuldigung. Denn in der Tat hatte wahrscheinlich keine von ihnen begriffen, welches Aufsehen und welche Brutalität es bedeutet, wenn drei Streifenwagen und zwei Rettungswagen mit sechs Mannschaftsmitgliedern und sechs Polizisten alle auf unserem Stück Gehsteig zusammenkommen. Es war ihnen peinlich, das Öffentliche daran. Aber auch die Gewalt, die Wucht dieses Aktes der Festnahme, war ihnen nie in den Sinn gekommen. Was sie sich vorgestellt hatten, war eine sanfte Ärztin, eine Feministin, unsere Welt; dann ein schönes, wirklich erstklassiges Krankenhaus, Blumen, Ruhe, Krankenschwestern, weiße Kleider, reiche Psychiater, die Beruhigung und den Luxus einer Therapie. Alles so mittelschichtig und angenehm; auf diese Weise verrückt zu sein ist fast ein Privileg. Ein ruinöser Griff in die Brieftasche außerdem: Es wäre auf meine Rechnung gegangen und wäre mein Problem gewesen, nicht ihres. Vielleicht sogar eine passende Strafe dafür, daß ich einen Nachmittag lang ihre Zeit in Anspruch genommen hatte. Aber Bullen, die öffentliche Straße, die Gewalt der gaffenden Menge, die nach Privatgeschichten giert, und ein Stück des Tohuwabohus einer Verhaftung mitten auf unserer Straße, die realistische Möglichkeit, daß mich die Rettungsmänner überwältigen und vor ihren Augen fesseln würden – hätten sie das ertragen können? Und mein Weinen und Flehen, meine entsetzten und hilflosen Blicke auf sie gerichtet? Alles in meinem eigenen Interesse und so weiter. Vielleicht war die Anwesenheit der Polizei und deren Entscheidung zu meinen Gunsten – das Wissen, daß sie vor dem Auge des Gesetzes und seiner Polizeimacht unrecht hatten – der beunruhigendste Aspekt der ganzen Angelegenheit gewesen. Denn jetzt ist da ein Stück Beschämung. Nichts, was einer direkten Entschuldigung gleichkäme, natürlich nicht. Aber Sophie spürt aufrichtig, daß es ein Fehler war: so vorzugehen, die Rettung zu rufen, um eine Zwangseinweisung zu bewirken, als die persönliche Überzeugungsarbeit versagte.

Was Petra betrifft, die fix und fertig aufkreuzt, als wir auf dem Weg zu Phoebe's sind, um mich auf ihre Art zu retten – sie will mich nach St. Paul begleiten, da Sophie dazu nicht bereit ist –, so ist für sie immer noch alles sehr beunruhigend, hat aber ein wunderbares Ende gefunden. Darauf gehen wir essen.

ZWEITER TEIL

IRLAND

1

Die Idee, den Flughafen als Gratishotel zu benützen, fiel mir wohl ein, als ich mir das Haar wusch. Kostenlos, unpersönlich, ein Ort mit Banken, einem Postamt und Lesestoff, Essen und Trinken, Toiletten und genügend Rückzugsmöglichkeiten. Leider gibt es keine Gepäckaufbewahrung, oder mindestens kann ich sie nicht finden. Ich kenne mich sowohl im nationalen wie im internationalen Teil des Flughafens schon bestens aus. Und während ich darauf warte, daß mir die Leute von Ryan's Autoverleih den besten Wagen aussuchen, der heute vormittag zurückgegeben wird, kam es mir in den Sinn, daß es eine vorzügliche Idee wäre, meine Haarwäsche in der Damentoilette zu beenden. Da die Gastfreundschaft des Hotels nicht ausreichte, um es dort zu erledigen.

Obwohl es hier etwas zugig ist, wird mein dicker Pullover mich vor einer Erkältung schützen. Und sie haben schönes, heißes Wasser und viele Handtücher, wenn man die Leinenrolle an der Wand von diesem Gesichtspunkt aus betrachtet. Und wo sonst bekommt man schon Marmor geboten? Die Damentoilette am Shannon-Flughafen war in der Tat unser Lieblingsort, als Dakota und Petra hier waren. Wir bestaunten sie voller Begeisterung und hielten sie für einen hervorragenden Ort, um sich auszuruhen; Bänke und Stühle – man könnte Tee mitbringen und dort den Nachmittag verbringen, witzelten wir.

Jetzt ist es kein Witz. Ich habe das Örtchen ernst genommen. Habe die betuchte Touristin ab- und die Downtown-Künstlerin angelegt – hier ist ein wunderbarer Platz, um sich bei der unendlichen Warterei die Zeit zu vertreiben. Ryan hat festgestellt, daß sie den Wagen, den ich eben abgeliefert habe, zusammen mit meiner Nikon, die ich vorsorglich im Kofferraum unter dem Reserverad verstaut hatte, um sie vor Diebstahl zu schützen, weitervermietet haben. Aber leider ist das eine Stelle, die auch jedem anderen einfällt. Das kommt davon, wenn man sie den Wagen ausladen läßt: »Der Träger wird Ihnen die Sachen zum Schalter bringen, Sie können dann gleich den nächsten Wagen übernehmen.« Doch der nächste

Wagen ist noch nicht eingetroffen. Und ich bin absolut nicht gewillt, meine schöne Nikon-Kamera anderen Leuten anzuvertrauen.

»Können Sie anrufen und den Wagen ausfindig machen?« – »Natürlich.« Sie sind die personifizierte Freundlichkeit und Trägheit. Ich habe absolutes Vertrauen in ihre Integrität und weiß, daß sie die Kamera nicht stehlen werden. Sie haben inzwischen ja auch schon Rückmeldung erhalten. Die neuen Autobesitzer, vorausgesetzt sie sind Iren, werden gewiß nicht versuchen, sie zu behalten. Es ist also bloß die Ungewißheit, sie nicht bei mir zu haben. Und noch schlimmer, diese absurde Verzögerung. Ich habe noch einen Tag offen aus meinem letzten Vertrag; ich könnte längst unterwegs sein, könnte den Wagen so lange behalten, wie ich mag, und am Ende bezahlen, wenn ich ihn zurückgebe. Aber hier verrinnt der Tag.

Egal, wie sehr ich mich damit beschäftige, Filme auszusortieren und Tonbänder zu beschriften, ich vertreibe mir doch bloß die Zeit. Am späten Nachmittag informiert mich Ryan, daß die Kamera erst am nächsten Morgen zusammen mit dem Auto zurückgebracht werden kann. Wie soll ich wohl ihrer Meinung nach die Nacht verbringen? Ich kann weit und breit kein Hotel sehen. Und ich habe kein Transportmittel, um den Flughafen zu verlassen.

Ungefähr zu diesem Zeitpunkt tritt Patrick auf den Plan, nähert sich mir in seiner flotten blauen Flughafenpolizeiuniform. Herbeigeholt entweder um zu helfen oder um zu belästigen – die Unterscheidung fällt mir schwer. Aber er ist voller Fragen: Wann bin ich angekommen? Wann reise ich wieder ab? Noch nicht so bald; ich habe einen Freund, der Anwalt ist, Professor Roach, er will sich um meine Doppelstaatsbürgerschaft bemühen. Das komplizierte Procedere der Doppelstaatsbürgerschaft. Patrick scheint meine Papiere in Ordnung zu finden: Reisepaß, Flugtickets, Mietautovertrag und so weiter. Mein Problem ist Ryan. Die sich ja schließlich bemühen. Bevor ich den Verlust der Nikon-Kamera entdeckte, hatten sie mich heute vormittag mit einem netten, unaufdringlichen Auto ausgestattet, mattgrün und normal. Es stellte sich aber heraus, daß der Schlüssel zwar in der Tür funktionierte, nicht aber im Zündschloß. Patrick macht sich Sorgen um mein Gepäck – es ist so viel. Ich sage ihm, daß Ryan sich darum kümmern wird. Ich bin sicher, daß sie meine Kamera finden werden, weil sie ja wissen, wer sie im Augenblick hat. Patrick findet den riesigen Haufen Gepäck unanständig. Das finde ich auch, aber ich weiß nicht, wo ich es in der Zwischenzeit verstauen soll.

Noch weiß ich überhaupt, wie lange sie mich warten lassen werden. Bis zum Abend hält mich Ryan mit anderen Plänen auf Trab: Nehmen Sie diesen Wagen; Ihre Kamera wird Ihnen nachgeschickt. Warten Sie einen Augenblick, wir telefonieren noch herum, um sie zu finden; vielleicht kann sie Ihnen doch noch heute nacht gebracht werden. Dann morgen. Dann jetzt. Dann später. Jeder Angestellte widerspricht dem anderen.

Ich bin schon ziemlich hinüber: so lange ohne Schlaf und nichts im Magen als eine Tasse Tee und mehrere Gläser County-Clare-Milch von der Flughafenbar. Ich konnte noch kein Restaurant entdecken, also bleibt mir nur diese verrückte Bar. Ich habe mir geschworen, mich an das Gesetz zu halten – denn in Irland dürfen die Flughafenbars Alkohol nur an abreisende Passagiere und deren Gäste ausschenken. Ich habe ein Ticket, wenn ich gefragt werde, ein Ticket für morgen, obwohl ich Aer Lingus schon mitgeteilt habe, daß ich meinen Aufenthalt in Irland verlängern will. Ich kann das Ticket benützen, wann ich möchte; muß sie nur einen Tag vor der Abreise verständigen. Trotzdem ist es eine gute Idee, mich an die Milch zu halten; es hat keinen Sinn, sich wegen dieser idiotischen Alkoholgesetze in Gefahr zu begeben – manchmal ist es legal, manchmal nicht – ein Irrgarten. Bleib bei der Milch – du bist müde, es ist besser für dich, bis du etwas zu essen gefunden hast. Dann kümmere dich wieder um Ryan.

Zu meiner Überraschung schließen sie über Nacht. Mein Gott, was soll ich tun, die ganze Nacht auf einer Bank verbringen? Das ist absurd; einen ganzen Tag lang waren sie weder in der Lage, mir meine Kamera zurückzugeben noch mir einen Wagen zu besorgen, für den ich schon gezahlt habe. Ich werde von Tausenden Verwirrungen heimgesucht. Bei Einbruch der Dunkelheit sitze ich niedergeschlagen und allein an einem kleinen Tisch mit dem Trost eines einfachen Brandy, ein Geschenk vom Barmann. Schon halb eingeschlafen starre ich auf die Passagiere, die sich auf ihre Abreise vorbereiten. Und auf jene, die nie wegzugehen scheinen, die IRA-Typen mit ihren zerbeulten Koffern und Mützen. Männer, die dich an der Bar anquatschen, Witze reißen, weil du Milch trinkst, dir Geschichten über die Staaten und Boston erzählen. Denn sie fliegen hin und zurück wie Kuriere. Vielleicht sind sie Kuriere. Oder bloß Arme aus Westirland, die in ein Boston heimfahren, in dem jetzt mehr Mitglieder ihrer Familie wohnen als in Galway.

Doch nach einigen Worten über die gegenwärtigen Unruhen in Irland nehmen sie deine Hand und erklären dir, wie leicht sich Finger brechen lassen und daß das üblicherweise passiert, wenn man verhaftet wird. Sieh dich also vor. Kuriere, ob real oder erfunden. Denn wenn du hier bleibst, läßt du dich auf etwas ein, das du weder kennst noch bislang begreifst. Irland ist im Aufruhr, und es ist kompliziert. Bleib lieber allein. Beobachte und nimm auf. Merke dir bestimmte Gestalten, wie den Mann am Tisch vor dir. Ein alter Mann in Gummistiefeln. Er ist für mich die Verkörperung von County Mayo, dem County meines Vaters, mein Reiseziel, endlich. Er raucht und blickt zu Boden. Oder er raucht und blickt in die Ferne. Ein Farmer, er fliegt überhaupt nirgends hin. Er ist hier, um sich auszuruhen, vielleicht sogar um nachzudenken. Seine ganze Haltung wird von den wuchtigen Schultern bestimmt, ein langes, arbeitsames Leben, das jetzt etwas in sich selbst überdenken will. Er hat etwas sehr Rührendes an sich, ein Ruhen in seiner Mitte. Auch ein Gedächtnis, ein tieferes Verstehen, entstanden aus Jahren, die er im Ausland zugebracht hat. Diese Gestalt füllt den Leerraum der Diaspora, erklärt die Zeit dazwischen. Wie die Kneipenhocker, die den politischen Teil der Geschichte zwischen Shannon und Boston repräsentieren, die andere Seite der Dinge erklären. Onkel Harry in den schmucken Bars von St. Paul; die ganze geschäftige Männerintrige von Geld und Waffen. Beim Eingang zum Abflugbereich gibt es sogar einen Anschlag, der darauf hinweist, daß Waffen jenseits dieser Grenze illegal sind, und der freundlicherweise darauf aufmerksam macht, daß Sie mit der Waffe, die Sie wahrscheinlich bei sich tragen, vorsichtig umgehen sollen.

Verglichen mit dieser geballten Energie ist mein alter Landmann fast schon androgyn: die Geduld und Ausdauer einer Frau ebenso wie die eines Mannes. Er ist derjenige, der durchhielt, der alles zusammenhielt, der seine Leute durchbrachte. Dieser müde, alte Mann in seinen Stiefeln. Ein großer Mann, ein sehr edler Kopf. Stolz. Auch geheimnisvoll. Er ist Irland, und ich bin hierhergekommen, um es zu finden, bin hiergeblieben, nachdem meine Freundinnen Petra und Dakota nach Amerika zurückgekehrt sind. Als ich ihr Flugzeug abfliegen sah, war ich enttäuscht, daß sie es nicht mit mir entdecken konnten; dann Erleichterung, sogar Euphorie. Ich war jetzt mit allem allein, mit den Hungergespenstern des Stammes meiner Mutter, mit Mayo und der normannischen Vergangenheit meines Vaters. Vielleicht sogar mit meinem Vater selbst, mit seinem körperlosen Geist, der hier zu Hause ist und mich ermuntert, mich auf die Suche zu begeben, mich gestern abend in den riesigen Maulbeerbaum mit den roten Blättern zu versenken und über das Schreiben von Gedichten nachzudenken, während ich hier mit der großen 16-mm-Eclair-Filmkamera drehe, die Dakota mir herübergebracht hat, und mein eigenes Leben lebe – Freizeit.

D'arcy ist schuld, daß ich geblieben bin. Alles geht auf D'arcy zurück, die meinte, es könne eine Rebellion ausbrechen. Im H-Block-Gefängnis in Nordirland befinden sich die politischen Gefangenen im Hungerstreik; sie haben angekündigt, sich zu Tode hungern zu wollen. Die Frauen im Armagh-Gefängnis auch. Als ich in Dublin ankam, hielt mir meine Sponsorin einen Vortrag, daß es Gift sei, mich auch nur in die Nähe von Armagh oder D'arcy zu begeben. Südirische Frauen versicherten mir, daß Armagh kein feministisches Anliegen sei; die IRA sei eine Männerorganisation, mit ihr zusammenzuarbeiten gleichbedeutend mit dem Engagement für irgendein anderes Revolutionsmodell – du wirst aufs Kreuz gelegt, wirst benützt, solange du dienlich bist, und verabschiedet, wenn es vorbei ist. Ich war hier als Feministin zu Besuch; das sei Sache der Iren, ich bin Amerikanerin. Der irisch-amerikanische Hintergrund zählt nicht; zu distanziert, zu unwissend. Ich war bereit, mich dieser Meinung anzuschließen, aber politische Gefangene sind etwas anderes.

Als Pazifistin war es mir schwer begreiflich, warum Bernadette Devlins Bürgerrechtsstrategie und die Friedensbewegung nicht der bessere Weg sein könnten als Terrorismus. Autobusse in die Luft jagen, Zufallsmorde und barbarische Handlungen, wie Schießen in die Knie, sind nicht nur bösartig, sondern auch dumm. Als ich D'arcy traf, forderte sie mich heraus. Wir hatten schon die Hälfte eines bizarren chinesischen Essens hinter uns gebracht, im einzigen Restaurant, das in Galway City nach 22 Uhr offen hatte, als sie mich plötzlich wegen meines Pazifismus und meiner Hoffnungen auf Gewaltlosigkeit beschimpfte. Ich hatte schon alle Regeln durchbrochen, die mir die Übervorsichtigen vorgeschrieben hatten, als ich zu meiner Lesung am Galway University College D'arcy dazu einlud, über die weiblichen Gefangenen zu sprechen, viele von ihnen krank, eine durch den Hungerstreik am Rande des Todes. Die Frauen in Armagh haben begonnen, sich nicht mehr zu waschen und die sporadischen demütigenden Toilette-»Privilegien«, die ihnen ihre Wärterinnen gewährten, zu verweigern: einen Topf zum Pissen – später schütten die Wärterinnen ihnen den Inhalt ins Gesicht oder auf den Fußboden der Zelle. Diese Frauen protestierten also wie die Männer in den H-Blocks, indem sie ihren eigenen Kot und Dreck über die Wände verteilten; und da sie Frauen sind, auch ihr Menstruationsblut. Schließlich kam es zu Infektionen. Eine Gruppe von ihnen hat nun beschlossen, bis zum Eintritt des Todes weiterzuhungern.

Der Hungerstreik ist eine pazifistische Taktik, nahezu klassisch, hier vielleicht extremer angewendet als je zuvor. Ich führte an, daß Gandhi ihn wirkungsvoll gegen die Briten eingesetzt hatte – warum sollten es die Iren nicht auch tun? D'arcy war fast höhnisch: »Du siehst doch, wie weit uns das gebracht hat. Seit fünfzig Jahren sind Männer in Hungerstreiks gestorben – ich könnte sie dir listenweise aufsagen. Wenn eine dieser Frauen stirbt, wird man nie mehr wieder etwas von ihr hören; sie werden sie in aller Stille im Krankenhaus begraben.« D'arcy attackiert nun die amerikanischen Friedensnetzwerke, ihr kurzes Gedächtnis, die unheilige Allianz zwischen Thatcher und dem State Department. Ich mache die Weltmeinung geltend, den Europäischen Gerichtshof, die Beweislast der Folter gegen die Iren, Berichte über Säcke, die den Häftlingen über lange Zeiträume über den Kopf gestülpt wurden, bis sie ihr Gleichgewicht, ihre Sinneswahrnehmung, vielleicht sogar ihren Verstand verloren. »D'arcy, diese Abscheulichkeiten sind schließlich gut dokumentiert, bekannt ...« – »Nein – auch wir hatten Hoffnungen, aber wir wissen, wie lange das schon so geht.«

»Okay, was kann man also mit Gewalt erreichen?« – »Das hier ist ein Krieg, das ist eine Opposition, ein Volk, das durch den Kampf gestählt wurde.« – »Wenn der Süden –«, warf ich ein. – »Der Süden wird nichts tun; er ist der neokoloniale Arm des britischen Pfunds. Das einzig Neue daran ist das EG-Geld, die leichte Verbesserung der Wirtschaftslage in letzter Zeit. Dadurch sind sie noch weniger bereit, etwas zu unternehmen.« – »Die Bevölkerung«, entgegnete ich, »mein Gott, ihr seid doch ein Volk.« – »Nicht mehr – die Teilung war wirksam.« Ich hatte »ihr« gesagt, eigentlich wollte ich »wir« sagen. Wie schnell ich diesen schüchternen Vorstoß in meine eigene irische Herkunft aufgegeben habe. Bleib bei der eigentlichen Frage, denn sie könnte jedem Bürgerrechtler jeglicher Nationalität gestellt werden. Ich habe an so vielen Kämpfen dieser Art teilgenommen, habe mich schon so lange an radikaler Politik verbraucht, daß ich mich bereits automatisch und aus Prinzip solidarisiere. Aber eine andere, persönlichere Anteilnahme lauerte weiterhin irgendwo.

Ich wußte, daß D'arcy ins Schwarze getroffen hatte. Nach einem Abend in ihrem Haus und Tausenden von bruchstückhaften Informationen, Vorträgen, Fragen – Margueretta D'arcy ist hier eine bekannte Schauspielerin; John Arden, ihr Mann, schreibt die Stücke – die beiden haben mich unermüdlich mit Büchern und Geschichten über die politischen Gefangenen und die Unruhen in Irland eingedeckt. Und jetzt erscheint gerade ein neues Buch von zwei Priestern über die Haftbedingungen in den H-Blocks, das einen Skandal auslösen wird, weil die Dokumente über die Folter unwiderlegbar sind.

D'arcy fing mit alten Büchern an, den Oxford-Ausgaben des heiligen Columban, seltene Bücher, Lokalgeschichte. Wir saßen in ihrem Schlafzimmer; Arden war auf der Couch eingeschlafen. Ich war begeistert von den beiden, wieviel man von ihnen lernen kann, wie magisch sie sind. Ihre Mission, das harte Chaos ihres Lebens in dieser feuchten Höhle voller Bücher, der Küchenboden von Wasser überflutet, die Toilette unter aller Kritik. Vielleicht könnte ich ihnen die Bude herrichten, sie streichen, ein paar nette Sachen bestellen, ihnen Steaks und Wein bringen. Wie großartig wäre es, Gespräche mit ihnen auf Tonband aufzunehmen. Ein Buch in D'arcys Händen, ein altes, die Genealogie ihres Stamms bis zurück zur ersten Landung der Normannen. Die Frau ist wie eine gute Hexe, wie eine vernünftige Ausgabe der Cottage-Frau an ihrer Straßenecke, die dir in den Schlund atmete und dir Glück wünschte, die erschreckende Erfahrung der Armut in ihrer knochigen Hand, als sie deinen Arm packte und dir direkt ins Auge starrte. Wie Mutter Zeit, wie Mother Machree aus dem Lied höchstpersönlich, den Blick auf die Emigrantin gerichtet, die nach so vielen Jahren heimkehrt, die Augen, die die Mutter deiner Mutter von den Felsen aus beobachteten in jenen letzten herzzerreißenden Augenblicken draußen in der Bucht von Galway. Als Fortfahren eine mögliche Rettung und wahrscheinlich Verrat bedeutete, Bleiben aber den sicheren Tod. Diese alte Frau war hiergeblieben, nicht um dein Land zu kaufen oder zu verkaufen oder einzufordern, aber immer noch Eigentümerin eines Cottage, lebendige Erinnerung und Abbild der Verwandtschaft meiner Mutter, eine Murray oder Tracy oder Feely; Jahre sind vergangen, aber sie sind überhaupt nicht um, bloß aufgehoben, in dieser alten Frau und ihrem Mann, der das bißchen Whiskey trinkt, das ich mitgebracht habe. Sie hatten ein paar Morgen mit Kartoffeln und Arbeitslosengeld für den Rest. Und dann ergriff sie meinen Arm und warnte mich vor der »Mundfäule«. Also atmete sie mir in den Schlund. Doch ich konnte nicht genug davon kriegen, wollte mit ihr verschmelzen. Und als D'arcy und ich auf dem Bett in dem Zimmer saßen, wo ich die Nacht verbringen sollte, wollte ich auch mit ihr noch ein paar Augenblicke länger verweilen, weil ich am nächsten Tag abreisen sollte, und diese Aussicht zerriß mir das Herz.

»Das sind die Familienstammbäume«, erzählte D'arcy. Ich betrachtete das seltsame alte Buch; warum spricht sie jetzt davon? »Du und ich haben französische Namen.« – »D'arcy – das kann man wohl sagen«, lachte ich. »Jedesmal, wenn ich deinen Namen ausspreche, höre ich das Echo der drei Musketiere.« – »Und hier sind die zwölf Familien der normannischen Barone von Galway.« Natürlich ist D'arcy eine von ihnen. Ich war immer auf den Namen meines Vaters neugierig gewesen; Mutters Name (Feely) ist reines Galway und irisch, aber Millett ist Mayo und auch normannisch. D'arcy wog mich wie das Buch in ihren Händen: »Nun, wenn du eine Mayo bist, dann wirst du in diesem Buch nicht vorkommen. Aber ich sage dir eins – wenn du morgen nach Amerika fliegst, wirst du auf dieser Reise nicht nur Mayo nicht gesehen haben, zum dritten Mal, sondern du wirst auch eine Rebellion verpassen. Das ist einer dieser Augenblicke, du kennst sie, wo es so aussieht, als könne es geschehen. Es könnte einen Schritt nach vorne geben, eine Veränderung in diesem langen Zustand. Es ist vielleicht das einzige Mal in unserem Leben.«

Und ich denke an 1921 und '32 und die Gespräche zu Hause, als ich jung war, und die Lieder von 1916, Yeats' große Revolutionsgedichte. Nachdem sie mir all das wie eine Fahne entgegengeschleudert hat und gegangen ist, liege ich im Bett. Im Armagh-Gefängnis gibt es heute nacht eine Frau, die nur noch 45 Kilo wiegt und magenkrank ist, was unter Haftbedingungen tödlich sein kann. Wer möchte sie sterben sehen? Ich nicht, nicht einmal die Engländer. Unter den Männern gibt es viele, die zum Sterben entschlossen sind. Es ist barbarisch. Aber es ist auch mutig und schön. Wie der einsame Kampf, die Lösung eines Konflikts durch einige Freiwillige, um ganzen Armeen das Leben zu retten; in diesem Fall der Zivilbevölkerung. Du bist in den Iran gefahren, um die Revolution zu sehen, und alles, was du gesehen hast, war die Reaktion, die sich zu einer Theokratie versteifte. Hier könnte es aufwärts gehen anstatt abwärts. Das ist das Irland, das du sehen wolltest und nicht gesehen hast, wegen der anderen, wegen der Zeit, weil es immer noch unter der Glasglocke des Tourismus steckte. Jetzt könntest du dich alleine darauf einlassen, so wie es sich auf dich eingelassen hat. Ein Aufruhr zu Hause – so würde es zu einem Zuhause werden. Wenn es eine Rebellion geben sollte, ja sogar eine leichte Unruhe, dann will ich sie sehen, will hier sein, helfen, wenn ich kann. D'arcy hat recht: Schon die Möglichkeit eines Aufruhrs macht meine Abreise unmöglich. Und wenn ich bleibe, kann ich viele andere Dinge tun. Ich habe die Kamera dabei, Kassettenrecorder, formlose Stücke von Geschichten, die ich bearbeiten kann. Ein Auto und das Land, um es zu entdecken, zu sehen, zu lieben. Die Menschen. Irland würde ganz mir gehören.

Jetzt bin ich auf dem Weg zu D'arcy. Und zu Desmond Roach, dem reizenden Professor der Jurisprudenz in Galway, der mich einlud, sein Cottage in Connemara weiterzubenutzen. Desmond hat mir versprochen, sich dafür einzusetzen, daß ich eine Doppelstaatsbürgerschaft bekomme; meine neue Freundin Deirdre hat mir angeboten, sich in den Archiven von Dublin Castle kundig zu machen. Desmond hat für mein neues Konto bei der Bank von Irland die Bürgschaft übernommen. »Vertrauen Sie Irland« lockte die Werbung: Ich ließ mich locken. Ich habe Freunde hier. Galway ist nur einige Stunden entfernt; sobald Ryan meine Kamera hat, bin ich morgen früh auf und davon; zu Mittag könnte ich dort sein.

2

Ich wäre schon längst in Galway, wenn nicht der Motor des Batteriemagazins meiner Kamera kaputtgegangen wäre. Also mußte ich auf der Suche nach einem Elektriker einige Tage in Limerick verbringen. Nicht nur der Motor war kaputt, sondern das Batteriemagazin sieht aus wie ein Patronengürtel; Freunde witzeln, daß man mich für eine Terroristin halten könnte; Fremde witzeln nicht, sondern denken gleich das Schlimmste. Während es repariert wurde, beschloß ich, mir in einem Hotel amerikanischen Stils ein paar Annehmlichkeiten des Lebens zu genehmigen, ein Ort, wo ich schon einmal mit meiner Mutter abgestiegen war; mein Cousin Roger, der ein Reisebüro besitzt, steht mit dem Hotel in enger Geschäftsverbindung. Doch hatte ich dort ein Erlebnis, das mich zitternd zum Flughafen zurücktrieb, so durcheinander, daß ich meinen Plan, noch länger im Land zu bleiben, fast aufgegeben hätte. Das Hotel warf mich hinaus. Wegen eines Buchs. Wegen D'arcys Buch, dem Bericht der Priester über die Gefangenen in den H-Blocks.

Ich hatte an jenem Abend in der Kathedrale von Ennis gefilmt und setzte mich in die Hotel-Bar, um vor dem Schlafengehen noch ein Sandwich zu essen; dabei blätterte ich zum ersten Mal in dem Buch. Auf einer Couch saßen zwei junge Männer – sie unterhielten sich so laut, daß es mir schwerfiel, mich auf meine Lektüre zu konzentrieren, und da sie freundlich waren, legte ich das Buch auf den Tisch, um mit ihnen zu plaudern. Sie fragten mich danach. Ich war zurückhaltend, da das Buch offiziell erst in einer Woche erscheinen sollte und D'arcy mich gebeten hatte, es zu lesen, mich aber vor dem Erscheinungstermin nicht darüber zu äußern. Es war ein sehr explosives Buch, das, so erwartete man, in Südirland einen politischen Sturm auslösen würde. Ich lenkte das Thema von diesem Buch weg zu Büchern im allgemeinen und erzählte ihnen, daß ich Autorin sei – was uns eine viertel Stunde lang alle bei guter Laune hielt. Dann fragten sie wieder nach dem Buch. »Wenn du dieses Buch jemandem zeigst, solltest du verdammt vorsichtig sein, wer die betreffende Person ist«, hatte mich D'arcy gewarnt. »Es wird euch satten Bürgern Südirlands nicht gefallen« – eine ziemlich genaue Beschreibung dieser jungen Männer. »Dieses Buch könnte Sie in erhebliche Schwierigkeiten bringen, Sie sollten es besser nicht so frei herumliegen lassen.« Dafür war es schon zu spät. Ich bin es einfach nicht gewohnt, Bücher zu verstecken, denke nicht an Zensur und an die Vorstellung, daß irgend etwas in einem Buch so brisant sein könnte, ja sogar gefährlich.

Ich wich erneut aus und sagte, das Buch handle von den Gefangenen im Norden, in der Annahme, es seien wohl schon eine Menge solcher Bücher erschienen und daß eine Amerikanerin genau das pittoresk finden würde, ich sie also mit einer allgemeinen Bemerkung zufriedenstellen könnte. »Das ist alles Mist, diese Geschichten über die Gefangenen«, belehrte mich einer der jungen Männer, der andere lachte. Ich war zufrieden, getadelt und berichtigt zu werden – was wußte ich schon davon? Im Nu erzählten sie mir, daß die Berichte über Grausamkeiten an den Haaren herbeigezogen und frei erfunden waren, betonten aber gleichzeitig, daß diese Typen nur das bekämen, was sie verdient hätten, weil sie Verbrecher seien. Das ist eine ziemlich übliche Denkweise im Süden, die Weigerung, Großbritannien zu kritisieren, eine verbreitete Überlebensstrategie. Aber ich hatte mich schon in den Text vertieft, und das, was in diesem Buch behauptet wird, hatte mich entsetzt. Plötzlich konnte ich ihre Selbstgerechtigkeit nicht länger ertragen; ich zeigte ihnen das Buch. »Das ist Pornographie«, sagte der erste, nachdem er sich eine Häftlingszeichnung angesehen hatte. »Folter ist Pornographie«, entgegnete ich. »Die Zeichnung zeigt nur den Körper eines Mannes, der hungert und friert und mehrmals täglich geschlagen wird.« Ihre Freundinnen kamen zurück; die Unterhaltung wurde allgemein; ich ging zu Bett und genoß den Luxus meines Zimmers.

Der Morgen schien kaum angebrochen, als das Telefon mich anschrie: »Hier spricht der Hotelmanager.« Was in aller Welt wollte der denn? Und wie eigenartig, daß er es für so dringend hielt, mich aus dem Tiefschlaf holen zu müssen. »Ja«, sagte ich, alarmiert durch seinen Ton, ängstlich, daß irgend etwas mit mir nicht in Ordnung sein sollte; ich war mit meinem Zimmer sehr zufrieden. »Sie sollten hier weder Propaganda mit sich tragen noch welche verteilen.« – »Wie meinen Sie das?« – »Es gab eine Beschwerde.« – »Worüber?« – »Propaganda und die Aufforderung an Gäste, sich zu bestimmten politischen Meinungen zu bekennen.« – »Sir, ich habe gestern abend ein Buch gelesen, das zwei junge Männer sehen wollten. Sie zensieren doch nicht die Bücher Ihrer Gäste.« – »Sie dürfen hier keine Propaganda verteilen.« – »Ich versichere Ihnen, daß ich hier keine Propaganda verteile, und ich bin mir auch sicher, daß dieses Buch mein eigenes persönliches Eigentum ist und deshalb meine ureigenste Angelegenheit und nicht die des Hotels.« – »Sie dürfen hier keine Propaganda haben. Haben Sie verstanden? Sonst müssen Sie das Hotel verlassen.«

Wo war der freundliche Besitzer, der so galant zu meiner Mutter war, wo war wohl mein Cousin Roger jetzt? Dieser Faschist wäre bereit, mich wegen eines Buches aus seinem Hotel zu werfen. Selbst D'arcy würde das ziemlich unglaublich finden. Oder vielleicht nicht. Vielleicht ist die Stimmung jetzt überall so, wo der Hungerstreik in den zweiten Monat geht, Todesfälle zu erwarten sind und Südirland seine Neutralität und Ambivalenz hinterfragen muß, seine Bereitschaft, sich in die abgedroschenen Ausreden zu flüchten, daß die Rebellen Gewalttätige und Aufrührer seien, gegen die wenig oder keine Gewalt angewendet werde.

Von diesem Augenblick an ging meine Karriere im Hotel bergab. Am nächsten Morgen setzte mich der Manager davon in Kenntnis, daß ich bis Mittag mein Zimmer zu räumen hätte. Dann elf Uhr. Während ich mich duschte, wurden alle meine Sachen in der Empfangshalle abgeladen: Filmkamera, Unterwäsche, alles. Ich zahlte meine Rechnung und wartete auf einen Anruf, als der Manager die Polizei holte – die extrem höflich war, sogar peinlich berührt, sie notierten sich aber trotzdem meine Autonummer, Paß, Geburtsort, die Telefonnummern meiner Verwandten. Ich verstaute mein Zeug im Wagen, sperrte ihn ab und ging essen. Als ich zurückkam und starten wollte, kam der größte Polizeibeamte der Welt auf mich zu und befahl mir wegzufahren. Wohin? fragte ich. Zuerst konnte ich seine Antwort nicht hören; dann klang es wie »zu den Iren, gehen Sie zu den Iren«. Rätselhaft. Und beängstigend. Meine Autonummer war nun der Polizei bekannt, vielleicht auch anderen, denen der CB-Funk den Kopf verdreht hat in einem Land voller dunkler Straßen und Morde. Sollte ich das nächste Flugzeug nehmen und verduften? Oder das Auto gegen einen weniger auffälligen und noch preisgünstigeren Wagen tauschen und davonfahren?

Also verbrachte ich die letzte Nacht auf einem Parkplatz und wartete auf Öffnung des Flughafens. Ryan's Autoverleih oder Aer Lingus? Bleiben oder fliegen? Ich entschied mich für Ryan. Dann den ganzen Tag warten auf die Nikon. Heute nacht wird es nur eine Bank geben. Die Dinge laufen nicht gut – ich bin keine drei Tage alleine, und schon wäre ich fast wegen eines Buches verhaftet worden. Gestern nacht parkte ein weißer Rettungswagen hinter mir, auch das versetzte mich in Angst und Schrecken. Weil es noch eine andere Sache gibt: Auf der Fahrt westwärts nach Galway mit meiner Sponsorin Moira O'Neil, die meine Rede vor der Labour Party in Dublin organisiert hatte, beging ich den Fehler, ihr mitzuteilen, daß ich verrückt sei. Oder dafür gehalten werde. Hier in diesem Land, wo niemand es wußte oder auch nur erraten konnte. Ich bin seit einem Monat in Europa unterwegs: Amsterdam, London, Dublin – ich hatte die Beinahe-Verhaftung in der Bowery vergessen. Aber als wir so dahinfuhren, erblickte ich an der Straßenseite ein Gebäude von schrecklicher Trostlosigkeit, aus Stein, mit vergitterten Fenstern, und ich erkannte es sofort. Trotzdem fragte ich, eine unheimliche Traurigkeit überkam mich, so tief und unkontrollierbar, daß ich sie eine Stunde lang nicht abschütteln konnte.

Bloß eine Irrenanstalt, erfuhr ich. Die Verzweiflung der Insassinnen, alte Frauen, Jahrzehnte und dann Jahrhunderte ihrer Sorte – Frauen wie die in St. Peter's, als ich ein Mädchen war, sogar die Fußbodenbretter von Urin und Kot und Blut getränkt. Nicht anders als hier, diese irischen Frauen, zeitlose Gefangene. Und dann war ich es selbst – ich hatte eine Vision von mir selbst, aus unerklärlichen Gründen dort eingesperrt, auf ewig zurückgelassen, während das Auto vorbeiraste, alle Autos vorbeirasten. Dieses gräßliche Gebäude, diese grauenhafte steinerne Kränkung der Augen. Blind, gedrungen, grausam. Es würde hier warten, aber eines Tages würde es mich einholen. Es war das nicht anerkannte namenlose Gefängnis; keine flammenden Reden, keine Kampagnen, unter der Schwelle des Bewußtseins und der Analyse. Immer noch das Hungerhaus. Als ob die Seele einer beliebigen Frau einmal alle anderen Kräfte besiegen könnte: das Aushungern der Geschichte, die kriminellen Handlungen der Miliz, und dennoch würde sich dieses Steingrab über ihr schließen. Als ob dieser Galgen am Straßenrand dir zugedacht wäre, Pech gehabt, Schicksal; du konntest vorbeirasen, erschrecken und deinen Freunden darüber erzählen. Und dieses Wissen würde sich ihnen einprägen, daß du auserkoren bist, so daß sie nicht überrascht wären, wenn sich das Tor öffnete und das Fallbeil herunterfiele, bloß das Gefühl einer gewissen Angemessenheit. Durch Weinen, durch die Geste, die um Hilfe bittet, hast du dich verraten. Also alleine weitermachen, keinen weiteren Rat einholen; cool bleiben, unangreifbar, einsam. Fahr den ganzen Tag alleine und such dir ein billiges Quartier für die Nacht. Keine Müdigkeit zulassen, nicht ungeduldig werden. Morgen hast du ein anderes Auto und kannst wieder losfahren, Irland liegt vor dir; du bist auf dem Heimweg.

3

Die Nacht am Flughafen, ich beginne vor Müdigkeit einzunicken, zu grübeln, zu träumen, solange ich noch wach bin. Von der Queen of Clare aus alter Zeit gibt es ein Gemälde. Damals war ständig von Königinnen die Rede. Was, wenn meine Cousine Claire und ich untergeschobene Kinder wären, was, wenn die alte Queen of Clare, für immer entschlafen, uns als ihre Erbinnen einsetzen würde? Claire weit weg in Hongkong, die mit dem gelben Haar. So würde also ich, die schwarzhaarige Rabaukin, ernannt werden. Von dem alten Mann. Von den Rowdies an der Bar. Vom Barmann selbst, der mich den ganzen Tag mit diesen Gläsern von County-Clare-Milch pur versorgt hat. Das Phantombild löst sich auf, aber der Mann aus Mayo bleibt weiter vor mir sitzen – das gebündelte müde Schicksal eines armen Farmers, Jahrhunderte alt, geronnen in der Feistigkeit seiner Körpermitte und seiner Schenkel, dem Hängen seines Hosenbodens. Die Endgültigkeit und Kraft dieser Stiefel. Und die edle Schönheit seines Kopfes, das elegante weiße Haar.

Immer und immer wieder diese Bilder meines Vaters, sogar in diesen witzigen Barhocker-Typen. Oder vielleicht gegen sie. Er wäre Sanftheit, sie sind Bitterkeit; Rebellen ohne Grund trotz vielfältiger Anliegen. Sie sind wütend bei dem Gedanken an Gewaltlosigkeit; der Frieden ist endgültig verschwunden. Ja, er ist der Tod, er kommt nur mit dem Tod. Die Verführung des Todes erfüllt jetzt den Raum, der seit dem letzten Abflug leer ist. Du kannst hier sitzen und auf einen Flieger warten, als wenn es durch diese Tür direkt in den Himmel ginge. Die Nacht ist also anders als der Tag. Und das Nachtpersonal. So anders. So war es auch im Hotel – die Nächte waren von höllischen Geräuschen erfüllt. Hier ist es ruhig. Die letzten Angestellten der Aer Lingus sind gegangen, Koffer und Verabschiedungen. Sie haben alle einen Ort, wo sie hingehen können.

Jetzt beginnt die Wunderwelt. Immer noch im Halbschlaf beginne ich mir vorzustellen, daß etwas geschehen wird. Irgendeine Erleuchtung, ein Geheimnis, auf das ich gewartet, das ich herbeigesehnt habe. Geister werden paarweise die große Treppe heraufkommen; »the saints go marching in« – hinein in ein Zimmer am Weg, das ich bis jetzt nicht bemerkt habe. Gewiß werde ich jetzt meinen Vater sehen, gewiß wird sich jetzt der Augenblick meiner Initiation und Wiedervereinigung mit ihm vollziehen. Die Lichter der Flipper und Spielautomaten drüben an der Wand blinken gespenstisch und stellen immer noch ihre dummen Punktzahlen zur Schau. Ich habe heute abend einen ausprobiert, und es war nicht, was es ist – eine öde Maschine –, sondern eine Begegnung zwischen mir und meinem Vater. Eine Fahrprüfung allemal. Und bei jedem Fehler hörte ich das alte Schmunzeln. Nicht die Besessenheit, mit der er mir im wirklichen Leben Autofahren beibrachte, sondern das kleine Gurren, das er Gleichaltrigen vorbehielt – wenn ich die Mittellinie überquere oder »Öltropfen« hinterlasse: der Code für den Verlust von Anonymität, Zusammenstöße mit den Bullen. Aber wenn er die Treppe emporsteigt und das letzte geheime Zimmer auf dem Weg betritt, begleitet von Helden, allen toten Familienangehörigen und Vorfahren, Kriegern und Gelehrten und Künstlern, dann wird er mich zur Kenntnis nehmen. Noch besser, unser Hochzeitsfest wird vorbereitet, erkenne ich mit einem Ruck. Soll ich diese Hochzeit annehmen, das Verbotene, Ersehnte? Skandalöse Vorstellung. Die Begierde überrascht uns mit ihrer Direktheit, ihrem unverhohlenen Terror. Es sollte später stattfinden, unten in der Halle, außerhalb der öffentlichen und internationalen Seite, am anderen Ende des Flughafens – auf der Aer-Lingus-Seite. Auf dem Weg dorthin würde jedes Zimmer die ganze Halle entlang voll von Männern in förmlichen Anzügen und Frauen in langen Kleidern sein. Soll ich gehen, soll ich ihnen erlauben, mich anzukleiden? Oder soll ich der Versuchung widerstehen? Denn die Wesen jenseits der Linie, die Toten und Übernatürlichen, können Feinde sein, gefährlich: der Verkehr mit ihnen ein Skandal, der bestraft wird. Sie haben auch eine Art, dich zu packen und sich an dich zu klammern.

Die Träume hängen mir auch im Wachzustand nach, ich kann sie noch nicht abschütteln. Sie vermischen sich unauflöslich mit meiner Müdigkeit, umklammern die Stelle, wo sie auftauchen. Real wie die Schwingtür auf dem Weg zur Aer-Lingus-Abteilung, so daß es ohne ein Schaudern kein Vorbeikommen gibt. Wenn ich nur Galway erreichen, unter Freunden sein könnte, dieses mir fremde

Miasma der Orientierungslosigkeit, vertraut nur im Zusammenhang mit Wein oder Drogen, sonst so gar nicht zu mir passend, würde sich in Aktivität, gutes Essen und Schlaf auflösen. Ich bin so müde, bin schon so lange obdachlos, verstört, gejagt, terrorisiert, herumgetrieben. Und muß jetzt so viel Anstrengung und Geduld aufbringen.

Da es keinen anderen Ort zum Schlafen gibt, muß ich auf dem Boden dieser verfluchten Toilette schlafen. Dann beschließe ich, daß das zu viel ist. Da die Bank dort zu kurz ist, werde ich eine andere finden müssen. Es muß doch an diesem Ort irgendwo eine Bank geben. Ich wandere umher, bis ich genau um die Ecke eine finde, wo Phillips 66 verkauft wird. Liebes, altes, vertrautes Logo aus der Kindheit – Autofahrten mit Papa, Sommer, St. Paul, und dieses Gefühl von Wohlbehagen damals in den Vierzigern. Wie nett von ihnen, daß sie das Design nie geändert haben.

Ich wache auf und werde mit der kalten Realität konfrontiert, Problemlösung – schwer zu betreiben mit Patrick in der Nähe, der von mir verlangt, daß ich mein Gepäck entferne. Sobald ich einen Wagen habe. »Hier ist es nicht sicher.« – »Aber gewiß ist es sicher, wenn es vom besten Polizeibeamten Irlands bewacht wird.« Es ist nicht sein Job, sich um anderer Leute Sachen zu kümmern; er ist Leiter der Flughafensicherheit. Ich bin doch gewiß kein Sicherheitsproblem. Unsere Beziehung eine zermürbende Katz-und-Maus-Geschichte, die Maus, die immer sicher ist, sie hätte ihre Karten verdeckt, ihre Papiere seien in Ordnung, ist dabei, friedlich ihres Weges zu gehen. Dann kommen Augenblicke, wo Patrick erstaunlich unangenehm ist: »Sie halten sich für schlauer als mich, weil Sie Bücher schreiben.« Wann habe ich ihm erzählt, daß ich Bücher schreibe? Gesprächig, wie wir nun mal sind, bei so vielen Fragen, die er mir stellte, großzügig wie die Informationen, die ich ihm anbot: Ich wedelte mit meinem Freund Desmond wie mit einem Laissez-passer, diskutierte über Frauenrechte oder die Unruhen wie in einem Spiel, ein Zeitvertreib für uns beide, erzählte ihm sogar von meiner unangenehmen Erfahrung im Hotel in humoristischer Weise – ein Reiseabenteuer –, machte Witze über Cousins im Tourismusgeschäft. Und zeigte ihm sogar das Buch über die H-Blocks, fühlte mich sicher im Hoheitsgebiet eines Flughafens mit täglichen Flügen nach New York – ich bin kumpelhaft mit Patrick, aber nicht bereit, zu lügen oder mich zu verstellen. Trotz alledem habe ich ihm nie gesagt, daß ich Bücher schreibe. Doch irgendwie kennt er die Namen. Einen wenigstens. *Sexus und Herrschaft.* Gewiß ist Patrick keiner meiner Leser. Doch seine Feindseligkeit gegen Bücher und Autoren ist nicht von schlechten Eltern.

Er ist Vater von vier Kindern, sagt er, das ist er. Er arbeitet, um sich seinen Lebensunterhalt zu verdienen. Bewundernswert. Und plötzlich ist das bewundernswerter als irgend etwas in meinem chaotischen Leben. Er ist eine Säule. Ich gratuliere ihm. Aber das macht alles nur noch schlimmer: Meine labile Situation erzeugt in ihm Ressentiments. Würde Patrick nicht auch gerne durchs Land reisen und ein kleines Gedicht schreiben? Natürlich – wer würde das nicht? Aber der Anblick von so viel Freiheit läßt seine Seele knurren. Irgendein latentes und ausgehungertes Bedürfnis unter seiner Serge, den Jahren sorgfältiger Erziehung so viele tausend Meilen von mir entfernt. Ich habe Cousins, die Patrick gleichen. Ich muß mich nur an sie erinnern.

Ich habe schließlich schon seit Jahren nicht mehr unter Katholiken gelebt. Auch nicht unter Iren, schon lange nicht. Also ist er ein Teil der Dinge, an die ich mich erinnern kann. Als irischer Polizist ist er um so vieles besser als ein Polizist im allgemeinen, daß sich das gar nicht vergleichen läßt. Und der Mann mit den vier Kindern rührt mich. Was für ein Vater ist er wohl, was für ein Liebhaber, Ehemann? Was ist er unterhalb seiner blauen Serge-Uniform, dieser Mann, der real genug ist, um eine Schriftstellerin zu hassen? Der auch so wütend auf eine Frau ist, weil sie etwas weiß. Weil sie ein Buch geschaffen hat. Wie er dieses Buch haßt, wie es alles bedroht, wofür er steht. Er ist so vertraut wie Bigotterie, wie die Frömmlerinnen unter meinen Schulkameradinnen in der Klosterschule. Doch er kann mich zum Lachen bringen; ich kann ihn zum Lachen bringen. Wenn er jetzt nur aufhören würde, mich wegen meiner Bücher zu löchern, könnte ich seiner Rechtsprechung entkommen und mich aus seinen Klauen befreien. Weil ich begonnen habe, für Patrick auf eine unheimliche und sehr gefährliche Art interessant zu sein. Er hat sich der Mühe unterzogen, Informationen über mich einzuholen. Er weiß, daß ich vor meiner Rede bei der Labour Party die Printmedien und das Fernsehen schockiert habe, als ich mich mit dem Hungerstreik solidarisch erklärte. Jetzt braucht er nur noch meinen wunden Punkt kennenzulernen. Eine Akte. Er braucht nur herauszufinden, daß ich von Mallory und den anderen diesen Sommer beinahe als Geistesgestörte eingewiesen worden wäre, und ich bin geliefert. Aber die Katze versichert mir, daß meine Papiere in Ordnung sind, und ich entweder den Mittagsflug nach New York oder einen von Ryans Karren nehmen und mich trollen sollte. Ja, natürlich. Trotz ihrer Gelassenheit dort drüben in ihrem Büro könnten sie meine Kamera ja vielleicht schon gefunden haben. Ich gehe also am besten gleich hinüber und frage nach.

Doch leider ist es wie üblich bald soweit, aber der Wagen mit der Nikon ist noch nicht eingetroffen. Es kann sich nur noch höchstens um eine Stunde handeln: Die Wagen sind am Morgen fällig. Sie haben aber schon angerufen, und der Kofferraum wurde überprüft; die Kamera ist gefunden. Ich brauche mir keine Sorgen zu machen. Nur noch mehr Zeit zum Totschlagen, während ich Patricks Rundgang ausweiche.

Ich stehe in der Nähe des Aer-Lingus-Schalters und schaue durch ein hohes Fenster in den Himmel. Die Wolkenformationen hoch droben. Ein wunderbarer Tag. Träumen, während die Gestalten vorüberziehen, träumen von Flügen, Flugzeugen, Engeln. Und ich bemerke plötzlich draußen vor dem Fenster, entdecke auf einem der Parkplätze eine Statue der Jungfrau. Nur in Irland kann es ein solches Detail geben. Es scheint, als würden sie diesen Flughafen täglich umbauen. Oder vielleicht sind sie erst am Anfang: Die eine Hälfte ist noch Schmutz und Baugerüst; die andere Hälfte erscheint mir jedesmal, wenn ich hinsehe, wie eine völlig neue Kreation. Dieser kleine Garten hier, zum Beispiel; ich könnte schwören, daß er gestern noch nicht hier war. Vielleicht werden sie eines Tages auch einige Dienstleistungen hinzufügen: einen Platz zum Schlafen und zum Essen. Vielleicht ist das dort ein Speiselokal, das ich gestern übersehen habe – es muß wohl geschlossen gewesen sein. Vielleicht ist es aber auch für das Aer-Lingus-Personal reserviert. Mein Gott, wie wunderbar wird es sein, hier herauszukommen, mich auf freiem Boden zu befinden, der nicht von der Regierung und den Multis betrieben wird. Richtiges Essen, ein richtiges Nachtquartier – besser noch Desmonds Cottage. Das Moor wird mir nach den Menschenmassen auf dem Flughafen guttun, ihr periodisches Anschwellen und dann die riesigen leeren Hallen, durch die ich marschieren muß – vom Aer-Lingus-Sektor und meinem Gepäck, meiner Bank und meiner Toilette zum internationalen Abschnitt und dem verschlafenen Ryan's Autoverleih. Und den paar internationalen Einrichtungen wie dem Selbstbedienungsladen mit dem bunten Angebot an Süßigkeiten. Und der Bar und ihren großen, schäumenden Gläsern County-Clare-Milch; ich kenne die Regeln und habe schon so viele Gläser Milch zu mir genommen, daß ich bereits Stammkundschaft bin.

Sobald ich meine Kamera wiederhabe und sie mir meine neuen Autoschlüssel überreichen, werde ich endlich feiern und mir einen Pernod genehmigen. Ehe ich mich auf den Weg mache. Bloß, um mir einen winzigen Luxus zu gönnen, eine Annehmlichkeit als Belohnung für das lange Warten auf dem Flughafen, diese Komödie der Irrungen. Alle scheinen an dieser Bar zu trinken, ob Inhaber eines Flugtickets oder nicht. Es war eines der Risiken, mit denen ich die ganze Zeit geliebäugelt habe, da mein kleiner halb ausgetrunkener Brandy von gestern abend ein Geschenk war und ich ihn mir nicht selbst gekauft habe. Der Pernod wäre bloß ein passender Lebewohl-Aperitif. Ein französischer Gedanke, ehe ich in die Mayo- und Normannen-Region eintauche: vor dem eigentlichen Abenteuer. Wie dumm, eine Bar zu betreiben, wenn die Kunden nicht trinken dürfen; das ist ebenso idiotisch wie die Alkoholgesetze selbst.

Aber solange man es mit Patrick zu tun hat, kann man nicht vorsichtig genug sein. Er würde sich begeistert auf jede Ausrede stürzen, um mich zu verhaften, hat schon den ganzen Morgen versucht, mich in eine dieser kleinen Boxen zu stupsen, die Büros der Beamten entlang des Verbindungswegs zwischen den beiden Flughafen-Abschnitten. Wo man weder von der Menge des internationalen Flughafens und ihrer Öffentlichkeit geschützt ist noch den Trost der Aer Lingus im Inlandsflughafen in Anspruch nehmen kann.

Patrick kommt plötzlich aus einer Bürotür zum Vorschein und besteht darauf, daß er drinnen einen meiner Freunde an der Strippe hat. »Wirklich, wen denn?« – »Das kann ich Ihnen nicht sagen.« – »Dann werde ich den Anruf nicht entgegennehmen«, sage ich lachend und versuche natürlich und unverkrampft zu wirken.

Patrick an der Tür des Zimmers, eigentlich sind es zwei. Er taucht hinein und versucht, mich zu überreden mitzukommen. Diese anonyme Reihe von Räumen, Büros, nicht gekennzeichneten braunen Türen.

Eine Reihe ungekennzeichneter Türen läßt bei mir stets die Alarmklingel läuten. Sie haben mich immer erschreckt, jedesmal, wenn ich an ihnen vorbeikomme. Jetzt sehe ich, daß sie der Staat sind, die Behörde, Räumlichkeiten, um Menschen in Gewahrsam zu nehmen. Inmitten der Menge, des Rudels glücklicher Reisender, befinden sich versteckte Kammern. Ich spähe ein paar Schritte hinein: ein Polizeibüro. Nur eine Mütze an der Kleiderhakenreihe – ist er denn alleine hier? Emsig bietet mir Patrick ein Glas Wasser an. Das Telefon ist dort hinten; er winkt mich in den zweiten Raum. Ich habe keine Ahnung, wer noch drinnen sein könnte, und noch viel weniger, wer am Telefon ist. Ich möchte nicht überwältigt oder überrascht werden; der Abgrund der Klaustrophobie steigt hoch. Dann Panik. Dann das Bedürfnis, ihn auszutricksen. Ich weiche zurück, bewege mich in Richtung große Halle, dort ist die normale Welt, dort kann ich gesehen werden. Er hat etwas sehr Hinterhältiges an sich, es ist ein Trick.

»Es ist Ihr Anwalt, Professor Desmond Roach.« Wie nett. Meine Beine tragen mich schon zum Telefon. Aber meine Angst in der Magengrube mischt sich ein. »Es ist okay, Patrick, ich rufe ihn später zurück. Könnten Sie ihm bloß sagen, daß ich heute abend in Galway sein und mich bei ihm melden werde. Ich hole nur noch den Wagen. Sie haben endlich einen für mich gefunden.« Vergiß nicht, Desmond von unterwegs anzurufen. »Sie sollten wirklich selbst mit ihm sprechen, Katherine.« Diese eigenartige Angewohnheit, mich Katherine zu nennen, wie seinerzeit die Nonnen – wie mich diese formelle Anrede, dieser Taufname unter Druck setzt. »Muß ich? Ist das ein Polizeibefehl?« – »Nein.« – »Dann ziehe ich es vor, ihn später anzurufen.« – »Sie sollten sich nicht fürchten.« Er sieht meine Hände zittern. »Natürlich nicht, ich bin nur im Streß. Ich muß das ganze Gepäck irgendwie unterbringen. Vielen Dank für Ihre Liebenswürdigkeit, Patrick. Auf Wiedersehen.«

4

Und dann war ich dumm genug, zwanzig Minuten später einen Drink zu bestellen, weil ich Patrick weit weg auf der anderen Seite des Flughafens wähnte. Nicht, weil ich unbedingt einen Drink nötig hatte, sondern weil ich mir etwas Gutes tun wollte, ein wenig Glückseligkeit: diesen kleinen Schluck Pernod für die Fahrt, etwas, um mir selbst eine Freude zu bereiten. Idiotin. Seine Hand auf meinem Arm, als ich das Wechselgeld einsammeln wollte. Patrick. Und dann Streit, weil ich das Getränk natürlich nicht angerührt, ja noch nicht einmal richtig bezahlt hatte; ich hätte es problemlos an der Bar stehen lassen können. Bin auch bereit, seine Vorhaltungen entgegenzunehmen, mir die Vorschrift noch einmal anzuhören und meine Bestellung in Milch umzuändern. Diese infantile Überschreitung einer dümmlichen Bestimmung, in einer Gesellschaft, die auf repressiven Vorschriften jeglicher Art aufgebaut ist, und diese hier ist die selbstverständlichste, alltäglichste und unerträglichste von allen. Dickkopf.

»Fliegen Sie heute nach Amerika?« – »Nein.« – »Und was für ein Ticket haben Sie?« – »Ich weiß nicht genau. Wahrscheinlich ist es offen.« Offen könnte für Patrick ein Problem sein. Also festigt er seinen Griff um meinen Arm und führt mich zu den Aer-Lingus-Leuten, die sich das Ticket perplex ansehen und mich ebenfalls fragen, ob ich heute nach Amerika fliege. »Sie können noch den Flug nach Boston nehmen.« Das ist der Augenblick – hierbleiben oder weggehen, ich muß mich entscheiden. Reise ich ab, bin ich diese dumme Anklage los. Aber ich möchte in Irland bleiben. Die Aer-Lingus-Leute und Patrick konferieren, Verwirrung. Ich muß die Wahrheit sagen, weil ich Irland selbst unter diesen Bedingungen will, und um nichts in der Welt will ich in ein Flugzeug nach Boston gesetzt werden. Man kann doch nicht ins Gefängnis kommen, nur weil man einen Pernod bestellt und ihn nicht einmal getrunken hat – nicht mit einem so guten Anwalt wie Desmond. Ich habe in der Tat etwas Dummes getan, indem ich die Vorschrift mißachtete, und bin bereit, mich dafür zu entschuldigen, mir Vorhaltungen machen zu lassen, eine Strafe zu zahlen, irgendwann vor einem Bezirksgericht zu erscheinen und so weiter. Aber es ist nicht wert, die Herrlichkeiten Irlands gegen die Trostlosigkeit von Boston einzutauschen. Praktisch betrachtet kostet der Flug von Boston nach New York gewiß mehr als Patricks in Aussicht gestellte Strafe. Ich möchte in Irland bleiben. Ich will nicht heimfahren.

Patrick triumphiert. Und meint es ernst – er hat den Angestellten der Autoverleihfirma am Kragen gepackt und etwas getan, was wahrscheinlich sowohl unehrenhaft als auch gesetzeswidrig ist: Er hat meinen Vertrag gelöst und ihn entzweigerissen. Keine Vereinbarung, kein Wagen. In dem zerfetzten Papier erkennt meine Angst, die in ihrem Ausmaß und ihrer Kontrolle über mich an Wahnsinn grenzt, durch das Chaos hindurch, daß alle meine Aussichten verflogen sind. Jetzt hat er mich. Schäumend vor Zufriedenheit zerrt er mich hinter sich her. Er befiehlt mir, ihm zu folgen, mein Arm fest in seinem Griff voller freudig erregter Bösartigkeit. Zurück in seine Mördergrube. Die Kleiderhakenreihe ist voller Mützen. Das zweite der beiden Zimmer ist voller Polizeibeamten, die irische Schutztruppe. Und das Telefon – wie ein heiliger Gegenstand auf einer Seite des Schreibtisches. Ich soll mich daneben setzen. Hinter dem Schreibtisch befindet sich ein anderer Mann in Zivil. Soll ein Doktor sein. Das Schlimmste. Ein Arzt? frage ich ihn. Natürlich. Er ist strahlend und glatt wie ein Werbespot. Und er hält eine Feder und ein rosafarbenes Blatt Papier in der Hand: amtlich, bedruckt, Zeilen von Fragen und Antworten. Ich soll unterschreiben. Bloß unterschreiben. Ich weiß natürlich, was es ist. Und habe gleichzeitig keine Ahnung. Aber ich bin gefaßt, und im Schrecken des Augenblicks – der jetzt unausweichlichen Schicksalhaftigkeit des Geschehens – ist es fast schon egal, ob ich der Panik nachgebe und gehorche, in der Hoffnung, es möge gut für mich ausgehen, oder ob ich Widerstand leiste. Denn jeder Widerstand ist sinnlos. Der Raum ist voller Männer und Gewalt.

Und dann das Telefon, der erwartete Anruf. Patrick strahlt; die Operation läuft glatt. Der Arzt erfüllt seine Rolle: Er wird mir Fragen stellen über meine Gesundheit und meine Vorfahren, während Patrick telefoniert. Ich höre fast nichts, aber es ist klar, daß er Desmond am Apparat hat. Wunderbar. Oder vielleicht nicht so wunderbar – vielmehr peinlich. Desmond wird mich als Last empfinden. Ich werde in seinen Augen einen schlechten Eindruck machen, weil ich mich in eine so mißliche Situation begeben habe. Aber vielleicht wird es später nur noch komisch sein. Wir werden uns bei einem Abendessen köstlich über Patrick amüsieren. Über die Absurdität, daß ich gefaßt wurde, weil ich das Delikt begangen hatte, einen Pernod zu bestellen, aber nicht getrunken zu haben.

Ja, aber der Arzt. Warte einen Augenblick – sie haben einen Arzt. Patrick hat das schon einkalkuliert. Wie sollte er auf die Idee kommen, gerade diesen Weg einzuschlagen? Gewiß hat er das von Desmond. Der es von Moira O'Neil erfahren hat? Abwegig. Ich zittere in meinem Stuhl und kann nicht denken. Aber wenn Desmond mit Amerika gesprochen hat – Sophie. Desmond will jetzt mit mir sprechen, wird mir mitgeteilt. Ein paar bedeutungslose Worte, dann Sophie, ihre Stimme – die ganze Strecke von Amerika. Magische Konferenzschaltung. »Liebste«, höre ich mich sagen und stelle mir vor, daß jetzt alles in Ordnung sein wird, gelöst. Sie werden mir helfen, meine Freundinnen. Dann ist ihre Stimme wie Honig. Aber nervös. Alles wird in Ordnung kommen, sagt sie.

Es ist zu viel, um es in dieser Angst aufzunehmen. In einem Raum voller großer Polizisten. Angesichts der opulenten Krawatte des Arztes, seiner wiederholten Zusicherungen und seines Drängens, das rosa Papier zu unterschreiben. Ich brauche Feuer. Wenn ich rauche, kann ich denken; kann mein Zittern kontrollieren. Der Polizist dort drüben hat Feuer. Ich stehe auf, um ihn um ein Streichholz zu bitten. Allseitige Betretenheit. Die Muskeln der Gewalt ballen sich, um anzugreifen. Ich lächle und bin harmlos – nur eine Raucherin, die neben dem Mann mit dem Streichholz sitzt und die Bullen um mich herum betrachtet. Entsetzen wie Übelkeit, Delirium. Beruhige deine Wärter, mach dich für sie zu einem Menschen. Damit sie dich nicht schlagen. Iran: das Maschinengewehr die ganze Nacht vor unserem Zimmer, die Tür offen, Sophie und ich auf unseren getrennten Feldbetten, während ich eine Verurteilung unserer Verhaftung für die Zeitungen kritzle, die ich am Morgen einem Mann übergeben wollte, der nie aufkreuzte. Damals waren wir zusammen, Sophie lenkte die Aufmerksamkeit von mir ab, indem sie die ganze Nacht unsere Frauenkleider aus-, ein- und umpackte. Was geschieht jetzt? Ich habe die Szene am Schreibtisch verlassen, habe ihr den Rücken zugekehrt, weil ich es nicht mehr ertragen konnte. Es ist an der Zeit, wieder wachsam zu werden. Dein Schicksal liegt zwischen diesen Männern und einem Telefon.

Der Arzt beendet seinen Vortrag hinter dem Schreibtisch mit einer schwülstigen Redewendung. Patrick legt auf. Er übergibt mich jetzt der Aufsicht der regulären Polizeibeamten. Sie werden sich um mich kümmern; ich soll mit ihnen gehen. »Wohin denn?« – »Also kommen Sie schon.« Sie stehen. Der Raum ist eine verriegelte Kiste. Wenn du versuchst, dich zu entfernen, werden sie dich aufhalten, einfangen. Die Hexe in mir flüstert »zugeschnappt«. So muß sich Johanna gefühlt haben, als sie von den Engländern gefaßt wurde, die Trickkiste der Inquisition vor Augen. Wo soll ich hingebracht werden, und wer sind diese Männer? Inwiefern unterscheidet sich Patrick von der Polizei in Zivil? In meinen Augen sind sie dasselbe. Oder vielleicht sind sie anders. Es gibt heutzutage so viele Ängste in Irland, im Norden wie im Süden. Es mag ein Schritt in die richtige Richtung sein, mich der Kontrolle von Patrick zu entziehen und mich in die Hände der Gendarmerie oder der regulären Polizei zu begeben. Aber vielleicht sind diese Beamten gar keine Polizei – vielleicht sind sie eine Todesschwadron dieser oder jener Fraktion, Briten oder Orange Society oder irgendeine IRA-Splittergruppe, die mich zu ihrer Feindin auserkoren hat. Vielleicht ist es ihre Aufgabe, mich zu töten. Das Land ist voller Morde, in jeder Morgenzeitung werden Leichen in spärlich beleuchteten Straßen zutage gefördert. Auch Frauen. D'arcys Komitee im Norden, mehrere Tote. Aber wir sind hier im Süden. Es passiert auch im Süden. Aber sie sind die Polizei. Warum denn nicht – wie könnte es ohne die Mitwisserschaft der Regierung funktionieren?

Aber wenn sie die normale alte Polizei sind, dann kommst du vielleicht nur ins Gefängnis. Dann brauchst du Anwälte; wenn nicht Desmond, dann jemand anderen. Die Frauen in Dublin – du mußt mit ihnen Kontakt aufnehmen. Du mußt wissen, wohin sie dich bringen. Wenn es eine Klapse ist, mußt du den Namen erfahren. »Kommen Sie jetzt.« – »Aber ich muß doch wissen, wohin Sie mich bringen.« Ich schmeichle: »Um Ihren Beamten zu vertrauen, Patrick.« – »Sie werden es unterwegs erfahren.«

Ich werde ergriffen, die harte Hand eines Bullen an jedem meiner Arme, aus der Tür hinaus und in Richtung Rollbahn. Nehmen wir ein Flugzeug? Meine Gedanken sind vor Anspannung umwölkt.

Ist die Nacht dort draußen die Freiheit des Flugs? Gewiß nicht nach Amerika; es gibt auf dieser Seite des Flughafens keine kommerziellen Linienflugzeuge. Das letzte Flugzeug, das ich durch das Fenster sah, als ich mich in Patricks Schlepptau befand, war eine Swissair-Maschine. Sie kann es nicht sein; sie ist schon abgeflogen. Vielleicht haben sie ihre eigenen Flugzeuge, kleine Maschinen, wie mein Vater sie benutzte – ein winziges Gefährt, das zu Gott emporklettert, in den Tod, um allem zu entkommen, sogar Irland. Immer höher, immer höher, mit einem Lächeln auf den Lippen des Piloten. Das Gesicht bedeckt von seinem Helm im Stil der zwanziger Jahre, Handschuhleder, weich und eng an den Kopf geschmiegt, der Schal flattert hinter ihm her wie sein Grinsen. Wird er am Ende mein Retter sein oder nur noch ein weiterer Killer?

Wohin werde ich gebracht? Warum kann ich es nicht erfahren? Ich bestehe darauf, sage meine Bürgerrechtsformel auf, verlange bestimmt und höflich nach einer Antwort, derweil mehrere Männer mich an den Armen hochheben und mich tragen. Ich bin ja durchaus bereit, ganz brav auf meinen eigenen Beinen mitzugehen, aber sie lassen mich nicht. Nicht einmal die Höflichkeit des Worts. Aber als sie mich aus der Tür hinausgehoben haben und mich die kurze Rampe hinunterdrängen, die wie ein Käfig vergittert ist, und hinaus auf die asphaltierte Rollbahn – da schreie ich. Vergewaltigung! So laut ich kann. Hilfe! schreie ich. Vergewaltigung! ein zweites Mal. Die Beamten sind geschockt. Ich auch; ich habe noch nie in meinem Leben Vergewaltigung geschrien. Obwohl ich es natürlich im buchstäblichen lateinischen Sinn des Wortes meine: rapere, entführen, ich hätte es ihnen um ein Haar sogar erklärt, als ich meinen Humor wiederfand. Ich lächle und bin fröhlich, eine Voraussetzung für menschliche Behandlung. Während sie Vorkehrungen treffen, mich in ein Auto zu stopfen.

Ich habe den Wagen schon gesehen. Unvorstellbar klein, wenn man bedenkt, daß wir drinnen zu fünft Platz finden sollen: drei riesige Polizeibeamte, ein Fahrer und ich, eine Klaustrophobin, der man es wirklich nicht zumuten kann, auf dem Rücksitz eines zweitürigen Wagens zu sitzen – so ist er aber gebaut. Natürlich lassen sie mich nicht vorne neben dem Fahrer Platz nehmen: Ich bin eine Gefangene, könnte davonlaufen, stören und so weiter. »Schauen Sie, Herr Inspektor,« – seine Hand umfaßt meinen Arm wie ein

Schraubstock – »Sie sind sehr groß; ich bin viel kleiner. Sie machen mir angst. Das ist nicht nötig. Hören Sie auf, hören Sie einfach auf, mir weh zu tun, und ich werde mich beruhigen. Sie alle, das muß ich Ihnen sagen, sind viel zu aufgeregt. Vielleicht können wir uns alle beruhigen.« Sie tun es tatsächlich, ein wenig. »Jetzt fassen Sie meinen Arm nicht so grob an. Ich verstehe nur zu gut, daß ich Ihnen nicht entkommen kann, und ich werde es auch nicht probieren. Bitte fassen Sie mich nicht so grob an, und hören Sie auf, mir weh zu tun.« Er läßt von mir ab und entschuldigt sich beschämt. Er gefällt mir. Jetzt wird er losfahren.

Und nachdem ich mir eine Raucherlaubnis verschafft habe und den bescheidenen Luxus eines Fensters mit einem Spaltbreit frischer Luft, beginne ich meine Reise an ihrer Seite. Ohne die geringste Ahnung, wohin wir fahren – in den Tod oder ins Gefängnis oder in die Hölle eines Irrenhauses –, beginne meine Reise zusammengepfercht zwischen zwei überdimensionierten Polizeibeamten mit riesigen Schultern, Taillen und auch Schenkeln. Ich besiege meine Angst vor Verhaftung, Gefängnis und sogar vor dem Tod, indem ich meine Arme um sie lege, als ob es ein Nachmittag auf dem Fußballplatz wäre oder der Abend eines Festes zur Feier meiner Heimkehr und sie meine Freunde, Jungs von zu Hause, Kumpel, nicht einmal Verehrer, die nach mir fassen, sondern Kameraden, mit denen ich den Sport oder die irische Revolution oder den Frieden zwischen den Geschlechtern genießen kann. Während wir dahinbrausen, bringe ich sie dazu, mit mir zu singen – »Boola Boola« –, weil mir in meinem Schrecken kein anderes Lied in den Sinn kommt, aber ich kann ihnen dieses eine Lied beibringen, bis einem von uns etwas anderes einfällt. Dann fahren wir durch die Stille von County Clare, denn ich habe sie dazu gebracht, es mir zu sagen: Wir fahren, sagen sie, zu »Our Lady of Clare«. Ein wunderbarer Name.

»Ein Kloster.« Ich lache. – »Das war's einmal, na klar. Aber jetzt ist es ein Rasthaus.« – »Ich könnte ein Rasthaus gut gebrauchen.« Wir lachen alle. »Mir geht gerade das Geld aus, und das dort, nehme ich mal an, ist kostenlos.« – »Es ist im Besitz des Staates.« – »Ausgezeichnet.« – »Und Nonnen?« – »Ja, das auch.« – »Ich bin bei Nonnen aufgewachsen.« – »Sind wir das nicht alle?« Wir lächeln alle und erinnern uns in der Dunkelheit. »Aber wenn man einmal erwachsen ist, fehlen sie einem nicht.« Ein Lachen aus einem großen Brustkorb neben mir. Eigentlich könnten sie ein Ruhepol sein. Die Gesellschaft von Frauen – das würde mir gefallen. Der Große fügt hinzu: »Es gibt natürlich auch Kerle dort.« – »Andere Abteilung, hoffe ich.« – »Stimmt.« Und sie fahren mich dorthin, am Steuer ein echter, knorriger, alter IRA-Typ. Ein drahtiger, kleiner Kerl, erfahren, aber ehrenwert, hoffe ich inbrünstig. Die Gefangene von vier Männern zu sein ist extrem beunruhigend; sie könnten dich in jedem Zustand abliefern und müßten mit keinen Scherereien rechnen. Aber dieser hier würde doch sicher nicht den Wagen anhalten und die Knarre auf dich richten. Ich mache ihn auch an, bloß um mich zu vergewissern, und falle dann wieder zurück in die umarmende Gesellschaft meiner überdimensionierten Zuhältertypen.

Während die Meilen vorüberziehen, beschließe ich, zu genießen und meine Phantasie wandern zu lassen. Auf diese Weise müssen Äbtissinnen nach Einbruch der Dunkelheit durch die Lande gereist sein: zwei Leibwächter, das Profil der Mutter Oberin elegant und friedlich, während ihre Kutsche diese Straßen entlangfuhr. Wie wird sie sein, die Gesellschaft meiner stillen Rasthausnonnen? Denn es könnte ja auch ein Hospiz sein, ganz altmodisch, still und voller Bücher. Sie haben mir versprochen, daß mir mein Gepäck nachgeschickt wird; dort habe ich jede Menge Lesestoff. Und die Eclair-Filmkamera, die eines gründlichen Studiums bedarf, immer noch muß ich mir einprägen, wie man sie richtig lädt. Genau das, was ich brauche – eine Rast.

5

Aber als wir ankommen, ist es eine Kaserne, ein Gefängnis, eine Steinfestung. Eine graue Bastille, erleuchtet von polizeistaatlichen Anstaltslampen. Der Motor läuft, während ein Beamter sich innen umsieht. Es wird mir schwer ums Herz: ein neuerlicher Verrat. Es ist entweder ein Knast oder ein Zuchthaus oder, noch schlimmer, eine echte Irrenanstalt, aus der du nie wieder entkommen wirst. Neunzehntes Jahrhundert, Westirland; sie könnten dich hier aushungern oder prügeln oder ermorden, und du würdest bloß verschwinden. Tritt hier ein, und du bist bei lebendigem Leib begraben. Die Bullen scheinen das beinahe zu begreifen, aber Flehen hat keinen Sinn. Das harte Licht beim steinernen Eingangstor, die graue Einöde der Anstaltsmauern. Die Stille, das Summen des Motors. Die bösartige Absicht des Ortes ist eindeutig; die Details sind noch unklar. Eine Kaserne, ein Gefängnis, das schlimmste Loch, das man sich vorstellen kann. Die verrückte Politik, auf deren Seite diese Männer stehen: Sperren sie hier die Rebellen ein, oder ist es ein Rasthaus für Terroristen, Revolutionäre, gewalttätige Männer, die Grausamkeit, die ich wie einen kalten Luftzug von den Flughafenbesuchern spürte, die vielleicht der IRA angehörten? Aber zu wessen Armee gehören diese hier? Eine Geheimarmee – und das hier ihre Rast- und Freizeitstätte, ihre Anstalt, ihr Hurenhaus? Gibt es hier einen Armagh-Flügel? Werde ich mit Frauen zusammensein, oder werfen sie mich männlichen Hunden vor, Wärtern, die schlimmer sind als meine Polizisten? Als sie mich durch die Türen bringen, bedauere ich schon ihr Verschwinden; wenigstens haben sie mir nichts Böses angetan.

Ich bin wieder steif vor Angst. Schlösser, überall Schlösser. Wenn sich die Tür einmal hinter dir geschlossen hat, bist du geliefert. Und vergitterte Fenster. Hölle und die Ewigkeit, ein Ort der Finsternis. Das Geräusch von Schlüsseln. Und so tun, als wäre es ein Krankenhaus. Eine Krankenschwester, Gott sei Dank, der Anblick einer Frau. Aber hart. Sie will nur deine Tasche und alles an sich nehmen. Ich würde sie nur lieber behalten. Aber wäre es nicht bequemer?

Nein, eigentlich nicht. Und wollen Sie sich nur hierhersetzen. Eine Stelle, wo ich mich freiwillig nie hinsetzen würde: zu weit in der Mitte des Raums, zu weit entfernt von der Tür, dem Korridor. Und zu weit entfernt von ihr, der Zeugin dessen, was Er – sie spricht von ihm wie von einem Gott – mir antun könnte. Nach langer Wartezeit und der Erkenntnis, daß er der Herr hier ist, egal, was er ist, vollkommene Kontrolle über mein Leben hat und ich seine Gefangene bin, die alle seine amtlichen Attribute von Staat oder Psychiatrie, die er an sich tragen wird, haßt – kommt er an. Jung, gutaussehend, bärtig. Schmissig. Wien nach Ennis übertragen. Ich sitze immer noch auf dem Stuhl in der Nähe der Tür, meine Handtasche in meinem Schoß – meine letzten Besitztümer: Geld, Zigaretten. Er möchte, daß ich näher komme, mich ihm gegenüber an den Schreibtisch setze. Das Verfahren. Zum Teufel mit Ihrem Verfahren; ich verweigere einfach meine Beteiligung. Wobei ich Punkte verliere, abnormaler wirke. Aber die Klaustrophobie, mein Entsetzen vor der Perspektive, eine Gefangene in einem abgedunkelten Gebäude auf dem platten Land eines Staates zu sein, der für mich jetzt ein fremder Staat ist, verstrickt in Krieg und Unruhen, die ich nicht verstehe, ich weiß nur, daß ich vielleicht nie wieder frei sein werde, hier vielleicht nicht lebend herauskomme – das alles macht es mir unmöglich, mich von der Tür wegzubewegen. Ich blicke ihn an und hasse ihn. Ebenso wie ich ihn fürchte.

Er sieht mich kaum an und sagt in lässigem Ton: »Sie sind *high.*« Wo ich herkomme, bedeutet *high* betrunken, und ich habe seit mehreren Tagen nichts getrunken außer einen Tropfen Brandy gestern abend. »Nein«, antworte ich, und mir schwindelt vor Angst. Ist Trinken die Anklage? Ist Patricks höllischer Pernod mein Verbrechen? »Sie sind *high,* na logisch sind Sie das. *High* wie ein Drachen.« Dann erinnere ich mich, was *high* bedeutet. Nicht normaler Slang, sondern Psychiaterjargon. Manisch. Speedy. Ich erinnere mich, daß Mutters Arzt dieses Wort gebrauchte, eines Tages auf der Wiese an der Uni an einem Sommerabend, weil ich mich geweigert hatte, ihn in seiner Praxis im Krankenhaus zu besuchen, wo man mich hätte einsperren können. Am nächsten Morgen ließ er sie die Papiere unterschreiben, mit denen er mich einweisen konnte. Ja, *high* – an *high* erinnere ich mich. »Wie ein Drachen«, wiederholt er und läßt das Wort auf der Zunge zergehen. »Nein, aber ich habe

Angst«, sage ich. »Warum denn?« – »Weil ich von der Polizei hierhergebracht wurde. Ich wurde verhaftet. Obwohl ich kein Verbrechen begangen habe. Obwohl mir nichts vorgeworfen wird. Weil ich nicht weiß, wo ich bin und wann ich hier wieder rauskomme.« – »Nun, Sie sind hier um Ihres eigenen Wohls willen. Jetzt erklären Sie mir bitte, wie Sie hierhergekommen sind.« Es ist absurd, aber was soll's: das Mietauto, den Wagen wechseln, die Nikon-Kamera im Kofferraum. Warten, bis der Kunde, der mein erstes Auto gemietet hat, sie zurückbringt. Patrick. Desmond.

»Warum wollten Sie einen anderen Wagen?« – »Ich hatte das Gefühl, daß meiner sowohl teuer als auch auffallend war.« – »Warum auffallend?« Das Hotel. Das Buch über die H-Blocks. Wieder halte ich nicht dicht, mache alles noch komplizierter mit ihren verdammten politischen Verwicklungen. Wenn sie Stationen für Rebellen und Reaktionäre haben, lande ich wenigstens in der richtigen. Jetzt bedrängt er mich mit weiteren Fragen: »Hatten Sie das Gefühl, verfolgt zu werden?« – »Ich hatte das Gefühl, es nicht ausschließen zu können.« – »Wer sind Sie, daß man Sie verfolgen könnte?« – »Nur wegen der Unannehmlichkeit im Hotel. Eigentlich wollte ich bloß nach Galway fahren.« – »Warum?« Er ist amüsiert. »Um zu filmen. Ich führe eine Menge Geräte mit – mein Problem scheint gewesen zu sein, daß ich für eine Person allein zu viel Gepäck hatte. Und als ich von Ryan aufgehalten wurde,« – vergiß nicht zu erläutern, daß es sich um die Autoverleihfirma handelt – »ist mein Gepäck aufgefallen. Patrick wurde auf mich aufmerksam.« Weiß er, wer Patrick ist? »Der Polizeibeamte, der mich verhaftet hat, der Leiter der Flughafensicherheit.« Wenn ich von der Polizei verhaftet wurde, warum bin ich dann in einer Irrenanstalt? Sind das nicht unterschiedliche Verwahrungssysteme? »Warum haben Sie aufgehört, Lithium zu nehmen? Uns liegt ein Bericht vor, daß Sie im Juli Ihr Lithium abgesetzt haben.«

Erstaunliches internationales System geistiger Polizeiüberwachung. Das weiß er also über mich. Telefongespräche. Desmond. Sophie. Meine Daten. Der Raum verfinstert sich vor Verzweiflung. Die Krankenschwester kramt in ihrem Schrank im Korridor, wo sie die Sachen der Leute aufbewahrt. »Eigentlich habe ich es schon im Mai abgesetzt, aber ich habe es den Leuten erst im Juli erzählt, worauf die beschlossen haben, ich sei dabei, verrückt zu werden. Ich hatte das Zittern der Hände und den Durchfall satt und wollte ein Leben ohne Medikamente führen.« –»Hm.« – »Und ich weigere mich, hier welche zu nehmen.« – »Aha.« –»Ich denke, ich habe das Recht dazu.« Er hebt seine Augenbrauen und richtet sich auf. Ich fahre fort: »Ich bin Ausländerin.« – »Sie unterliegen jetzt unserer Aufsicht und werden tun, was wir für richtig halten. Schwester – geben Sie der Schwester Ihre Sachen, sie wird Sie auf die Abteilung führen. Wir haben uns mit Dr. Foreman in Verbindung gesetzt. Und unser Dr. McShane ist soeben aus Amerika zurückgekehrt, wo er über Lithium gearbeitet hat. Er wird Sie morgen vormittag besuchen.«

Ich sitze auf einem kleinen Stuhl bei der Tür und bin erfüllt von Scham. Wie bescheuert. Von der Polizei verhaftet und in eine Irrenanstalt gebracht. Hier drinnen kannst du froh sein, wenn du am Leben bleibst. Du bist genau die Art Klugscheißerin, der sie gerne Löcher hineinbohren und es dann experimentelle Chirurgie nennen. Ein solcher Ort praktiziert garantiert Elektroschocks – das riecht man gleich beim Eintreten. Du wirst nicht kooperativ sein, und sie werden dich mit Elektroschocks bestrafen. Wenn es bloß darum ginge, dir Lithium hineinwürgen zu lassen, wäre das kein Problem: Nimm zwei Wochen lang deine Pillen, bis sie mit deinen Blutwerten zufrieden sind, und dann hüpfst du aus der Tür und wirfst den Rest weg. So wie du es mit dem Megaphen von diesem Kerl in Kalifornien getan hast. Glaubte der wirklich, daß du dich eine ganze Packung lang weiter vergiften würdest?

Eingesperrt in Irland und vielleicht für immer: welche Ironie! Das ist deine allerletzte Einweisung. Hier wirst du begraben. Nur zwanzig Meilen von den Felsen von Moher entfernt, die großartige Linie aus Wasser und Gischt, und Amerika genau gegenüber. Daß es so enden sollte, dieses verpatzte Abenteuer. Auf der Seite der Rebellen stehen und im Irrenhaus enden; wie alles zerrinnt. Das sind die wahren Frauengefängnisse – es liegt schließlich auf deiner Linie. Wie Schicksal umfängt es mich, als ich den Gang hinuntergeführt werde. Heimgekehrt auf schreckliche Weise.

6

Die Abteilung. Eine Stätte des Elends: zerschlissene gelbe Bettüberzüge aus Chenille, schäbige Vorhänge, ein Kruzifix, Jesus, der 35 müden weiblichen Häftlingen sein blutendes Herz zeigt. Die meisten älter, manche schnarchen schon, obwohl die Lichter noch an sind, und die Stunde von Zahnbürste und Toilette angebrochen ist. Ich begrüße die Frauen zu beiden Seiten meines Betts, Gefährtinnen jetzt. Habe Angst, den Raum zu verlassen und angefallen zu werden, also nütze ich die Gelegenheit, mich einem Gruppenausflug zur Toilette anzuschließen. Kabinen ohne Türen. Die Trostlosigkeit von Schmutz und Kälte. Meine Zahnbürste ist in meinem Gepäck, aber ich kann mir das Haar mit der Haarbürste aus meiner Handtasche bürsten. Schon das fühlt sich besser an. Die Wichtigkeit der äußeren Erscheinung in Irrenanstalten, ihre politische Bedeutung: Jemand mit ungekämmtem Haar wird nie entlassen. Und der kleine Trost, den es spendet; ich beneide sie um ihre Zahnbürsten und Waschlappen. Aber ich habe noch meine Straßenkleider, während diese Frauen schon so lange in Schlafröcken stecken, daß sie sich äußerlich völlig der Anstalt angepaßt haben. Auch das verschlossene Gesicht der Armut; es ist eine staatliche Anstalt, nicht privat, das Ende der Straße.

Es ist schrecklich, hier Frauen in den Dreißigern zu sehen, aber am meisten tun mir die älteren Frauen weh. Ohne Hoffnung, mit der Aussicht, hier zu sterben. Jahre in Anstalten hinter sich. Unerwünscht, entfremdet, schon so lange ausgestoßen. Jahrzehnte dieser grauen Stätten. Oder erst am Ende hierher verbannt; Sohn und Tochter entschlossen, sich zu entlasten. Zwischen deren hohler Fürsorge und dem Staatsgefängnis gab es nichts, und so landeten diese alten Frauen hier. Alte Damen sogar, immer noch um ihr Äußeres bemüht, obwohl zum Schnarchen neigend, eine Störung des Schlafsaals, der in so obszöner Weise jeder Privatheit entbehrt. Und doch, die Geste der sommersprossigen alten Hand, die den Hahn aufdreht, ist die Geste eines Lebens, das mit einer gewissen Grazie und Würde gelebt wurde, Schönheit. Die Schönheit einer zerbrechlichen, aber standfest erhaltenen Menschlichkeit hier in dieser schäbigen Hölle. Dieser unendliche Alptraum, wo man gezwungen wird, am Leben zu bleiben, nur um zu beobachten, wie jeder Tag immer weniger verspricht und immer näher an den Tod heranführt. Schon sind sie weit über ihr Lebensalter hinaus gealtert, diese Frauen; eine mit vierzig sieht aus wie siebenundfünfzig. Unter ihnen fühle ich mich wie ein College-Mädchen, und sie nehmen mich als Jugendliche wahr, nennen mich Katie, mein Kindername.

Wochen später werden sie mein Foto in einer Zeitschrift sehen, eine Geschichte über meine Rede vor der Labour Party in Dublin. Ein Leben weit weg. Ich sehe es und kann es nicht glauben, eine Welle der Scham überschwemmt mich; es ist, als ob entweder die eine oder die andere Existenz nie gewesen wäre. Ich kann doch nicht immer noch dieselbe Person sein. Interviews, Porträtfotos. Sie rufen mir aufgeregt zu: »Bist du das, Katie?« Stolz, entzückt. Bis zu jenem Augenblick und auch nachher bin ich nur ihre Katie, die sie aufmuntert, die unbedingt lernen will, ihre mitgebrachte irische Hirtenflöte zu spielen, die sich von jeder Frau helfen läßt, die sich noch daran erinnern kann, die Witze reißt, Späße treibt und sie zum Lachen bringen kann. Und wenn die Schwester das Zimmer verläßt, stärkt sie den Geist der Rebellion und Verweigerung, ist frech und stellt Fragen, hat Meinungen und äußert Beschwerden. Hört die Geschichten aller an und offeriert ihnen ihre Unterstützung. Macht die Anstalt so vergnüglich, wie sie unter den gegebenen Umständen sein kann, so voller Gelächter und Kameraderie und Respekt wie nur irgend möglich. Überredet sogar die Schwestern, Schwestern zu sein und nicht Wärterinnen.

Ich habe mein Leben als Insassin begonnen. Sogar meine Handtasche haben sie mir genommen. Versprechungen, daß sie mir daraus geben werden, was ich brauche. Geld? Zigaretten? Du kennst deine Schwäche und kannst ohne Tabak nicht leben. Eine Weile, solange das Geld reicht. Ohne sie würdest du ausklinken, »verwirrt« werden, dich in dich selbst zurückziehen. Du würdest einen Schock bekommen. Ausflippen. Wie viele Zigaretten sind noch in meinen Taschen? frage ich mich auf meinem Bett sitzend und überlege mir, wie ich die Nacht überstehen soll. Vielleicht kann ich am Morgen wieder gehen; vielleicht ist das irgendeine irische Vorstellung von Ausnüchterungszelle nach einem Drink, den man nie genossen hat. Wie konnte ich mich nur einfangen lassen? Irgendwo fährt ein Ford Escort durch die Nacht – und du hättest unterwegs sein können. Und wie erreichst du jetzt irgendwen? Wie komme ich hier raus? Wie finde ich Hilfe? Wenn es hier ruhiger wird, kannst du dich nach Türen und Fenstern und Telefonen umsehen. Der Saal jetzt nur noch halb erleuchtet, die Schwestern am Saalende stricken ausgerechnet die traditionellen irischen Aran-Pullover. Grellgrün. Würden Sie mir auch einen stricken? frage ich und versuche sie in ein Gespräch zu verwickeln, nehme mir die Freiheit, das Bett zu verlassen. Schhhh. Ich muß schweigen, es ist Schlafenszeit.

Erst jetzt haben sie die Austeilung einer ganzen Tüte von Pillen beendet. Sachen, die dir den Schlaf bringen, schmeicheln sie. »Mary, willst du nicht eine für deine süßen Träume?« – »Was ist das?« frage ich. »Pulver«, lachen sie. »Medizin.« – »Wer macht sie?« Für mich wurde noch nichts bestellt, was die Nachtschwester bedauert, weil ich zwischen den Bettreihen auf und ab spaziere, als ob es sicherer wäre, auf den Beinen zu bleiben, wachsam zu bleiben eine weitere Nachtwache lang.

Als die Stunden vergehen, verwandeln sich die schlafenden Körper in alle Personen, die ich je gekannt habe. Ich bin in einem Film, wo Fumio liegt und Sita gleich daneben – eine alte Frau, die von todes- oder alterswegen hierhergebracht wurde oder wegen ihrer Zerbrechlichkeit, eine geheimnisvolle Gestalt dort hinten, wo die Schwestern sind. Ich empfinde ein enormes Mitgefühl für dieses Geschöpf, das auf dem Rücken liegt, für die Frau ebenso wie für sie als Verkörperung von Sita. Ich gehe durch den Mittelgang und betrachte die Gesichter in den Betten. Sind es Leute, die ich kenne? Mädchen vom College, Frauen aus der Bewegung? Ähnlichkeiten. Manche ja, manche nein. Allgemeine Merkmale. Aber auch wenn sie Fremde sind, nimm, solange du hier bist, den Geist jeder einzelnen in dich auf, jede ein einzigartiges Wesen; nimm jede Seele zur Kenntnis, ihre Heiligkeit in diesem Leichenhaus. Und hör nie auf, mehr über diesen Ort erfahren zu wollen. Während du hier herumhängst, ist die Zeit kostbar; sauge alles auf. Aber sieh dich auch vor, such den Ausgang, schau dich um.

Als die Schwestern die Geduld verlieren, ziehe ich mich auf mein Bett zurück. Aber heute nacht will ich nicht ruhen. Ich muß durchhalten. Hier zu schlafen bedeutet, sich diesem Ort zu unterwerfen. Leg deine Zigaretten aus. Zähl sie so lange, bis jede ihre eigene Persönlichkeit hat, ihren eigenen Geschmack, einen Augenblick der Blüte und Vollkommenheit. Diese hier zu einer Tasse Kaffee – wenn es so etwas überhaupt gibt. Gib eine French Caporal für danach dazu, und spar den Rest für Notfälle. Diese hier für die Gedanken in der Morgendämmerung. Diese für das Ende der Nacht. Schon wieder muß ich pissen. Und man darf diesen Raum nicht verlassen; wenn ich es versuche, würden sie mich wahrscheinlich erwischen, würden mir Fluchtgedanken unterstellen. Die Gummizelle – wo ist sie wohl, welche der Zimmer sind versperrt? Ich würde gern hinausgehen, um die Umgebung zu erforschen, aber ich trau' mich nicht. Mit unendlichem und lautlosem Taktgefühl pisse ich also in das leere Wasserglas neben meinem Bett. Eine perfekte Arbeit. Dieser kleine Erfolg belustigt mich. Müde jenseits aller Worte, verängstigt jenseits jeder Hoffnung auf Ruhe, spielt mein Kopf Spiele. Der Raum selbst hält mich die ganze Nacht gefangen, er verändert sich und gestaltet sich neu, als ob an seine Wände Filme projiziert würden. Aber woher?

Von der anderen Seite der Wand. Die Praktikerin in mir würde das liebend gerne erforschen, diese Quelle. Wände, die Bilder annehmen wie die Wände der Gummizelle in Herrick, meine erste Festnahme in Kalifornien. Und hier kann ich jeden Menschen heraufbeschwören, den ich kenne und liebe oder einmal gekannt und geliebt habe: Fumio, Sophie, Dakota, Petra, Fetzen aus biblisch-epischen Filmen, Charlie Chaplin und Pariser Nachmittage in armseligen Kinos, meinen Vater. Hier anwesend als beschützende Kraft.

Desmond wird kommen; das muß er, wenn er schon darüber Bescheid weiß. Sind schon Kräfte am Werk, um mich zu befreien? Ich muß nur wach bleiben und darf mich nicht der Panik überlassen, muß mucksmäuschenstill bleiben. Wenn du laut sprichst, wenn du schreist, ist alles vorbei. Du mußt sehr stoisch sein. Und dieser Ort ist voller Geheimnisse. Komm ihnen also mit List auf die Schliche. Diese Sita ist zum Beispiel hier ... Nicht die echte Sita, aber eine gewisse Ähnlichkeit. Wie die ägyptische Gestalt im Baderaum der Klinik in Minnesota, eine Putzfrau mit einem Fetzen Stoff um den Kopf, eine von ganz unten; wir waren zusammen in Ägypten. Und es war Sita. Eine verarmte Fürstin. Sita ist jetzt tot; sie kann als alles erscheinen, in jeder Gestalt auftauchen, um mich zu trösten. Hier ist sie das personifizierte Mitleid, diese sehr alte Frau dort unten bei den Schwestern, so uralt, daß sie heute nacht sterben könnte. Kleine gurgelnde Geräusche aus dem Bett, eine seltsame Konstruktion mit einer Reling rundherum. Damit sie sich festhalten kann? Damit sie in Schach gehalten werden kann? Ich erkundige mich bei einem meiner kleinen Spaziergänge in den oberen Teil der Abteilung, in Sorge, sie könnte tatsächlich sterben, und die beiden phlegmatischen übergewichtigen Schwestern an ihrer Seite kümmern sich überhaupt nicht um sie. Man würde fast meinen, sie hätte die Wehen: die kleinen Schreie, das Hochziehen der Schenkel, ihre Beine im Bett zusammengekrümmt. Geburt und Tod: ein gegenteiliges, aber ähnliches Paradoxon. Wenn ihr Bett durch die Wand hinter ihr in den nächsten Raum, eine Zelle, was immer, gezogen würde... Und wenn sie sich, auf der anderen Seite angelangt, verwandelte? Befreit. Was, wenn Sita von diesem Totenbett aufersteht? Ich sollte hinübergehen und nachsehen. Ich sollte mir den nächsten Raum ansehen, um mich zu vergewissern. Ich schleiche leise fort, finde zuerst die Toilette, dann weiter in einen kleinen Gang. Die Wand der Abteilung sollte hier enden. Ja, da ist eine Kammer, ist es eine Gummizelle, ein Judasfenster? Nein, nur ein leeres Zimmer mit einem seltsamen roten Leuchten. Nichts. Nein, kein Wunder.

Es gibt keine Wunder. Es gibt nur diesen Ort. Klarer erkennbar im Morgengrauen, das erste schöne Licht – grau auf dem Weiß der Wände. Die Korridore führen nirgendwohin außer zu verschlossenen Türen. Unten im Erdgeschoß, denn sogar so weit kam ich auf Samtpfoten, ergreifen meine Hände das Gitter eines Fensters, das sich zehn Zentimeter weit öffnen läßt und nicht weiter. Es ist so gebaut. Das ist es. Ein kaltes Frösteln auf meinem Rücken unter dem Baumwollhemd. Mein Pulli und meine Hose sind oben in der Abteilung auf dem Bett; da ich kein Nachthemd habe, wollte ich in Hemd und Höschen schlafen. Um hier wegzukommen, brauche ich meine Hose – ich muß aufpassen, daß sie mir nicht weggenommen wird. Und das Geld. Aber das haben sie schon. Kauf so bald wie möglich Zigaretten, sonst knallst du noch durch. Ich ziehe meine Hand unter dem Schiebefenster weg, erinnere mich, daß mich die IRA-Männer davor gewarnt haben, wie zerbrechlich Hände sind; hier könnte man sie dir brechen. Was, wenn sie dich dabei erwischen?

Ich schleiche ruhig zurück ins Bett und beobachte, wie der Tag durch die Fensterkreuze kriecht, ein riesiges unterteiltes Oberlicht. Wirklich schön. Denn ein Teil des Gebäudes ist alt, und trotz seiner gegenwärtigen Schäbigkeit und der beabsichtigten Häßlichkeit des derzeitigen Zustands hat es sich in bestimmten architektonischen Details immer noch etwas von der alten Großartigkeit bewahrt. Wie dieses Oberlicht, das zur Flucht einlädt. Gefährliche, unheilvolle, tollkühne Suche nach Engeln, Besenstielen, Flügeln. Der Himmel als einzige Lösung. Wie ihre Medikamente. Du mußt auch diese verdammten Medikamente meiden. In der Abteilung sind alle Nachtschwärmerinnen. Nachdem die Schwester mit den kleinen Glückspillen vorbeigekommen ist, steigen sie im Chor hoch und treten in den Himmel ein. Die Route ihrer Reise ist so drängend und wunderbar, daß ihre Anwesenheit hier den lieben langen Tag bloß eine Personifikation ist – wie die schnarchenden Körper in den Betten. Gegen diese Verführung mußt du dich am meisten vorsehen; der Drang zu fliegen ist groß und herrlich; traumhaft schön und weiß und ätherisch, der Wind in deinem Gesicht und Flügel, ich spüre schon den Schmerz in den Armen.

Rauch noch eine Zigarette; es ist Zeit für die vorletzte. Der Morgen ist schon angebrochen. Das Licht ist zurückgekehrt und mit ihm Sicherheit, Tagesverhalten. Sie können sich nicht alles leisten. Diese Stätte wird wieder eine gewisse Ähnlichkeit mit einem Krankenhaus annehmen müssen. Irgendwo muß es doch hinter dem Hilfspersonal und den Ärzten auch Nonnen geben. Sieh zu, daß Desmond eine Botschaft bekommt. Und schau dich weiter um, lern, dich hier zu orientieren. Als ich vom Badezimmer und dem Fenster am Ende des Korridors zurückkehre und in der dunstigen Landschaft nach Anhaltspunkten suche, sehe ich eine Pflanze. Eine Geranie in einem Topf, die dringend nach Wasser verlangt. Ich reinige sie, entferne die toten Blätter, die alte Blüte, zupfe sie in Form, bringe ihr Wasser in einem Glas aus dem Badezimmer. In ihrer müden Erde findet sich ein Fünkchen Hoffnung: ein schwacher Ersatz für die Farm, für die Außenwelt, für Irland, das jetzt durch undurchdringliche Fenster grün hereinleuchtet.

7

Jetzt kehrt mein Bewußtsein wieder: Ich habe also doch eine Weile geschlafen. Dieser unglaubliche Ort, diese absurden Ereignisse. Die Trauer des grauen Morgens in den Fenstern, der unverständliche Trubel, als ob ein Armeekommandant das Bettenmachen beaufsichtigte. Eine Krankenschwester in meinem Augenwinkel; neben mir zwei Insassinnen, die wie Besessene arbeiten. »Das untere Leintuch so, das obere so, die Decke glattgestreift – aufgepaßt, Katie, jetzt bist du dran.« Ich habe keine Ahnung, wie ich das schaffen soll. Andere tun es für mich; eine bemannt mein Bett von der gegenüberliegenden Seite, belehrt mich, zeigt es mir; eine andere steht hinter mir und korrigiert meine Fehler; die Schwester brüllt um Beschleunigung. Das kann doch nicht ihr Ernst sein, es ist keine sechs Uhr morgens – wozu stehen wir eigentlich auf? Eine Stunde Warten in einem anderen Raum, mein Magen knurrt nach Kaffee, während ich zusehe, wie der Dunst außerhalb der Fenster dem Irland hinter Gittern weicht. Eine Welle der Verzweiflung.

Der Raum selbst ist groß, häßlich, schäbig, in einer Ecke blättert der Verputz von der Decke, gallig gelb, und das Heilige Herz starrt von der Wand. Das vertraute Heilige Herz, das in Irland in jedem Haus und in jedem Refektorium zu finden ist, das Herz aus katholischen Schulzimmern in St. Paul. Eingesperrt mit diesem schlechten Bild ... Mach das Beste draus; soll es dich doch an den Glauben, an die Jugend und an die guten Absichten aller erinnern, die dieses Bild lieben. Zum Kotzen! Und doch tut es seine Wirkung, verströmt Gutes wie Böses: Unterwerfung, Passivität, Sinnlosigkeit und den alten gewohnheitsmäßigen Gehorsam; aber auch Sympathie, ein Band zwischen allen in diesem Raum, eine Stammesikone, die wir mit unseren Wärterinnen teilen.

Die Frauen zirpen in ihren Stühlen, eine besonders, eine Nachtschwärmerin, denke ich; wo war sie wohl letzte Nacht, in London oder in Liverpool? Der fast britische Akzent in ihrer alten Kehle, ihre feinen Umgangsformen, der Geschmack von Tee und Schirmen, das abgetragene Kostümchen. Echte Kleider. Später erfahre ich, daß sie Rosalind heißt und ein Zimmer ganz für sich allein hat, eine der verschlossenen Zimmer im Korridor, die ich für Gummizellen hielt. Es ist ein Vergnügen, sie zu hören, verglichen mit den anderen, die sich so trübsinnig dem verschiedenen Ausmaß ihrer Entmutigung hingeben.

Die Hoffnungslosigkeit des Ganzen beim Anblick von Mary, der alten Frau am kalten Kamin; einsam, stolz, arthritisch, Mutter Irland selbst in den Mülleimer geworfen. Versuch etwas zu tun, frage, ob wir ein Feuer haben können. Im Kamin ist Asche – sie müssen ihn also manchmal auch benutzen –, die feuchte Kälte hier drinnen geht durch Mark und Bein. Wo ist der Kaffee, um Himmels willen? Agitiere vorsichtig und tauch ein. Ich finde eine Serviette und lege sie mir über den Arm. Überleg dir, was dein Kumpel Bill Rivers täte, wenn er in einem solchen Loch aufwachen würde, oder Edward Jackson. Beide sind schwarz, der eine ein Maler und großartiger Koch, der andere der Häftling, dem ich jahrelang nach Folsom schrieb, wo er mehr als ein Jahrzehnt lang den Kaffee ausschenkte. Ein Ort wie dieser würde sie nicht beeindrucken; sie würden sich aufrichten und beginnen, ihn zu verändern. Drapiere diese Serviette, deck die Tische; das könnte die Idee von Frühstück unterstreichen. Oder wenigstens den Weg für das Erscheinen des Kaffees bahnen. Du hast fast keine Zigaretten übrig, reg dich also nicht auf, sondern leiste bloß deinen Beitrag, unterwandere diesen Ort mit guter Laune. Ich decke einen eleganten Tisch. Aber das Personal hat dafür nichts übrig; ich muß mich setzen.

Während der Augenblicke meiner Restaurantkomödie bin ich glücklich, ich habe das System besiegt, habe aus der Gefangenschaft einen Spaß gemacht, wurde zur absolut liebenswerten Insassin, die ihre Zeit zu gestalten weiß. Habe das Gefängnis sogar vollkommen überwunden und daraus ein gehobenes Speiselokal gemacht. Und indem ich diese beiden Männer werde, indem ich mich erinnere und mich in sie verwandle, betrachte ich das Ganze philosophisch, wie sie es tun würden; die Gemeinheit und Kälte dieses Ortes ist ein Witz. Dem Himmel sei Dank, daß ich sie kenne, daß es mir gelingt, über mich selbst hinauszuwachsen und mich ihrem männlichen Humor anzunähern, ihrer kühlen Überlegenheit und schwarzen Haut. Mich umpolen in ein schwarzes männliches Ich, so abwegig und irreal das sein müßte – bei ihnen geht es. Unsere Beziehung macht es ihnen leicht, zu meiner Rettung herbeizueilen, und ermöglicht es mir, ihre Eigenschaften und Verhaltensweisen anzunehmen, die Katastrophe in einen Glücksmoment zu wenden, in einen Anlaß zum Spielen. Ich habe begonnen, das Servieren zu genießen, mich dafür zu begeistern – die Frauen zu bedienen, ihnen zu geben, was sie brauchen und wollen. So kann ich das Personal verspotten und es tadeln wegen seiner absoluten Weigerung, irgend etwas für uns zu tun, zu geben, zu bedienen, oder auch nur auszuhändigen. Was aus ihren Händen kommt, wird geschleudert. Schon allein ihr Eintritt, so lange herbeigesehnt, ist eine Invasion. Denn sie stürmen durch die Türen. Jede Aktivität, die sich an uns richtet, dient der Einschüchterung: Nie wird eine Tür geöffnet, sie wird aufgestoßen. Und dann ihr Gebrüll, denn niemals lassen sie sich herab, mit uns zu sprechen, sie bellen. Im Nu kümmern sie sich um mich und meine fröhliche Wirtinnenrolle.

Ich darf keine Tische decken. Das ist ihr Job, und Hilfe von Patientinnen ist unerwünscht. Patientinnen spülen nur das Geschirr. Setzen Sie sich und seien Sie still, donnert mich eine große Schwester an. Ich darf nicht der fröhliche Geist vom Mississippi sein, ein imaginärer schwarzer Amerikaner, der mit Grazie ironische Gastfreundschaft verströmt, Jim Milletts frecher Lausbub, der einen verdammt guten Schlemmerladen betreibt. Wie rigide und phantasielos sie sind – ich hatte die anderen amüsiert, manche vielleicht aus ihrem Stumpfsinn gelockt. Aber mindestens gibt es jetzt ein Lebenszeichen in diesem Raum. Kohlen werden hereingebracht, und nach eineinhalb Stunden brennt endlich ein Feuer, ein kleines Kohlenfeuer, um das wir herumsitzen können. Und dann endlich wird der Tee hereingeschüttet, grauenhaft mit Milch verdünnt. Krug um Krug in rasender Eile hinuntergespült, zusammen mit weißem Gummibrot, sonst nichts. Wenn du nicht schnell zulangst, bekommst du gar nichts. Kaffee gibt es keinen. Ich war nicht schnell genug, um eine Schnitte Brot zu erwischen. Und ich habe mich dazu entschlossen, meine Milch in einer Tasse zu trinken und den schwarzen Tee in einer anderen, eine sehr unorthodoxe Vorgehensweise, die mich hier von den anderen unterscheiden wird. Ich habe meine Sachen zum Feuer hinübergetragen, wo die sitzen, die schon fertig sind. Ich möchte meine Rationen hinausschieben, trinke meinen Tee erst, als er die richtige Temperatur hat, rauche und lese die

Zeitung. Auf diese Weise meide ich das Personal, das überall ist und die Insassinnen anfeuert, schneller und immer schneller zu essen, damit alles gleich wieder weggetragen werden kann, und sie mit dem Geschirrspülen beginnen können.

»Tee, meine Damen«, brüllte die Oberschwester, als sie in den Raum stürzte, und ihre Schülerinnen stellten die Teekrüge ab, während sie die Insassinnen eine nach der anderen namentlich aufrief und ihnen befahl, ihre Pillen vor ihren Augen zu nehmen. Ohne Pillen bekommt man keinen Tee. Immer noch ruft sie die Namen aus, während der Tee schon eingeschenkt wird. Meinen Namen hat sie noch nicht genannt. Ich lese, als ob unbeteiligt, eine Person von der Straße, die irrtümlich hier hereingeraten ist. Natürlich blicke ich nicht hoch. Habe ich nicht gestern abend dem Arzt mit dem Bärtchen mitgeteilt, daß ich keine Medikamente nehmen würde, daß dies mein verfassungsrechtlich verbrieftes Recht sei? Wenn sie meinen Namen aufruft, werde ich meine kleine Formel von der *American Civil Liberties Union* aufsagen. Nicht, daß es mir etwas nützen wird, aber es ist eine Beschwörungsformel, ein Ritual, etwas, das man einfach gesagt haben muß. Als ich also höre, wie mein eigener Name hier aufgerufen wird, und das fleischige Gesicht der Oberschwester auf mich herunterstarrt, murmle ich eine Entschuldigungsformel und krümme mich vor ihrem Befehl: »Schlucken Sie das sofort.« – »Was ist das?« – »Ihre Medizin.« – »Würden Sie mir bitte sagen, wie sie heißt.« – »Verschrieben.« – »Nein, ich meine, woraus besteht sie, aus welchen Chemikalien?« – »Das geht Sie nichts an.« – »Wie kann ich etwas schlucken, von dem ich nicht weiß, was es ist?« – »Schlucken Sie.« Ich tue so, als würde ich schlucken. Ich habe wirklich keine andere Wahl.

Und dann warte ich. Mein Mund reglos, ängstlich bis zu dem Augenblick, an dem ich die Pille vorsichtig in die kleine Tasche meines mexikanischen Hemdes unter meinem warmen, aber etwas schmuddeligen Aran-Pullover spucken kann. Zur Aufbewahrung. Ein Beweisstück – daß ich sie nicht einmal weggeworfen, sondern nur aufgehoben habe, um zu erklären, aufzuzeigen, zu beweisen, daß ich keine andere Wahl hatte. Denn irgendeine Hilfe muß kommen. Sobald ich kann, werde ich sie dazu bringen, Desmond anzurufen. Vielleicht darf ich ihn sogar selbst anrufen. Auch Briefe schreiben, bloß um sicherzugehen; fische dir schon jetzt den Kugelschreiber aus der Handtasche. Zuerst aber die Zigaretten: Wenn du Zigaretten hast, kannst du eine Belagerung überstehen; wenn nicht, bist du geliefert. Und so bettle ich um mein eigenes Geld, bekomme eine Fünf-Pfund-Banknote, die ich wie eine Piratin schwenke; ich will das alles in Zigaretten. Gelächter und Fassungslosigkeit – das ist eine riesige Summe Geld. »Gut, aber ich will eine riesige Menge Zigaretten.« – »Man wird dich betrügen«, sagen sowohl Insassinnen wie Schwestern. »Nein, das wird man nicht – ihr würdet mich doch nicht betrügen. Ihr habt ja den Schein gesehen, wir wissen doch alle, wie viele Packungen man damit kaufen kann.« – »Ja, wenn jemand zum Laden geschickt wird.« – »Wo ist denn der Laden?« – »Im Hauptgebäude.« –»Und wo ist das? Kann ich selbst hingehen?« – »Wo denken Sie hin?«

Die Neugier quält mich, was sich wohl außerhalb dieser Tür befinden mag. Am Ende des Korridors ist ein wunderbares Oberlicht, komplexer noch als das im Schlafsaal. Ich konnte es auf meinem Weg hierher einen Augenblick lang bewundern, ein erlesenes Stück Arbeit; muß aus dem 18. Jahrhundert stammen, oder später vielleicht hier im äußersten Westen. Und die Nonnen haben diesen Ort einst als Hospiz für die Kranken geführt. Was ist daraus geworden, was für eine Sorte Staatsgefängnis? So viele Fragen habe ich an sie. Wo sind die Nonnen, zum Beispiel. Sie sind noch hier – eine versieht ihren Dienst und ein paar andere auch. Die meisten anderen aber sind Laienschwestern, Hilfsschwestern. Und die Ärzte? Sie sind der Staat. Versuch dich zu orientieren, versuch, diesen Ort zu begreifen: Wo du bist, wie er geführt wird, wie du mit eigener Kraft hier rauskommst, wenn du keine Hilfe finden kannst. Die anderen würden mir helfen, wenn sie wüßten, wo ich bin; die irischen Frauen, die Frauen in Dublin. Aber sie sind in Dublin, und du bist irgendwo in der Nähe von Ennis in Clare lebend begraben.

Draußen vor den Fenstern das grüne Irland im Dunst. Die Seele zerbricht am Glas, sehnt sich nach der Straße, nach dem Land, nach Bäumen und Büschen, den grauen Steinmäuerchen und Alleen, dem glücklichen Klang von Menschen in Straßenkleidung, Normalität, Freiheit. Während durch Irland ziehen zu Beginn des Abenteuers die Idee von Freiheit war, wäre es jetzt schon ein Luxus, bloß draußen vor diesen Fenstern zu stehen. Diese Chance ist nun rettungslos verloren. Du wirst diesen Ort niemals sehen, er wird auf ewig außerhalb dieser großen ungeöffneten Fenster liegen. Fenster, die sich nur zehn Zentimeter aufschieben lassen und nicht weiter; ich habe es in diesem Zimmer bereits ausprobiert.

Sie stellen Stühle in einen Kreis. Was für ein Spiel ist das nun? Heute morgen beim Frühstück mußten wir im Korridor in Reih und Glied auf unseren Stühlen sitzen, aber nicht nebeneinander, sondern hintereinander. Wie die Eßzimmerstühle, die meine Schwester und ich in der Kindheit hintereinanderstellten, um Eisenbahn zu spielen; von Stuhl zu Stuhl vorzurücken bedeutete, von einem Waggon in den anderen umzusteigen. Aber das Eisenbahnwaggonspiel hier ist nichts anderes als die Warterei auf die Arztvisite. Eine nach der anderen rücken wir zum großen Wohnzimmer vor, dem Tagesraum. Dieser Raum für den Tag, der Schlafsaal für die Nacht; es gibt nur zwei Räume und das Badezimmer – Bäder habe ich noch nicht zu Gesicht bekommen, nur Toiletten und Waschbecken. Wir warten alle; diejenigen, die schon inspiziert wurden, sitzen drinnen ehrfürchtig auf ihren Stühlen. Der Arzt ist Gott. Oder der Teufel. Aber wir sind ehrfürchtig und quengelig. Die alte Mary beschwert sich über ihre Erkältung, Rosalind kann nicht schlafen, Ann hat eine triefende Nase. Nur körperliche Beschwerden werden vorgebracht, obwohl er Psychiater ist. Er ist sogar der große Dr. McShane, der sich, wie mir bereits bedeutet wurde, meines Falls als Lithiumabtrünnige annehmen wird. Und er verschreibt.

Dann kommt der Arzt von gestern abend in einem makellosen und absolut strahlenden Anzug. Das ist sicher ein Maßanzug, er muß ein Vermögen gekostet haben; die Schultern sind perfekt geschnitten. Sein Hemd ist blütenweiß. Materialistischer Schönling – wie ich diesen Mann verabscheue. Er tritt vor wie in der Tanzschule, um mir Blut abzunehmen. Eine große Menge, wie mir scheint. Ist das nicht mehr als für einen Bluttest erforderlich – freilich nicht, um den Lithiumspiegel zu messen, wo ich doch seit Monaten kein Lithium nehme –, bloß für einen normalen Bluttest zum Vergleich für spätere Proben, nach erzwungener Lithiumeinnahme? »Aasgeier«, murmelt die Frau neben mir. »Vampir «, kommentiert eine andere. Sie müssen ihn kennen, und dieses Verfahren; schwächen sie einen hier durch übermäßige Blutabnahmen?

McShane marschiert umher, muntert die Damen auf, macht sich beliebt. Seine Methode ist eine miese Show: Er ist den Hexen Hexenmeister, zwinkert zu irrationalen Äußerungen, summt und lacht und läßt uns vor ihm Aufstellung nehmen, präsentiert sich vor einer Reihe von Frauen in seinem ausgebeulten alten Anzug. Er ist Teil unserer Geheimnisse, Herr und Mitwisser unserer Obsessionen und Beschwerden, unserer Schreckgespenster und Schimären, unserer Hoffnungen und Haßgefühle. Ich mißtraue ihm mehr als dem anderen; »dieser Werwolf«, höre ich mich flüstern. Eine alte Frau nickt. Seltsame Meinungsäußerungen, aber sie scheinen zu funktionieren, dem Anlaß angemessen. Eine andere Sprache wird entdeckt, wiederentdeckt.

Und jetzt werden die kleinen Stühle um das Feuer gestellt, einem Kindergarten seltsam ähnlich. Aber das sind lauter alte Frauen, die Stühle sind größer als im Kindergarten, aber sonst dieselbe Atmosphäre. Anstaltsverhalten, eine erzwungene Kindlichkeit und Abhängigkeit, die starke Betonung darauf, »brav« zu sein. Und wir sind alle brav in unserer Reihe. Mit Ausnahme der Pille in meiner Hemdtasche bin auch ich brav, begierig, die Regeln dieses Ladens zu erlernen, um mir meinen eigenen Weg ins Freie zu bahnen.

Die Lehrerin ist gekommen, oder was immer sie ist, Straßenkleidung inmitten der Schlafröcke, ein frischer Luftzug von draußen. Sie ist Miss Strong. »Die Tochter vom Boß«, flüstert mir eine alte Frau hinter vorgehaltener Hand zu. »Du bist hier in Dr. Strongs Anstalt.« Ja, natürlich – das habe ich schon gestern abend gehört; von der Aufnahmeschwester, von den Nachtschwestern: »Sie sind jetzt in Dr. Strongs Anstalt.« Wie das schnarrende letzte Lachen in einem Krimi. Und hier kommt die Tochter des Bosses, um heute morgen einen Blick auf uns zu werfen. Um milde Fürsorge und weibliche Güte zu verströmen, um an die Leibeigenen des Schlosses feudale Freundlichkeit auszuteilen, wie die Damen des 19. Jahrhunderts ihre Häusler besuchten. Was führt sie im Sinn? Sie nennt es eine Schulstunde. Wir werden ihre Klasse sein. Werden wir? Ich blicke sie von der Seite an; sie wird die Haltung einer jungen Sozialarbeiterin annehmen, aber schließlich ist sie eine Strong, seine Tochter. Derselbe Zwang, dieselbe Omnipotenz, nur hinterhältiger. Sie leben sogar hier, die Strongs bewohnen das Hauptkloster, einen Landsitz aus dem 18. Jahrhundert, wie der Kolonialadel. Aber worum wird es in der Schulstunde gehen? Die Namen aller. Die Namen ein kleines Abbild von Westirland, Mayo, Galway, Clare.

Die Namen faszinieren mich, also höre ich kaum auf den Rest. Ich denke, was, wenn wir Frauen, Ausgestoßene und Abfall, aber Vertreterinnen aller dieser Klans und Stämme – was, wenn wir ein eigenes Konklave wären, was, wenn diese Schulstunde tatsächlich ein Treffen unter uns wäre, wie uns vorgegaukelt wird? Natürlich verkommt es sofort zu kleinlichen Beschwerden, Variationen der Klagen, die sie vorher schon dem Arzt vorgebracht haben. Dann Vorwürfe und Ermahnungen von Seiten unserer Lehrerin. Dann sollen wir unsere Gedanken auf ein Blatt Papier schreiben. Wunderbar – meint sie das wirklich? frage ich mich, denn es juckt mich, meine machtvolle Erklärung niederzuschreiben, daß ich gegen meinen Willen und unter Mißachtung meiner Rechte festgehalten werde. Ich überreiche ihr das Papier, absolut zufrieden mit mir selbst, mich ausgedrückt, einen Knopf betätigt zu haben, der mich befreien wird, das Zauberwort ausgesprochen zu haben. Hinterher erfuhr ich, daß die Blätter auf die andere Seite des Krankenhauses gebracht und zerrissen wurden. Ich erkundigte mich nach dem Zweck dieses Tricks. »Das machen wir, um die Patienten zu schützen, wir schützen ihre Anonymität; niemand darf das Geschriebene lesen.« Die Frauen und die Klans, die mit ihren Namen aufgerufen wurden – die Learys und Murrays und Joyces und O'Connells, Namen, die ich mit Staunen vernahm, jeder einzelne eine Erleuchtung, ein Stück Landkarte, ein Klumpen Geschichte, eine lebende Legende –, ziehen sich in der Zwischenzeit auf ihre Stühle zurück. Und die Tretmühle des Tags beginnt. Die Stumpfheit der Stunden vor dem Fernsehapparat, der Stunden mit Fernsehen und der Stunden nach dem Fernsehen.

Die Zeitung macht die Runde. Ich habe sogar den Landwirtschaftsteil gelesen und alle Häuser, die es zu mieten und zu verkaufen gibt, EG-Kalbfleisch und Rindfleisch, Sekretärinnenstellen. Gesichter starren aus dem Fenster oder noch häufiger auf den Boden, auf eine Bank oder auf den Tisch. Die Teekrüge kommen wieder, zusammen mit den Pillen, für die der Tee bloß eine Ausrede ist. Sogar das Mittagessen ist nichts als eine weitere Tasse Tee mit Pille. Ich bin entsetzt, wie wenig richtiges Essen hier ausgeteilt wird. Weißbrot und milchverdünnter Tee. Abends ein Stück gebratener Speck und ein verkochtes Ei. Das ist es im großen und ganzen. Ein ganz bestimmter Hunger; genügend Weißbrot, um dir das Fett unter die Haut zu treiben, aber nie genug Essen, um dich zu sättigen oder zu befriedigen. Und immer die Pillen, die Chemie, die man mit leerem Magen bekämpfen muß. Oder mit einem Magen, der nichts enthält als wie nasse Tempo-Taschentücher zusammengeklumptes Weißbrot. Das Essen muß besser sein, um die Chemie im Körper bekämpfen zu können. Sie teilen Orangen aus – sieh zu, daß du nicht zu kurz kommst.

»Tee, meine Damen, Tee.« Die wuchtige Schwester schiebt sich donnernd durch die Tür und unterbricht Trostlosigkeit oder Gespräche oder Frohsinn. Und eine weitere Tablette findet ihren Weg in meine Hemdtasche. Was wird passieren, wenn sie mir wieder Blut abnehmen und es herausfinden? Du kannst dich behaupten. Deinen Sie-können-mich-nicht-zwingen-etwas-zu-schlucken-von-dem-Sie-mir-nicht-sagen-was-es-ist-Satz aufsagen. Oder vielleicht kommt schon vorher Hilfe. Versuche noch einmal, mit der Schwester über das Telefon zu reden. »Wir haben Ihnen Geld gegeben, das reicht für einen Tag.« – »Aber wo sind die Zigaretten?« – »Nur ruhig, Liebste, sie gehen erst nachmittags zum Laden.« – »Kann ich telefonieren?« – »Morgen, meine Süße. Ganz sicher, heute müssen Sie artig sein.« Ich habe das Telefon gesehen; es befindet sich zwischen dem Tagraum und dem Schlafsaal. Ich habe den Hörer sogar einmal aufgehoben und versucht hinauszugelangen, aber natürlich hat es keine Wählscheibe, ist mit der Zentrale in einer anderen Abteilung verbunden. Mehr konnte ich nicht auskundschaften, ehe mir eine entsetzte Schwester das Gerät aus der Hand riß. Ich muß meinen Anwalt anrufen, erklärte ich ihr freundlich. »Ja, schon gut Darling, und jetzt laufen Sie schnell wieder weg und lassen sich ja nicht mehr beim Telefon erwischen.« Es gibt also keinen Weg hinaus.

Aber ein Stück abseits vom Telefon, wo wir heute morgen auf unseren Stühlen hockten, um mit dem Arzt zu sprechen, genau dort ist die eine hoffnungsfrohe Stelle, eine Fensterreihe, die auf einen kleinen Parkplatz schaut. Autos fahren eine Straße entlang durch ein Gebiet, das aussieht wie das Krankenhausgelände: bewaldet, Rasen, Bäume, Grabe- und Pflanzarbeiten da und dort. Ein Zeichen, daß irgendein lokaler Bauherr den fetten Brocken zugeschanzt bekam, die Anstaltsmauer zu reparieren; wahrscheinlich auch gleich neumodische Sicherheitsvorkehrungen. Nachts gibt es Hunde. Man kann sie im Bett durch die Fenster hören. Aber diese kleine Straße, diese kleine Kehre, kein richtiger Parkplatz – von hier aus könnte Hilfe kommen. Eine Retterin aus der Fremde wie meine Professorin aus Oxford, die ich noch vor ein paar Wochen getroffen habe. Was, wenn sie käme, gewichtig in einem gemieteten schwarzen Taxi, englisch und schwer abzuwimmeln, eine perfekte Lady, die Sanftmut in Person, aber entschlossen, ihre verirrte Schülerin aufzulesen. Miss Eliott, murmle ich und starre aus dem Fenster. Was wenn – der Wagen nähert sich, die Gestalt steigt aus: eine Schwester, die zur Arbeit gebracht wird, eine Hilfsschwester, eine Gärtnerin, eine Frau, die den abendlichen Haferschleim bereitet, denn die Nachtschwestern verrichten ihren Dienst paarweise. Ich werde im Tagraum kaum vermißt, da ich die Erlaubnis erhalten habe, zur Toilette zu gehen. Ich kauere neben dieser Fensterreihe, und wenn mich jemand sieht, bin ich bloß dabei, die Pflanzen zu pflegen, eine sehr ruhige amerikanische Frau, die sich der Pflanzen annimmt und sich nützlich macht. Ängstlich, dann hoffnungsvoll; die Befreiung wie der Himmel so süß. Der Horror vor noch mehr hier verbrachten Tagen. Wie steht man das durch? Wie geistig gesund bleiben, nicht auf das Unheil zurasen? So nah ist es, so schwer, nicht zu unterliegen; hier ist alles darauf ausgerichtet, dich zum Aufgeben zu bringen. Reiß dich zusammen, sei still, warte. Ein Schrei, vier unbedachte Worte, und du kommst hier nie mehr raus. Isozelle. E-Schocks. Verlegung in ein anderes Irrenhaus. Stundenlang schiebe ich vor diesen Fenstern Wache und träume von der Rettung: die Frauen in Dublin, Desmond selbst. An Sophie wage ich gar nicht zu denken.

Nur aus einem Buch taucht sie wieder auf. Ein Band irischer Lyrik, den ich zufällig in meiner Handtasche hatte und der jetzt meine Bibel ist, das einzige Buch, das es hier gibt, ich kann schon fast jedes Gedicht auswendig. Ich erotisiere sie manchmal, politisiere sie ein andermal; eine seltsame Religion der Liebe, der Rebellion und des Aufruhrs. Denn ich bin zu verstockt, um Sophie ziehen zu lassen. Um an ihren Verrat zu glauben und meine Niederlage einzugestehen. Sie muß noch irgendwo sein. Nein, sie liebt mich nicht, wie ich sie liebe. Aber einfach weil ich nicht aufhören oder aufgeben werde, sie zu lieben, wird sie mir nicht entkommen. Ich werde aus ihr eine Idee machen – von der ich nicht abweichen und die ich nicht verraten werde. Und meine Treue wird so standfest sein, so maßlos, daß sie sie erobern wird. Zu wissen, daß sie dazu beigetragen hat, mich hierherzubringen, läßt mir nur zwei Wahlmöglichkeiten: sie zu verlassen, wie sie mich verlassen hat, oder die ganze Angelegenheit zu transzendieren. Mit einer närrischen Großzügigkeit, einer noch größeren Hingabe, wie höfische Liebe, eine religiöse Hinwendung zu Treue, Hoffnung, Gnade. Denn einmal drinnen, habe ich allen verziehen – niemals vergessen, das schon, aber vergeben. Es ist schon einmal passiert: meine Schwester, Fumio, Sita – sie alle hatten sich gegen mich verschworen, und ich bestehe dennoch darauf, sie immer noch zu lieben. Um mit ihrer unbesiegbaren Unwissenheit über Gefängnis und Verzweiflung umgehen zu können, muß ich ihnen großzügig vergeben. Mit einem Schwall von reiner Güte, die nur in religiösen Termini denkbar ist.

Aber jetzt bist du in Ennis in Clare, in Strongs Machtbereich. Besorg dir also irgendwie Schreibpapier und versuch, Briefe von hier herauszubekommen.

Es werden die üblichen linierten DIN-A4-Blätter sein, die Realschulergüssen dienen. Es wird schwer sein, auf solchem Papier Eindruck zu schinden, aber du mußt es versuchen. »Morgen«, wird mir bedeutet, als ich um Papier ersuche. Sogar Papier ist verboten. Hier ist man also von der Außenwelt abgeschnitten. Die einzige Hoffnung besteht darin, das zu tun, was in Gefängnissen üblich ist. Also beginne ich, im geheimen auf den schäbigen kleinen braunen Blättern gefalteten Toilettenpapiers zu schreiben. Gut genug für die Jungs in den H-Blocks, nehme ich an. Auch die Frauen in Armagh schreiben darauf. D'arcy hat mir an Beispielen gezeigt, wieviel gesagt werden kann. »Wetten, daß das fünfhundert Worte sind«, murmelten wir, als sie ein Blatt glattstreifte, das ihr bei einem Besuch zugesteckt wurde. Jetzt stellt sich die Frage, wie ich meine Worte nach draußen schmuggeln kann. Hast du Kuverts in deiner Handtasche? Aber sicher. Erzähl ihnen irgendeinen Schwachsinn über deine Haarbürste, und verschaff dir Zugang zur Handtasche. Du mußt aber auch dein Adreßbuch holen; du kannst kaum nachschlagen, während sie dir zuschauen. Richte es so ein, daß du dich damit hinsetzen kannst, stimme ein kleines Lamento an über das Chaos in deiner Handtasche, wie lange es dauert, etwas zu finden. Dann müssen sie durch eine andere Patientin abgelenkt werden. Lies dir deine Adressen genau durch. Zuerst die Frauen in Dublin: Deirdre, Nell, Charlotte. Und dann gibt es deine Freundin Monika in Amsterdam. Du mußt es von allen Seiten angehen. Du kannst nicht bloß hier rumsitzen und warten – du mußt jeden Augenblick nutzen, um herauszukommen. Sonst kriegst du Angst, läßt dich lähmen von dem Gedanken, hier zu sterben, hier Jahre zu verbringen, eine Gestalt in einem Fenster irgendwo in Clare in der Nähe von Ennis. Wenn du an diesem Tag wirklich alles getan hast, was du tun kannst, beschäftige dich mit Nebensächlichkeiten wie dem Erlernen der Regeln des Hauses, laß dich auf das Fernsehprogramm oder die frischen Radiostimmen ein, die dich in eine andere Welt versetzen, Popmusik, die verdammten Pflanzen gießen. Der Tag ist nur dann ein Alptraum, wenn du dich nicht betätigst.

8

Die Fenster hinten im Tagesraum schauen auf Irland. Nachtwachen vor ihnen: das entfernte Grün, der Dunst morgens und abends. Die anderen Fenster vom Schlafsaal aus. Die Stunden nach dem Abendessen bis zur Schlafenszeit mit Streichhölzern zugebracht. Die noch Verbliebenen zählen, eines anstreichen, die Zigarette anzünden, dann die Flamme vor der Fensterscheibe abbrennen, bis das hölzerne Stäbchen fast verschwunden ist. Jedes verkohlte Stäbchen ein weiterer toter Indio in einem Sierra-Madre-Phantasiespiel. Immer noch in meinem bestickten mexikanischen Hemd. Erreichen die Zündhölzer irgend jemanden, weiß jemand Bescheid? In der ersten Nacht dachte ich sogar, das Geräusch von Trommeln zu hören, das Flackern von Fackeln – wahnsinnig vor Angst, bildete ich mir ein, meine Einmauerung würde Aufmerksamkeit erregen, Hilfe herbeiholen, irgendeine großartige Bande irischer Rebellen auf den Plan rufen, die draußen warten, ihre Trommeln ein Signal, daß sie über mir wachen und mich retten werden. Bloß eine Frage der Zeit und die Würde des richtigen Augenblicks. Dann konnte ich ein wenig schlafen und wachte auf, um mich erneut der Realität zu stellen. Vor Tagen.

Heute habe ich die Dinge selbst in die Hand genommen, ohne auf mein Geld zu warten. Als ich den Weg fand, hätte ich noch ein paar Stunden länger abwarten müssen, hätte die Schwester dazu überreden müssen, mir Zigaretten oder Schokoladegeld oder ein Sandblatt auszuhändigen – alles, um an meine Handtasche zu gelangen, die in einem Zimmer weggesperrt ist zusammen mit den Habseligkeiten aller anderen. Und ihren Kleidern. Weil ich natürlich immer noch meine eigenen Kleider trage; sie haben sie mir nie abgenommen. Wahrscheinlich, weil ich nichts anderes besitze, nicht von willigen Verwandten mit einem Koffer voller Nachthemden und Unterwäsche eingewiesen wurde. So behalte ich meine Kleider an, kann mich auf dieses Spiel einlassen, selbst wenn es bedeutet, jeden Abend dasselbe Paar Socken auszuwaschen. Mein Gepäck ist immer noch am Flughafen, und ich bin Ausländerin;

vielleicht haben diese Rücksichten dazu beigetragen, die Regeln zu beugen. Ich bin hier die einzige, die keinen Schlafrock trägt. Mit meinen Kleidern und meinem Geld hätte ich es vielleicht geschafft.

Sogar ohne Geld hätte ich bis Ennis gelangen können; es ist nur zwei Meilen entfernt. Ein Anruf bei meinem Anwalt Desmond, und ich hätte mich bis zur Bereinigung der Angelegenheit im *Old Ground Hotel* einquartieren können. Mich in diese wunderbare Landgaststätte setzen und Kaffee bestellen, ein Zimmer nehmen und anschreiben lassen – als ehemaliger Gast, als Touristin, ja sogar als Schriftstellerin –, ein Anruf bei Desmond wird alles regeln. Natürlich weiß ich, daß es gegen das Gesetz verstößt, aus einer solchen Anstalt auszubrechen – ich habe ja nur die Gelegenheit genutzt, mir einen Rechtsbeistand zu besorgen, da mir die Möglichkeit drinnen nicht geboten wurde und ich ein Anrecht darauf habe. Bloß in der Halle beim Torffeuer sitzen und darauf warten, Desmond zu erreichen, der mich als mein Rechtsbeistand vertreten wird.

Welche Behörde hat meine Verhaftung zu verantworten? Welcher Arzt hat mich eingewiesen, mit der Mitwisserschaft oder der Erlaubnis von welchem Freund oder Verwandten? In den Vereinigten Staaten, in meinem Land, muß es immer der oder die nächste Verwandte sein. Wie haben sie das arrangiert? Telefonisch? Ich muß bloß selbst an ein Telefon rankommen. Bloß in der Halle sitzen und auf den Kaffee warten, während die Telefonzentrale den Anruf durchstellt. Nur das. Dann Desmonds Stimme. Eine Pause und dann das Gelächter – die Angelegenheit ein schauriger Witz, den man niemandem verübeln muß. Natürlich wird er helfen – er wird sagen: »Jetzt tust du das, und jetzt tun wir das.« Rasch und vernünftig, bis ein Plan ausgeheckt und beschlossen ist. Und dann werden wir beim Lunch ein charmantes Gespräch darüber führen, das Cottage im Moor, ich muß unbedingt seine Frau kennenlernen, in Galway gibt es eine wunderbare Kneipe mit Musik. Draußen an der Küste. Und kenne ich dort das französische Restaurant, habe ich es schon mal probiert? Der Besitzer ist ein Freund; der perfekte Platz für ein Abendessen, und danach das Pub für den Ohrenschmaus.

Ich drehe mich weg und lächle. Und der Manager wird dort sein und sagen, das Zimmer ist fertig, und in der Bar gibt es Sandwiches.

Wahrscheinlich auch Pernod. Aber alles, was ich jetzt brauche, ist menschliche Wärme. Ein besonderer Dank an die Frauen in der Telefonzentrale, der Inbegriff von Güte. Meine Hände zittern nicht mehr, ich bin gerettet. Zurück bei der menschlichen Rasse und den Zivilisierten; zurückgekehrt von den Begrabenen nur zwei Meilen weit weg.

Und so scherte ich mich nicht einmal um mein Geld. Es würde zu lange dauern und die Dinge nur komplizierter machen. Als ich erkannte, daß die Tür einen Augenblick lang offen stand und daß meine Kleider mich als Normalbürgerin auswiesen, mich nicht zur Gefangenen machten, sondern mich in die Lage versetzten, unbemerkt über das Gelände zu spazieren, ging ich drauf los. Als ob es etwas ganz Normales wäre. Das Herz in meinem Mund mit schweren Schlägen mitten durch die Kehle.

Die Energie der Angst. Adrenalin, das gezähmt werden mußte, weil ich sonst losgestürmt wäre. Nein, gehen. Beim Gehen um mich blicken, mir ein Bild vom Gelände verschaffen, auf das Tor zusteuern, der Straße folgen. Wie ähnlich es dem Hudson River ist; die wunderbaren Grünflächen für die Öffentlichkeit. Den Blicken entzogen hinter mir die Schreie der Nacht, die Gitter der Verzweiflung, der Geruch von billigem Essen und armseliger Wäsche, das Fleisch der Opfer grau und hoffnungslos in der Gefangenschaft. Bloß ein paar Dutzend Meter entfernt befindet sich ein reizendes Blumenbeet, das ich aus dem Fenster nie zu Gesicht bekam, üppige Rasenflächen, große Steingebäude aus dem achtzehnten Jahrhundert. Sogar einer der alten zerstörten Türme, wo der Legende nach Hexen während der Verfolgung eingekerkert wurden. Das Gebäude, in dem ich eingeschlossen war, ist fast ausschließlich aus Beton. Von außen kann ich es endlich sehen.

Die Bauten werden besser, je weiter ich mich entferne. Die schönen Häuser sind offensichtlich der Verwaltung und Dr. Strongs privater Residenz vorbehalten. Es gibt ein paar alte Männer und Frauen, die sich scheinbar frei bewegen dürfen, wahrscheinlich Pensionäre. Würden sie mir in zwanzig Jahren diesen zweifelhaften Status zuerkennen? Geh einfach weiter, als ob es dein Recht wäre. Lächle die Leute an, die dir begegnen. Aber kein verrücktes Lächeln. Gestalten in der Landschaft, ein Patient oder ein Wärter, der

Unterschied eine subtile Kleidungsfrage. Werden sie dich erkennen? Mach dich unsichtbar. Wenn dich jemand anspricht, mußt du eine Amerikanerin sein; erkundige dich nach dem Alter des Gebäudes, tu so, als hättest du einen Wagen auf dem Parkplatz. Du kannst schnurstracks zum Tor hinausspazieren, das gerade restauriert, auf Hochglanz gebracht wird. Aber jetzt ist Mittagszeit, sogar die Maurer werden weg sein. Geh drauf zu; du kannst es – los!

Draußen auf der Straße ein Augenblick der Unsicherheit: Soll ich per Anhalter nach Galway fahren? Das hier ist die Hauptstraße, Galway ist nur dreißig oder vierzig Meilen entfernt. Aber ohne Geld? Das Risiko ist zu groß. Mit nichts als deinen Kleidern auf dem Leib per Anhalter fahren, ohne Geld, ohne Paß. Und wenn sie dich erwischen, hast du dich eines Ausbruchs schuldig gemacht. Wenn du aber nur nach Ennis hineinspazierst, um deinen Anwalt zu kontaktieren – verdammt noch mal, das ist doch ein stichhaltiger Grund. Okay, dann eben Ennis. Ich sehe eine Frau auf der anderen Seite der Straße in einen Hof fahren. Mein Instinkt sagt mir, daß ich die Straße meiden soll. Wenn sie mich nach Ennis mitnehmen könnte, würde mich niemand bemerken, und niemand könnte mich zwischen dem Ort hier und dem *Old Ground* ertappen; es wäre zu schaffen. Aber sie ist Fahrschülerin; dieses Gebäude ist eine Fahrschule, und ihr Lehrer, sagt sie, erlaubt ihnen nicht, Fahrgäste mitzunehmen. Nun denn, also zu Fuß. In der Hoffnung, daß mein amerikanischer Akzent, meine Geschichte, daß ich mich beim Spaziergang verirrt habe, glaubwürdig ist – in ihrer Schule gibt es Telefone; sie müßte nur den Hörer aufheben, und eine geballte Ladung Wärterinnen wären hinter mir her.

Und der Weg kommt mir lang vor, obwohl er es nicht ist. Die Straße bis zur Tankstelle zieht sich erheblich. Dann komme ich näher, an die Brücke, wo die Stadt schon zu sehen ist. Und dann ist es nicht mehr weit, es ist ganz nah. Ein alter Mann kommt mir entgegen, eine frische junge Frau, beide grüßen mich. Ich bin schon in Irland. Das *Old Ground* liegt gleich über der Brücke, an der Abteiruine vorbei; dann rechts eine schöne mittelalterliche Straße entlang. Dort hinten, gegenüber der Kathedrale, das *Old Ground Hotel.* Seine gekalkten Wände sind strahlend weiß. Die frisch gestrichenen schwarzen Fensterrahmen, die Einfahrt nach dem Tor, Blumen. Jetzt ist es leicht, du kannst es sehen, riechen, spüren. Du bist schon dort, obwohl du erst auf die Brücke zugehst. Der Rest ist die Kathedralenstadt Ennis; du kennst dich aus in dieser Stadt – einer deiner Lieblingsorte. Es ist alles vorbei, als ob es nie geschehen wäre, ein einfacher Spaziergang, eine Wanderung vielleicht. Ich zittere vor Glück, vor Nähe, vor Erfolg.

Als ein Wagen anhält. Voll von ihnen. Die Riesenschwester und eine andere in ihrer Straßenkluft und die mit den Schweizer Abzeichen. Ich schaue endlos auf ihre Abzeichen, um sicher zu sein, daß sie Krankenschwestern sind und nicht Gefängniswärterinnen. Heute hat die mit den Abzeichen eine Schnur. »Ich muß schon sagen, meine Dame, eine Schnur!« protestiere ich. Die große Schwester versucht, mich zu packen. Ich erkläre immer wieder, daß ich nicht auf der Flucht bin, sondern nur auf dem Weg zu meinem Anwalt, und da ich weder schreiben noch anrufen durfte, spaziere ich einfach hinüber zum *Old Ground Hotel*, wo es ein Telefon gibt. Ich werde keinen Widerstand leisten; es besteht kein Grund, meinen Arm zu verrenken. Erst nach tausend Versprechungen akzeptieren sie das. Paß auf, nach der Schnur kommt die Zwangsjacke. Es ist absolut notwendig, ihr die Schnur auszureden. Mach daraus einen Witz, auch ihr zuliebe. »Jetzt sagen Sie mir mal, wie kommen Sie eigentlich zu so etwas?« –»Sie ist für mein Pony«, gibt sie zu. Sie hat sie immer im Auto. Ich lache und sie auch. Ich nehme mir vor, sie mit meinem Charme zu umgarnen. Wir fahren, die Intimität der Enge. Unser Gelächter ist nervös, ein bißchen verschämt. Wir mißtrauen einander; meine Befriedigung, ihr Overkill. Der Gedanke überkommt sie ganz zaghaft, daß ich vielleicht doch nicht so verrückt bin, aber wenn es der Arzt sagt, daß ich festgehalten werden muß. Mit einem Anwalt würde ich ihnen echt auf den Wecker gehen.

»Sie dachten also, Sie könnten einfach so spazierengehen, Katherine?« – »Ja, dachte ich. Mir war nicht klar, daß Sie etwas dagegen haben könnten. Die Tür war offen. Mir wurde nie mitgeteilt, daß ich eingesperrt bin und nicht fortgehen darf.« – »Das ist sogar gegen das Gesetz«, sagen die Großen vorne. »Vielleicht erlauben Sie mir, eines Tages einen Brief zu schreiben«, schlage ich vor. »Wenn Sie sich ordentlich verhalten, könnte der Arzt Sie freigeben; im Augenblick dürfen Sie mit der Außenwelt keinen Kontakt aufnehmen.« Und wenn ich zurückkomme, mag sich alles nur noch verschlimmern. Sicher werden sie mich von nun an besser bewachen, vielleicht mir noch mehr Medikamente verabreichen. Vielleicht jetzt auch die Gummizelle. Elektroschocks – werden sie mich mit E-Schocks bestrafen? Um Gottes willen! Sprich schneller, sei fröhlich, nicht zu fröhlich, aber extrem sanftmütig, bescheuert ausländisch, unschuldig, eine Naive, die sich einfach auf den Weg machte. Sprich mit ihnen über sie selbst, über ihr Leben, ihre Ausbildung; bewundere sie. Wir sind wieder zurück innerhalb des Tors – die Hoffnung ist dahin. Die Vorstellung, daß ich die Absicht hatte, in ein Hotel zu flüchten, belustigt sie maßlos. Wie durch und durch amerikanisch, wie komisch. Ich sitze auf dem Rücksitz und bekämpfe die Klaustrophobie und hundert verwandte Ängste vor dem, was wohl kommen mag, und umschmeichle ihr altes Ich, das sich immer noch über Hochachtung freut: die ausländische Studentin mit guten Manieren, die sorgfältig erzogene junge Dame aus St. Paul. Harmlos, touristisch, folgsam. Ich wehre die Rache ab, die auf mich wartet, sobald ich mich innerhalb der Wände befinde. Damit ich nicht dort drinnen steckenbleibe, wo ich geohrfeigt, geprügelt, mit Elektroschocks behandelt und in die Gummizelle gesteckt werden könnte.

Und sie haben sich relativ anständig verhalten. Natürlich habe ich meine Kleider verloren. Das war das erste. Nachdem der Arzt davon erfuhr, wurde ich von einer Horde Frauen überfallen und meiner Hose beraubt. Sie hätten mich einfach bitten können, sie auszuziehen. Als Ausrede sagten sie, daß meine Wollhose am Umschlag repariert werden müsse und einer Reinigung bedürfe. Dafür brauchen sie zwei Wochen. Dann erhielt ich einen Schlafrock. Aber da die einzigen Oberteile, die ich besitze, ein Hemd und ein Pullover sind, haben sie beschlossen, daß diese über und nicht unter dem Schlafrock zu tragen sind. Denn da ich keine Pyjamahose besitze, könnte sich der Schlafrock öffnen und meine Beine bloßlegen, ein schrecklicher Gedanke. Mit meinem langen Aran-Pullover über einem Schlafrock marschiere ich nun herum und sehe weit exzentrischer aus als irgendeine der anderen Damen. Und meine Chance auf Befreiung ist deshalb noch geringer, denn in der Klapsmühle geht nichts über Kleidung und äußere Erscheinung.

9

Heute nacht hat mich die große Schwester ertappt. Nachdem die Lithium-Pille überreicht und empfangen wurde (irgendwann hätten sie es ohnehin an der Blutprobe gemerkt, wenn ihre eigene Wachsamkeit sie nicht schon vorher gewarnt hätte), bemerkte sie es. Sie wartete, bis ich geschluckt hatte – und dann schnappte ihr Instinkt nach mir, entdeckte die Pille in meiner Backe. Ich könnte sie noch schnell schlucken oder mich stellen. Ich beschloß, mich zu stellen. Die Rede über Bürgerrechte und die erzwungene Verabreichung nicht ausgewiesener Substanzen. Voller Begeisterung für meinen eigenen Fall zeigte ich ihr die Tabletten in der rechten Tasche meines mexikanischen Hemds. Das war's. Schlucken Sie es runter, oder. »Und das auch.« – »Was ist das?« – »Megaphen.«

Verschrieben, nehme ich an, seit dem Ausbruch. Obwohl auch das nicht sicher ist, weil die Pillen hier absolut haltlos ausgeteilt werden, besonders von der Nachtschicht, die ganze Tüten voll davon hat. Cellophantüten mit Tabletten in allen Farben, vor dem Schlafengehen als Köstlichkeiten verabreicht, die älteren Frauen und die Depressiveren gierig nach ihnen als Fahrscheine für den Schlaf, für Träume – Träume, die von den Austeilerinnen in den glühendsten Farben gepriesen werden. Manchmal denke ich, daß sie Medikamente für Pharmafirmen testen oder die Medikamentenabhängigkeit als verborgenes Leben hier herbeiwünschen, Nachtleben. Die Dinge des Tags entsprechen hier absolut nicht den Dingen der Nacht, das Nachtpersonal eine andere Züchtung, gemeiner, noch weniger geneigt, mit den Patientinnen Kontakt aufzunehmen. Anders als die mütterlichen Zurechtweisungen des Tagespersonals, das uns wie schlimme Kinder behandelt, geht das Nachtpersonal mit uns um, als wären wir verurteilte Delinquentinnen.

Und jetzt gibt es einen ziemlich abstoßenden Megaphensirup, den ich abends nehmen muß. Ich rede mir ein, es sei Brandy oder Drambuie oder irgendein irisches Gesöff, das mir in der Außenwelt noch nicht untergekommen ist. Ich trinke es langsam, versuche den abscheulichen Geschmack zu unterdrücken und daraus einen

Drink zu machen, ein Vergnügen, ein Fest – alles, nur keine Bestrafung, um den Geist zu umnachten. Ich vermische es mit Milch oder nippe abwechselnd daran, derweil die Nachtschwester mich antreibt. Ich trotze ihr und tue so, als würde ich es genießen. Mein Gott, jetzt drängt sie mir noch mehr auf. Verschrieben? Wer weiß, von einem Arzt, nach eigenem Gutdünken, wer weiß?

Ich weiß nur, daß ich mehr Orangen brauchen werde, um die Wirkung zu bekämpfen. Mehr Kaffee, wenn es ihn denn gäbe, oder einfach schwarzen Tee. Ich beginne Obst zu essen wie eine Athletin. Ich bewahre die Früchte in meinem Spind auf, um es auf sechs Orangen am Tag zu bringen. Ich beginne, Durst zu haben. Denn natürlich erzeugt Megaphen Durst. Die Frauen sprechen von einem anderen Medikament – Dapotum. Das Megaphen wird nicht mit Orangensaft verdünnt verabreicht, wie in Amerika. Es ist eine direkte Ladung, eine große Ladung. Woraus besteht es? Was tut es mit meinem Hirn? Megaphen erzeugt Halluzinationen. Das kann ich kaum gebrauchen, wo ich doch krampfhaft versuche, bei Verstand zu bleiben. Aber was ist Dapotum?

Ich nehme nicht mehr wahr, daß ich hier das stille Wässerchen bin, das fast unsichtbare Wesen mit seinem Tee. Erst bemerkt am Ende, wenn sie ihre Tablette folgsam nimmt. Höflich und unscheinbar; sogar der Akzent und das Ausländische bleiben unbemerkt, da sie in Anwesenheit der Schwestern niemals etwas sagt. Sobald die Wärterinnen weg sind, ist sie das Herz und die Seele der Versammlung, amüsant, clownesk, ständig in Bewegung bei dem Versuch, die Lustlosen zu beschäftigen, ihre Geschichten zu erfahren, den Ort kennenzulernen, herauszufinden, wer Elektroschocks bekommt. Es sind immer die zerfleddert Aussehenden, die total Erschrockenen, die entweder wissen, daß es eine Bestrafung ist, oder sich verzweifelt einzureden versuchen, es erfolge zu ihrem eigenen Besten. Aber wenn sie darüber erzählen, schlägt ihnen die Wahrheit beim Reden hart ins Gesicht. Meistens schweigen sie und zittern, ihre Hände ein Veitstanz über dem Chenille-Schoß ihrer Schlafröcke; ihre Gesichter rot, ihre Zungen unkontrolliert. Andere Zungen auch: die Megaphen-Zungen, die anschwellen und dauernd dürsten; die meiste Zeit des Tages nichts als die Suche nach irgendeiner Flüssigkeit.

Anns Mann hat sie hierhergesteckt, Marys Schwiegereltern, Margarets eigene Mutter. Und die Besuche, auch die Besuche der Täter und Täterinnen, werden sehnsüchtig herbeigewünscht, geliebt, gehaßt, gefürchtet. Langeweile und Notwendigkeit zugleich.

Wenn ich Fakten über diesen Ort sammeln könnte, die Medikamente und besonders die Elektroschocks, dann könnte Deirdres Freundin Charlotte, die Abgeordnete im irischen Parlament ist, der Sache nachgehen. Schon allein der Anblick der abblätternden Farbe und die gelblichen Wände – der kränkliche Anblick des Verputzes in dieser Ecke der Zimmerdecke des Tagraums – würde eine Untersuchungskommission auf den Plan rufen.

Erst kürzlich gab es einen Skandal im Zusammenhang mit irischen Nervenkliniken; vielleicht könnten wir da etwas weiterbringen. Bloß »etwas« allerdings, denn was wirklich nicht in Ordnung ist, das Arzneimittel – das Medikament als Heilmittel und offiziell anerkannte Methode –, dieser Hinterhalt ist der eigentliche Skandal. Im allgemeinen werden Arzneimittel befürwortet, weil sie beruhigen und den Pflegern und Krankenschwestern, den Wachbeamten, die Arbeit erleichtern. In Wirklichkeit leisten sie eine ganze Menge mehr, alles Dinge, die der geistigen Gesundheit absolut widersprechen: sie lösen Visionen aus, Halluzinationen, Paranoia, geistige Verwirrtheit. Nichts ist schwerer, als unter dem Ansturm eines Medikaments bei Sinnen zu bleiben. Das Irrenhaus selbst ist wahnsinnig, abnorm, eine erschreckende Gefangenschaft, eine irrationale Versagung aller menschlichen Bedürfnisse – so daß es schon allein deshalb einen überwältigenden Kampf kostet, drinnen klaren Kopf zu bewahren. Nach einiger Zeit brechen viele Opfer zusammen und erklären sich mit ihrer Geistesgestörtheit einverstanden; sie geben auf. Und ziehen sich zurück. Im Laufe der Zeit können sie nicht mehr zurückkehren, und am Ende wollen sie es auch nicht; das Leben draußen ist schon zu sehr entrückt, verspricht zu wenig, ist so zweifelhaft – sie haben es vergessen. Und sie begrenzen ihre Existenz auf ihren eigenen Kopf, auf die Ablenkungen innerhalb ihrer Selbst. Die Enttäuschungen und Freuden einer sorgsam geschmiedeten Phantasievorstellung, wie ein Nest gebaut aus den Fetzen dessen, was einst ein Leben war und es nicht länger sein durfte.

Seltsam, wie die Umrisse einer Anstalt, ihre Intention und Definition, die Insassen beeinflußt; Kriminelle bleiben im Gefängnis geistig normal, weil es ein Gefängnis ist und kein Irrenhaus. Schon allein der

Zweck einer psychiatrischen Anstalt und das, was alle darunter verstehen, führen zwangsläufig zum Wahnsinn. In der Klapsmühle geistig gesund zu bleiben heißt, sich ihrer Definition zu verweigern. Allgemein herrscht die Meinung vor, daß Leute dort nicht hineingeraten, wenn sie nicht verrückt sind, und nur herauskommen, wenn sie gesund sind, also geheilt und vom Wahnsinn gereinigt. Und was ist Heilung – Angst? Soll die Gefahr nie endender Gefangenschaft einen zur Vernunft bringen? Für mich hat es den entgegengesetzten Effekt. Je mehr ich mich davor fürchte, hier niemals mehr zu entkommen, desto ängstlicher werde ich. Desto begieriger, einen Weg hinaus zu finden, ob durch das Telefon oder die Post, durch Freunde oder einen Spaziergang zum Hotel. Und jetzt, da ich diese Flucht verpaßt habe, erkenne ich, daß ich hier tiefer eingesunken bin, Punkte verloren habe, von nun an als fluchtgefährdet überwacht werde, mehr Medikamente nehmen muß. Ich habe ihre Aufmerksamkeit auf mich gelenkt, benötige stärkere Kontrolle. Noch ein Versuch, und du wirst mehr verlieren als deine alte braune Hose. Es muß in diesem Gang »ruhige« Zimmer geben. An manchen Vormittagen gibt es Elektroschocks.

Um bei Verstand zu bleiben, der schon allein durch den Ort von allen Seiten attackiert wird, wirst du die Medikamente bekämpfen müssen. Du hast den Wächterinnen getrotzt, hast ihr Zeug so fröhlich getrunken, als wäre es ein Drink, sie werden sich jetzt einen Spaß daraus machen, dich noch mehr unter Drogen zu setzen. Da du zu große Angst hast, nachts zu schlafen, wird die Frage, wann – wenn überhaupt – du hier herauskommst, um so dringlicher. Mit viel Zeit in der Einsamkeit legst du den Weg zum Badezimmer immer und immer wieder zurück und versuchst, einen Plan zu schmieden, herauszufinden, wer, wenn irgendwer, wissen könnte, daß du hier bist. D'arcy, Deirdre, Moira, die Frauen in Dublin. Desmond. Wenn er es weiß, wieso unternimmt er nichts? Warum informiert er die anderen nicht? Wenn Sophie es weiß... und sie muß es wohl wissen – sie war bei dieser wundersamen Konferenzschaltung zusammengespannt mit Desmond, den Flughafenbullen und dem herausgeputzten Arzt. Eine Schneiderpuppe mit einem Stück Papier, von dem du nicht einmal weißt, ob du es unterschrieben hast, geschweige denn, was drinnen stand – verschreckt, verängstigt wie ein Kaninchen. Jetzt so viele Tage später – wie viele Tage? – zähle, versuch, dich zu erinnern, an welchem Tag die Falle zuschnappte. Sie brachten dich gleich hierher, setzten dich noch am selben Abend hier fest – das Bärtchen und der gute Anzug. Am nächsten Tag – wie erinnerst du dich daran und an den Tag danach? Orientierst du dich daran, was im Fernsehen lief? Wie viele Zigarettenpackungen du hattest; du hast eine Stange bestellt, aber nur fünf bekommen. Wieso kosten sie hier doppelt so viel? Egal. Hast du genügend Geld im Portemonnaie, um dir weiter Zigaretten zu kaufen? Nie ist genügend Zeit zum Zählen, wenn sie dir erlauben, welches zu holen. Du darfst nicht vergessen, es auszurechnen – ein Teil des Geldes ist in Reiseschecks oder bei der Bank von Irland. Idiotin, jetzt hast du ein Bankkonto in diesem Land und kannst es nicht benützen; dieser Laden wird doch nie im Leben Schecks annehmen.

Vergiß es – wer, wer könnte helfen, dich zu retten? Desmond – ich kann das von Desmond nicht glauben: ein Rebell, ein Freiheitskämpfer. Aber ein Anwalt. Dann die Frauen, aber wissen sie es? Sophie – würde sie bis hierherkommen? Mallory, die doch eingesehen hat, daß ihre Vorgangsweise falsch war? Absurd. Keine Hilfe aus Amerika also; nur Sophie und die Familie würden es erfahren und ein paar Freunde – die aus dem, was sie gehört haben, entnehmen werden, daß ich mich genau dort befinde, wo ich hingehöre und wunderbar versorgt werde. Die irischen Frauen also – wer von ihnen? Hoppla, die Nachtschwester. Bin gleich fertig, ein bißchen Durchfall. Jawohl, ich gehe gleich ins Bett. Nein, ich brauche sicher nichts zum Schlafen. Nein, wirklich nicht. Nein. Und die Nadel sticht in dein Hinterteil wie ein Fluch, und dann überkommt dich weiße Bewußtlosigkeit, schnell, so schnell, und dann wieder diese schrecklichen Träume.

Die Dapotum-Träume. Es kommt über dich wie ein weißer Schlagstock, und eine kurze Weile bist du bewußtlos. Dann beginnt es. Ich bin vollkommen bei Bewußtsein, grauenhaft wach und doch steif, in den Traum eingeschlossen. Aus diesem Schicksal gibt es kein Entrinnen, der Traum kommt immer und immer wieder, nur schlimmer. Mit immer größerer Gewißheit. Er beginnt bei den hinteren Fenstern des Schlafraums, die mich sogar bei Tageslicht verfolgen. Ebenso wie das Oberlicht, der Durchgang zum Himmel, die Route der Fliegerinnen. Denn die Traumfliegerin wird zuerst über diesen Weg verführt, sich den anderen anzuschließen und die Nachtflüge zu nehmen, die

Pillen werden bereitwillig geschluckt wegen dieses Augenblicks der Ekstase, wenn die alten Damen der Abteilung Engeln gleich, wie in einem Gemälde der Präraffaeliten, durch das Oberlicht schießen und sich in die größtmögliche Freiheit zerstreuen, der Selbstflug, Leonardos Traum vollzogen in grauen Nachthemden, die durch die Luke entfleuchen. Und wenn du nachgibst, wenn du nicht weiterhin danach trachtest, hier zu entkommen, wirst du ebenso enden. Durch die Dachluke ins Freie. Die Luft spüren, die Freiheit atmen, rittlings auf Wolken und Wind, Hexen im nächtlichen Flug. Nein, nein. Bleib am Boden. Damit kaufen sie dich ein. Aber du bist schon mit dem Alptraum-Toxin geimpft, kannst ohnehin nicht abheben. Und von hier entkommen wirst du auch nie.

Dann die Fenster, die auf die Bäume schauen, die Aussicht auf die Felder dort hinten. Du wirst ein Gesicht in einem dieser Fenster sein. Jahre. Ein Gesicht wie welkes Papier – alt, dann älter. Das hinausschaut. Stumm. Hilflos, eine Ziffer ohne Methode und Kommunikation. Still wie eine Illusion. Eine Erinnerung an kaum etwas. Nichts als diese weiße Gestalt hinter Glas über die Jahre. Es wird seltener winken, aber das Gesicht kann nicht umhin, immer noch zu bitten, eine letzte Geste, die niemand je erblicken wird. Diese Fenster schauen bloß auf einige Bäume; dort gibt es nicht einmal einen Weg, nur einen Gärtner und nachts die Hunde. Weit weg in New York, Amerika, werden die Leute, die sie kannte, den Faden verlieren, sie vergessen, zuerst hören sie, sie wäre auch körperlich krank gewesen, eine Lungenentzündung vielleicht, ein gebrochener Arm. Monate, dann ein halbes Jahr, dann eineinhalb Jahre. Die Ärzte liefern ihre Berichte immer seltener ab. Freunden wird gesagt, daß ihr Zustand unheilbar sei, ein Sieg des Wahnsinns; dort ist sie gut aufgehoben. Die Leute im Spital sind nett, sie hat alles, was sie braucht, sie liebt Irland. Um die Farm hat man sich gekümmert. Durch Vernachlässigung verkommen, zu einem schlechten Preis verkauft, aber was hätte man sonst tun sollen? Niemand hat Zeit oder Lust, sich darum zu kümmern. Und diese Sache mit der Künstlerinnenkolonie war ohnehin ein Hirngespinst, die Art von hirnrissiger Idee, wie sie Leuten in der manischen Phase einfällt. Alles wurde äußerst unordentlich zurückgelassen. Vor Jahren. Jetzt nur noch dieses Gesicht im Fenster.

Du bist jetzt auf ewige Zeiten in Dr. Strongs Gewalt. Du bist in den Fängen der Kirche, vor der du vor so langer Zeit weggelaufen bist, die Treppe hinunter hinaus aus dem Beichtstuhl auf die Straße. Jetzt hat dich der eherne Arm erwischt, dieselben gemeißelten Steine. Trotz der Präsenz des Staates endest du schließlich doch in den Fängen Roms. Ein ironischer Schauder, daß es dazu kommen mußte; daß du dein Erbe so weit abschütteln konntest, nur um hier zu enden, ein Krüppel und eine Geistesgestörte, ein alterndes Weib unter den Verrückten, dein ganzes kleines amerikanisches Freiheitskämpfergetue nun gänzlich dahin, Frauenbefreiung und andere Hirngespinste zerquetscht wie Cellophan unter der Wucht dieses steinernen Zwangs.

Rom bellt wie der Hund am Ende eines Märchens, das dir einst auf dem Schoß deines Vaters vorgelesen wurde; der kleine Junge oder das Mädchen, der oder die Suchende betreten eine unterirdische Kammer, wo sie auf einer Truhe sitzend einen riesigen, wütend knurrenden Hund vorfinden. Wir lasen gemeinsam im Schwarz und Weiß des Buchs; er las die Worte, ich die Bilder. Die Federzeichnungen der Illustrationen wild und schrecklich. Dort bist du jetzt, steigst Stufe um Stufe hinab, bis du die letzte verriegelte Tür erreichst, und dort ist der Hund. Der Papst. Ein Hund auf einem Thron. Fänge. Lebendig, lebendig begraben in den Steingemächern, den Steinkorridoren, den verriegelten Türen, den Zähnen, die bewachen oder beißen. Die dich an eine kleine Stelle unter der Erde festnageln, ohne Luft und Licht. Finster ist es jetzt, noch weiter unten, und die Spiele beginnen. O Gott, nicht die Spiele, nicht die Zeiger, nicht der Horror vom letzten Mal. Ich erinnere mich in diesem Alptraum an den letzten, vom Anfang bis zum Ende. Die Zeiger wie die Zeiger eines Gaszählers, aber schlimmer, schwerer zu verstehen, unberechenbarer, undurchschaubarer. Der geflügelte Rochen wie ein Pfand im Monopoly-Spiel. Die rasenden Zeiger sind Unkosten, die zu Zeit werden und dann zum Tod selbst, und ich beobachte meinen Tod und ringe um Atem. Wenn sie sich in die andere Richtung drehten? Aber nein. Sie rasen und rasen, und der geflügelte Rochen kommt wie das Schicksal, ein abscheuliches, glänzendes kleines Emblem. In dieser Gestalt, ohne Sinn und doch voller Bedeutung, überlege ich meine Chancen, befreit oder allmählich durch Jahre getötet zu werden. Klammere mich immer noch an die Hoffnung, während sie schon längst abgeflossen ist. Sie rasen. Schneller der geflügelte Rochen. Die Zeiger. Schließlich die letzte Gestalt, der Papst in der Hölle. Da ist er, und ich seine Gefangene in der Hölle. Die Roben, die Mitra, der Thron. Wie ich ihn hasse in diesem Traum. Das Papsttum, nicht einmal den Papst selbst. Gewiß nicht den heiteren TV-Papst der oberen Regionen, aber den Schattenpapst, den Papst hinter dem Papst: die historische Wahrheit, die Gestalt durch die Jahrhunderte, den Papst der Inquisition, die Wächter des Höllenfeuers und den Scheiterhaufen. Ich bin entdeckt. Das endgültige Lachen. Hexe und Hochstaplerin. Eine Johanna, eine Häretikerin. Jetzt haben sie mich.

Ich bin in ihrem Verlies, in ihrem Kerker. Von diesem Raum – wenn du das Oberlicht verweigerst und auf die Erde beharrst, hinauswillst, nach den Bäumen draußen und der Straße strebst –, von diesem Raum aus wirst du einen anderen betreten. In die Einzelzelle, dann Zelle auf Zelle, weiter und tiefer, bis zu diesem allerletzten Spiel, Zeiger und Rochen. Die glitzernde kleine Atlantic-City-Figurine eines geflügelten Rochens, der Plastikpreis im Überraschungsei, das Emblem irgendeines Spielautomaten, die mechanistische Allegorie des Schicksals. Und die häßlichen, kleinen Gaszählerzeiger, wie die Zähler in billigen Untermietzimmern in England, wo du dir mit einem Penny ein paar Stunden Wärme kaufen kannst. Sie rasen, bewegen sich wie die elektrischen Zähler, wenn die Scheinwerfer an sind; schnell, immer schneller. Man weiß nie, welcher Zeiger was registriert. Ebenso, als wenn das E-Werk dich deinen eigenen Zähler ablesen läßt – da du ihn nicht verstehst, kannst du nicht betrügen und im voraus etwas erkennen – so ist es hier. Und die rote Gestalt des Papstes auf seinem Thron wartet wie eine Spinne unter dem Kanalgitter, hinunter, hinunter, schwindlig in die Hölle – sie haben mich zu diesem Traum gezwungen. Jede Nacht werde ich solcherart gefoltert werden. Und wenn ich widerstehe, werden sie mich fesseln, um mir dieses Grauen einzuspritzen, diese acht Stunden Höllenfeuer. Erschöpft im grauen Licht des Morgens.

Ich wache auf und sehe unseren großen traurigen Raum mit schlaftrunkenen Frauen, jede eine Gefangene in ihrem Kopf und ihrem Körper. Das Herz flattert: vielleicht heute, ja heute, heute muß eine Nachricht kommen. Ein Wort. Desmond. Heute werden sie mich telefonieren lassen. Wenn nicht telefonieren, dann schreiben; eine viel geringere Chance natürlich – so bescheiden, eine Briefmarke und echtes Papier. Alles, was auf Toilettenpapier geschrieben ist, in Nacheiferung von Armagh und aus derselben Not, alles ist verstaut und wartet darauf, abgeschickt zu werden. Aber sinnlos. Nicht ohne Briefmarken, nicht ohne ihre Erlaubnis oder eine Person, die es weitergibt. Ich kann die Briefe nicht in meiner Handtasche aufbewahren, da sich diese im Besitz des Personals befindet. Und auch mein kleines Nachtkästchen ist unsicher. Also habe ich mir wie alle anderen Frauen hier angewöhnt, eine Einkaufstasche mit mir herumzutragen, die mich überall begleitet und in Anwesenheit der Wärterinnen bewacht, unter den Frauen aber ständig stehengelassen wird. Es gibt nichts zu stehlen; ich verschenke meine Zigaretten und beziehe dieses Kontingent schon in die tägliche Ration ein, die ich benötige. Aber ich weiß immer, wo die Tasche steht, wenn eine Schwester die Tür aufreißt. Heute – heute muß etwas geschehen. Ich kann nicht noch mehr solcher Nächte ertragen. Am Tag kann ich denken, mich an meinem Geist festhalten, dem Megaphen und dem anderen Zeug mit Orangen, Milch, Brot, starkem Tee und Entschlossenheit trotzen.

Aber nicht in der Nacht, Dapotum. Nachdem ich die anderen Frauen gebeten habe, mir den Namen nochmals zu wiederholen und mir zu erzählen, was sie darüber wissen, fällt mir plötzlich ein, daß er im Buch über die H-Blocks erwähnt wurde – es ist das Zeug, das sie den Häftlingen in Nordirland gewaltsam einflößen. Eine der Forderungen der Streikenden war keine weitere Verabreichung von Dapotum unter dem Vorwand medizinischer Versuche. »Ein in England entwickeltes Versuchsmedikament zur Behandlung von Schizophrenie.« Politische Bestrafung, sadistische Kontrolle. Alte Frauen hier zeigen mir Blasen auf ihrem Rücken, verursacht durch das Zeug, jahrelange hohe Dosen. Heute muß etwas geschehen. Die Fenster auf die Lieferantenstraße, der kleine Parkplatz – dort, von dort wird jemand kommen. Halt Ausschau nach ihnen, sonst wird man sie wieder wegschicken. Die Ärzte werden sagen, daß du dich gerade ausruhst, daß es dir schon bessergeht, daß du gute Fortschritte machst. Daß du nicht gestört werden darfst, darum gebeten hast, keine Besuche empfangen zu müssen.

10

Meine Sophie-Religion, die Religion der Liebe. Irrational, mystisch, verschroben. Egal, daß das alles geschehen ist, sogar die Stimme am Flughafen-Telefon, die mich in die Falle lockte. Das war nur Ignoranz, kein böser Wille. Transzendiere diesen Verrat, jeden Verrat. Meine Vorstellung von ihr ist immer noch die Kraft, die Idee, die mich hier nicht schlappmachen läßt. Die vielen langen Stunden vor der Nacht, die langatmige Mühsal des Tags.

Bei den anderen, die mich retten könnten, bei D'arcy, den Dubliner Frauen oder sogar meiner Familie, von denen ich träume, sie könnten eines Tages hier aufkreuzen, um mich zu retten, ist es bloß Rettung, die sie mir bringen würden. Der Gedanke an Sophie hingegen gibt mir die Kraft zum Durchhalten. Wahrscheinlich ist sie ein Phantom, ihr Echo in jeder Zeile des schmalen Gedichtbands, den ich mit mir herumtrage. Gedichte einer anderen, Liebesgedichte einer anderen, die Liebe einer anderen. Nicht immer geht es bei den Gedichten um Liebe; und die Strichmännchenzeichnungen, die sie illustrieren, sind zweideutig, um es dezent zu sagen, die Nackten erinnern eher an das Buch über die H-Blocks. Eine Ahnung, was hierzulande erträglich ist, läßt mich die Bilder von den Schwestern fernhalten. Eigentlich geht es gar nicht um die Gedichte, sie sind für mich bloß Anlaß, mich in meiner Anbetung zu verlieren. Sowohl die Dichterin als auch die Illustratorin sind Frauen, ich habe sie, wahrscheinlich entgegen ihren Intentionen, als Pärchen lesbischer Musen mit der Aufgabe betraut, sich meines Erinnerungs- und Hingabevermögens anzunehmen.

Du bist der Kirche entronnen, um der Religion der Liebe zu verfallen. Dann die Kunst. Jetzt wieder zurück in diesen Märtyrerkult: praktiziert in einem Irrenhaus. Wo sonst? – das sind die härtesten Gefängnisse. Die vielen Jahre mittelalterlicher und höfischer Liebesdichtung für Studentinnen und Studenten. Genets Knastromanzen – und jetzt das hier. Es muß eine Sophie geben. Wie den Weihnachtsmann? Man bedenke nur die Bedeutung ihres Namens: *philosophia*, die Liebe zur Weisheit, zum Lernen. Ein angenommener Name, aber um so bedeutender für die Verliebtheit. Vielleicht hat sie inzwischen schon eine andere gefunden; es gibt immer Verehrerinnen – in der Kolonie gibt es deprimierend viele von ihnen. Aber das spielt keine Rolle. Da es sich doch um die Idee von Sophie handelt. Sie ist nicht hier, und vielleicht sehe ich sie niemals wieder oder sehr lange nicht – es könnte Jahre dauern –, doch die Sophie, die ich hierherholen kann, ist mein Gottesgeschenk, meine Hilfe, mein Zepter, mein Trost. Und wenn ich mich genügend bemühe und hart daran arbeite, ist sie auch meine Rettung.

Quatsch. Das weißt du doch; denk an früher, an deine Liebe zu Fumio und Sita, die fortdauert, trotz der Hölle, in die sie dich eingewiesen haben, trotz des Arztes, des unbegrenzten Urteils und alles anderen. Weil sie dich erlösen könnten, wenn sie zu Besuch kämen? Nein, mehr als das – wenn ich mir mein Vertrauen in sie nicht erhalten hätte, hätte ich den Glauben an mein Leben, an das Leben schlechthin verloren. Freiheit war Leere, wenn ich dafür meine Illusionen aufgeben mußte. Illusion – du sagst es. Klar, auch ein Ideal. Erst das Verzeihen macht diese Erfahrung zu einer transzendierenden Erfahrung, wert, gelebt zu werden, bereichernd eher als einengend. *Caritas.* Zuckerbrot und Peitsche. Nein, zu einfach, es ist die Ausweitung der Sympathie, ein Teil davon bleibt später erhalten – obwohl das meiste verlorengeht. Die Scham wiedergutmachen, die Depression durchleben.

Denn erst draußen beginnen die wirklich harten Zeiten. Ja, und dann wirst du wieder klein, leugnest, unterdrückst diese Sympathie, wirst normal und angepaßt oder labil, aber konformistisch. Und die anderen Opfer verschwinden aus deiner Erinnerung. Edle Anliegen sind nichts als leere Umschläge, die um eine milde Gabe bitten – während du dich bloß damit herumschlägst, deine Rechnungen zu begleichen, dich um die kleinen Sorgen deiner Mitmenschen in der Stadt zu kümmern, oder wie der Traktor auf der Farm wieder flottgemacht, die Hypothek abgezahlt werden kann, an den Dingen festhalten, zupacken, sich anklammern. Und schon wieder engt sich dein Blick ein. Du hast nicht genug getan für Michael; dann haben sie ihn gehängt. Wann hast du das letzte Mal für seine Frau und die Kinder hundert Dollar zusammengekratzt? Sie machen dort unten Schreckliches durch.

Alles zieht sich zurück. Politische Gefangene werden zu Aktenstücken in deinem Aktenschrank, zu Argumenten am Kamin bei einem Martini, wenn du jemanden finden kannst, der dir zuhören will. Dann falle ich wieder durch die Falltür und entdecke das Verlies und seine Werte, seine eingeschworenen Wahrheiten, seine Mildtätigkeit und Großzügigkeit, sein ewiges Vertrauen. Das Vertrauen und die Zuneigung, Loyalitäten, die alles transzendieren, die Grenze zum Himmel durchbrechen, mit dem Leuchten ihrer Tugenden die Nacht in den Tag verwandeln. Dann kommst du frei und wirst wieder normal.

Und du liebst Sophie? Ja, kritiklos. Ich kann es sogar Leidenschaft nennen, da es sinnlos und sinnlich ist. Jetzt ist es an der Zeit, über sie nachzudenken, besessen zu sein, die Batterie mit dem Licht dieser Illusion aufzuladen, Hoffnung, Erfindung. Bloß durch die Erinnerung an ihren Hals, den Nacken, diese Linie, die ich sogar hier mit perfekter Klarheit vor mir sehe, obwohl es mir niemals einfiel, sie zu fotografieren. Die Linien ihrer Schultern, die ich so oft gezeichnet habe. Und für das Alltägliche kann ich an ihre Ohren denken, die mich immer an die alte Werbung für Gerber-Kindernahrung erinnern. Oder an ihren Fuß – den rechten, an dem sie sich vor Jahren den Knochen gebrochen hat und der unvollkommen geblieben ist. Diesen Sommer bin ich auf diesen Fuß getreten. Ohne Absicht, aber während eines Streits. Dies in meinen Gedanken wiedergutzumachen ist eine Meditation, die mich aus diesem banalen Raum und aus der Gefangenschaft forttragen kann. Lieben bedeutet geistige Sammlung, der Rest ist Wahnsinn.

11

Die Tage verschwimmen an diesem Ort, ich weiß nicht mehr, wie viele. Die Stunden unterschieden allein durch die Quälerei der Tabletten, den Betrug des verdünnten Tees, die dicken gummiartigen Weißbrotscheiben. Das An- und Ausschalten der Lichter, der Marsch vom Schlafsaal in den Tagesraum, das Bellen der Schwestern, Zeit zum Aufstehen, Betten machen für die Inspektion. Zeit für die Toilette oder die Pillen, und wieder Zeit zum Schlafengehen. Das Fernsehen ist an oder aus, das Radio brüllt oder schweigt, die Zeitung ist eine Woche alt oder von gestern oder von heute. Schnapp sie dir, und schreib das Datum auf als Bezugspunkt, verwahre sie in deiner Einkaufstasche. Der November eine graue Silhouette draußen vor dem Fenster. Haben sie mich im Oktober festgenommen? Wann im Oktober?

Vorausblickend sind schon Jahre vergangen. Immer dasselbe Zimmer, dieselben Stühle. Dieselben Frauen oder gleichartige. Wenn du dich gut hältst, der Gummizelle und den Elektroschocks entkommst, könntest du hier in dieser ewig gleichen Routine dahinvegetieren – beraubt von allem, was du dir im Leben wünschst, von allem, was du kennst und liebst –, jahrelang. Vorausgesetzt du drehst nie durch und erhebst nie deine Stimme. Tu das nur einmal, und du bekommst einen anderen Ton zu spüren.

Du könntest eine großartige kleine Gelehrte in Miss Strongs Klasse sein, in ihrem Therapie-Zirkel. Einmal wöchentlich pompöse Bürgerrechtsforderungen auf linierte DIN-A4-Bögen kritzeln zum Amüsement der Belegschaft, ehe sie zerrissen werden, um deine Identität zu schützen. Du könntest das Herz und die Seele der Gesellschaft sein, sobald die Schwestern den Raum verlassen, agitieren und Rebellionen schüren, die nie stattfinden. Und durch Fragen und Informationsbeschaffung die schlimmsten Vorahnungen über diesen Ort bestätigen, ohne Sinn und Zweck. Im Lauf der Jahre könntest du vielleicht sogar lernen, die irische Blechpfeife zu spielen. Du könntest Hunderte von Briefen auf Toilettenpapier schreiben, sogar an deinen Kongreßabgeordneten, um die Mattigkeit und Verzweiflung zu unterdrücken, lebenslange Dumpfheit durch Korrespondenz wettmachen. Niemand würde sie je aufgeben. Du könntest jeden Tag Tausende Tage lang um einen Telefonanruf betteln und ihn nie bekommen. Heute hast du sogar vergessen, darum zu bitten. Du wirst allmählich fügsam, angepaßt. Geschützt vor dem Wind und dem Regen, kostenlos beherbergt und gefüttert. Du beginnst, dich daran zu gewöhnen.

Der Tag, an dem dir die Zigaretten ausgehen, ist der Tag, an dem deine Passivität ein Ende hat. Passivität, nicht Pazifismus. Der hat schon vor einiger Zeit ausgesetzt, als sie dir auf die Schliche kamen, daß du die Medikamente nicht nimmst. Und dann hattest du einen Anfall von Ehrlichkeit, der nicht viel mehr war als Angeberei. Pazifismus ist nicht angeberisch. Weil die große Schwester es nicht glauben wollte, daß du ihr entkommen konntest, mußtest du deinen Sieg auskosten. Ziviler Ungehorsam ist kein kindliches Horten von Tabletten in einer Hemdtasche, gefolgt von einem Vortrag über deine Rechte, wo du wissen mußtest, daß er niemanden beeindrucken würde. Schon allein ihr Blick hätte deinen Kiefer brechen können. Und ihre großen Hände, die deine Wangen pufften, bis du die Pille schlucken mußtest. Und dann die Bestrafung – eine große Dosis Megaphen. Die Ärzte ignorieren dich; keine weiteren Konsultationen, jetzt nur noch Chemie.

Und es wird von Tag zu Tag schwerer, bei Verstand zu bleiben, sich um das Datum zu kümmern, das Telefon, die Eingaben für Briefmarken. So müde, so satt vom ewigen Flehen, daß ich schon bald darum bitte, morgens im Schlafraum bleiben zu dürfen, ich brauche mehr Ruhe, täusche eine Krankheit vor. Aufgepaßt – sie könnten sie behandeln. Es ist in der Tat so langweilig, daß selbst das Entsetzen seine Wirkung verliert. Das Dröhnen des Fernsehers, der Lärm von zwanzig Menschen in einem Raum, ohne Beschäftigung den ganzen Tag lang, Tag für Tag – schon allein der Lärm könnte einen verrückt machen. Du kriegst Nellys Geschrei satt, Colleens unzusammenhängendes Geplapper mit sich selbst, während sie an diesen verdammt häßlichen Maschinenteilen auf ihrem Kartentisch herumfingert, irgendeine unerklärte Zwangsarbeit, die hier ausgeteilt wird. Eine geistlose Fernsehsendung nach der anderen, das gesamte Repertoire britischer Vulgarität – wie passend, sie den am meisten Getretenen und Vernachlässigten unter den Iren hier vorzuspielen. Dahinter verbirgt sich eine Allegorie. Genieße sie einen Augenblick lang, dann wird der Mund zu Asche. Wenn ich nur kotzen könnte. Mich hinlegen. Verschwinden. Mich auflösen. Ein günstiger Augenblick, um mich aufzulösen – in gewisser Weise habe ich es schon getan: Wer weiß, wo ich mich befinde? Jede Frau, die ich in Dublin getroffen habe, glaubt, daß ich Mitte Oktober das Land verlassen habe. Nur D'arcy weiß, daß ich in Irland bleiben wollte. Desmond weiß es; vielleicht hat auch Moira O'Neil von den letzten Beschlüssen Wind bekommen. Das bedeutet, daß sie mich hier hereingebracht haben. Dort ist sie am besten aufgehoben und so weiter. Deine Chancen sind vertan. Du wirst dich also selbst darum kümmern müssen, hier herauszukommen, ihnen gut zureden, mit artigem Benehmen Eindruck schinden – was auch immer. Mit deiner Akte eine Flucht? Jeder kann sich bessern. Nein, irgendwie kann ich es nicht. Ich hasse sie einfach zu sehr. Paß dich an und sei schön brav, aber ich werde ihnen hier nicht den Arsch küssen. Es wird also eine Zeit dauern, doch ich kann kaum wach bleiben, um darüber nachzudenken. Ein drogenbenebelter regnerischer Nachmittag. Es ist schwer, sich noch um irgend etwas zu scheren. Tagträume, es ist Tag.

Die Nachtschwester ist von der CIA. Ich kann es an ihrer spitzen Nase erkennen. Wie die Spitze eines Düsenflugzeugs, wie der Schnabel eines Vogels in der Form eines Kampffliegers. Sie und auch die andere. Ich hatte gedacht, die andere wäre Mary Quinn, meine Liebste aus der High School. Als ich die beiden heute Seite an Seite im Tagesraum betrachtete, spürte ich das Ziehen von Derham Hall; beim Anblick dieser Schwester ließ ich mich wieder von dem wundervollen schwarzen Haar und der blassen Haut hypnotisieren. Nach den ersten Abendspritzen mit Megaphen spürte ich sogar wieder die Rhythmen der High School, ihre Gesten und ihr Rufen. Mary Quinns langes schwarzes Haar, der Schwall dieses langen schwarzen Haars an ihrer Wange und vorbei zur blütenweißen Uniformbluse. Um liebevoll auf die Serge ihres Uniformpullis mit seinem Bündchen zu fallen. Die wiederkehrende Zeit, ihr Klang – niemals erinnert bis zum heutigen Tag. Ich sitze im Tagraum, weigere mich, in den Schlafraum zu gehen, bestehe darauf, so lang wie möglich aufzubleiben. Oder so lang wie möglich ohne

Bestrafung. Ich bin doch eine Erwachsene, die raucht und gern spätnachts nachdenkt, nachdem das Staatsfernsehen um zehn Uhr die Segel gestrichen hat. Ich war der dunklen Schwester auf den Leim gegangen, starrte sie durch mein Medikament hindurch an, halb verliebt in sie. Stehe auf, um einen Zug nach dem anderen von diesem gräßlichen Zeug zu mir zu nehmen, das leider kein Alkohol ist. Ich wollte schlau sein, sagte verschmitzt, es ist doch nur Irish Mist, nicht wahr? »Natürlich«, antworteten sie. »Jetzt ist es Zeit zum Schlafengehen.«

Und der Charme war weg, die Spitznase übernahm wieder das Regiment; effizient wie eine Polizistin hatte sie mich in kürzester Zeit im Schlafraum. Im Bett liegend höre ich sie am Telefon. Garantiert ist sie von der CIA und nicht von einem Chemiekonzern wie die anderen. CIA, und der Botschafter ist mit im Spiel, Kräfte in Amerika. Dann bin ich wohl ein Pfand im irischen Politpuzzle geworden, und sie wird mich kidnappen und in einem amerikanischen Regierungsflugzeug auf dem Heimweg ermorden lassen. Ihr Plan, auf Befehl der Agency. Ich liege im Bett, vollgepumpt mit Megaphen, und zittere. Ein Sack über meinem Kopf. Transportiert im Kofferraum eines Wagens. Dann einfach in ein Flugzeug verfrachtet. Lieber Gott, laß mich nicht in die Hände der Amerikaner fallen. War die CIA auch beim Ayatollah mit im Spiel? Ich liege still wie eine Mumie zwischen den Leintüchern, eine schlafende Puppe, ein Wachsmodell, in das »Perfekte Patientin« eingraviert wurde. Du darfst sie nie provozieren, und das hast du gerade getan. Sie hat dich mit Mary Quinn verdächtigt. Ihrer Partnerin. Sie roch die Schwulität; das müssen sie mehr als alles andere hassen. Deshalb hat sie veranlaßt, daß du aus dem Weg geräumt wirst. Vielleicht nach Amerika. New York. Eine Welle von Heimweh, Tränen. Der Flughafen hier, der Flughafen dort – sie werden dich in einem Hinterzimmer umbringen. Nein, im Flugzeug, einer anderen Sorte Flugzeug – Militär, geheim, von der Regierung.

Wenn es nur Flucht wäre, dann würde ich es wagen, aus dem Bett zu springen und irgend jemandem zu folgen. Komischer Gedanke, mit Hilfe der CIA flüchten zu wollen. Aber das ist nicht das einzige, leider; das ist nur das offizielle Programm. Irgendwo entlang der Route werden sie dich zehn Minuten lang ganz für sich alleine haben, es werden dir die Augen verbunden, du wirst festgenommen, irgendwie eingesperrt, ein Auto, eine Gangway, ein Flugzeugrumpf. Und während dieser wenigen Augenblicke – die meisten, die mit von der Partie sind, werden es gar nicht merken – wirst du erwürgt werden, erstickt. Ein Stück Stoff wird dir über den Kopf gezogen, in der Finsternis, gefesselt, sterben. Klaustrophobie ist die Angst vor dem Tod, vor diesem Tod – in den Händen anderer sein, und sie können dir etwas antun, irgend etwas, alles. Vielleicht würden sie es tun, vielleicht auch nicht. Es wäre der inoffizielle Teil der Reise, die verdeckte Aktion, die unsichtbare Tagesordnung.

Und so liege ich hier steif vor Angst vor ihr, vor den gedämpften Tönen am Telefon. Angst vor ihren Absichten besonders in dieser Nacht. Weil sie es heute nacht tun werden. Und dann kommt sie mir entgegen. Die Nadel. Verdammt, nicht das schon wieder, die Alpträume. Ja – sogar das ist besser als der Tod. Wenn sie das tun, nur das, werden sie den Rest nicht tun. Nein, Idiotin, das tun sie doch nur, damit du bewußtlos bist, wenn sie dich beiseite schaffen. Du könntest in einem Sack aufwachen oder in einem Flugzeug auf dem Heimweg. Oder tot. Nein, ich werde sie nicht lassen. Aber sie ist schnell, schon spüre ich das Brennen. Wenn du dich bewegst, bricht die Nadel in deinem Fleisch. Hinausgezogen so schnell wie ein Bienenstich, und der lange Alptraum beginnt von vorne.

Das ist kein Traum. Träume langweilen mich; ich habe immer darauf geachtet, Traumpassagen beim Schreiben zu überspringen. Die Träume anderer Leute langweilen mich zu Tode, und ich kann mich an meine eigenen nie erinnern. Aber dieser Traum – ist kein Traum: ein Alptraum, ein Höllenkarneval. Wieder die Fenster und das dünne alte weiße Gesicht, meine Zukunft. Die Organisation, die mich hierhergebracht hat: Polizei, Psychiatrie, Familie, Eigentum, Religion, staatliches Gesundheitswesen. Das Spinnennetz. Die Maschen enger und enger von einer Einweisung zur nächsten, eine Falle nach der anderen vermieden, aber hier gibt es kein Entrinnen. Hier wirst du alt. Das Gesicht, das meine eigene Zukunft ist, das Gesicht, das sich im Fenster zeigt, blickt in das Nichts, ungesehen. Eine Eingeschlossene. Die eiserne Maske. Der tägliche Abgang zur Hölle durch die Zeiger und Rochen, das diabolische Roulette mit dem roten Papstteufel ganz unten. Immer und immer wieder.

Der Morgen bringt Erleichterung, weil ich nicht gestorben bin.

Erschöpfung, weil ich die ganze Nacht lang fast gestorben wäre. Ich muß irgendwie die Scheiße in ihren Nadeln vermeiden, ich spüre dieses Medikament sogar schon im Knochenmark, steif, krank. Es wird jeden Morgen schlimmer.

Desmond? Was ist aus Desmond geworden? Er kann mich doch nicht hier hereingebracht und einfach vergessen haben. Ausgeliefert der Willkür des Arztes, bis ans Ende der Welt. Lieber Gott, das kann man doch keinem Menschen unterstellen. Desmond, du hast mir doch dein eigenes Haus geliehen. Haben wir es nicht mustergültig zurückgelassen? Haben wir nicht sogar das Fenster im eiskalten Regen repariert, einwandfrei? Wir haben ganze Schränke voller Lebensmittel hinterlassen; der Schlüssel ist unter dem achten Stein auf der linken Seite; überall liegen Danke-Zettelchen herum. Was ist geschehen, Mann? Und Moira O'Neil? Wenn sie es weiß und wenn sie es ihnen gesagt hat, den Frauen in Dublin? Sie könnte die Verbindung herstellen.

Aber werden sie alle bloß hören, daß »sie einen Zusammenbruch hatte«? Diesmal sieht es wirklich ernst aus; es ist schon früher passiert; ja, mehrmals, in Amerika. Psychiatriert in Kalifornien und in Minnesota, wo ihre Mutter lebt. Und erst vor kurzem in New York wäre sie fast wieder eingewiesen worden, von ihrer jüngeren Schwester, die die Vorstellung einfach nicht ertragen konnte, sie in diesem Zustand ins Ausland fahren zu lassen. Ja, natürlich, den ganzen Sommer lang; ihre Freundinnen haben sich große Sorgen gemacht. In diesem Zustand hätte sie einfach nicht reisen dürfen. Wir werden abwarten müssen, was daraus wird, ob die Ärzte ihr helfen können oder nicht. Natürlich ist es Ennis und ziemlich altmodisch, aber sie haben dort einen Mann, der auf Lithium spezialisiert ist. Das nimmt man, wenn man manisch-depressiv ist, und sie hat es jahrelang genommen. Das Problem ist, daß sie es eigenmächtig abgesetzt hat. Und natürlich ist sie dann auseinandergefallen. Sophie, die Frau, mit der sie lebt, macht sich große Sorgen und ist sicher, daß es das Richtige ist, sie wieder auf Lithium zu setzen. Es ist ja auch ziemlich harmlos, normalerweise eine ambulante Sache. Man braucht sie nicht einzusperren, außer es erwischt sie wirklich schlimm. Und genau das ist passiert. Wenn man sie von dieser Überspanntheit herunterholen kann – von der manischen Phase, wo sie *high* sind wie unter Alkohol –, dann könnte sie vielleicht in ein paar Wochen wieder in Ordnung sein. Aber man kann es nie wissen. Wenn sie auf die Behandlung nicht anspricht und unkooperativ ist. Und das ist das eigentliche Problem, sie will nicht; sie hält es für irgendeine Art Bürgerrechtsanliegen und verläßt sich lieber auf Anwälte als auf Ärzte. So war es auch, als ihre Mutter sie einsperren ließ, vor Jahren, zwangsbehandelt, weil sie nicht kooperieren wollte. Und das stelle sich einer vor, eine ganze Truppe von Anwälten marschierte auf und holte sie raus! Ihre Mutter war außer sich, weil sie abzog, ohne sich behandeln zu lassen. Und dann verfallen sie in diese gigantischen Depressionen und wollen sich umbringen. O ja, das hat sie auch durchgemacht. An diesem Punkt haben sie normalerweise jeden Cent verjubelt, den sie auf der Welt besitzen, und alle ihre Freunde und jeder, der sie je geliebt hat, haben die Nase voll. Denn in dieser Phase ist es mit ihnen wirklich schwer. Also haben sie allen Grund, sich zu bemitleiden, und dann fangen sie an, Selbstmordgedanken zu wälzen. Dann geben sie nach, wenn es gutgeht, und suchen einen Arzt auf. Aber wenn sie high sind wie sie jetzt, dann wollen sie hinaus und ihr eigenes Leben leben, na danke. Und was hat sie getan? Sie ließ sich bei der erstbesten Gelegenheit auf dem Flughafen verhaften. Ja, sag' ich doch, verhaftet wurde sie. Na, weil sie sich herumtrieb und einem Bullen komisches Zeug vorlaberte, so lief das ab. Irgendeine lange komplizierte Geschichte über ein Auto mieten, und ihre Kamera war in einem anderen Auto, oder so. Aber du kannst sicher sein, daß sie sich irgendwie daneben benommen hat, sonst hätte sich die Polizei von Shannon doch nicht mit ihr aufgehalten. Natürlich haben sie vorher Desmond angerufen – sie hat ihnen seine Nummer als die ihres Anwalts gegeben. Und Desmond hat gleich mit Amerika telefoniert, und Sophie hat ihm die ganze Geschichte nachgereicht. Also konnte sie die Polizei Gott sei Dank an einen Arzt übergeben, anstatt sie zu verknacken, und jetzt ist sie gut aufgehoben im Krankenhaus und bekommt eine vorzügliche Betreuung. Schrecklich, wenn man sie wirklich verhaftet hätte – kannst du dir die Geschichte in den Zeitungen vorstellen, bei all den Problemen, die die Frauen ohnehin am Hals haben. Eine Anklage wegen Landstreicherei und Schlafen in einer Toilette – das können wir jetzt doch wirklich nicht brauchen, oder? Also warten wir am besten ab, bis sie für reisefähig erklärt wird, und dann können sie sie ja dort unten in Shannon in ein Flugzeug nach Amerika setzen. Der Flughafen ist ja weiß Gott nicht weit. Und damit ist Schluß mit der Geschichte.

Respektabilität, man hat immer mit Respektabilität zu tun. Irrenhaus ist besser als Gefängnis, weil darüber nicht berichtet wird; darüber spricht man nicht einmal. Ein intimes und schamhaftes Geheimnis, meistens sorgsam gehütet. Man kann doch kaum in der Zeitung schreiben, daß jemand in eine Klapse gesteckt wurde – das ist zu traurig, zu skandalös; das wäre unter der Gürtellinie. Während das Gefängnis Wasser auf ihre Mühlen bedeuten würde, großartig, wunderbar. Wenn die Armagh-Frauen, die es ablehnen, sich zu waschen, eine Tragödie sind, wäre das bloß eine Farce. Ich grinse und erinnere mich an meinen alten Reim in einer Toilette von Shannon: »Sechs alte Damen eingesperrt in einem Klo von Montag bis Samstag und niemand weiß, wo.« Wir skandierten ihn als Kinder, angeregt durch das Verbotene des Klos. Ich skandiere ihn hier vor mich hin, deprimiert vom Schmutz dieser Toilette. Er hat immer noch dieses rebellische Nonsens-Flair.

Nostalgisch vielleicht, vielleicht aber auch einfach verrückt. Aber wie kriegen solche Ideen, ein solcher Zeitvertreib dich hierher, eine Gefangene vielleicht für den Rest deines Lebens? Kann ein lausbübischer Gedanke so viel anrichten? Dieses ganze hirnrissige Zeug über die erste Nacht hier; das Oberlicht, das Dachfenster, die Nachtfliegerinnen, die alten Damen in ihren Nachthemden, die aus der Falle hinausschweben in die nächtliche Luft, Komplimente ihrer Pillen. Ich habe hier drinnen genügend Pillen bekommen, um wenigstens so verrückt sein zu dürfen. Das kannst du vergessen: Du hattest verrückte Gedanken vor den Pillen, ohne sie. Wie ist es mit Sita, die aufgrund irgendeines aberwitzigen Vorgangs zwischen den Räumen von den Toten aufersteht, irgendein Durchgang durch die Wand am anderen Ende, ausgetauscht gegen die sehr alte Dame im letzten Bett, die die ganze Nacht nach Luft ringt und rasselt, so daß du meinst, sie liege entweder im Sterben oder kriegt gerade ein Kind? Radikale Desorientierung. Quatsch – das ist Wahnsinn.

Und deshalb mußt du hier sitzen und dich fragen, ob D'arcy oder irgend jemand anderes je kommen wird, um dich zu retten, ehe die Farm verkauft ist und du hinter irgendeinem Hinterfenster bei lebendigem Leibe begraben wirst, unsichtbar für die Welt. Aber natürlich ist Wahnsinn schlimmer als ein Verbrechen; Verbrechen erfordern Prozesse, Verteidiger, schriftliche Urteile. Wenn man von einem Verbrechen freigesprochen wird, kann man gehen. Du wirst niemals freigesprochen, und in der Tat bist du lange nicht so unschuldig, wie du behauptest. Weil du doof warst, doofe Gedanken hattest, doofe Sachen sagen mußtest. Doof ist verrückt, ist in den Augen der Welt eine schreckliche und erschreckende Krankheit. Die Menschen waren nie in der Lage, damit umzugehen. Dein Wahnsinn ist ihr möglicher Wahnsinn. Und der muß ausgetrieben werden. Dahinter stecken alle verborgenen Ängste vor einer Störung des Geistes.

Du hast auf jeden Fall einen eigenartigen Eindruck gemacht, weil du zu viel Gepäck hattest, mit der ganzen unmöglichen Filmausrüstung; wenn du bloß zwei Koffer gehabt hättest und weniger wählerisch beim Mieten deines Autos gewesen wärest, schlau genug gewesen wärest, die Nikon nicht im ersten Auto zu vergessen, und dann nicht so störrisch gewesen wärest, dich herumzutreiben, bis sie gefunden wurde, ehe du bereit warst, das zweite Auto zu mieten – wenn. Wenn. Hör zu, was ist mit deiner Paranoia – der Angst vor Beschattung nach der Geschichte mit dem Buch über die H-Blocks in dem miesen Hotel? Plus dem Gedanken, daß du etwas Billigeres und Kleineres bekommen könntest – warum also nicht in den kleineren und billigeren Wagen einsteigen und darauf warten, daß man dir die Kamera nachschickt? Soweit hättest du ihnen vertrauen können. Weil ich zwei Jahre lang gespart habe, um mir diese Kamera zu kaufen. Also ist hier Endstation. Eine Kombination deines bizarren Verhaltens und deiner bizarren Lebensumstände: zu viel Gepäck, so lange auf ein anderes Auto warten müssen, weil etwas aus dem ersten sichergestellt werden muß, und so weiter. Aber all das wird noch bizarrer, wenn du einen Bullen anquatschst und dann auch noch glaubst, es dir erlauben zu können, dich einfach zu lange in einem öffentlichen Raum aufzuhalten. Nein, du hast darum gebeten. In ihrer Wahrnehmung war es so. Und wenn irgend jemand Bescheid wissen sollte über das Vorurteil der Welt gegen Wahnsinn und Verrückte, dann bist du es. Und du solltest darauf Rücksicht nehmen, ebenso wie Schwarze mit Rassismus rechnen und Frauen auf eine Vergewaltigung gefaßt sein müssen, wenn sie nachts reisen. Und so weiter. Du bist behindert oder ein

Paria oder irgend so etwas, und du solltest dein Leben danach einrichten und etwas schlauer werden. In all dem höre ich die Stimme meiner älteren Schwester, besonders den Satz »etwas schlauer werden«.

Der Tag versickert in den Nachmittag. Ich starre aus den taillenhohen Fenstern, die auf den Parkplatz schauen, und bettle um Papier und eine Briefmarke. Ein Telefonanruf ist immer »morgen« – das Versprechen wird so gegeben, als ob es ernst gemeint wäre. Aber so läuft es immer. Mit der Zeit ist die Zusicherung nur noch heftiger geworden, überzeugender. Und verlogener. Hier drinnen wird es immer so weitergehen. Schon engen sich meine Gedanken auf das Innerhalb dieser Wände ein. Abgesehen von der Phantasie: Miss Eliotts Ankunft, Sophie steigt durch den Wind aus einem Wagen aus, Mallorys deftige Stimme, die fröhlich durch den Korridor klingt – wie gefällt dir Irland? Und du lächelst und sagst etwas, was jeder Ironie entbehrt. Und dann entdeckst du, daß du lächelst wie ein fettiger Holztisch in einem Raum voller schäbiger Frauen, einem Kruzifix, dem Heiligen Herzen, dem gräßlichen Büfett mit den abgezählten Gabeln.

Und du träumst von Hexen am Feuer, von Rebellionen, unsere Truppe schichtet das Feuer höher und immer höher, trotzt den Ärzten und Schwestern und Nonnen, ja sogar dem Papst. Ein Aufstand der Verrückten, die Verdammten dieser Erde in einer Feuersbrunst der Begeisterung. Frankreich im Augenblick der Leidenschaft. Unsere Heugabeln, Stricknadeln, Orangen, ein hochgehobener Stuhl. Die alte Mary, Margaret, Ann, Rosalind, Bridie und Colleen – ein wild entschlossener Kreis um das Feuer, immer mehr Kohle wird aufgeschichtet, bis das Zimmer glüht, heißer als blinde Wut. Und wir spielen Kutschen und Pferde und Brücken – Kreuzungen darf man nicht sagen –, das alte Spiel der Hexen, wo jede Bewegung ein Rätsel ist, ein Beiwort, eine geheime Nebenbedeutung, der die Gesetzlosen durch die Gefahren und Verfolgungen der Vergangenheit führt. Jetzt hier nachgespielt in einer Sprache, die symbolisch ist wie Tarot, frisch ausgegraben, um den Gefahren der Gegenwart zu widerstehen; unsere Kampfhandlungen, Fluchtbewegungen, Schritte und Manöver lenkend. Die sich heute nacht, endlich, auf die Konfrontation zuspitzen. Nach all den Jahren des Schweigens und der schrägen Blicke. Wer, wenn nicht die verrückten Frauen, gewiß die härtesten Hexen von allen, am meisten gequält, jene, die am wenigsten zu verlieren haben? Gekreuzte Stecken, raunt die Stimme in meinem Kopf, denn ich höre nicht, wie die alte Dame es laut vor sich hersagt. Es ist aber auch nicht nötig, ich bin auf ihrer Wellenlänge. Sie führen mich ein. Gekreuzte Stecken – legen Feuer. Aber keine kreuzweise verriegelten Schlösser, murmle ich – das Gefängnis führt geradewegs zum Scheiterhaufen.

Das sind die Wortspiele unserer Geschichte, verkapselt in Wortfetzen, mit denen wir erinnern, erkennen, umlenken. Ich war zwischen kreuzweise verriegelten Schlössern gefangen, bekam das Feuer des Megaphens. Eine geringere Qual. Nichtsdestoweniger materielle Hilfe beim Stellen der Frage. Wie immer hat die gestellte Frage keine Antwort. Wenn es eine gäbe, wäre sie in der Folter weniger brauchbar, in der sinnlosen Pein. Meine eigene Frage ist die ewig gleiche – werde ich überleben? Sie wird nie beantwortet. Meine eigene Fassung der Frage lautet, wann werde ich freigelassen? Aber sie ist unwichtig geworden – wir werden hier am Feuer bleiben und es immer höher aufschichten, wir werden unser Schicksal in die eigene Hand nehmen, eine verschworene Gemeinde gründen, Solidarität. Wir werden einander weder im Stich lassen noch verraten, noch werden wir uns beugen. Vereint werden wir jede Kollaboration verweigern. Sie sind nicht genügend an der Zahl, um uns in Schach zu halten, trotz ihrer chemischen Keulen. Und wir werden uns durch Medikamente nicht kleinkriegen lassen. Auch nicht durch Versprechungen. Denn sie werden versuchen, uns zu trennen, teile und herrsche. Heute nacht. Heute nacht beginnen wir den Widerstand.

12

Ich gehe in den Schlafsaal, um mir Zigaretten zu holen. Heute nacht, heute nacht soll der Widerstand anfangen. Es wird eine lange Nacht, und es ist erst sechs Uhr abends. Das Grau geht über in Dunkelgrau, das Licht nimmt wieder einmal seinen hoffnungslosen Gang. Ich gehe zurück den Korridor entlang, vorbei an der Tür, aus der ich einmal geflüchtet bin. Und da steht D'arcy am Trinkbrunnen. »Um Gottes willen, wie bist du denn hierhergekommen?« – »Psst, ich habe keine richtige Erlaubnis. Ich habe mir gedacht, daß du hier bist – sie haben gelogen, immer wieder haben sie mich angelogen.« – »D'arcy – danke, ich kann dir nicht sagen, wie sehr ich dir danke.« – Wir haben keine Zeit, einander zu umarmen. Jeden Augenblick kann eine von ihnen kommen und sie erwischen. »Ich dachte, daß sie dir das antun würden, als du festgenommen wurdest. Es ist so nahe am Flughafen – du bist nicht die erste Ausländerin, die hier verschwindet.« – »D'arcy, das hier ist die Hölle, und wir sind mitten drin.« – »Psst. Sie haben keine Ahnung, daß ich hier bin – wir müssen schnell machen.« – »Wie bist du hereingekommen?« Ist das jetzt auch ihr Schicksal, das, was man hierzulande mit Störenfrieden und Rebellen tut? frage ich mich und denke an die alten Frauen um das Feuer im Tagesraum. »Wir sind hier alle Hexen, D'arcy.« – »Richtig, aber sie werden mich gleich hinausbefördern. Ich habe mich hereingeschlichen. Sie haben mich immer und immer wieder belogen, durch alle Instanzen – ich habe nur geraten.« – »Und ich laufe vorbei, halte mich einen Augenblick lang außerhalb der üblen Bude auf – ist das nicht wunderbar?« – »Nur mit der Ruhe, gleich wird eine Schwester aufkreuzen. Aber immerhin habe ich dich gefunden.« – »Du solltest die anderen kennenlernen, die ganze Bande – sie würden dich vergöttern. Wir könnten das Feuer ganz groß machen; du könntest die Nacht hier verbringen.« – »John wartet draußen – wir haben nur ganz wenig Zeit.« Sie will wieder gehen. »Wie komme ich hier heraus, D'arcy?« – »Jetzt, wo wir wissen, daß du hier bist, können wir zu arbeiten beginnen. Es kann schwer werden; es war nicht leicht herauszufinden, wo du steckst. Desmonds Frau sagte mir, du hättest in Ennis einen Unfall gehabt. Ich dachte an dein Auto.« – »Einen Unfall?« – »Eine verdammt dumme Lüge. Ich habe dich in allen Krankenhäusern gesucht. Dann ist mir dieses hier eingefallen.« – »Das ist kein Krankenhaus, das ist ein Knast. Sie haben mir nicht erlaubt, dich anzurufen. Oder Desmond.« Ich beginne, mir über Desmond Klarheit zu verschaffen, aber ich kann es nicht glauben. »Wirst du es ihnen in Dublin erzählen, D'arcy?« – »Natürlich.«

Eine Schwester erscheint und stürzt sich auf D'arcys Arm und Schulter. »Sie haben hier nichts zu suchen.« – »Doch, hat sie; das ist meine Freundin Margueretta D'arcy. Sie kommt mich besuchen.« – »O nein, das tut sie nicht. Wie sind Sie hier hereingekommen, meine Dame?« – »Durch die Tür – sie war offen.« Ich bewundere D'arcys Kaltblütigkeit, ich bete sie an. Die Tür war für irgendeine Nachtschwester geöffnet, und D'arcy ist ihr einfach nachgegangen. Hinein in diesen Ort, aus dem sie vielleicht nicht mehr herauskommt. Wunderbar. Tapfer. Eine Zahnlücke hat sie – eine von uns, eine Hexe, eine Oberhexe. Wenn sie nur heute nacht bei uns bleiben könnte, wir könnten alle zusammen ausbrechen, die Stätte leer fegen. Aber sie wird von der Schwester festgehalten, der großen herrischen, wütend. »D'arcy – denk dran.« – »Keine Sorge; wir werden alles tun, was wir können.« Ihre Güte, wie überraschend, sie hier zu sehen, das Wunder ihrer Erscheinung. Niemand hat jemals für mich so die Hölle herausgefordert. Gegen alle Regeln, ohne Erlaubnis, ein Guerilla-Besuch, ein Überraschungsangriff. Daß sie hier war, noch höre ich, wie sie die Treppe hinuntergedrängt wird, während ich in den Tagesraum geschubst werde. Wo das Feuer nicht sehr hoch lodert und wahrscheinlich auch nicht wachsen wird.

Die Welt kehrt zurück; dort draußen gibt es noch Telefongespräche und Briefe, Behörden, die aufgesucht werden, Einfluß, Energie. Ein solcher Weg anstatt dieser hier, wo die Häftlinge leblos sitzen und durch das alte Rätsel erweckt werden müssen. Die alte Rede, Brücken und Pferde: Auf Brücken können sie dich schnappen – Vorsicht vor Brücken. D'arcy sagte, daß in Irland nur eine einzige Hexe verbrannt worden ist, in Kilkenny. Aber die Befragungen müssen weit verbreitet gewesen sein. Immer noch waren wir hier sicherer, sind es auch jetzt. Ist das nicht ein Volk, das aus einer Bernadette eine Johanna macht? Schau dir doch die alte Frau in der Ecke an, die alte Margaret – sie gibt jetzt die Rätsel auf. Denk an deine Antworten, oder laß sie aus dem Ort jenseits der Erinnerung hochkommen, aus dem kollektiven Unbewußten, aus dem zweiten Blick, was für eine Metapher auch immer – denn das sind die Tricks der Dichtung, der Reim, das Aufspüren von Ähnlichkeiten und Parallelitäten, Verdoppelungen und Dualitäten, auch Täuschungen, wenn man irrt. Vollgepumpt mit Megaphen, eine Extraportion. Such eine Orange, oder setz dich an das wachsende Feuer, und fach die Flammen an. Räuchere ihr verdammtes Zimmer aus, schür die Kohlen, bis wir alle durch den Kamin in den Himmel fliegen.

»Sie ist unruhig; sie braucht heute nacht wieder eine Extradosis, auch Dapotum, sonst wird sie kein Auge zudrücken.« Heute nacht muß es sein. Es wird Signale geben, die wir vor den Fenstern sehen, Fackeln, das Geräusch der Trommler. Heute ist die Nacht der Nächte, Achtung vor dem Oberlicht und vor Arzneien, die in Cellophan verpackt wie Bonbons in ihren Fäusten stecken. Heute nacht darfst du nicht abheben. Wenn du wach bleibst, verpaßt du vielleicht die Pillen – rauch einfach weiter, und halte dich still beim Feuer. Die anderen Frauen haben nachgegeben, sind zu Bett gegangen, waren folgsam. Sie wollen nicht mit dir ausharren. Vielleicht wollen sie nicht einmal fortgehen, haben aufgegeben. Trotzdem die Trauer darüber, sie zu verlassen, sie zu verlieren, ihnen nicht gerecht zu werden. Jetzt, wo die Schwestern dasitzen und dich beobachten, dich bewachen, sich überlegen, wann sie endlich Schluß mit dem Unsinn machen und dich in den anderen Raum abführen, in den Schlafsaal. Warten bis die Dosis wirkt. »Mensch, Agnes, das ist jetzt schon die dritte – meinst du nicht, daß sie das umhauen sollte? Du kannst es ja noch mal versuchen, nebenan mit der Nadel, wenn wir sie endlich ins Bett gebracht haben.« Dosis um Dosis, und das ist jetzt kein Spaß, diesmal ist es kein Sport, sondern schlicht Gift. Durch und durch gräßlich, gräßlich zwischen Schlückchen von Milch, grauenhaft, egal, wie lange man zum Schlucken braucht, während sie dich antreiben. »Schnell jetzt, und marsch ins Bett.«

Klammere dich an der Außenwelt fest, indem du die Nachrichten verfolgst, dich an Freunde erinnerst, das Planen des bürokratischen Rituals deiner Freilassung, Briefe schreiben, Tagesabläufe, Ersatzpläne, eine Übersicht über dein Scheckbuch, die Erinnerung an Details. Die Pferde auf der Farm müssen bald auf Heu umgestellt werden – jetzt gibt es kein Gras mehr; wir müssen einen Heufarmer finden. Denk diese Gedanken, leg Listen an, und schau hinaus ins Grüne draußen vor den Fenstern, wo Irland ist, und nur nicht weinen.

Egal – D'arcy hat mich gefunden; hat sich die Mühe gemacht hierherzukommen, ist eingedrungen, hat die Regeln durchbrochen. Hat sich selbst in Gefahr begeben. Denn ich denke, daß das unerlaubte Betreten dieses Ortes ein Risiko bedeutet. War D'arcy heute abend wirklich hier, oder habe ich es mir nur eingebildet? Die Unterscheidung fällt schwer. Auf dem Gang vor den Fenstern zum Parkplatz – ich habe immer gewußt, daß die Rettung von dort kommen würde. Wenn sie wüßten, wer D'arcy ist, würden sie sie liebend gern auf ewig einsperren. Dann würde John immer noch warten. Ich baue John in meine Hexenphantasien ein. Das eine zugelassene männliche Wesen, der Hexer, die breite Gestalt in Weiß, die einen Mantel trägt und deren Gesicht von der Haft verquollen ist. Sehr ähnlich Agatha hier, die durch ihr Alter und die dauernde Einnahme von Medikamenten einem Mann ähnlich geworden ist. Wenn John in der Gestalt von Agatha hier ist, wer ist dann D'arcy? Meine Augen schweifen über den Raum, können aber keine Parallelität für die Unvergleichliche finden. Mein Gott, dann war sie wirklich hier. Es ist geschehen. Es gibt kein Gegenüber hier – das Zeichen. Das würde bedeuten, daß sie mir zum Trost John in Gestalt von Agatha zurückgelassen hat, während sie fort ist. Außerdem ist es ein Beweis, daß sie wiederkommen wird. Das ist das Zeichen, die Antwort, die Garantie; jetzt kannst du beruhigt zu Bett gehen. Du kannst sicher sein, daß D'arcy wiederkommen wird, um dich zu holen. »Ja, ja, ich gehe schon. Nein, ich brauche nicht noch mehr von diesem Zeug. Ich habe die Antwort gefunden.« – »Ist das nicht großartig? Es gibt was für dich, wenn du im Bett bist. Außer du bist ganz ruhig. Wie das Grab. Wunderbar, so ein braves Mädchen.« Ich grinse in die Dunkelheit: Eines Tages komme ich hier raus. Dann das scharfe Brennen der Nadel, und die Hölle beginnt.

Man paßt sich an, lernt, was man vermeiden muß, wen es zu besänftigen gilt. Und der Sog der Identifikation mit den Unterdrückten, der moralische Imperativ der Solidarität trifft auf den Sog, sich bei den Wärterinnen lieb Kind zu machen. Gestern entdeckte ich, daß es eine kleine Küche gibt, den Patientinnen zugänglich, die den Abwasch erledigen. Eigentlich die Personalküche, aber wenn du brav bist und viel lächelst und sehr nett bist, dann gibt es dort echten Kaffee. Das muß der Kaffee sein, den sie mir am ersten Abend zu trinken gegeben haben – wann war das? Wie lange ist das her? – du mußt es wissen; du darfst das Datum nie vergessen. Du mußt die Tage zählen und die Aufzeichnung in deinem Nachttisch aufbewahren. Wenn du nicht mehr weißt, wie lange sie dich schon festhalten, wie lange du schon im Kittchen bist, wie wirst du es je schaffen, hinauszukommen oder dir selbst zu helfen? Was wirst du sagen, wenn man dich fragt? Angenommen, diese Hilfe käme, und du wärest nicht in der Lage, ihnen zu sagen, wann sie dich hierhergebracht haben, den Tag deiner Verhaftung – das würde das ganze Grauen hier in nichts auflösen. Vergiß es – sei nett zu dieser herrischen Schwester und bewundere ihren Kaffee, das Glas mit löslichem Kaffee. Würde sie mir eine Tasse machen? Wirklich? Oder kann ich ihn mir auch selbst machen? O ja, das wäre wunderbar. »Du kannst wiederkommen, wenn du brav bist.« – »Na klar, ich bin doch immer brav«: die Prahlerei, um sie bei Laune zu halten. – »Ja, aber wir gehen doch jetzt spazieren, nicht wahr, Katherine?« – »Das war doch nur ein winzig kleiner Spaziergang«, sage ich mit dem Grinsen einer Achtjährigen. »Und ein großer Fehler obendrein«, füge ich hinzu und bleibe dabei ganz ernst, verschlucke meinen Sinn, während sie sich ihren eigenen Reim drauf machen.

Wenn ich weiter so brav bin, kann ich dann telefonieren? Nein, der Doktor hat gesagt nein, sagen sie. Und sie scheinen auf meiner Seite zu stehen. Der Arzt hat beschlossen, daß ich mit niemandem sprechen, niemandem schreiben darf. Wie kann ich also etwas in Bewegung setzen – einfach auf D'arcy warten? Sie werden sie bei jedem weiteren Schritt zurückweisen. Das System ist gigantisch, eine flächendeckende Bürokratie. Und vielleicht ist sie nicht in der Lage, jemand anderes dafür zu interessieren. Sie hat auch viel am Hals mit den Frauen von Armagh, und sie wohnt weit draußen im Moor, ohne Auto und mit verdammt wenig Geld. Vielleicht ist auch sie am Ende ihrer Kräfte. Das einzige, was ich also hier tun kann, ist der Versuch, mit einem der Ärzte zu reden. Aber sie sind nie hier. Wenn einer dir Blut abnimmt, spricht er kein Wort. Wenn du einem im Korridor begegnest, ist es nicht deiner oder kann gerade jetzt nicht mit dir sprechen; wende dich an die Schwester, die dir sagt, such den Arzt auf. Du sollst deine Therapie fortsetzen und versuchen, herauszufinden, wie lange und wieviel Megaphen und Dapotum und das relativ harmlose und vertraute alte Lithium. Lithium ist hier wahrscheinlich Pryabil – ich muß immer an einen kleinen Vogel denken, dessen kleiner Schnabel gewaltsam geöffnet wird. Viele der Medikamente, die sie hier verabreichen, tragen andere Namen, so daß es lange dauert, bis man herausfindet, was es ist. Und Dapotum ist mir immer noch ein Rätsel. Wie erzeugt es die Wunden auf Margarets Rücken? Warum um Gottes willen wird etwas verschrieben, was solche körperlichen Nebenwirkungen hat? Oder solche psychischen Traumata, Alpträume wie meine?

Im Hintergrund lauert immer der Elektroschock. Enid kriegt welche. Delores wird damit behandelt, seit sie 18 ist; jetzt ist sie 35. Als sie das letzte Mal hinausdurfte, fand sie einen jungen Mann zum Heiraten. Dann ließ er sie sitzen, und sie gaben ihr wieder Elektroschocks. Vielleicht geht es immer so weiter, vielleicht kommt sie aber auch nach einem Jahr oder zwei Jahren frei, wird ausbüxen und wieder eingefangen werden, dann zurück zum leeren Blick und dem Zittern, dem schieren Entsetzen vor ihrer Anwesenheit im Tagesraum. Eine geschlagene Kreatur, eine lebenslange Patientin ohne einen letzten Rest von Selbstvertrauen. Sie haben ihre menschliche Substanz vollständig aufgebraucht. Es ist schmerzhaft, sie anzusehen, erzeugt ein Gefühl von unangenehmer Peinlichkeit. Der Anblick der Angst in ihren Augen ist beschämend, treibt Tränen in die Augen, wie bei einer schrecklichen Mißbildung. Du zählst deine Pluspunkte: Sie geben dir keine Elektroschocks. Du hast sogar den Kaffee entdeckt. Du lernst, einen angenehmen Eindruck zu machen, und hast deinen Schwur gebrochen, niemals mit dem Personal zu sprechen, immer nur mit den Patientinnen. Der Mechanismus eines Konzentrationslagers und die kleinen Privilegien. Wohlig ist es, weich. Du hast deine Zigaretten und deine Glotze, ein bißchen Lesestoff aus den Zeitungen. Wenn du dich verantwortlich fühlst, kannst du an jemanden denken, den du mit deinen kleinen Toilettenpapierbotschaften ansprechen kannst.

Ein nettes Wort: »Botschaften« – Frohe Botschaft, Botengang, Botmäßigkeit. Aber das Phonem – denn ich interessiere mich jetzt dafür, die Wortwurzel in das Phonem aufzusplitten, den Schlüssel des Phonems zu finden. Wenn ich nur in einem etymologischen Wörterbuch nachschlagen könnte. Aber da ich mir den ganzen Tag mit Nichtstun vertreiben muß, habe ich Muße, darüber nachzudenken. Das Gefängnis hat den eigenartigen Effekt, daß es mir Zeit läßt, mein Wissen hervorzukramen, mich an Dinge aus langer Vorzeit zu erinnern: Seminare in Geologie oder die Vorlesung über Alexander Popes Veröffentlichungen und der Name seines Erzfeindes Lewis Theobald. Den Helden von *The Dunciad.* Professor Monks Bemerkung darüber, wie die blanke Feindseligkeit Pope dazu brachte, eine Null zu verewigen. Theobald, auf alle Zeiten eine Fußnote. Und Jonathan Swift – war Swift am Ende verrückt oder bloß ein Gefangener? Ein Dekan an der Leine in seiner irisch-englischen Kathedrale – war es nicht Politik? War Swift ein Manisch-Depressiver, ein sogenannter, ein verwandter Geist und mißhandelt? Ein Halsband und eine Hundeleine für den Rest seines Lebens. Denk drüber nach, vertief dich.

Nein, zurück zu deiner bevorzugten Grübelei, dem Schlüssel zur Sprache; es beginnt mit Lithium. Als sie dir Lithium geben wollten, und du wußtest nichts darüber, außer daß »es wirkt«, die Griechen kannten es schon und so weiter, konntest du alles, was du wissen mußtest, in der Sprache finden. Lithium: Wortstamm »litho« wie in lithos, Lithographie, Stein, ein Mineral, daß in Gesteinsablagerungen vorkommt.

Vergiß die Chemie, halte dich an die Sprache, an das Rätsel über den Ursprung der Bedeutung. Wortstammableitung ist Weisheit; das Phonem, die kleinste Einheit, das Atom, muß ein Zauber sein. Wenn du den Schlüssel für das Phonem finden könntest, hat er vielleicht über die indoeuropäische Sprachengruppe hinaus Gültigkeit. »Litho« zum Beispiel – ein Stamm zusammengesetzt aus zwei Phonemen, »li« und »tho«. Was ist die semantische Basis von beiden? Oder »Ka«, der erste Teil deines Namens – warum ist er in so vielen irischen Namen enthalten, in männlichen ebenso wie in weiblichen? Ist das keltisch? Aber es kommt auch im Russischen häufig vor. Japanisch in seiner Silbenfolge: Die »kakekukiko«-Reihe enthält alle k-Phoneme und möglichen Silbenkombinationen. Vom Stamm zum Phonem zu den individuellen menschlichen Geräuschen. Nicht durch Silben miteinander verbunden, sondern jedes für sich einmalig. Zerfallen sie in Bedeutungsgruppen? Lösen sie emotionale oder sinnliche Assoziationen aus, Farben? Meine letzten Zeichnungen aus Provincetown entstanden zu irgendeinem alten schottisch-gälischen Seemannslied, das immer und immer wieder wie eine Schleife erklang, während ich zeichnete – der Krieger, der zu seinen Schiffen zurückkehrt, das große Schiff der keltischen Welt, seine Königin und sein Volk erwarteten ihn mit Fackeln auf den Felsen, das große Schiff zu Beginn der keltischen Welt. »Kishmaels Galeere« hieß das Lied und war fast heilig; so alt und urtümlich, ein Aufschrei mit seinem quälerischen rückwärtsgerichteten Klang. Kishmael, wie Ishmael: Plötzlich stimmt meines Vaters alter Scherz, daß die Iren ursprünglich aus Ägypten stammen.

Was, wenn das Gälische ein Bindeglied wäre, das fehlende Stück? Alle Menschen, die ich hier getroffen habe und die Gälisch sprechen oder es studiert haben, sagen mir, daß es die anderen indo-europäischen Sprachen zusammenführt; als ob es eine frühere allgemeine Form wäre, ein jüngerer Bruder des Sanskrit. Werden sie mich hier Gälisch studieren lassen – kann ich einen Text bekommen? Was teilen mir seine Phoneme bei den Ortsnamen mit? – Wortfetzen, Wissensbrocken, Bewußtsein, Gedächtnis. Was kann ich schon tun ohne Wörterbuch, ohne Papier? Mir auf Toilettenpapier Notizen machen und sie in einer Einkaufstasche aus Plastik mit mir herumtragen. Stell dir dich als alte Frau hier vor. Anklammern an den Verstand um des lieben Lebens willen.

Stell dir irgend etwas vor, denn schließlich darf man das hier. Das ist der Zweck dieses Orts; er ist dazu da, daß du darin verrückt bist. Und wenn du nachgibst und einen ordentlichen Anfall bekommst, haben sie gewonnen. Und dann haben sie auch ihren Beweis. Aber in den langen Stunden ist die Versuchung groß, es überkommt dich wie die Schläfrigkeit der Pulver. Wie bleibt man bei einem Verstand, den sie alle drei Stunden mit Narkotika beschmutzen, die garantiert Halluzinationen und Trugbilder hervorrufen? Wenn du erwachst, wirst du dich schämen, dich daran erinnern zu müssen. Aber auch das ist Kontrolle. Und du wirst es bald nicht mehr auseinanderhalten können, wirst dein Selbstvertrauen verlieren. Wirst dich mit ihnen einverstanden erklären, daß du verrückt bist, es verdienst, hier zu sein, daß du bleiben und noch mehr Pulver nehmen solltest, und du wirst weiterträumen, bis dein Hirn eine graue Masse ist, zersetzt von dem Gift und deiner eigenen Scham und Zerbrechlichkeit.

Die Augenblicke der Klarheit sind die Schlimmsten. Du brennst vor Demütigung, wenn du dich an das Larifari von gestern erinnerst, an deine eigenen dummen Gedanken. Nicht die Langeweile hier, die passive Sinnlosigkeit der Realität, sondern der verräterische Höhenflug der Phantasie sind der Beweis, daß du dein Schicksal verdienst und aus gutem Grund hier bist. Das Verbrechen der Imagination. Die Verlockung des Wahnsinns als Krankheit. Und du zerbröselst von Tag zu Tag mehr und gestehst deine Schuld ein. Herbeigeführter Wahnsinn. Verweigere eine Pille, und du wirst festgeschnallt und bekommst eine subkutane Spritze. Erzwungene Irrationalität. Mit der ganzen Macht des Staates dahinter, der Pharmakonzerne, und eingebettet in eine bürokratische Psychiatrie. Unangreifbare gesellschaftliche Überzeugungen, die ganze Kultur ist durchzogen von ihnen. Und das ganze wissenschaftliche Prestige der Medizin. Schlösser, Riegel, Gebäude, Bullen. Ein massives System.

Hat irgend jemand von denen jemals diese Scheiße eingenommen? Wissen sie, was es dem Bewußtsein, der Wahrnehmung, den Sinnen, der Logik und dem Verstand antut? Jede kleine Hilfskraft sollte es wissen. Aber wie sollen sie es wissen, ohne diese Medikamente selbst zu erproben? Und auch dann, würden sie darauf verzichten? Mit dem ganzen Geld, das auf dem Spiel steht? Die gigantischen multinationalen Chemiekonzerne? Das Netzwerk von Polizeigewalt und staatlicher Kontrolle dahinter. Es ist alles schon zu weit gegangen, ist eine Welt als geschlossener Kreislauf geworden, vollständig, hermetisch. Eine Antiwelt, die andere Seite des Spiegels der Vernunft, ihr Gegensatz und ihr Ersatz. Jetzt wirst du untersucht und verurteilt von Vernunfttests, die ihrerseits irrational sind, wirst abgewogen und eingeschätzt nach Regeln der Logik, die unlogisch sind. Und die Drogen werden sicherstellen, daß du versagst. Es geht nicht um den Geist oder den Verstand, sondern um Kontrolle.

Ich bin Päpstin Johanna auf dem Klo; ich lächle auf dem Pott, füge mich nach all den Tagen des Widerstands. Wie kann man scheißen ohne eine Tür? Eben so. Und wenn jemand vorbeikommt, nimmst du den Ausdruck der Geheiligten an oder der hoffnungslos Verrückten. So weit heruntergekommen zu sein verlangt Grandezza. Die Megaphenträume zwischen den Pflanzen oder im Schlafraum erinnern mich an Rüstungen und Soutanen, an den Scheiterhaufen und die Entdeckung des Antipapstes. Dieser schaurige Augenblick, als sie einen Rebellen im Herzen ihrer Festlichkeiten entdeckten, inmitten der Prozessionen und goldenen Meßgewänder. Und so haben sie dich endlich erwischt; der Papst hat dir diesen Thron zugewiesen. Eine Toilette ohne Tür. Das alte Priestergewerbe herrscht immer noch aus dem Tod, aus dem Mittelalter. Denn das Geheimnis besteht darin, daß sie sich nie von der Zeit getrennt haben, als sie Machtvollkommenheit besaßen. Der ganze gegenwärtige Pomp ist eine einzige Imitation; irdische Gemeindehymnen, Rosenkranztreffen und Donnergrollen gegen Empfängnisverhütung. Die Hand, die dir jetzt die Kehle zuschnürt, ist aus Stein und aus einer anderen Zeit.

Hier, wo die Zeit stillsteht, hier, wo das Gesicht sich darauf vorbereitet, im Fenster zu erscheinen, verquollen, der Teig von Verzweiflung und Gummibrot und zu langem Warten auf nichts. Vorbereitungen auf das Alter, auf weißes Haar – keine damenhafte Strähne, sondern das echte Zeug – hefeartig, aufgebläht, unauffällig. Hierher werden die Trommeln nicht kommen und auch nicht die Fackeln. Nein, Idiotin. Nicht einmal der Flug aus dem Oberlicht – dieses Glück wird dir nicht zuteil werden. Du wolltest deinen Verstand behalten und die Beine auf dem Boden. Okay – geh vor zum Hinterfenster, und mach aus deinem unsichtbaren Gesicht den unhörbaren Schrei der Jahre. Flehe in die Leere, trostlos wie dein verkrustetes Gesicht, teigig, erkaltet. Oder sitz auf dem Klo und suhle dich in deinem Phlegma und deiner rüden Phantasie. Sei der Papst selbst, wenn es dir Spaß macht – warum zum Teufel nicht? Sei die Päpstin Johanna, und laß dich in Stücke reißen oder was immer sie ihr angetan haben. Das sollte ich nachschlagen. Komische Vorstellung, etwas nachzuschlagen – niemals werden sie dir Lexika erlauben. Der Triumph der Ignoranz: Fernsehen und narkotische Phantasien. Spiel also, toll herum, schick ihnen kleine Gelächtersalven hinterher; besiege sie in deinem Kopf, gestalte die Geschichte um, spiel eine Rolle.

Plötzlich – ist dir eigentlich bewußt, was du tust? Hast du deine Gedanken beobachtet? Päpstin Johanna, um Gottes willen. Die Schamesröte steigt meinen Hals hoch und hinauf in die Wangen. Mein Herz steht still. Gib's zu, gib zu, was du denkst. Es ist eine Wahnvorstellung – der Geist steht still bei diesem Wort. Du hast Wahnvorstellungen. Du bist wirklich verrückt. Sie haben also recht. Wirst du die Gedanken denken, die ihnen recht geben – diesen Hunden, die dich in den Wahnsinn treiben wollen? Selbst wenn du sie zum Spaß denkst, zu deinem Vergnügen, um dir die Zeit in der Hölle zu vertreiben. Dann gibt es einen stillen Augenblick – es ist wie die Erinnerung an die Sünde vor der Beichte in der Kindheit –, der Augenblick, an dem du erkennst, daß du bei der Wahrheit angekommen bist, auch wenn du es niemals zugeben wirst. Gerade jetzt hast du beobachtet, wie dein Verstand zu spinnen begann, ausgeflippt, ein Sprung in der Schüssel. Wie ein Häftling der Inquisition sich der Häresie bezichtigt, als er sich daran erinnert, wie er gestern unter der Folter einen Augenblick lang an der Heiligen Kirche zweifelte.

Päpstin Johanna, Mensch! Größenwahn! Wie vergnüglich war dir dieser Zustand als halbwüchsige Kreuzfahrerin in der Schlangengrube von St. Peter's in Süd-Minnesota. Die Fallgeschichten lesen und auf die Symptome warten. Die Arroganz deiner klinischen, rotznasigen Selbstüberhebung. Und die Blauäugigkeit vor jedem Buch in der Anstaltsbibliothek, die Leichtigkeit, mit der du Diagnosen geschluckt hast und jeden lässigen Sarkasmus und Zynismus der großen Schwestern. Und jetzt bist du die Heilige des Klos in einer westirischen Irrenanstalt aus dem 19. Jahrhundert. Diese Erkenntnis verschließt mir den Mund wie eine erstickende Hand. Meine Augen starren in den trostlosen Raum, auf den Schrank und auf das Waschbecken. Ich gebe kein Geräusch von mir.

Jesus, das reicht, um mich zum Beten zu bringen. Lieber Jesus – ich spiele mit dem Gedanken. Werde ich noch so weit kommen, dem gräßlichen Bild vom Heiligen Herzen im Tagesraum mein Flehen anzuvertrauen, ihm zuflüstern und näherrücken, wenn niemand herschaut?

Nein. D'arcy ist draußen. Ich habe sie nicht erfunden. Ja, aber bedenke, wie könnte sie ein zweites Mal hier eindringen, nachdem sich der Schock des Hereinplatzens abgenutzt hat? Ersuche um einen Anruf. Frag immer weiter danach – du darfst nie aufhören, darum zu bitten. Und hör endlich auf damit, durch die Geschichte zu streunen, laß die Metapher Metapher sein. Bleib bei der Sache, um Himmels willen, geh dort hinein und fertige noch mehr Listen an, hol dir Toilettenpapier und schreib einen weiteren Brief.

13

Als sie mich riefen, wußte ich, daß der Augenblick für den Elektroschock und die Gummizelle gekommen war. Der Ton ihrer Stimme war es, eine ausweglose Frustration. Und dann war es Deirdre. Welche überwältigende Freude, ihr in die Arme zu fallen und sie festzuhalten, ihren Namen immer und immer wieder auszusprechen. Diesen wunderschönen Namen, der Irland verkörpert, die Trauer in Entzücken verwandelt. D'arcy konnte ich nicht berühren – die Zeit war zu knapp, und es war zu riskant –, aber hier haben wir ein ganzes Zimmer für uns allein. Unseren eigenen Raum, um einander zu begegnen und zu umarmen und alles mitzuteilen, was uns Freude bereitet, mit leiser Stimme – Deirdre flüstert, denn ich bin ausreichend paranoid, um ansteckend zu wirken. »Deirdre, wie bist du hier hereingekommen?« Wir lachen und weinen und stehen auf und setzen uns wieder auf die kleinen Einzelbetten. Ein Stelldichein inmitten von Möbeln. Ein Nachttisch sogar, als wäre es ein privates Zimmer, irgendeine geheimnisvolle Kammer, die tagsüber Besuchern offensteht, in der Nacht eine Zelle. Werden sie uns einsperren? Haben sie es schon getan? Deirdre ist hier; sie dürfen nicht, würden es nicht wagen. Ich bin sicher, und sie ist sicher, und wir lachen und grinsen und seufzen. Auch sie weint, wie ich.

»Wie konnte das geschehen? Bist du eine Erscheinung?« Und wir lachen schon wieder, denn ich hatte erwartet, bloß ein Gesicht zu sehen. In der Entfernung, aber doch das Gesicht meiner Retterin. Es war fast ein Gelübde: Wer hier zuerst ankommen würde, würde auf immer mit meiner Dankbarkeit rechnen können. D'arcy war die erste. Jetzt Deirdre. Einen Augenblick lang kränken mich jene, die nicht gekommen sind und auf die ich gehofft hatte. Was soll's – Deirdre ist neu und mutig und schön. Und sie hat es bis hierher geschafft.

»Wie, Deirdre, wie?« – »Ich kann dir sagen, es war nicht leicht. Es war wahnsinnig schwer, überhaupt an Informationen ranzukommen. Dann kam Moira O'Neil an einem Wochenende mit Charlotte her, und sie wurden nicht hereingelassen. Sie sagten ihnen, du würdest keine Besucher empfangen. So, als wäre es dein eigener Wunsch. Ich aber habe gesagt, das ist eine Finte, natürlich willst du besucht werden, sie lassen dich einfach nicht. Ich will es versuchen. Also bin ich hierhergefahren und habe mir ein Zimmer im ›Auburn Hotel‹ genommen, und dann bin ich ihnen einfach auf den Geist gegangen. Und von Dublin aus setzte Charlotte den Bürokraten zu und hielt alle Beamten telefonisch auf Trab. Wir haben Gott und die Welt in Bewegung gesetzt.« Sie lacht und drückt meine Hand. »Ihr seid wunderbar, beide seid ihr wunderbar.« – »Es kommt noch besser: Wir haben einen Plan, wie wir dich hier rauskriegen. Er ist ein bißchen kompliziert, also paß auf. Erst müssen wir dich nach Dublin überstellen lassen.«

»Ach nein, nicht noch eine Anstalt. Deirdre, das ist doch ihr System – sie schleppen dich von Anstalt zu Anstalt, und du kommst nie raus.« – »Nein, nein, nicht so. Wir müssen dich zuerst in Dublin haben.« Ich verzweifle bei diesem Gedanken. Rosemary war gestern so glücklich, irgendwohin überstellt zu werden, aber später habe ich erfahren, daß es nur eine weitere Anstalt war, noch schlimmer als diese hier. »Wir wollen dich in Dublin, weil wir dort einen Mann haben, einen sehr guten Arzt, der auf unserer Seite steht. Der hier ist ein alter Knacker und würde dich niemals rauslassen.« Ich muß ihr vertrauen – wenn man bedenkt, wieviel sie schon für mich getan haben. »Hier werden sie dich nicht einfach so entlassen. Das würde ihnen auf den Magen schlagen. Aber sie werden bereit sein, dich an einen Kollegen weiterzuleiten – du weißt doch, wie sie denken.« Nur zu gut.

»Nichts mehr davon – laß mich ein Lied singen«, sagt sie. »Bist du verrückt?« Ich muß lachen. »Nein, es ist einfach das Beste und dem Augenblick angemessen. Es ist aus dem Norden, aus Derry. Ich habe es einmal einen Jungen in einer Kneipe singen hören, und seither spukt es mir im Kopf herum.« Es handelt von einem Schiff und dem Meer und den Fischern, die versuchen heimzukommen. Es handelt von Mut und Trauer und Armut. Und lebendig heimkehren. Wir lassen die Tränen einfach fließen. Dann bitte ich sie um noch eines. Planxtys ältere Fassung von Yeats' *Salley Gardens.* Planxtys dritter Vers verfolgt mich, seit ich hier bin. Verführt mich hierzubleiben, ja sogar die Grenze zu überqueren, nordwärts zu gehen zu den Frauen von Armagh.

»Wär ich nur in Belfast Town
Und mein Liebchen mir zur Seit,
Geld in Mengen in den Taschen,
Bier und Schnaps stets griffbereit,
Schicksalsschläge nähm' ich hin,
Denn ich bin jung und die Welt ist mein.«

Der Sänger war zu vorsichtig und verpaßte den Anschluß, hatte seine Liebe schon vor langer Zeit verloren. Aber er hatte immer noch eine Erinnerung an das pralle Leben. Konnte sich Belfast als Vergnügen vorstellen, als Ort eines rauschenden Fests, Freiheit, Leichtigkeit. Das ist derselbe Überschwang, dieselbe Euphorie, die aus großer Sehnsucht nach einem Verlust entsteht. Deirdre kann diese seltsame leichtschwere Musik wunderbar singen. Welche Wahrnehmungsfähigkeit für das Notwendige, das wirklich Wichtige. Und nur eine Künstlerin würde inmitten einer geflüsterten Begegnung innehalten, um zu singen: Geheimnisse, Fluchtpläne, Botschaften. »Ich habe dir Bananen und Äpfel mitgebracht.« – »Das wird Wunder wirken gegen die Tabletten, Deirdre, Munition.« Wir lachen und wiegen uns hin und her.

Sie ist Hoffnung, Trost, Freude. »Was kann ich im Kleinen für dich tun in der Welt draußen? Was brauchst du? Ich habe eine Menge Bücher mitgebracht. Einige sind von Moira O'Neil – eine breite Palette; viele davon sind junge irische Schriftsteller, von denen wir gerne hätten, daß du sie kennenlernst.« Wie schmeichelhaft, wie wohl das tut, wie es den Kopf hebt, auf diese Weise zu einem Buch angesprochen zu werden. »Ich habe auch einige Briefe, Deirdre, auf Klopapier geschrieben, wie Missetäter das so tun – sie sind so gemein hier, daß sie einem nicht einmal das linierte DIN-A4-Papier geben, das Irrenanstalten normalerweise ihren Insassen genehmigen. Briefmarken gibt es natürlich keine; auch keine Kuverts.« – »Keine Sorge, ich gebe sie auf.« – »Gut, ich bessere schnell diese Adresse aus, wenn du mir deinen Stift leihen könntest.« – »Klar.« Deirdre wühlt in ihrer Handtasche. »Schau dir das an, ist das nicht eine nette Überraschung? Von den Bullen.« Mein Reisepaß. »Nach den Bullen wahrscheinlich die Psychiater.« Liebes kleines blaues Buch in meinen Händen. »Du kannst versichert sein, daß es das erste war, worum sich Charlotte gekümmert hat.« Ich hatte sogar vergessen, daß mein Paß verschwunden war. Natürlich – Patrick hat ihn mir nie zurückgegeben. Wie kann man einem Menschen besser den Weg versperren? Hier drinnen dachte ich nur an Schlösser und Riegel, nicht an Pässe. Aber der Anblick des kleinen blauen amerikanischen Buchs zerquetscht etwas in mir. Dann springt es zurück wie zerknülltes Papier oder das federnde und vergängliche Cellophan – optimistisch. Ich habe ihn wieder; es gibt Hoffnung.

»Und sie haben auch deine Fotokamera, deine Nikon.« Das bestätigt mich. Sie war der Grund, warum ich gewartet habe, das Risiko einging, mich lächerlich machte, eingesperrt wurde. »Deirdre – wunderbar.« – »Alles andere ist immer noch auf dem Flughafen, im Polizeilager.« – »Wenn ich nur eine eigene kleine Lagermöglichkeit gehabt hätte, wäre das alles nie passiert, Deirdre.« – »Mach dir keine Gedanken, die ganze Geschichte ist ein dummer Fehler. Du kannst dir das Ausmaß der Idiotie dieser Menschen, mit denen wir uns in letzter Zeit herumschlagen mußten, gar nicht vorstellen; nichts als Lügen und Hinhaltetaktik – Gott sei Dank hatten wir Charlotte. Wir sind ein gutes Stück vorangekommen, und es wird nicht mehr lange dauern. Nur noch ein paar Tage. Halt jetzt nur die Ohren steif.« Die Schwester ist bald an der Tür, und sie darf die Briefe nicht sehen. Wenn sie von der Außenwelt abgeschnitten sagen, meinen sie es; sie haben Deirdre gesagt, daß das die Vorschrift ist. »Das ist für Sophie, das für meine Freundin Monika in Amsterdam. Das ist für Nell und das für D'arcy – aber sie war ja schon hier und weiß Bescheid.« Die Papiere wechseln die Besitzerin, fliegen aus meiner Einkaufstasche, um blitzschnell in Deirdres Handtasche zu verschwinden.

Die Schwester, die wir überredet haben, mir die Handtasche zu bringen und dann noch etwas Tee, kehrt von ihren anderen Wegen zurück und will die Handtasche wiederhaben, auch den Paß. »Nun, meine Damen, das ist eine Ausnahme, und alles hat ein Ende. Sie sind schon zwanzig Minuten überfällig, und der Herr Doktor wünscht keine Störungen.« Deirdre und ich klammern uns aneinander, dann geht sie.

Als Trophäen auf meinem Nachttisch: Bananen, Äpfel, Orangen. Du mußt auf dem Damm bleiben. Jetzt auch ihr zuliebe, mach weiter wie eine Läuferin beim Training. In der An- und Entspannung spüre ich, wie der Wille in meine Arme und Beine zurückkehrt – ja, ja, ich werde es schaffen. Meine Freundinnen werden mich retten.

Wenn du draußen bist, was wird aus den anderen? Wie kannst du ihnen helfen, diese Verliese verändern? Was hast du das letzte Mal getan? Eine Radiosendung im National Public Radio – und sie waren überrascht, daß du überhaupt dazu bereit warst. Die Mitgliedschaft in einer Selbsthilfegruppe, wenn du eine finden kannst, Bemerkungen hier und da, öffentliche Eingeständnisse – verdammt wenig. In Minnesota war dein Fall nützlich, als Testfall trug er sogar dazu bei, das Gesetz zu ändern. Aber du hast sehr wenig getan. Als du irgendeiner gelehrten Truppe, die dich unter völlig falschen Voraussetzungen zu einem Vortrag einlud, vorschlugst, über psychiatrische Anstalten als eine Form sozialer Kontrolle zu sprechen, sagten sie die Konferenz ab. Jetzt kannst du also nur ruhig sein. Was gewiß das Übliche ist bei denen, die durchrutschen: Sie wollen nie darüber sprechen, wollen am liebsten alles gleich vergessen. Das Nächstbeste, wenn es schon nicht ungeschehen gemacht werden kann, ist absolute Diskretion. Das erste Mal – so war es das erste Mal. Was wirst du diesmal tun? Charlotte dazu überreden, das Parlament auf eine Besichtigungsfahrt hierher einzuladen, und den Abgeordneten zeigen, wo der Verputz von der Decke des Tagesraums blättert. Mehr Mittel für Reparaturen und Lohnerhöhungen für das Personal – das würde überhaupt nichts daran ändern, wie diese Anstalt geführt wird und womit man sich hier abfinden muß.

Was dann? Die Patientinnen. Wenn sie reden könnten, ihre Geschichten erzählen, wie sie hierhergekommen sind: der Ehemann, der noch ein Kind wollte, sie aber nicht, weshalb er sie wegen Wochenbettpsychose einliefern ließ; der Bruder und die Schwester, die das Stück Land einer Frau haben wollten; bei einer anderen waren es der Ehemann und der Priester; bei wieder einer anderen der Sohn und die Schwiegertochter, die sich das Haus unter den Nagel reißen wollten. Eine andere wurde in der Pubertät wegen Promiskuität weggesperrt und dann an den psychiatrischen Arm weitergereicht, um ein halbes Leben in seiner Obhut zu verbringen; die angebliche Senilität einer ganzen Schar von Frauen, die ihr Leben in einem Gefängnis zu Ende bringen müssen, das obendrein ihr Bewußtsein mit Chemikalien vergiftet, gegen die sie sich nie wehren dürfen, aus keinem anderen Grund, als daß sie alt und arm sind. Und es gibt hier den ganzen Tag nichts zu tun, keine »Behandlung«, weder Gesprächs- noch Verhaltenstherapie, kein Lesestoff außer

Clare Bugle, der im Hospital gratis verteilten Tageszeitung von County Clare, im Fernsehen die Lieblingsprogramme der Schwestern und keinerlei Bewegung außer für jene Glücklichen, die das Recht haben, zweihundert Meter zur Messe zu gehen. Ein Privileg, das ich nie genoß, weil ich als Ausbrecherin galt.

Wenn du sie also alle hier zurückläßt – was dann? Ich werde darüber berichten, irgendwie werde ich darüber sprechen. Jedesmal habe ich an diesen Orten Mitleid gelernt, und ich habe die Realität der Unterwelt, der Schlangengrube, am eigenen Leib erfahren. Aber dann verschwindet es wieder, und du vergißt. Zweimal schon. Wenn es diesmal das letzte Mal sein soll, mußt du sicher sein, nicht schon wieder zu kollaborieren. Du wirst also deine Einstellung ändern müssen. Dieser unglückliche Zufall, dieses Stück Pech, diese vielleicht günstige Wendung deines Schicksals verpflichtet dich dazu. Du mußt auf immer eine Insassin bleiben, eine, die niemals vergißt.

Aber wenn du von irgendeinem Nutzen sein willst, mußt du aufhören, Verrücktheit mit Gefangenschaft gleichzusetzen; hör also auf damit, beweisen zu wollen, daß du nicht verrückt bist, denn diese Haltung setzt das Eingeständnis voraus, daß du zu Recht eingesperrt wärest, wenn es so wäre: Unschuldig bist du nur, wenn du normal bist und so weiter. Dein Verstand muß demnach hundertprozentig nüchtern sein, maximal ein wenig depressiv, um angenommen zu werden und glaubwürdig zu sein. Keine Manie. Keine Phantasien, keine Halluzinationen, kein Zusammenbruch. Erst wenn du den Wahnsinn zuläßt, das völlige Auseinanderbrechen, erst dann kannst du gegen die Anstalt als Gefängnis und Strafe aufstehen. Erst dann hast du eine annehmbare Haltung – sonst nicht. Aber du kannst doch nicht einmal Wahnsinn von geistiger Normalität unterscheiden. Und du fürchtest die Störung des Geistes ebenso wie die anderen, würdest sie am liebsten aus deinem Kopf herausschneiden wie ein Krebsgeschwür. Denkst darüber in chirurgischen Kategorien, möchtest am liebsten deine irrenden Gedanken mit dem Skalpell entfernen: dumme Äußerungen, metaphorisches Denken, Symbole, Zerstreutheit, impulsive Bedürfnisse, doppelte Identitäten, Ähnlichkeiten, Gleichnisse, Spuren und Erinnerungen. Alles wie Schmutz, den du am liebsten mit einem Putzmittel wegsprühen würdest. Gib zu, daß du verrückt warst, daß du auf dem Shannon-Flughafen wie eine Irre umhergezogen bist – sie haben trotzdem kein Recht, dich einzusperren, dich deiner Freiheit zu berauben und auch noch deiner Hoffnung. Laing denkt das und Szasz und David Cooper. Du aber glaubst es noch nicht genug. Und sonst glaubt es überhaupt niemand. Das ist doch das Problem.

Der Rest von Irland verschwimmt, rauscht vorbei im Taxi nach Dublin. Eine Spende der Regierung, ein ganzes Taxi zu meiner Verfügung – eine außergewöhnliche Sünderin, die einer solchen Ausgabe würdig ist – und die beiden Schwestern zu meiner Bewachung. McShane hat auf mich verzichtet. Desmond kam zu Besuch mit einem großen Gloxinientopf und sah lächerlich aus. »Eine Topfpflanze, um Gottes willen«, rief Deirdre voller Abscheu aus, als sie am selben Tag zu Besuch kam, ihre Operationsbasis immer noch das ›Hotel Auburn‹. »Erwartet er, daß du den ganzen Winter hier verbringen wirst?« – »Wie konnte Desmond mich hier einliefern lassen?« frage ich. »Ich habe gehört, daß er seinen eigenen Bruder wegen Schizophrenie verknackt hat, deshalb«, antwortet Charlotte. »Desmond kannst du vergessen.« – »Aber er ist doch ein Experte für Bürgerrechte.« Charlotte schließt das Thema ab: »Können wir uns darauf einigen, daß dieser Aspekt der Bürgerrechte Desmonds blinder Fleck ist?«

Jetzt rast das Taxi vorbei an den riesigen, großen Fabriken der Umgebung, und die Schwestern antworten mit zynischem Humor auf meine Frage: Das sind die Fabriken, die das Pulver erzeugen. Ciba ist hier, mit seinem Ausstoß an psychotropischen Medikamenten für die ganze Welt – Millionen, vielleicht Milliarden von Kapseln, je mehr sie Verbreitung finden. In sechs Jahren habe ich 8.760 Kapseln eines führenden Tranquilizers in vier Dosen zu je 300 mg das Stück konsumiert; 1200 mg täglich. Einige von ihnen kamen vielleicht direkt von hier. Die Republik Irland in der modernen Welt, wo sich die Flut der Multis wegen der billigen Arbeitskräfte rasch ausbreitet und die Landschaft zerstört. Das letzte schöne Land des Westens. Und sehr lieblich ist es entlang der Straße nach Dublin, das Grün der Freiheit. Es ist schwer, so glücklich zu sein, das Sonnenlicht wiederzusehen, durch so ein herrliches Land zu fahren – nur um dann wieder in der Abenddämmerung vor der

Gefängnistür zu stehen. »Das ist St. James Infirmary«, belehrt mich die Schwester beim Aussteigen. Ein alter Bluessong.

Aber Nell McCafferty ist da und Maere Rountree. Und ihr Dr. Browne, der ranghöchste Psychiater in Irland, der Oberarzt. Er zieht sich zehn Minuten lang mit mir zurück und erklärt mich für zurechnungsfähig. Ich bin befreit. Mit einer Unterschrift. Und einem Kompliment, das mir wieder Zuversicht gibt, trotz meines Zorns auf das ganze System. Sogar auf ihn, den guten Mann. Danach habe ich in Nells und in seinem Haus eine Reihe von Gelegenheiten, ihn und seine Profession anzugreifen. Er nimmt es als verständliche Verärgerung zur Kenntnis, verabscheut die medikamentöse Behandlung, kommt selbst aus der Psychoanalyse und empfiehlt mir eine Therapie, damit ich mir über meine Mutter und meinen Vater Klarheit verschaffe und so weiter. Aber er hat sich nie wirklich darum bemüht. Also durfte ich in Nell McCaffertys Haus bleiben und reiste dann mit Monika, die aus Amsterdam herüberkam, nach Westirland, um mich in einem Cottage am Meer zu erholen. Dort besuchte ich D'arcy und versuchte um Sympathie für die irischen Hungerstreikenden zu werben, indem ich Briefe nach Frankreich und Amerika schrieb. Der Mut der Streikenden löste schließlich in ganz Südirland eine Woge der Emotion aus. Zwar kein rasch anschwellender, so doch ein sanfter Übergang von ignoranter Feindseligkeit zu Mitgefühl.

DRITTER TEIL

NEW YORK CITY

1

Ich habe mich verirrt, mitten in der Stadt. Zwischen Park Avenue und Siebzehnter Straße, sogar Union Square kann ich sehen, und dennoch verirrt. Wieder daheim in Amerika nun schon zwei Monate, am Ende meiner Kräfte. Die Ausstellung war ein Reinfall. Trotz eines schönen Brownstone-Hauses, herrlicher Räume, ja sogar guter Rahmen für die Fotografien. Es war dieselbe Ausstellung – Lesbia Erotica, Nackte und städtische Wassertürme, Sophie und das Loft mit meinem Schriftzug auf den Bildern, kleine Kurzgeschichten –, die in Amsterdam und Berlin gut ankam, aber in New York wurde sie ein Flop. Vielleicht zu weit Uptown für mein Publikum. Was mich aber endgültig schaffte, war, daß Sophie nicht kam. Ich wartete auf sie bei der Vernissage und konnte es von Minute zu Minute weniger glauben, daß sie in der Lage sein würde, mir das anzutun. Sie hat sich ein Apartment in der Fünfzehnten Straße genommen. Und eine Geliebte. Am letzten Tag der Ausstellung schaute sie nachmittags herein, blieb eine Stunde und ging. Dann war es vorbei.

Schon seit Wochen verliere ich den Boden unter den Füßen; alleine in der Bowery, vergeht mir der Zorn. Meine Freunde meinen, ich muß wohl »etwas gemacht haben«, um das zu verdienen, was in Irland mit mir geschehen ist. Zu Weihnachten bestand Dakota darauf, daß ich versucht hatte, in der Damentoilette zu wohnen, um Gottes willen, und ich ließ mich über die Nikon und Ryan aus und gab schließlich auf. Es ist sinnlos, die Klapse beschreiben zu wollen. Oder die Unruhen in Irland; alle geben sich mit den Häppchen aus dem Fernsehen zufrieden. Das ist Reagans neues Amerika. Ich komme von anderswo. Bernadette Devlin wurde siebenmal angeschossen und hat überlebt, und hier nimmt es niemand zur Kenntnis. Die Dinge sind unwirklich geworden. Die Straßen sind noch da, aber alle haben sich verändert. Ich beginne um mich herum die Stimme der Vernunft zu hören: Gib auf, du bist absolut pleite, du könntest die Farm verlieren.

Ich laufe ziellos durch die Straßen, als ob schon allein die bloße Bewegung das Leiden des Bewußtseins lindern könnte, den Schmerz der Angst innerhalb der vier Wände in der Bowery. Das ist die alte Verlorenheit von früher, vom letzten Mal; jetzt kommt die Depression, wird mich auslöschen. Vor der Depression kommt die Panik, geht ihr voran. Es ist die ziellose frenetische Energie vor der Lethargie, ein letzter Versuch, durch Bewegung etwas zu bewirken. Ich denke nur noch an Geld. Und daß ich meine Kunst verliere, mein Leben, meine Kreativität und meine Lust daran. Jetzt geht es um das nackte Überleben, wie ich die nächsten paar Monate hinkriege. Immer sitzt mir die Armut im Nacken. So viele Jahre, bis ich sterbe – was mache ich nur bis dahin? Verirrt. Der nächste Schritt ist blockiert.

Beeil dich, lauf weiter Uptown, mitten hinein in die Häuserwildnis. Heute morgen habe ich Monika, die bei mir wohnt, von meinen Schulden erzählt; sie war überrascht und erschrocken. Wie vulgär, wie extravagant amerikanisch müssen ihr Kreditkartenschulden vorkommen. Sogar Schulden an den Baumarkt von H. G. Page. Ihr ruhiges akademisches Leben würde solche Ausgaben niemals zulassen, ihr nie die Verrücktheit erlauben, der Telefongesellschaft Geld zu schulden. An Monikas Selbstvertrauen und an ihrem Mut kann ich meinen eigenen Verfall messen.

Ich enttäusche sie. In jeder Hinsicht, nicht zuletzt als Geliebte. Was für ein Fehler, überhaupt etwas mit ihr angefangen zu haben; zwei kalte Nächte im Cottage in Corofin, County Clare, als meine Einsamkeit und ihre Güte mich zu einer spontanen Zuneigung verführten, die nun endgültig verflogen ist. Ich möchte nur mit ihr befreundet sein, was ihr mißfällt, sie beleidigt. Ich bin von Sophie besessen, was für Monika eine Verrücktheit ist. »Sie wird dich wegen einer Jüngeren verlassen«, belehrt sie mich mit ernster Miene. »Das hat sie immer getan«, antworte ich. Monika ist pausenlos verärgert über mich, was sogar ihre Engelsgeduld nicht kaschieren kann. Doch wenn sie geht, werde ich allein sein. Dann wird er beginnen, der Kampf mit dem Tod. Dieses Mal noch schlimmer, weil es keine Möglichkeit des Freitods mehr gibt. Ich werde sterben und dennoch nicht sterben dürfen.

Der einzige Ausweg ist Schreiben: das Manuskript, das ich Todesbuch nannte, mit allen Notizen und Passagen, die Fragmente über die erste Festnahme und Anstaltseinweisung und über die Suizidversuche, die mich danach überfluteten, die Aufzeichnungen meines Endes. Ich fuhr hinauf zur Farm, um es noch einmal zu suchen, das verzweifelte Unterfangen, den zerrissenen Faden wieder aufzunehmen. Das ist es, ich werde es schaffen, dachte ich. Jetzt war der richtige Augenblick, nach Ennis, schon wieder nach der Klapsmühle. Eine Gegenwehr, die Lösung einer Schriftstellerin gegen die Panik. Spring dieser Zeit ins Gesicht, riskier es.

Denn nach dem letzten Mal hatte ich es gewagt, das Irrenhaus zu vergessen. Ich hielt mich für frei, dachte, es sei endgültig vorbei. Dann haben sie mich wieder erwischt. Dieses Mal mußt du dich stellen, darfst nicht noch einmal davonlaufen. Mach dich gesund. Bleib tapfer. Du wurdest abermals in die Hölle und in den Knast geschickt, bist im Wunderloch verschwunden, schon wieder eingesperrt. Dieses Mal mußt du reinen Tisch machen und sprechen, so wie du es dir das letzte Mal vorgenommen hast, als sie dich rausließen. Aber dann kam die Angst – zu viel mitzuteilen, zu viele, die du kränken könntest, und dann die Depression. Sie wird dich wieder erwischen, und du wirst untergehen und sterben, wenn du nicht deine eigene Wahrheit sagst.

Ich muß also das Todesbuch frontal angehen; es gibt ein fertig vorbereitetes Buch. Sorgfältige Notizen, sogar ein Rohmanuskript. Es ist schon zur Hälfte geschrieben – du mußt es nur mit Fleisch füllen. Jetzt, wo die Erinnerung noch frisch ist und du den nötigen Antrieb empfindest, den entsprechenden Zorn. Sie haben dich erneut geholt, bloß um dich daran zu erinnern – diese Erfahrung liegt wie ein Felsblock auf deinem Weg. Das Karma hat sie ausgegraben, du kannst sie nicht mehr verstecken; wenn du dich ihr nicht stellst, sie nicht zugibst, wirst du auf ewig blockiert sein. Ein Feigling. Du hast dich auch das letzte Mal gedrückt, und es ging gut, du konntest weiterschreiben, aber das Leben wird eine solche Unehrlichkeit kein zweites Mal zulassen. Was in jenen Kerkern passierte, ist nicht bloß eine Katastrophe, sondern eine Quelle. Das Manuskript ist der logische Ort für einen neuen Anfang, das fehlende Stück – es wird dich retten.

Aber es war weg. Einfach verschwunden. Schwitzend durchwühlte ich auf der Farm Kartons und Schubladen. Alle meine Papiere waren weggeräumt worden, um der Wintermieterin Platz zu machen, die sich eine Woche lang in Florida aufhielt und mir erlaubt hatte, in ihrer Abwesenheit das Haus zu benutzen. Tag für Tag stellte ich den Lagerraum auf den Kopf. Monika kam auf Besuch und half am Ende sogar mit. »Wie sieht es denn aus?« – »Es ist ein Stoß Manila-Mappen, mit dicken Gummiringen zusammengehalten: ›Tod‹ oder ›Todesbuch‹ oder so etwas ist vorne mit Bleistift draufgekritzelt. Vorsicht, es sind eine Menge kleiner loser Blätter darunter, sie könnten herausfallen, wenn du den Packen hochhebst.« Wir trinken Tee und versuchen es noch einmal. Meine Hände zittern, so daß ich es kaum schaffe, diese Papierwildnis zu durchforsten: Briefe, Rechnungen, Schallplatten, Fotografien. Meine Hochzeitsbilder, Fumios Gesicht schaut heraus, Familienmitglieder grinsen uns beide jetzt in diesem desolaten, unordentlichen Zimmer vorwurfsvoll an. Mitschriften von der Universität, jeder Satz meines Studiums englischer Literatur in Oxford, Vorträge aus meiner Zeit als Lektorin – es muß hier sein. Und es war schlicht unauffindbar. Nein, nein, sagte ich und stand mitten in der Nacht auf und fing wieder von vorne an. Selbst als wir den Wagen schon beluden, um heimzufahren, war ich immer noch auf der Suche.

Nimm also wenigstens etwas anderes mit, irgend etwas. Du hast doch über deinen Vater geschrieben, es war im Entstehen, nimm das mit. Du wirst dir deinen Weg hinaus erschreiben müssen. Nur die Arbeit, nur Schreiben kann es schaffen – die Depression vermeiden. Die Arbeit wird dich retten, nicht die lausigen Pillen und die ewige Leier, daß du verrückt bist.

Aber dann klappte es nicht mit dem Schreiben. Tag für Tag sehnte ich mich danach. An einem Nachmittag saß ich am Tisch des Eßzimmers und erkannte, daß ich das Buch über meinen Vater nicht schreiben würde. Wenn ich es jetzt tun könnte, würde es endlich alles ins Lot bringen. Der Anfang war wie das Wegrollen eines Baumstamms; helles Entzücken. In den vergangenen zwei Jahren hatte ich über hundertfünfzig Seiten geschrieben, ganz ohne Druck in der blauen Scheune, mein Tisch vor genau dem richtigen Fenster, die Sommer- oder die Herbstlandschaft vor Augen – reinster Luxus. Jetzt klammere ich mich daran wie eine Ertrinkende, und es kommt nichts.

Und was schließlich kam, konnte nicht gedruckt werden: schwerfällig, schwülstig, geheimniskrämerisch, eigenbrötlerisch – das läßt sich nicht veröffentlichen, dieses Geschreibsel über die Eier deines alten Vaters, über die sexuelle Vitalität deines Erzeugers, das geht nicht; das ist wohl kaum ein passendes Thema. Stell dir nur vor, was deine Mutter zu solchem Zeug sagen würde. Wenn ich das aber auslasse, es verleugne, wird nichts anderes aus mir kommen. Je mehr ich mich anstrenge, desto weniger kann ich mich an meine Kindheit erinnern. Und bei der Geschichte des alten Mannes erkenne ich plötzlich, daß ich eigentlich keine Ahnung von ihm habe. Du müßtest nach St. Paul fahren, mit den alten Männern reden, die ihn gekannt, mit ihm gearbeitet haben. Dazu bist du jetzt wohl kaum in der Lage, oder?

Ich kann es nicht laut aussprechen, aber insgeheim weiß ich schon, daß es das Ende ist. Das Buch über meinen Vater wird nie geschrieben werden. Eine solche Blockierung habe ich noch nie gekannt, oder nie in diesem Ausmaß. Ein ganzes Buch verlieren – es kann Jahre dauern, bis ich ein neues zustande bringe. Wie werde ich überleben? Wie kann ich die Farm erhalten?

Freilich, wenn du im letzten Sommer nicht so viel Geld ausgegeben hättest, hättest du noch die Hypothek für das Land. Statt dessen hast du es in die lila Scheune gesteckt. Du schuldest Page dreitausend Dollar für ein Haus, das du nie zu Ende bringen wirst. Weil du jetzt gar nichts mehr zu Ende bringst – du bist selber am Ende. Heute wischt Monika den Fußboden, weil du nicht einmal mehr dein Haus in Ordnung halten kannst. Du kannst nichts mehr tun. Wenn sie fortfährt, wirst du allein dasitzen und vor dich hin rotten. In deiner Seele gibt es keine Energie mehr, nur dieses frenetische Ding in deinen Beinen, das läuft und läuft: Wo um Himmels willen willst du hin? Du bist erledigt. Du hast einen Sprung in der Schüssel. Und du bist pleite. Wohin läufst du?

Aber ich weiß. Die ganze Zeit über weiß ich es. Ich errate es; nein, ich brauche nicht zu raten; ich weiß es so genau, daß ich seinen Brownstone vor mir sehe. Lange bevor ich dort bin, weiß ich, wohin ich laufe. Aber nicht, um einzutreten – ich werde nur dorthin gehen, um mir das Ganze anzusehen. Oder wenn ich etwas vereinbare, muß ich den Termin nicht einhalten. Wenn ich mit ihm rede, muß ich ihm nicht zustimmen. Wie angeekelt wäre Monika, wenn sie wüßte, daß ich hierherkomme: Psychiater und Drogentherapeuten sind geistige Wärter, würde sie sagen. Aber sie hat meine Krankheit nicht. Ich schon.

Jetzt, erst jetzt bist du auch vor dir selbst verrückt. Eine Verrücktheit, die ärger stinkt als alte Socken, schlimmer als eine zehn Tage alte Leiche. Depression ist Tod, die Färbung und Gewißheit des Todes. Paradoxerweise tritt die Depression dann ein, wenn du endlich die Krankheit bekommst, die sie dir in der manischen Zeit angehängt haben. Eine zeitverzögerte Reaktion, wenn man so will; die Verinnerlichung aller Verbrechen deiner Hoch-Zeit im Leiden deiner gefallenen, sterbenden Zeit. Depression ist, wenn du dich mit ihnen einverstanden erklärst und dich ergibst. Ich bin wie ein hungerndes Tier, das den Ort umkreist, wo ich meinen kleinen Fehdehandschuh abgebe und um Gnade bitte – in Form einer Medizin, die verhindern möge, daß dieser Abgrund, dieses hohle Tal zu meinem Leben wird. Immer und immer wieder: zehn, zwanzig, dreißig und mehr Jahre von dieser Scheiße.

Aber es ist schlimmer noch: Ich bin nicht nur auf der Jagd nach der Medizin, sondern nach der Tür, nach dem Weg zurück. Als ob dieser Arzt mir Absolution und Rückkehr garantieren könnte zu allen, die ich liebe. Und er kann; meine Mutter wäre begeistert, Fumio, Sophie. Vielleicht ist es die einzige Möglichkeit, Sophie zurückzugewinnen; soviel hat sie mir Donnerstag abend bei einer einzigen Tasse Kaffee bei Phoebe's angedeutet: »Wenn du nicht wieder das Lithium nimmst, sehen wir einander nie mehr wieder.«

Natürlich wäre es ganz einfach, all diesen Leuten zu sagen, du nimmst deine Medizin, und dann nimmst du sie doch nicht. Es ist auch möglich, sie zu nehmen und es nicht zuzugeben. Es wäre vielleicht auch möglich gewesen, die Einnahme lange genug zu verweigern, zu überleben und sie auf diese Weise davon zu überzeugen, daß sie vielleicht gar nicht nötig sei – aber das wäre schon ein großes Stück schwerer gewesen. Ich habe es versucht, und jetzt bin ich gebrochen. Ich kann nicht schreiben und bin starr vor Angst. Daraus können wir jetzt schließen, daß ich gescheitert bin.

2

Ich gehe zu Dr. Foremans Praxis aus eigenem Antrieb, um mein Leben zu retten, sage ich, angeekelt. Ich überantworte meine so trotzig und dumm verkündete Fähigkeit, mein Schicksal mit meinem eigenen Verstand zu lenken, ohne chemische Unterstützung. Allein gelassen war mein Verstand nicht in Ordnung. Mit gestörtem Geist kann ich ...

Und hier ist die Rettung, Lithium; nimm es, und du bist geheilt. Schwachsinn. Das glaubst du doch selbst nicht, auf deinem Weg durch die Dreiundfünfzigste Straße dem gefürchteten, gehaßten und so heiß ersehnten Ort entgegen. Ich höre Mallorys Worte: »degenerative Krankheit«. Das Pathos tragischer Ehrfurcht. Fast hätte ich gelacht, als ich sie das erste Mal auf dem Kassettenrecorder hörte, der während der versuchten Gefangennahme weiterlief. Diese Schulbuchweisheit. So gekünstelt, dachte ich, so melodramatisch. Ich bin angekommen. Die eleganten Messingbeschläge an der Tür. Die Praxis, der Warteraum, die Sprechstundenhilfe schließt gerade die inneren Glastüren. »Nein, heute können Sie Dr. Foreman nicht sprechen.« Er ist eindeutig nicht mehr da, und sie machen dicht. Ekelhafter Geruch von Geld – ich kann mir vorstellen, wie hoch die Miete hier ist. Vorbei sind die alten Tage kostenloser Behandlung an der Uniklinik. Foreman hat sich in seine private Praxis zurückgezogen – jetzt kostet es sechzig Dollar, bloß um diesen Mann zu sprechen. Ich stehe da wie eine Idiotin, während sie an ihrem Buch herumfummelt und mich schließlich eines Blickes würdigt. »Wäre es möglich, einen Termin zu vereinbaren? Bitte bald – es ist eher dringend.« Ihr Blick schätzt mich ein. »Suizidal?« Eine verwelkte, erschöpfte Gestalt, aber nicht suizidal. »Vor Montag in einer Woche ist nichts frei.« Das ist in zehn Tagen, denke ich empört, unfähig, etwas dagegen zu unternehmen.

Aber das letzte Mal ist es ihnen gelungen, mir zu helfen, als ich depressiv war und Washburn mich endlich überredete, die Uniklinik aufzusuchen. Dort wurde ich von Foreman und einem anderen

Arzt namens Abramoff befragt, ein interessanter Mann, der einfühlsam über Depressionen sprach, sie Trauer nannte, sogar zu wissen schien, wovon er redete. Foreman war jung, keck und prächtig. Er war derjenige, der die Pillen austeilte. Als wir ihn das erste Mal sahen, zwinkerten Wash und ich einander zu, stuften ihn als S. A. E. ein, Sigma Alpha Epsilon, die unseriöseste Studentenverbindung auf dem Campus, als wir gemeinsam studierten. Heute, als ich endlich einen Termin bei ihm habe, erinnere ich mich überrascht an unsere alte leichtherzige Zuschreibung; er ist gewaltig geworden.

Foreman ist keineswegs froh, mich zu sehen, obwohl mein Besuch ihm eigentlich Befriedigung verschaffen müßte: War ich nicht dumm genug gewesen, das Medikament abzusetzen, und kroch ich nicht in tiefer Depression hierher, genau wie er vorausgesagt hatte? Die Bestrafung, die unvermeidbare Bestrafung der Manie.

Aber es ist die Manie, an der die Ärzte wirklich interessiert sind, diese muß niedergewalzt werden. Die Depression ist dein eigenes Problem; geh ihr aus dem Weg, so gut du kannst. Sitz die Monate aus, vielleicht ein Jahr, bis es vorübergeht. Nur Selbstmord darfst du nicht begehen – das ist absolut verboten. Dein Leben gehört nicht dir, sondern den Ärzten, den Verwandten, dem Staat: deinem sozialen Umfeld. Zeig irgendwelche Selbstmordgedanken, und sie werden dich wie einen Dieb behandeln. Ich zeige keine. Ich gebe nicht einmal das Ausmaß meiner Depression zu – bloß meine Selbstauslieferung an die Medikamente, an alles, das mir ein Recht auf Leben verschafft. Verhindere den Zyklus meiner Hölle zwischen oben und unten, sicher und unsicher, brillant und stumpf, voller Pläne und voller Leere. Das Scheitern liegt als Wüste vor mir – ein Leben mit diesen entsetzlichen Fahrten, dieses Riesenrad des Geistes. Rette mich, flehe ich. Ohne es zu sagen. Statt dessen sage ich, daß es falsch war, das Lithium abzusetzen, und daß ich es jetzt wieder nehmen sollte, weil eine ernsthafte Depression im Anzug ist. Meine Haltung sagt aber noch viel mehr: Beschämung über meine Hybris, meinen Fehler. Natürlich kann ich mich nicht selbst behandeln oder es auch nur verstehen; die Krankheit ist etwas Fremdes, Geheimnisvolles; sie haben wenig Ahnung von diesem fremden Ding, das auf mich einschlägt, nach jahrhundertelangen Versuchen. Alles, was ich hätte tun müssen, war, täglich vier simple Kapseln hinunterzuschlucken. Und ich wäre für den Rest meines

Lebens okay gewesen: meine Karriere, meine Farm, meine Freunde, meine Reputation. Ich wäre nicht pleite und unfähig zu schreiben. In den sechs Jahren, als ich das Zeug nahm, ging es mir bestens, und ich war produktiv. In dieser Zeit habe ich drei Bücher gemacht und eine erkleckliche Anzahl Ausstellungen. Närrin. Närrin, zu glauben, es besser zu wissen. Foreman sieht mich an, wahrscheinlich belustigt, und ich winde mich.

»Es war ein großer Fehler – ich habe alles vermasselt«, sage ich. »Was haben Sie getan? In was für Schwierigkeiten sind Sie geraten?« – »Wahrscheinlich wie es im Lehrbuch steht: Ich habe zu viel Geld ausgegeben, habe meine Freunde und Geliebten vergrault, bin in Irland in einem Hospital gelandet.« – »Wenn man im Ausland ausflippt, können die ziemlich fies sein. Wie im Iran.« – »Im Iran bin ich nicht ausgeflippt, ich wurde verhaftet, können Sie sich nicht erinnern?« Ihm erscheint alles gleich. Er muß Hunderte Patienten haben, und die sechs Monate, in denen ich ihn nicht mehr aufgesucht habe, scheinen mich gänzlich aus seiner Erinnerung getilgt zu haben. Ich sitze vor ihm und fühle mich ausgelöscht. Eine Abtrünnige, gewiß, aber doch eine, die zurückkehrt, der lebende Beweis. Er sympathisiert nicht mit mir, klagt bloß an. Als ob schon allein der Vorwurf Wahnsinn, Fehlverhalten, bizarres Auftreten an sich Heilung wäre. Ich will ein Rezept, keinen Vortrag. Meine jetzige Krankheit ist nicht Manie, sondern Depression – er sollte diese Verurteilung an die andere richten, die Manische. Sie wäre begeistert auf diese Anklagen eingegangen, hätte ihm widersprochen, Beweise verlangt. Das Ich, das ich jetzt bin, stellt sich nicht der Diskussion, ist zu müde, gedemütigt und gebrochen, zu krank, um sich zu wehren.

Kapituliere und hol dir ein Rezept. Es war wahnsinnig, das Lithium abzusetzen, ja manisch, wie sie sagen. Darüber brauchen wir gar nicht zu diskutieren; das trifft nicht mehr zu. Was jetzt zutrifft, ist der Abstieg in die eine Krankheit, die ich nie in Frage gestellt habe – Depression. Ich spüre, wie sie sich stündlich, täglich über mich ausbreitet, erkenne das Schwindelgefühl. Ich weiß genau, wann sie beginnt, die Panik, die große wachsende Angst – die in ihren monströsen Proportionen sowohl eingebildet als auch real ist, weil es der letzte Versuch der Psyche ist, sich freizukämpfen, ehe ich unter der Trägheit begraben werde. Die Panik ist die Hast der Not, die bei der Suche nach der Telefonnummer den Groschen findet und wieder fallen läßt.

Foreman besteht darauf, mehr als recht zu haben; er ist gnadenlos, legt das Gesetz über meine Krankheit fest, meine Hinfälligkeit, mein unentrinnbares Schicksal: »Es besteht kein Zweifel, Kate, da gibt es keine Ausflüchte, Sie sind manisch-depressiv, das sind Sie, Kate.« Ich hasse seine herablassende Art, wie er meinen Namen ausspricht. Er nennt mich Kate, ich nenne ihn Herr Doktor. »Gewöhnen Sie sich daran, damit müssen Sie einfach leben«, sagt er und lehnt sich lächelnd in seinem Sessel zurück. »Natürlich haben wir heute einen neuen Namen dafür: bipolare affektive Krankheit.« Der knabenhafte Haarschnitt, sein makelloses Äußeres, das Hemd eng um seinen perfekten Brustkorb gespannt. Das Walkie-talkie an seinem Gürtel, die Geräusche der Praxis in seinem Rücken, voller Patientinnen und Patienten, die warten. Seine raffgierigen Assistentinnen sind ausgesucht grob zu mir – eine zerknitterte ehemalige Schriftstellerin, durch diese Diagnose zu einem Leben in Wahnsinn verurteilt. Wäre es nur schon vorbei; ich stehe keine weitere Depression durch.

Jetzt spielt er mit mir: Er ist nicht sicher, ob ich eine gute Patientin sein kann; ich habe doch früher immer meine Termine umgeändert. Und habe ich nicht meine Unzuverlässigkeit bewiesen, als ich das Lithium absetzte und den ganzen Kreislauf durchmachte vom manischen Schub bis hierher? »Jetzt fühlen Sie sich ziemlich down, nicht wahr?« Er ist total locker, die Hände hinter seinem Kopf verschränkt. In die Klinik kam man hinein, wenn die Symptome stimmten, aber hier in seiner schnieken neuen Privatpraxis in einem eleganten Brownstone muß auch deine Einstellung stimmen. Außerdem kann er beim Honorar keinerlei Rücksicht auf Bedürftigkeit nehmen. »Sie müssen sich also genau überlegen, wie wichtig es Ihnen ist, mich aufzusuchen. Sie müssen sich auch einer Reihe von Tests unterziehen, und die sind ziemlich teuer und zeitaufwendig.« Ich habe keine Wahl; er kann mir das Lithium verweigern. Er streckt sich in seinem großen Sessel hinter dem Schreibtisch, gelangweilt. Es ist langweilig, eine Person zu befragen, die kaum reden kann. Ich muß zu Kreuze kriechen: »Ich habe wohl keine

Wahl; wie Sie sagen: Ich bin krank und brauche die Medizin.« – »Natürlich haben Sie eine Wahl. Die ganze Stadt ist voller Ärzte; Sie könnten auch zu St. Vincent's gehen. Vielleicht ein bißchen überfüllt, aber die sind ganz in Ordnung.« Endlose Gänge voller Armut, Anonymität, stundenlanges Warten. Mich Fremden erklären, für die ich bloß eine Nummer bin. Nein, wie sehr ich ihn in diesem Augenblick auch verabscheue, ich werde doch bei ihm bleiben; weil ich ihn brauche, ihn kenne. Einmal hat es geklappt.

Meine Krankheit ist chemisch, sagen sie, und die Behandlung muß ebenso chemisch sein. Sie sagen, daß der Manie die Depression folgt, wie die Nacht dem Tag, auch wenn der genaue Zeitpunkt nicht vorhersehbar ist. Aber was, wenn ich nur pleite und hohl wäre, von anderen verurteilt und meiner Selbst und meiner Kunst nicht mehr sicher? Mit meinen Freundinnen verkracht, traurig über den Verlust meiner Geliebten, mit nichts auf der Bank und ohne Jobperspektive, von Existenzangst geplagt? Dann wäre ich nicht chemisch und schicksalhaft von Krankheit befallen, sondern schlicht deprimiert. Mit durchaus realen Ursachen für meinen Kummer, auch wenn es keine unmittelbare Lösung gibt: eine neue Geliebte, bessere Publikationsmöglichkeiten und so weiter. Dann wäre meine Depression, was Foreman selbst früher immer reaktiv nannte – eine Reaktion auf die reale Welt. Warum einen Arzt aufsuchen, wenn ich bloß einen guten Verlag und eine Geliebte brauche? Weil Sie manisch waren, insistiert er.

Also akzeptierst du den Vorwurf beschämenden exzentrischen Verhaltens – Verrücktheit, die Blume des Wahnsinns, seine häßliche Wurzel in deine genetische Struktur geprägt; konstitutionell, vielleicht sogar vererbt. Foreman hat beschlossen, es genetisch zu nennen. Ich zucke zusammen. »Leider, Kate, wir haben jetzt fast Gewißheit. War Ihr Vater nicht Alkoholiker?« Mein Vater, über dessen Leben ich eigentlich schreiben sollte, obwohl ich es nicht kann, ihn an den Tod verloren habe, an die Abwesenheit von Gedächtnis, Themen, Anekdoten, egal, was. O Gott, wie würde mein Dad diesen Kerl hassen. Ich konzentriere mich auf den Mann hinter dem Schreibtisch vor mir. Versuche, ihn nicht zu hören. Meine Gedanken schweifen ab zu einer Szene, die sich mir vor kurzem abends in der Bleecker Street eingeprägt hat, ein Mann und ein kleines Mädchen, die in der Abenddämmerung durch den Schnee gehen. Der

Wind blies stark, und er hob sie auf und trug sie, sein Gesicht in ihrem Haar. Eine Offenbarung, die ich unbedingt in das Manuskript einbauen mußte, meine Beschreibung arbeitete sich ganze zwei Seiten lang an dem Bild ab, blutend vor Neid auf das Kind in der Straße, dessen Vater es so offensichtlich anhimmelte. Von meinem ist nichts übriggeblieben: Der Rebell ist tot, und seine Schwestern haben mich vor zwanzig Jahren abgeschrieben – die Milletts.

Ich strecke die Hand aus nach meinem Vater, aber ich kann ihn nicht berühren, kann mich nicht einmal an ihn erinnern, wenn ich mich daranmache, über ihn zu schreiben, wo er doch so sehr bei mir war, als ich mit dem Buch anfing, voller Entzücken darüber, ihn auf Papier ins Leben zurückzuholen. Jetzt gibt es nichts, was ich noch über meinen Vater zu sagen wage oder über irgendeinen von ihnen, den ganzen Stamm. Sogar Mutter – ich kann sie nicht zu Papier bringen, und sie muß doch vorkommen. Die Familie: Wie konntest du es wagen, dich gerade jetzt dieses Themas anzunehmen, unwürdig, wie du bist? Schon wieder eine Anstaltseinweisung, der Makel erneut bewiesen.

Du mußt sagen, daß du verrückt bist, sag es, küß die Peitsche. Es gibt keine Lithiumpille, wenn du diesem ausgestopften Hemd gegenüber nicht Reue zeigst, keine chemische Heilung, die wertvolle Prophylaxe gegen deine Stimmungsschwankungen, gegen den Teufelskreis von manischem Schub und Depression. Sie gleicht aus und garantiert, daß der manische Schub nicht wiederkehrt; leider, sagt er immer wieder, wirkt sie weniger gut gegen die Depression – besonders, wenn man sie schon hat. Und ich habe sie. Also muß ich mich auf eine lange Rehabilitation einstellen, mit der unbestimmten Aussicht, durch die Einnahme von Lithium wieder zur Normalität zurückzufinden. Vielleicht werden Sie auch Antidepressiva nehmen müssen, sagt er, obwohl er diesbezüglich nichts anbieten wird. Leben mit Lithium; ein eigenartiges, gedrücktes, leicht sediertes und ganz leicht depressives Leben. Langsam – aber passabel normal. Ein Tranquilizer auf niedrigem Level, aber du konntest damit leben. Ich habe es sechs Jahre lang getan und konnte arbeiten, haßte es manchmal, aber in sechs Jahren gewöhnt man sich daran. Geben Sie mir das Zeug – ich will es noch mal versuchen. Wenn ich früh genug damit beginne, kann ich die Depression vielleicht kappen.

Nicht mit deinem Leben, nicht ohne Unterwerfung. Sag es, sag ihm, daß du den Verstand verloren hattest. Also, natürlich war ich verrückt. Ich gebe heute alles zu, alle Definitionen, die ich in meiner Skepsis, meiner Gier nach Normalität abgelehnt hatte. Gib es ihm gegenüber zu: Deine Hoffnung hat nichts gebracht. Sag die Formel auf: dein klassisches Verhalten, ohne Unterlaß zu reden, nicht zu schlafen, im Zustand überreizter Aufmerksamkeit und intellektueller Erregung zu leben, aus der nichts entsteht, weil die Sachen nicht beendet werden können, der Verstand sich selbst ständig unterbricht. Nun mach schon, sag es auf; erwähne nicht, daß dich andere unterbrechen. Du warst auch aufbrausend, feindselig; niemand sonst war das, natürlich nicht. Mea culpa. Du hast andere frustriert; sie haben dich nicht frustriert. Leg eine Generalbeichte ab. Lüg. Die Wahrheit ist jetzt eine Lüge.

Dann zieht dich die Assistentin hinaus aus dem Korridor in ein Büro, um den nächsten Termin zu vereinbaren, der wieder sechzig Dollar kosten wird. Und natürlich wird es noch mehr kosten, wenn das Rezept ausgestellt ist, neben dem einstündigen Warten in der Uni-Apotheke. Vor dem nächsten Termin mußt du dorthin zurückkehren, um für einen Bluttest zu bezahlen und dir Blut abnehmen zu lassen. Fast eine Ganztagsbeschäftigung. Aber besser, es wird mir bessergehen, raunt mir die Angst zu, während ich auf der Bank sitze und warte, bis mir der geschäftige Bote das Blut abzapft. Eine andere ironische und vollkommen erschöpfte Stimme, die weiß, daß alles verloren ist, entdeckt darin einen abwegigen Humor: Deine Mutter wird zufrieden sein, und Sophie. Du hast getan, was sie wollten, endlich.

3

Zahm bin ich, besiegt. Nicht mehr die wilde Irin, die sich allen widersetzt. Vergiß sie – sie war das Einfallstor zum Wahnsinn. Von jetzt an wird es auf immer und ewig eine Schande sein, wenn du dieses gesagt oder jenes getan hast, deine Worte werden als anklagende Stimmen zu dir zurücksickern, deine Verrücktheiten definiert durch ihren Tonfall, veranschaulicht durch den müden Ekel in ihrem Atem, wenn sie ihre vernichtenden Zitate von sich geben. Was sie nicht alles durchgemacht haben: die Ängste, die sie deinetwegen ausstehen mußten, die Peinlichkeiten. Die problematischen Tage, als du dich auf und davon ins Ausland gemacht und dich in weiß Gott was für Schwierigkeiten gebracht hast. Oder zu Hause, wo die Farm auf des Messers Schneide stand, weil du den Lehrlingen den Sommer verpatzt hast. Wie eine Verrückte hast du Geld ausgegeben und Zeit, Geld und Energie verschwendet; alles verschwendet.

Alles nun vorbei: Foremans Stimme gebietet dir, nicht mehr nur die Gegenwart, sondern auch die Vergangenheit aufzugeben. »Sie waren wild, Sie waren meschugge, Sie waren high wie ein Drachen.« Woher zum Teufel weiß er das – ist Sophie nicht seine einzige Informationsquelle? Aber er ist der Arzt, zu dem du für sechzig Dollar die halbe Stunde angekrochen kommst. Um diese endlosen Vorwürfe zu kassieren, eingebettet in klinische Termini wie »psychotischer Schub« und »manische Phase«, Wortklumpen, die nahelegen, daß sich am Ende der Pinzette eine Ratte befindet. »Sie waren einfach unkontrollierbar, Sie haben alle auf die Palme getrieben, das müssen Sie einfach zur Kenntnis nehmen. Sie haben alle Menschen um sich herum in Angst und Schrecken versetzt – die wußten einfach nicht mehr, was sie mit Ihnen anfangen sollten.« Er schaut hinüber zu Sophie; er hat sie heute als Zeugin bestellt.

Sie sagt nichts; er spricht für sie, obwohl er selber nicht dort war und sich an das halten muß, was sie ihm am Telefon erzählt hat. Vor Monaten, als ich aufhörte, das Lithium zu nehmen, und durchdrehte, als sie mich anflehte, es doch wieder zu nehmen. Als es ihr nicht gelang, weil ich mich weigerte, rief sie ihn an, um sich Rat zu holen. »Wenn Sie mich fragen, hätten Sie gleich damals in eine Anstalt eingewiesen werden müssen«, donnert er.

Das ist meine formelle Anklage. Ich muß jetzt gezwungen werden, meine Verbrechen vor einer Zeugin zu gestehen. Ich habe schon letzte Woche gestanden. Warum noch einmal? Warum vor Sophie? Schon daß ich hierhergekommen bin, ist doch genügend Geständnis: Er hatte recht, ich bin manisch-depressiv, ich habe die Krankheit, bin ihr Opfer, muß mich dringend in seine Obhut begeben. Zwei Sitzungen später befahl er mir, Sophie mitzubringen. Sie war froh gewesen, daß ich ihn aufgesucht hatte, aber sie hatte wenig Lust, ihn selbst zu sehen. Sie ist keineswegs aus Begeisterung hier.

Wieder schaut er zu Sophie hinüber. »Sie war einfach nicht zu bremsen im letzten Sommer, stimmt's?« – Sophie nickt, zutiefst peinlich berührt, ihre schlanken Arme auf den Armlehnen, ihr Gesicht starr nach vorne gerichtet. Wie sehr sie diesen vulgären amerikanischen Gefühlsausbruch verabscheuen muß. Nicht daß Foreman aus unserer klebrigen therapeutischen Schule des »inneren Gefühls« wäre; er ist biochemisch, kalt und pharmazeutisch. Aber er muß erst einmal den Wahnsinn zweifelsfrei feststellen, ehe er mit seiner Behandlung beginnen kann. Damit ich niemals mehr aufhöre, die Medizin zu nehmen, damit ich mich bekenne und immer wieder dazu bekenne, eine Gefangene der Krankheit zu sein –, und das hier meine Heilung. Sophies Gesicht starrt geradeaus; ich sehe es aus meinem Augenwinkel vom Stuhl aus, auf den ich gesetzt wurde. Sie ist als seine Komplizin herbestellt worden; wie bei einem Vertragsabschluß wird sie für die Seite der Behandlung rekrutiert, eine Gehilfin des Arztes, der das Geschehen aufmerksam überwacht.

Fragt sich Foreman, wie lang sie bei mir bleiben wird? Auf meinem Weg hierher hatte ich den Eindruck, daß ich sie zum letzten Mal sehen könnte. Die Manischen verlieren ihre Partner immer, hat mir Foreman prophezeit. Verlassen zu werden ist ihre normale Bestrafung. Niemand kann es mit einer manischen Person aushalten, versicherte er mir. Und wenn es vorbei ist und man depressiv ist und reuig, die Diagnose gestellt, machen sich Ehemänner, Ehefrauen und Liebhaber ohnehin aus dem Staub. Der Schaden ist schon angerichtet. Dieses Schema ist ein unumstößliches Faktum. Also werde ich vor Sophie erneut überzeugt. Alle ihre eigenen Äußerungen sind nun erwiesen: ihre Klagen, ihr Zorn gegen mich.

Ich würde die Angelegenheit nur komplizierter machen, wenn ich das Ruder ergriffe und bemerkte, daß sie ebenso aufbrausend war wie ich. Warum den Prozeß hinauszögern? Ich brenne darauf, dieses Gespräch zu Ende zu bringen. Heute ist der besondere Termin, an dem festgestellt werden soll, ob er überhaupt gewillt ist, sich mit mir zu belasten. Drei Wochen lang dauerte die Verhandlung, aber er behält sich das Urteil immer noch vor.

Jetzt vernehme ich das Urteil. Ich bin offenbar eine zwielichtige Undankbare, wahrscheinlich nicht der Mühe wert. Das sind keine guten Vorzeichen für eine Genesung; ich könnte dieser Krankheit restlos verfallen. Ich, die einst an der Universitätsklinik Starpatientin war, zu Benefizveranstaltungen eingeladen wurde, mit deren Erlös meine Behandlung fortgesetzt wurde. Eine bekannte Figur, auf die sie verweisen konnten, obwohl sie es Gott sei Dank nicht taten. Foreman hat sich jetzt eine eigene Nobelpraxis aufgebaut; ich bin entbehrlich. Wie wohlhabend er ist, wie abgesichert; kein Schicksalsschlag wird ihn aus der Bahn werfen, keine Pechsträhne wird ihn je verfolgen. Er wird immer mehr und mehr Geld scheffeln, sich in seinem Fach immer mehr als Autorität etablieren, in psychiatrischen Zirkeln und akademischen Positionen immer höher aufsteigen. In seinen schönen Kleidern und der eleganten Umgebung. Das Walkie-talkie an seinem Gürtel: Er hat so viel zu tun, wird überall gebraucht. Der Scheck über sechzig Dollar, den ich in zehn Minuten ausstelle, wird gleich morgen früh gedeckt werden müssen. Ich bin das Ende; er ist der Anfang, die gesicherte Zukunft. Ich hasse ihn in diesem Augenblick, finde ihn rüpelhaft weit über das erträgliche Maß hinaus. Sophie zittert.

»Sie müssen den Zustand, in dem Sie sich befanden, zugeben.« – »Ich habe ihn zugegeben«, antworte ich, meine Stimme ebenso zerquetscht und unhörbar wie ich selbst, ohne Eindruck zu hinterlassen. Es geht immer noch um meinen Wert: »Denn ich muß Ihnen noch etwas sagen – also habe ich gewartet, bis sie hier ist«, sagt er und deutet auf Sophie. Alles, was er mitzuteilen hat, richtet sich an sie; sie sind die Erwachsenen, die Gesunden, die Vollständigen und Normalen, seine Gestalt vital und kraftstrotzend in seinem schönen Anzug und seinem schönen Sessel. Eine Ankündigung bereitet sich vor.

»Sie müssen mit dem Trinken aufhören«, verkündet er dramatisch. »Ich trinke doch nicht«, protestiere ich. Gewiß nicht, wie er es meint; diese Angelegenheit mit dem Trinken ist eine der Verleumdungen, die gegen mich vorgebracht werden. »Im vergangenen Sommer haben Sie eine Menge getrunken, sagen Sie nicht, daß es nicht stimmt.« – »Ja, damals wahrscheinlich schon.« Wenn ich unter Druck bin, angegriffen werde. »Ja, doch, wahrscheinlich schon.« Ich habe während des größten Teils meines Erwachsenenlebens Martinis getrunken, seit meiner Studienzeit; die Anstrengungen von Columbia und die zweistündigen U-Bahnfahrten haben sie zu einer Notwendigkeit gemacht, die ich seither genieße. Ein Martini vor dem Abendessen eine der Tröstungen des Lebens. »Aber jetzt trinke ich garantiert nicht viel. Einen Martini vor dem Abendessen und ein Glas Wein zum Essen – ist das Trinken im Sinne von ›Sie wissen doch, daß sie trinkt‹ oder ›Das Problem ist, daß sie trinkt‹?« – »Leider ja.« Jetzt wird er leidenschaftlich; an der Universität führen sie Autopsien durch, er und seine Kollegen. Und sie entdecken schwere Nierenschäden bei Leuten, die Lithium genommen haben.

»Wenn Sie kein Lithium nehmen würden, könnten Sie sich halb tottrinken, Sie sind robust genug. Aber nicht mit Lithium; Sie können nicht Lithium nehmen und gleichzeitig trinken, das dürfen Sie nicht – Sie sollten die Zellen sehen.« Als nächstes kommt das Gehirn an die Reihe: Alkohol zerstört auch das Gehirn. Man sollte ohnehin nicht trinken; jetzt klingt er wie vom Abstinentenbund. »Trinken Sie?« frage ich ihn beiläufig, ein Versuch, die moralisierende Atmosphäre aufzulockern. Trinken ist doch Teil des Lebens, ein Vergnügen, nicht ein Krebsgeschwür verwüsteter Zellen. »Gesellschaftlich«, antwortet er. »Was heißt das?« – »Wenn man auf eine Party geht, trinkt man ein Gläschen. Sie könnten zu geselligen Anlässen ab und zu ein Glas trinken – auf die Martinis werden Sie aber verzichten müssen. Für immer.«

Ein kleines, nervöses Lachen rundherum. »Das tut weh, logisch. Sie mögen Teil Ihres Lebens sein, aber Sie dürfen nicht, dürfen absolut nicht, wenn Sie Lithium nehmen wollen. Nicht, wenn Sie meine Patientin sind. Es gibt andere, die es ihnen verschreiben werden, egal, was Sie sonst tun, aber ich nicht.« Er nicht, er hält sich an die Vorschriften. Fast ist er mir sympathisch, weil er in dieser Sache so streng ist. Ich halte ihn aber auch für aufgeblasen und unmöglich, seine Methode, es mir mitzuteilen, ist widerwärtig. Er könnte genausogut ganz einfach die Autopsien und die Wirkung des Lithiums auf die Nieren beschreiben und dann daraus die nötigen Schlüsse ziehen.

Das Medikament ist immer noch so neu, daß seine langfristigen Auswirkungen wenig bekannt sind. Dafür hätte Sophie nicht hierherbeordert werden müssen. Vor ihr als Alkoholikerin dazustehen ist um so demütigender, als ich gar keine Alkoholikerin bin.

Als wir schließlich die Tür unserer nächsten Station hinter uns schließen, der Blutabnahmestelle, in Sicherheit vor Bürokratie und Institution, Zwang und Anpassung – die alle auch Sophie nicht unbeeindruckt gelassen haben –, war der erste Gedanke von uns beiden die Bar. »Natürlich ist es furchtbar, aber gerade jetzt unumgänglich.« Wir kichern, als wir uns im Chelsea niederlassen, einem erstklassigen Trinketablissement. Sie hat von der Apotheke aus Marcy angerufen, ebenso wie ich Monika, wir nehmen uns diese Zeit und diesen Ort für uns, schneiden ihn aus den anderen heraus. Wir werden ein Hähnchen und Holz für das Feuer in der Fünfzehnten Straße kaufen. Jetzt brauchen wir zuerst einen Martini, und einen Scotch für Sophie. »Wirst du aufhören, was meinst du?« Sophie nippt an ihrem Scotch. »War er nicht schrecklich?« Sie schüttelt den Kopf, verwirrt. »Ich hatte keine Ahnung, daß er so sein würde.«

»Und die Praxis, mein Gott, die Praxis.« Sie schließt die Augen. Wahrscheinlich haben die Menschen dort auch sie erreicht, die traurigen Patientinnen und Patienten, die Verzweiflung im Warteraum, die gedämpfte Stimmung im Angesicht des Throns, die grandiose bürgerliche Ausstattung, finanziert von den Leidenden. Mir war es peinlich gewesen, mit ihr im Warteraum zu sitzen, peinlich unter ihrem betretenen Blick, eine Irre unter Irren zu sein. Und als wir eingelassen wurden, damit mich der Arzt der Manie bezichtigen konnte, nackt vor ihren Augen – dann aber war nicht mehr sie Vertreterin der Anklage. Er tat es für sie. Ihre ständige Behauptung, daß mein Verhalten abstoßend, unanständig, unsauber war: Jetzt, als die Autorität es ihr ins Gesicht schrie, mich wegen meiner Sünden mit

Schuld belud, konnte ich sehen, wie sie weich wurde, sogar zusammenzuckte.

Ich habe mich einer unendlich demütigenden Prozedur unterworfen, und sie wurde gezwungen, daran teilzunehmen; in gewisser Weise wurden wir hereingelegt, beide. Die Beziehung zwischen uns, dieses verletzliche Band, wurde offengelegt, eingenommen von einem Fremden. Nicht der übliche Appell an legale Partner und Verwandte. Zwei Frauen: zerbrechlich, ohne öffentliche Anerkennung. Um sie zu halten, habe ich ihre Rolle als Wärterin angenommen. Er schickte uns fort, um »darüber nachzudenken«. Es fällt ihm gar nicht auf, daß ich ihm keine eigenen Argumente oder Gründe vorgelegt habe, nur Zustimmung heuchelte, um das Rezept zu bekommen. Vor Monaten, ja noch vor Wochen hätte dieses Treffen niemals in dieser Form stattfinden können, es wäre mein Wort gegen Sophies Wort gewesen. Aber da wäre ich auch nicht in seine Praxis gegangen, um ihn um Lithium anzuflehen.

In dieser Bar sind wir erst am Anfang, bei der Preisgabe des Martini – als Folge der vorangegangenen Preisgabe, der Aushändigung des Ich an die Psychiatrie, meine Unabhängigkeit den Medikamenten geopfert. Und jetzt muß ich alles aufgeben, angefangen von diesem keineswegs kleinen täglichen Sakrament des Lichts: das klare Leuchten im Glas am Abend, das Schweben der Freude bei Sonnenuntergang – ein ganzer Atlantik liegt in dieser Klarheit, dachte ich immer. Zeichnungen, abstrakte Spritzer und Pinselstriche, Hommagen an den Martini. Auch das Trinken eines Martini beim Zeichnen, die erste Hälfte ein sehr produktives Tonikum.

Obwohl ich mir sage, ich werde mein Martini-Leben nicht aufgeben, meine sorglose Künstlerinnen-, Kneipen- und Nachtlebenexistenz, so weiß ich doch, daß ich es tun werde. Ich bin wütend, daß er das Medikament, von dem sie sagen, es sei das einzige, das mir helfen könnte, vor meiner Nase baumeln läßt – und es dann wegzieht mit der Kraft eines Martini. Es besteht kein Zweifel, daß er mir fehlen wird: Mein Lebensstil war ein langer Arbeitstag, der in die Glückseligkeit eines Schwenkers mit Eis und Zitrone mündete und des beruhigenden Gins, an Winterabenden vor dem Feuer, im Sommer am Teich. Tage, als ich noch arbeiten konnte und ein Leben hatte. Jetzt, im entleerten Nichts der Depression kann ein

Drink immer noch die Panik und Angst des Tages eindämmen; Essen, ein Feuer, etwas Trost. Jetzt wird es nicht einmal mehr das geben.

Warum setzen sie einen auf dieses Zeug, ehe sie wissen, ob es einem die Nieren zerfrißt, wo das Lithium haust und vom Alkohol gebunden wird? Nebenwirkung auf Nebenwirkung. Autopsien, die grauen harten Körper der Toten.

Es ist ohnehin alles vorbei. Was soll's. Sogar Sophie ist vorbei, verloren. Aber heute abend habe ich sie, die Depression wird einen Augenblick lang hinausgezögert, während ich mich um die Planung des Abends kümmere, das Holz, das wir uns gerade noch leisten können, nachdem wir im Laden an der Ecke ein Hähnchen erstanden haben. Bloß heute abend. Wie der letzte Drink. »Was wirst du tun, hast du dich entschieden?« Wie sie darauf besteht. »Ich denke, ich werde wohl auf die Martinis verzichten müssen. Und ich werde wohl auch auf Foreman verzichten.«-»Wohin wirst du dann gehen?« – »Vielleicht versuche ich, in St. Vincent's unterzukommen.« Ich tue das Unmögliche, entscheide etwas aus dem Chaos meiner Entschlußlosigkeit, in der ich jetzt lebe – sehe schon die Korridore von St. Vincent's vor mir, das Armenhospital, das einzige, was ich mir leisten kann, und so viel angenehmer und ehrlicher als der Ort, wo wir heute waren.

Auf der Fahrt zu ihrer Wohnung danke ich ihr einigermaßen unehrlich, daß sie mich begleitet hat, an meiner Seite geblieben ist. Ich übersehe ihre Verärgerung, ihre Bösartigkeit, als wir uns ihrem Haus nähern – Wut, weil sie eine Verabredung hat, die sie heute abend nicht einhalten kann, oder, wie sie es nennt, einen »Termin« – mit Marcy. Sie hat sich entschieden, den heutigen Abend mit mir zu verbringen, aus Mitleid, aus Güte, vielleicht sogar, weil es ihr lieber ist. Die Waagschale zwischen mir und meiner Rivalin neigt sich täglich einer anderen Seite zu. Aber schon allein die jetzige Situation wirkt sich zu meinen Ungunsten aus, denn einst hatte ich keine Rivalin, früher lebte ich mit Sophie.

Was für ein seltsames Leben wir jetzt führen – sie sagt es selbst, bringt es zur Sprache, die verwirrende, schmerzhafte Veränderung, immer wenn ihr Weg sie in die Bowery führt und sie sich umsieht und das Haus erblickt, in dem sie einst gelebt hat. Jedes Brett, jeder Stuhl, jede Pflanze, jeder Teppich, jedes Bücherregal, jeder Tisch, der Franklin-Ofen, die kleine Küche, die Garderobe – wahrscheinlich sieht sie auch das Bett. Es kommt auch vor, erzählt sie, daß sie sich in der Fünfzehnten Straße umsieht, ihrem Zuhause, und sich fragt, warum sie eigentlich dort wohnt. Sie scheint ja auch kaum hier zu sein; fast immer ist der Kühlschrank leer. Das Zimmer ist hell und ordentlich; sie hat einen netten Kamin, ein schönes, großes Atelierfenster, noch ein kleines Zimmer zum Arbeiten. Ein Schlafzimmer, das für mich fremdes Territorium ist und in dem ich mich nie wohl gefühlt habe, weil Marcy manchmal auch hier schläft. Auf meinen Bettüchern: Sophie hat zwei Garnituren Bettwäsche mitgehen lassen oder sich ausgeliehen und hat damit ihr Bett bezogen, für Marcy, für sich selbst, sogar für mich.

Ich ignoriere das Schlafzimmer zugunsten des Feuers im Wohnzimmer. Und des Brathähnchens. Ich bleibe nicht über Nacht, habe nur eine Gnadenfrist von ein paar Stunden. Ich ziehe den Teppich vor dem Feuer vor, liebe Sophie an jenem Abend, als ob die Leidenschaft sie mir zurückbringen könnte, nehme die Leidenschaft wahr, kann es nach so langer Zeit der Apathie und Stumpfheit, spüre wieder etwas. Ein seltenes Ereignis, ihre Brüste mir lieber als das Leben; die Trauer der verschwundenen, schwindenden Liebe. Eine kurze Weile, und dann wird alles weg sein, ich werde diesen Ort nie wiedersehen. Es wird endgültig vorbei sein und sie meiner überdrüssig jenseits jedes Interesses an einer weiteren Einladung. Die Leidenschaft in uns nichts als Trauer.

4

Die Dinge schrumpfen, schränken sich alle auf die Küche in der Bowery ein. Dort gehe ich auf dem schmalen Stück Boden auf und ab, vorbei an der Spüle und der kleinen Abstellfläche, die Sophie auf dem eisernen Untersatz einer Singer-Nähmaschine gebaut hat. Der Boden ist ein schmutzigroter Anstrich auf alten weißen Fliesen, den Fliesen einer Toilette. Dieses Gebäude war einmal ein Pennerhotel, Liberty House; das Wort »Liberty« steht immer noch auf den zerbrochenen Fliesen unten vor der Eingangstür. Die Küche war einmal Teil der Duschen und des Pissoirs. Als ich als Pionierin hier einzog, um ein verlassenes Gebäude zu besetzen und zu retten, drängte es sich auf, die Küche dort einzurichten, wo es schon Wasserrohre gab, in diesem schmalen Schlauch vor einem Fenster. Das Fenster ist taillenhoch, verfallen, schmutzig und schaut auf einen schäbigen Balkon. Oder etwas, aus dem ich immer einen Balkon machen wollte: Glastüren, ein Wintergarten. Absurde Pläne jetzt: Ich müßte das Fenster entfernen, darunter vier Fuß Ziegelwerk herausschneiden, das Ganze verputzen und einen Rahmen einpassen, um Glastüren einbauen zu können. Zugig wahrscheinlich, teuer, ambitiös, lachhaft, jetzt auch nur daran zu denken. Wie das Atelierfenster, das ich eines Tages freilegen wollte, der Dachgarten – wunderbare verrückte Pläne, die mein Nachbar Michael und ich über einem Drink vor dem Franklin-Ofen auskochten, an Abenden, an denen er und seine Frau Lina herunterkamen, um die neuesten Horrormeldungen zu diskutieren, die uns bedrohten: was die Stadt nun wieder vorhatte; wann es ihr gelingen würde, uns aus unseren Lofts hinauszuwerfen. Wir haben nur Mietverträge für dreißig Tage. Die ganze Nachbarschaft ist vom Abriß bedroht, Stadt und Spekulanten immer am Horizont, um mit Bulldozern aufzufahren und unsere Welt in diesen vier Wänden wegzuradieren.

Mutter ruft an – eine ferne Stimme am Telefon, macht sich Sorgen um mich, während ich ihr versichre, daß es mir gutgeht, sehr gut. Ich kann kaum den Mund aufmachen, aber trotzdem beschimpfe ich sie, als sie mich mit Fragen nach Alkohol traktiert – trinke ich?

»Nein, ich trinke nicht. Ich habe aufgehört. Man darf jetzt überhaupt nicht mehr trinken, wenn man Lithium nimmt.« Ich nehme Foremans Lithium, bin aber nicht mehr bei ihm gewesen, sperre mich gegen seine teuren Tests und seine vollständige Kontrolle über mich – kann mich nicht entscheiden, gehe ihm aus dem Weg. »Gott sei Dank nimmst du wieder Lithium – ich habe eine neuntägige Andacht gemacht, damit du es tust.« – »Mama, wirklich!« – »Ich habe mir all die Jahre solche Sorgen um dich gemacht, das Medikament und die Martinis.« – »Nein, keine Martinis, Mama, das habe ich aufgegeben.« Jovial. Dann im nächsten Moment wütend, als sie wissen will, ob ich jetzt, in diesem Augenblick, gerade trinke. Habe ich ihr nicht soeben nein gesagt? »Nein, verdammt noch mal, ich trinke nicht und ich bin auch nicht betrunken. Außerdem, Mutter, habe ich nie getrunken – im Wortsinn von ›getrunken‹.« – »Doch, hast du, viele Leute haben es mir erzählt.« – »Wer, zum Teufel?« Ich frage mich, wen sie jetzt nennen wird, wer ihre Informantin ist, wer um alles in der Welt tut mir das an, diese arme alte Frau zu quälen, ihr Vertrauen in mich zu zerstören? Oder mich schlicht und ergreifend in eine Anstalt einweisen zu lassen. Ruth, es muß Ruth sein – Ruth darf wegen eines Magengeschwürs überhaupt nicht trinken, also hat sie die aberwitzigsten Vorstellungen von Leuten, die es tun. Sophie – hat sie es von Sophie? Endlich bin ich wütend, fähig zu etwas Zorn, etwas Leben. Deshalb hält sie mich für betrunken. Jetzt schreie ich sie an. Und lege auf – das erste Mal im Leben, daß ich ihr das antue. Dann rufe ich sie zurück und mache wieder gut, verführe sie, daran zu glauben, daß es mir gutgeht. Ich kann ihr nichts anderes erzählen; ich will, daß sie nichts damit zu tun hat.

Der Franklin-Ofen blieb den ganzen Winter über kalt. Kochen ist zu mühsam, ich lebe von Keksen. Ich habe den Anrufbeantworter angestellt, damit ich die Anrufe überwachen kann; außer bei Sophie hebe ich nie ab, notiere mir auch nicht die Nachrichten oder schreibe mir die Telefonnummern auf, um zurückzurufen. Es ist ein Geisterleben. Ich kümmere mich nicht um ein Feuer, ich bin es nicht wert. Aber immer noch sitze ich manchmal beim Ofen und lese, endloses Lesen. Schund. Mist. Die Art von Buch, die ich mein Leben lang gemieden habe: eine Parade von Unbekannten, historische Romane, Taschenbücher aus dem Supermarkt. Lesen schlägt die Zeit tot, ganze Tage vergehen, einer nach dem anderen – nichts als Seiten. Ich lese, wenn ich aufwache, weil die gedruckten Zeilen ordentlich aufeinander folgen und alle anderen Worte abtöten. Noch die allerdümmste Geschichte hilft mir vergessen: Sophie; das Irrenhaus in Ennis; die Enttäuschung, wieder daheim zu sein, pleite, eine lächerliche Geistesgestörte, die überhaupt nicht mehr schreiben kann. Da ich niemals irgend etwas schreiben werde, genießt jedes Stück gedruckten Schrotts meine Bewunderung. Der Snob in mir hat sich vollständig fallen lassen – ich genieße diese Füllmasse, halte mich damit am Leben, ziehe mich daran vierzehn Stunden täglich hoch. Ich verachte mich dafür, Stunde um Stunde mit Lesestoff zuzubringen, der keiner Aufmerksamkeit wert ist – aber es hält meine Gedanken davon ab, zur Realität zurückzustreunen: die Rechnungen, die Pferde auf der Farm, die Grundsteuer, die auf dem neuen Land fällig werdende Hypothek.

Die Farm wird versteigert werden müssen – das werden sie wahrscheinlich tun. Egal, tauch zurück in Mathildas Abenteuer im neunzehnten Jahrhundert. (Dickens könnte dieser Tage niemals deine Aufmerksamkeit fesseln – dein Hirn ist so abwesend, daß die Zellen schon zu Brei geworden sind.) Dieses Stück Schund mit dem knalligen Cover, das mir über die Arbeitsbedingungen in den Fabriken des vergangenen Jahrhunderts erzählt, in Wirklichkeit aber eine Ausrede ist, um endlos über Kleider zu plappern und über die unbezwingbare Widerstandskraft der Heldin vor den schrecklichen Augen des Aufsehers, wird mich bis etwa fünf Uhr durchbringen, dann gibt es das nächste Opiat, das du gestern in weiser Voraussicht mit dem Lebensmittelgeld besorgt hast – dein einziger Ausgang in acht Tagen.

Wenn ich an die Farm denke, fröstelt es mich. Ich habe dieses Jahr erfolglos versucht, Geld zu leihen, um die Grundsteuer zu zahlen: Niemand wollte mir Geld borgen. Ich hatte noch niemals vorher versucht, Geld zu leihen; die Erfahrung war bestürzend. Die Steuern hätten von der Vermietung des Farmhauses bezahlt werden sollen, aber die Pferde hatten das Geld bereits aufgebraucht, ihr Heu. Andere Reserven gingen an die Nachbarskinder, die die Pferde füttern und ausmisten sollten, obwohl der Stall nie richtig sauber war. »Als ich hörte, daß du Pferde gekauft hast«, sagte Mutter, als ob das mein Urteil besiegelte – das offensichtlichste Zeichen von Wahnsinn, für eine Irin ihres Schlags. Mein Schlag freilich, mein böses Millett-Blut, konnte den Tag nicht erwarten, an dem ein Pferd mein Land zierte. Aber sie hat recht. Ich war verrückt. Denk nur daran, was dich der Spaß gekostet hat.

Und jetzt stürmen die Pferde ihre Stacheldrahtmauern und brechen aus dem Stall aus, haben schon mehrere Tore ruiniert. Alles ist alt und brüchig – bis zum Frühjahr könnten sie alles kurz und klein getrampelt haben. Die Tiere sind erbost über die Wassersituation: das eingefrorene Rohr, das jetzt nicht nur eingefroren, sondern auch kaputt ist. Zwei Wochen lang nach meiner Rückkehr aus Irland brachte ich ihnen das Wasser in Eimern und improvisierte mit einem Schlauch vom Brunnen her. Schließlich fand ich einen Installateur, der selber Tiere hatte und das Problem ernst genug nahm; er reparierte die Rohre. Jetzt schmeißen wieder die Kinder den Laden, misten aus und bringen Wasser in ihrer geistesabwesenden Schuljungenmanier, und ich konnte zurück in die Stadt, zurück zu meinen Überweisungen an Palmquist für das Heu.

Entledige dich der Pferde, sage ich mir, während ich im Loft in der Bowery auf und ab gehe. Werde sie los. Aber wie sollte ich Jim loswerden? Ich liebe ihn. Und der Gedanke, ihr Leben zu retten – kannst du dieses Versprechen einfach brechen? Wenn du durchhalten könntest, sie ihr Leben auf der Weide beenden lassen könntest. Pflanze Timotheusgras, umzäune den hinteren Teil des Grunds, laß sie durch den Wald wandern. Benutze eines, um zu deinen Bäumen zu reiten. Laß sie leben und lebe selber weiter – war das für dich nicht ein Traum, eine dämliche Amazonenvision in deiner Manie?

Kannst du dich noch an jenen Morgen erinnern, als alles klar war? Ich war gerade bei den Pferden gewesen, bei allen, hatte mit ihnen gespielt. Dann ging ich hinüber zum neuen Feld, das wir für sie eingezäunt haben, nachdem sie die erste Weide kahlgefressen hatten. Es ist noch eine frische Weide; Anlage, Aussicht und Umgebung waren mir neu. Das Gras war kniehoch. Von dieser Entfernung aus sieht man den Ort als Einheit, das Haus, die Scheunen, den Teich. Und das ganze Grün der Landschaft von rechts nach links, tausend Grünschattierungen, jede Schattierung ein Versprechen, daß die Farm gelingen und ein Paradies sein könnte. »Die Frauen, die hier lebten …«, sagte ich zu mir selbst, als wollte ich eine Geschichte beginnen, etwas, das schon stattgefunden hat – das Bild von Amazonengestalten, goldenen Frauen.

Der Sommer wohnt in mir wie ein Vorwurf: seine endlosen Möglichkeiten und Erwartungen, diese perfekte Welt. Hier im Winter, in der Depression, macht sich die Vergangenheit über mich lustig, gibt mich der Lächerlichkeit preis. An jenem Morgen auf der Weide war alles da, wie am Tag, als wir am Teich Girlanden flochten. Petras Idee – exzentrisch, skandalös. Die ganze Herde am Teich, in der Nähe des weißen Tisches, graste auf der netten, kleinen Wiese, die wir der Wildnis abgetrotzt und in einen Rasen verwandelt hatten. Die Goldrute war gerade am Erblühen, noch gab es Margeriten, ein Margeritenkranz. Hängen wir ihn dem Palomino und Jim um den Hals, schlug sie vor, und Weiderich für das große weiße Pferd, das Lila auf seinem Weiß. Die Tiere lassen es sich gefallen – sie ahnen ihre Schönheit, haben nichts einzuwenden. Wir flechten schneller, lachen, sind aufgeregt, Frauen und Pferde vereint in Girlanden, die Glorie der Blumen auf ihren Mähnen: die Antike, Liebende, Menschen aus Balladen, Amazonen. Das ist natürlich Petra pur. Auch Sophie ist entzückt. Die Kriege sind vorbei. Die Farm ist, was sie sein könnte, der geheime perfekte Ort, der Himmel auf Erden in diesem kurzen Leben.

Das könnten wir sein, dachte ich, und betrachtete die zweite Pferdeweide an jenem besonderen Morgen, die Sonne golden über der Wiese, das Glänzen des Morgens auf den Blättern und Grashalmen. Es wird mehr Bäume geben, bis es dreißigtausend sind, genügend, um die Farm in der Zukunft zu tragen, um Häuser zu bauen für die Künstlerinnen, die kommen werden. Wälder, um darin zu lustwandeln, ein Obsthain, und oben auf dem Hügel rechts ein kleines irisches Steinhaus, das ich mir immer als Denkmal an meine Mutter vorstelle, Galway.

Ein Leben, das es jenseits von Amerika, unseres Jahrhunderts, der Realität einmal gab – was immer. Das Leben von Frauen und Bäumen und Pferden, der goldene Morgen. Warum nicht unseren eigenen Wein ziehen? Frauen in der Vergangenheit hatten Land und lebten davon. Liebten es und waren frei. Sieh es dir an, wie es sich von dieser zweiten Wiese aus erstreckt, die Sonne vergoldet den Ablauf und die Bäume. Ein Weingarten hier? Die künftigen Plantagen, ein Pferd trottet ruhig hinter mir her, die anderen in

Blickweite, wenn ich mich umdrehe –, und das Land vor mir jenseits des Grabens, wo der Ablauf ist, schwillt an wie eine riesige Brust. Der Hügel links ist eine andere Brust, die Erde selbst ist warm und tröstlich wie Fleisch. In diesem Augenblick ist sie zur Ruhe gekommen, ohne die Grausamkeit des Winters hier, den Rost und Schlamm des frühen Frühlings.

Sophie und ich haben noch den Herbst vor uns, um wieder zueinanderzufinden, uns nach dem Wirbelwind zu beruhigen. Ich werde sie holen, ihr das hier zeigen, wie es ein Paradies sein kann, schon jetzt ein Paradies ist, wenn man es betrachtet. Und die Pferde – sie sollte sie im Licht dieses Morgens sehen, dachte ich, stellte mir vor, daß die sexuelle Anwesenheit der Tiere uns antörnen würde und wir einander im warmen, tiefen Gras lieben würden, die Tiere um uns in freundlicher Betrachtung. Ich spürte ihre mangelnde Bereitschaft. Es wäre ein wunderbares Lebewohl gewesen, morgen fahren wir weg. Das ist das Schlimmste, zu wissen, daß die Begierde nicht mehr geteilt wird.

Dann plötzlich war ich erfüllt von einer schrecklichen Vorahnung, daß der Ort mir allein gehört, nicht uns. Ich stelle mir die Farm ohne Sophie vor und hasse sie. Ich will sie nicht haben. Weil es zuviel ist, weil es alleine keinen Spaß macht. Dann bin ich ihre Sklavin. Und die einzige Gestalt auf dem Fest, einsam und appetitlos. Wie würde ich das in Zukunft ertragen, diese enorme Menge Raum? Hier alt sein und allein, die Rache der Einsamkeit: eine Einsamkeit, die zerschmettert wird durch die Erinnerung an Gesellschaft, Freundschaft, Liebe. Die grünen Blätter sind Asche, Mühsal. Mein Gott, erlöse mich von diesem Ort.

Jetzt könnte er ganz verlorengehen. Die Vision hat versagt – aber der Ort selbst mag auch abhanden kommen. Die Farm verlieren, sie wirklich verlieren? Noch nie in meinem Leben hatte ich solche Angst.

5

Der Tod ist alles, er löscht das Leben aus. Wenn er nur bald käme. Stell dir zwanzig oder dreißig Jahre dieses Zustands vor, eine alte, eine ältere und dann eine hinfällige Frau, die alleine lebt und sich von Toast und Dosensuppe und Kakao ernährt oder immer von dem, was am wenigsten Arbeit macht und beim Lesen eingenommen werden kann. Alles, was ich jetzt tue, ist Lesen. Wenn ich aufhöre, muß ich sofort in der Küche auf- und abgehen, in diesem schmutzigen, kleinen Zimmer, umgeben von einer Spüle, einem Herd, schmierigen Fenstern, die auf ein gefängnisartiges Ziegelgebäude nebenan schauen; sein Dach ist ironischerweise ein Spielplatz, überdacht von einem riesigen Gitter, das einem Knast zum Verwechseln ähnlich sieht. Auf meinen Kreisen über diesen schmutzigen Fußboden, auf dem Kies und Blumenerde verstreut sind, aus der Zeit, als ich mich noch um die Pflanzen gekümmert habe, rechne ich in meinen Schulden herum. Der bunte Dschungel an Hängepflanzen sieht jetzt grotesk aus; ich gieße ihn nur selten; er stirbt vor meinen Augen. Es ist mir egal, ich habe weder die Energie noch den Optimismus. Obwohl ein Teil von mir immer noch in der Lage ist, sich zu schämen. Ich muß mich jetzt für so viel schämen. Ich war verrückt, wahnsinnig; ich habe eine Krankheit, die sich im Laufe meines Lebens verschlechtern wird. Ich weiß, daß mir der Selbstmord nicht gelingen kann; ich denke nicht einmal mehr daran. Denke nur an den Tod, an den Wunsch, tot zu sein. Unfähig, dorthin zu gelangen.

Ich stehe beim Herd und schaue auf die Kaffeekanne. Wahrscheinlich starre ich sie schon seit Stunden an. Irgendeine neue Glasvorrichtung, die Sophie mir empfohlen hat, sie macht nur jeweils eine Tasse. Da ich jetzt allein lebe, brauche ich nur eine Tasse. Du sollst nicht diese große Aluminiumkanne benützen, das Metall ist giftig. Und die Plastikkanne ist kaputt. Fast alles ist kaputt. Der Kühlschrank dort drüben ist leer; und ich einst die Gourmetköchin, die immer alle verköstigte. Ich muß bei Sears immer noch zwanzig Dollar monatlich für ihn abzahlen. Was, wenn auch er zusammenbricht? Was würde ich tun? Niemals könnte ich mir mehr einen neuen leisten. Heute ist es einem Mann am Telefon, der meine unverständlichen Ausflüchte ins Nichts unterbrach, tatsächlich gelungen, mir eine Kühlschrank-Versicherung anzudrehen. Ich habe solche Angst vor dem Leben, daß ich nicht einmal lachen konnte. Die Farm verlieren ...

In dem Raum, in dem ich lebe, gibt es keine Zukunft, keine Gegenwart. Nur das Gehirn tickt weiter. Bewußtsein ist Leiden. Wenn ich jeden Gedanken vollkommen ausschalten könnte, bloß genügend zurücklassen, um mich mit meiner Schrottlektüre durch den Tag zu bringen ... Wenn ich aufhöre mit dem Lesen, gehe ich auf und ab, und wenn ich beim Couchtisch neben dem Franklin-Ofen zum Stillstand komme, dem Tisch, an dem wir immer vor dem Feuer gemeinsam gegessen haben, kehrt die Vergangenheit wieder wie ein Anfall von Übelkeit. Nicht nachdenken. Kaum begebe ich mich in die Nähe dieses Tisches, höre ich schon, wie ich bei unseren Abendessen oder bei den Interviews das große Wort schwang. Gedanken sind nichts als Vorwürfe.

Irgendwie muß ich 800 Dollar auftreiben, um die Steuern zu zahlen und die Farm zu retten. Und dann – wie abwegig und unmöglich – die Tausender, die nötig sind, um die Hypothek abzuzahlen. Wenn du diese Tausender hättest, hättest du den Mumm, sie aufzuessen und die Hypothek zum Teufel zu schicken? Du könntest ein Jahr lang davon leben – vielleicht könntest du wieder schreiben, wenn du genügend Zeit hättest.

Es ist einfach verschwunden. Ich habe versucht, am Küchentisch zu schreiben, wo ich alle anderen Bücher schrieb oder Teile davon. Und noch nie hat mich der Tisch in Stich gelassen. Vor Monaten brauchte ich einen ganzen Tag, um eine Seite fertigzukriegen. Dann kam immer weniger und weniger, bis zum heutigen Tag, wo ein ganzer Nachmittag überhaupt nichts mehr ergibt. Ich spiele mir Musik vor, marschiere auf und ab – es hat keinen Sinn. Es ist nichts da. Dann ist es das Thema, mein Vater, meine Eltern und so weiter; heftige emotionale Bewegung trägt wahrscheinlich dazu bei, mich so zu blockieren. Wie ich dieses Gerede hasse. Aber natürlich werde ich von etwas aufgehalten. Sie haben meinen Vater einen Trinker genannt, und mich nannten sie verrückt; als Gesetzlose gab es eine

Verbindung zwischen uns. Aber jetzt habe ich kapituliert, bin zum Psychoklempner zurückgekehrt, habe meine Andersartigkeit vor ihm ausgebreitet, als ob sie eine Krankheit wäre, und habe mich auf die Seite der Konvention geschlagen. Es war das risikoreiche Leben, seine und auch meine Lust daran, die dem Buch Kraft und Begeisterung gaben. Ich habe das Vertrauen verloren, habe es mir wegstehlen lassen.

Am Anfang konnte ich noch ein bißchen schreiben. Ich habe fünfzig Seiten älterer Prosa neu getippt. Aber jetzt ist das Schreiben buchstäblich verschwunden. Tag für Tag versuche ich es, lasse mich erneut auf das Scheitern ein. Und bekomme nichts als dürre weiße Seiten. Ich kann dieses Buch nicht herbeizwingen. Am Anfang aber gelang es – sogar ein paar neue Seiten, mir schmerzhaft entrungen in jener Woche auf dem Land, ein ganzer Tag für einen Absatz über die himmlische Sicherheit, als Kind auf dem Schoß meines Vaters zu sitzen, während er mir vorlas. Aber dann weigerte sich das Buch, geschrieben zu werden. Verweigerte sich. Wieder in den Loft zurückgekehrt, saß ich am Schreibmaschinentisch, der rote Küchentisch gleich rechts davon – der Aschenbecher, die Zigaretten, Berge unbeantworteter Post. Nichts geschieht. Wenn ich einen Satz am Morgen beginnen könnte und dann etwas Gesichertes tun wie Geschirrspülen, ihn vor mich hinsingen, wie in alten Tagen, bis die Kaffeekanne sauber ist oder der Kaffee fertig, ein paar Anrufe dazwischen. Nein, meine Herrschaften, nichts mehr davon – ich stürze mich sofort auf die Schreibmaschine oder einen Notizblock, um ihn festzuhalten. Aber sobald er auf Schreibmaschinenpapier niedergeschrieben steht, stürzt kein Cousin oder Freund und auch keine kleine Schwester – der nächste Satz – aus dem Nichts hervor, aus dem Unbewußten, die große Güte der Göttin oder schlicht ein glücklicher Einfall. Er bleibt alleine stehen, stundenlang. Wieder auf- und abgehen. Versuch es mit New-Orleans-Musik, während du von der Freude der Samstagabende deines Vaters schreibst: der kleine Takt seiner Füße, das Wippen der Schuhe unter seinen Schritten auf dem Teppich oder die Lockerungsübungen auf dem Linoleum in der Küche. Er war die Verkörperung von Ausgehen, das Aus der Erwachsenenwelt, das Aus von »draußen in der Stadt«. Dieser Ingenieur, der seinen Black Bottom auffrischte und die Charleston-Schritte übte; nein nicht übte – er kannte sie nicht nur, er war diese Tänze. Wenn er eine Trommel hörte, so schwarz wie er weiß war, ein natürlicher Mann, der sofort mit seinen Fingern mittrommelte, ein kleines Summen tief unten in der Kehle. Das Entzücken und die Anzüglichkeit seines Schmunzelns. Begierig, sich auf den Weg zu machen, wartete er, bis seine Dame endlich angekleidet war, brachte sich für den Abend in Stimmung, während er mit den Kindern spielte, den Glanz seiner Schuhe prüfte, mit dem Kleingeld in der Hosentasche klimperte – dieser großartige schwarze Ire mit seiner kecken Frisur und den Nikotinflecken an den Fingern, in Schale geworfen. Schon nicht mehr in der Lage, dem Tanz in seinem Innern zu widerstehen, seine Finger schnippten Gegenrhythmen zu den Füßen – den »Wabash Cannonball«.

Mit all diesem Zeug mühe ich mich Tag für Tag ab und erreiche nichts. Es gibt keine Worte mehr. Und an ihm liebte ich gerade das: daß er der Tanz war, daß er von Musik erfüllt war und von guten Zeiten – ruhigen oder turbulenten guten Zeiten. Der Plattenspieler spielt weiter die Musik, die er war und die ich ebenso liebe. Aber jetzt habe ich keinen Nerv dafür; Spaß gibt es nicht mehr. Keine Musik. Er fehlt mir, während ich mich abmühe, schöpferisch zu sein, und nicht kann. Aber wozu müßte man ihn erschaffen, wenn er hier und nicht tot wäre? Ich versuche, die Verbindung herzustellen zu diesem längst verschwundenen Gesetzlosen, die väterliche Linie, mein männliches Selbst. Tot seit meinem dreizehnten Lebensjahr, als er uns verließ – seine verlassenen Kinder nach der Darstellung, mit der ich aufwuchs. Im letzten Sommer erfuhr ich die andere: Mutter hat mir die Geschichte neu erzählt. Nach dieser Fassung wurde er einfach hinausgeworfen. Mutter befahl ihm, seinen Abschied zu nehmen: sein Benehmen – das haben wir gemeinsam, Jim. Also habe ich aufgegeben; zu viel hängt daran, zu viele Menschen. Wenn du über ihn schreiben willst, kannst du auch seine Schwester nicht auslassen und die anderen Milletts. Meine eigene Sippe, die mich ablehnt – die Milletts, die noch am Leben sind, wollen nichts mit mir zu tun haben – sollte ich sie an einen Verlag verraten? Dieses eine Mal konnte ich mit dem steinernen Blick meiner Mutter sehen: Man schreibt nicht über seine eigenen Leute.

Und jetzt nichts als Stille. Jeden Morgen nehme ich mir vor, nicht zu lesen. Aber wenn ich aufwache, bin ich so voller Angst, daß ich innerhalb einer Stunde wieder über einem Buch kauere. Selbstmitleid, das weiß ich, eine totale Reduzierung des Willens, aber ich kann ohne Buch nicht leben. Und jeden Morgen nehme ich mir vor, die Post zu erledigen, die Berge ungeöffneter Umschläge an der Tür, die Zeitungen ergießen sich über den Teppich. Statt dessen sitze ich in meinem Sessel beim kalten Franklin-Ofen vor den großen Fenstern fest und ziehe mir Druckerschwärze rein. Ich habe alles aufgegeben.

Vielleicht kann man auch mit weniger auskommen – ich versuche, es mir auf einem Blatt Papier auszurechnen. Die Miete für das Atelier, die Rechnungen, die Lebensmittel. Die Farm – der Gedanke an sie ist immer da, obwohl ich lese, um ihn abzuwehren, daß ich sie werde verlieren müssen, sie aufgeben. Ein Alptraum an Möbeln und kein Lagerraum, eine Auktion auf dem Rasen, zumachen und sich von dort verabschieden. Das verursacht mir Durchfall, eine Stunde Unbehagen eines Gedankens wegen.

Ich lasse kein Denken zu; halbfertige Gedanken, Anflüge von Verzweiflung oder Schuld oder Scham oder Bedauern werden erstickt, ehe sie geboren sind, ertränkt in einem Buch. Bedauern – Sophie, der Verlust der Liebe, der Sommer, die Lehrlinge, wie wunderbar war es auf der Farm, ehe alles schieflief. Weiterlesen. Alles ist zu bedauern – wenn du an dieser Stelle weitermachst, wirst du weinen ... Weiterlesen, nur einfach weiterlesen. Führ diesen Gedanken aus, und du wirst dir mit der Faust gegen die Schenkel schlagen vor lauter Selbsthaß. Närrin, du hattest alles, Liebe, Entzücken, Talent, und hast es vergeudet, hast alles gründlich kaputtgemacht. Mach dich wieder an dein Taschenbuch; wein nicht. Erinnerst du dich an deine große Zeit?

6

Ich habe mich hierhergeschleppt. Unfähig, es im Loft noch länger auszuhalten, kriege es irgendwie hin, mich durch die Straßen fortzubewegen. Ich habe Foreman getrotzt, aber ich kann nicht mehr. Der Himmel weiß, wie ich es bis hierher geschafft habe, auf einen harten Stuhl gesetzt, unter dem wachsamen Auge eines Sicherheitsbullen. Ein öffentliches Krankenhaus. St. Vincent's. Um mich herum die Armen, sichtbar verrückt, senil, vor sich hin brabbelnd. Was tue ich hier? Was mir wirklich Dampf machte, war die explodierende Angst des Nachmittags, so groß war sie wie Ersticken, der Griff ans Herz – der Augenblick kam, an dem ich aus der Bowery ausbrechen und losrennen mußte. Helft mir, wie ihr könnt – wenn es überhaupt Hilfe gibt. Den hartgesottenen Angestellten und Empfangsdamen sehe ich an, daß davon nicht sehr viel verfügbar ist, und was immer es geben mag, sie sind entschlossen, dir das Maul zu stopfen und dich warten zu lassen, bis du an der Reihe bist – nachdem du gezahlt hast. Es ist nicht viel, kaum den Papierkram wert, aber ich kann es mir wenigstens leisten. Danach sind sie eine Spur weniger grimmig, wenngleich immer noch resolut, hart, gemein, New York. Dann sitzst du auf einer Bank in einem düsteren kleinen Warteraum mit dem Ölporträt des Gründers, der Bulle, ein Fenster voller Fliegenschiß, drei sterbende Pflanzen, zwei männliche Verwandte, die in einer Telefonzelle streiten, der eine dabei, den anderen wegsperren zu lassen. Und eine Frau auf einem Stuhl mir gegenüber, die gerade tobt. Manischer Zustand. Bin ich das? War ich so? Ich weiß, daß ich so nicht war, aber wenn ich dem auch nur annähernd ähnle, muß ich innerlich sterben. In meiner tiefen Depression repräsentiere ich in aller Stille den entgegengesetzten Zustand.

Schließlich ruft ein sehr junger Mann, fast noch ein Junge, meinen Namen auf. In der Lotterie des Lebens habe ich ein Kind gezogen, denke ich und folge ihm. Vielleicht kann ich einen Stellvertreter bekommen; vielleicht ist es jedesmal ein anderer. Aber die Verzweiflung, die ich ihm bringe, macht in Wirklichkeit keinen Unterschied. Ich habe Foremans Zeug aufgebraucht. Wenn ich von diesem Kerl hier nur etwas Lithium bekommen könnte, und wenn das Lithium wirkt, dann könnte ich aus diesem Zustand hinausklettern und mir irgendeinen Winkel des Lebens zurückerobern. Nicht das alte Leben, nein, nur ein Leben, irgendein Leben – ich habe doch noch so viele Jahre vor mir, die ich hinter mich bringen muß. Vergiß die Jahre, wie viele Monate wird die Depression dieses Mal dauern? Ich frage ihn und frage ihn wieder. »Ich weiß es nicht«, antwortet er. Eine solche Antwort verdient Bewunderung. Aber ich brauche einen Termin, um zu überleben. Ich sage ihm, daß ich in einem Lehrbuch gelesen habe – eine sehr entmutigende Erfahrung, sich selbst als eine Form des Wahnsinns nachzuschlagen –, daß die Depression bis zu neun Monate dauern kann. »Auch länger«, sagt er, »aber meistens muß man mit ungefähr sechs Monaten rechnen. Mit Antidepressiva kann man es noch ein Stück weit abkürzen, einige Monate.« – »Drei?« Ich zähle nach – drei Monate sind bald um, solange ertrage ich diesen Zustand schon. Ich kann nicht mehr; deshalb bin ich hier. Ich starre aus dem Fenster, als er die Rezeptvordrucke holen geht, kann in seiner Anwesenheit kaum sprechen. Er ist charmant, vollkommen ohne Drohgebärden, einfühlsam sogar – wie sehr liebe ich ihn dafür, daß seine Augen meine unausgesprochene Pein sogar zu bemitleiden scheinen.

Ich habe auch Angst vor ihm. Davor, mich in die Hände eines anderen zu begeben, meine schandhafte Klapsmühlengeschichte vor jemandem auszubreiten. Die Figuren in meiner Erzählung, jene, auf deren Anforderung ich eingewiesen wurde. Die Daten, die Orte: Kalifornien, 1973. Der Anlaß? Unterschiedliche Vorstellungen darüber, wie man ein Musikfestival veranstalten soll, will ich sagen. Oder Michael X. Vergiß es, hier sprichst du ihre Sprache. »Manischer Schub.« Die Irland-Geschichte brauche ich erst gar nicht zu erwähnen; ein Anstaltsaufenthalt beweist alles. Und den brauchst du, um die Medizin zu bekommen, weswegen du hier bist. Foreman hat meine Unterlagen und kann sie herüberschicken. »Haben Sie schon einmal Antidepressiva genommen?« – »Saroten: als ich das erste Mal an der Uni behandelt wurde.« – »Wie haben Sie darauf reagiert?« – »Es war furchtbar; ich fühlte mich so ... wie in Watte gepackt. Aber es schien zu wirken.« – »Dann werden wir diesmal etwas anderes ausprobieren.« Seine kleine Fröhlichkeit. Es ist gut, daß er so klein und jung ist, wie ein Junge, der Arzt spielt. Da er so viel jünger ist als ich, kann er mich nicht herumkommandieren und sich Autorität anmaßen. Man verschreibt hier nicht nur Lithium, sagt er, man bietet auch etwas mehr Therapie an, als ich es gewohnt bin – wäre das nicht was für mich? Nicht überschäumend freundlich, zugegeben, aber ich bin bereits sehr deprimiert und daher einfach dankbar, daß er so viel Geduld mit mir hat.

Danach suchte ich ihn zwei- oder dreimal wöchentlich auf, angespannte schreckliche Sitzungen, in denen ich fast sprachlos blieb – ich wollte so wenig wie möglich von meinem Leben preisgeben und war ohnehin durch das Schweigen der Depression meiner Sprache beraubt. Unter der Sprachmüdigkeit rast das Gehirn von einer bevorstehenden Katastrophe zur nächsten, jede eine vorweggenommene Schlußfolgerung, alle sehr real. Manche sind finanzieller Natur, wo er nichts tun kann. Und ich ziehe es vor, mit ihm nicht über Sophie zu sprechen, eine Zurückhaltung, die sie beleidigend fand: in meinen Augen ein Kompliment.

Also schoß er sich auf meinen Notizblock und das Buch über meinen Vater ein und unternahm enthusiastische Versuche, seine Psychodynamik an mir auszuprobieren; er ist Assistenzarzt. Das verursachte mir einige Qual: Ein Stück, an dem ich gerade arbeite, ist für mich so heilig oder magisch, daß ich nie mit anderen darüber spreche. Psychotherapeutischer Jargon war das allerletzte, womit ich mich meinem Vater als literarischem Thema nähern wollte. »Bringen Sie doch einige Seiten Ihres Manuskripts mit, machen Sie doch bis zur nächsten Woche eine Skizze, dann können wir uns darüber unterhalten«, schlug der junge Dr. Benfield einmal vor. Worauf ich sagen mußte, daß niemand mein Zeug anschauen darf – was ihn zu kränken schien oder ihn mindestens verwirrte.

Ansonsten war er die personifizierte Nettigkeit, war bloß er selbst und voller Fürsorge. Einmal hatten wir einen Streit: seine Theorie, daß Depression nach innen gekehrte Wut sei; wenn er mich also gegen sich aufbringen könnte, würde mir das vielleicht helfen. Er lockte mich mit einer kleinen Litanei, die, so klärte mich später ein Doktorand der Psychologie auf, Standardsätze waren: »Und wie fühlen Sie sich, wenn Sie sich das vorstellen? . . . Und was löst das bei Ihnen aus?« Die kleine Provokation ging immer weiter, bis ich sagte, daß ich Ärger gegen ihn aufkommen spürte. »Und wie fühlt sich das an?« – »Das ich hierhergekommen bin, um Hilfe zu bekommen und nicht um einen Streit zu führen.«

Er beruhigte sich. Wir vertrugen uns. Meine Tage, viele Tage, vergehen mit Wegen quer durch die Stadt, um mir wegen des Lithiums den Blutspiegel messen zu lassen, und bei der Stunde mit Benfield, dem einzigen menschlichen Wesen, dem es wichtig zu sein scheint, ob ich lebe oder sterbe. Eine seltsame Beziehung, die ich da mit einem Fremden eingegangen bin, ein Glück, das kaum glaubhaft scheint. Und es ist nicht real, es ist inszeniert; aber bei dem, was er tut, ist er gut. Sophie macht sich wesentlich größere Sorgen um mich, auch viele andere. Aber diese unpersönliche Krücke – und er ist eine Krücke und weiß es – war anfangs total notwendig. Mit der Zeit haben wir unsere Sitzungen beidseitig reduziert, bis zu dem großartigen Augenblick, als seine bloße Existenz in einem bestimmten Zimmer am Donnerstag nicht mehr das einzige ist, was zwischen mir und dem Tod oder der Isolation oder der Verzweiflung steht. Ich muß ihm einfach dankbar sein, ungeheuer dankbar, und es ihm sagen. Gleich an jenem ersten Tag. Er lächelte. »Hilfe anzunehmen ist das Schwerste überhaupt.«

Es gibt tausend Dinge, die ich daran hasse. Ich bin abhängig geworden, erkenne ich, während ich auf dem Stuhl des Krankenhauses sitze und auf die Blutabnahme warte oder in dem riesigen öffentlichen Raum auf das Aufleuchten der Nummer auf dem Brett, die mir anzeigt, daß meine »Arznei« am Apothekenschalter abholbereit ist. Und da sie nichts kostet oder fast nichts, dauert es natürlich ewig. Ganze Tage vergehen mit dieser Tätigkeit. Ich habe die Droge der Abhängigkeit angenommen. Es gab nur dies oder einem Tod entgegenzulaufen, dem die Energie zur Selbsttötung fehlt. Diese letzte Hoffnung ist auch eine Niederlage der Selbstachtung. Ich leiste mir nicht mehr die Sophisterei von: Ich bin im Recht, sie sind im Unrecht – ich war niemals verrückt, wurde in den Wahnsinn getrieben, mißverstanden. Ich lese die Symptome und finde mich in den Fallgeschichten wieder: Ein Mann in mittleren Jahren in Ohio, der alle drei Jahre wiederkehrende manisch-depressive Schübe hatte und so weiter; die Symptome werden dargelegt, und nach mehreren Monaten psychopharmakologischer Behandlung haben sich seine Aussichten gebessert. Eine Frau in den Dreißigern, behandelt mit einer elektrokonvulsiven Schocktherapie; leichte Besserung, aber fortgesetzte Rückfälle über einen Zeitraum von Jahren.

Im Korridor von St. Vincent's bin ich eins mit den Verrückten der Krankengeschichten. Eine der Kranken und Mittellosen, die auf die unsanfte Blutabnahme der Laborantin warten. Eine der Schäbigen, die mit Starren auf die Leuchtnummern und Lesen abgelegter Zeitungen bei Rauchverbot die Ewigkeit vertrödeln. Die Angestellten, die Glücklichen, die Assistenzärzte oder Krankenschwestern, Büropersonal, Sicherheitspolizei oder Hausmeister sind, die Apotheker in weißen Kitteln hinter ihren Glasfenstern, laufen geschäftig um uns herum, ein passives Publikum von Schwarzen und Puertoricanern, alten weißen Männern in Pyjamas, die von den Abteilungen herüberkommen, Mütter mit kleinen Kindern, Empfängerinnen der Gesundheitsversorgung für Sozialhilfefälle. Irre Frauen, die in sich hineinmurmeln, Männer, die auf- und abgehen, nervöse Menschen, die ständig zum Telefon rennen, um irgendwem mitzuteilen, daß sie immer noch hier stecken und es auch noch einige Stunden dauern wird. Auch ich rege mich auf, um dann wieder in meine beliebige Lektüre zurückzusinken.

Mein Lesen ist gefräßig geworden; ich habe mich ihm vollkommen ergeben, rede mir manchmal sogar ein, daß es mir allmählich bessergeht. Meistens jenseits der Schamgrenze, an manchen Tagen lese ich bis zur, während und sogar noch nach der Blutabnahme, verbringe ganze vier gute Stunden des Tages auf demselben Stuhl. Sagte mir alle zehn Seiten, daß ich gehen muß, heimgehen, irgend etwas tun muß. Aber ich las einfach weiter, mein Geschäft erledigt, und immer noch nehme ich hier Raum in Anspruch. Vielleicht brauche ich die Gesellschaft, so wie sie ist, ein Refugium vor der Einsamkeit, ein entfremdetes Meer von Menschlichkeit. Man darf zwar nicht rauchen, aber es kostet nichts, und ich kann es mir nicht leisten, in einem Café zu sitzen, habe nicht einmal genügend Phantasie, um eines zu finden. Den Tag so zu verbringen wäre eine absichtsvolle Handlung, ein Brüsten mit meiner Sünde auch noch vor mir selbst; hier kann ich sagen, gleich gehe ich heim, am Ende dieses Kapitels. Die Zeit verstreicht, und immer noch verstecke ich mich in einem Krankenhausgang, verberge mich vor dem Leben. Beschämt, verwirrt, unfähig aufzuhören.

Als ich schließlich herauskam, war es wie nach einer Orgie. Ich hatte den Tag verschwendet. Nichts, das vom Anfang bis zu diesem Augenblick geschehen war, die ganze Reise, die im letzten Sommer begann – nichts verursachte mir so viel innere Scham wie dieses geheime Lesen. »Warum nicht lesen?« fragt Benfield und stellt sich vor, daß Schriftsteller zweckgerichtet lesen. »Sie wissen nicht, was ich lese – ich lese Schund.« – »Sie brauchen nicht so puritanisch zu sein, Sie erholen sich, ruhen sich aus.« Aber es stimmt nicht; ich vernachlässige mich, lasse mich gehen, gebe auf. Mein Lesesessel – der große schwarze italienische Ledersessel beim Franklin-Ofen, die Stelle, wo ich früher nach der Arbeit las –, dort verbringe ich jetzt den ganzen Tag.

Das Buch über meinen Vater liegt in einem Stoß maschinegeschriebener Seiten und in den Spiralheften auf dem roten Tisch unten in der Küche. Seit Wochen ungestört, keine weiteren Annäherungsversuche. Das unbeseelte Papier ist voller Drohung; mein Magen verknotet sich, wenn ich daran vorübergehe. Aber ich lege es niemals weg – ich lege nichts weg. Es ist irgendein stoischer Impuls, es als Vorwurf offen liegen zu lassen. Für den Fall, daß ich eines Morgens aufwache und gesund und arbeitsfähig bin.

Während der Depression verschwindet die Welt. Die Sprache selbst. Man hat nichts zu sagen. Nichts. Kein Alltagsgeschwätz, keine Anekdoten. Nichts kann auf der Ebene der Rede riskiert werden. Weil die innere Stimme in ihr eigenes Gespräch vertieft ist: Wie soll ich leben? Wie soll ich die Zukunft bewältigen? Wozu soll ich weitermachen? Vor mir liegt nichts, meine Energie läßt nach, ich werde alt. Ich will nicht weitermachen in einer Zukunft, wie sie sich vor mir ausbreitet. Dies und andere dringendere Sachen, die wesentlichen Details des Lebens: eine überfällige Rechnung, ein unbeantworteter Brief, ein Telefonanruf, der in einer Notsituation lebensrettend sein könnte. Und so gibt es, da diese Fragen derartig allumfassend sind, auf der kleinen Oberfläche des Lebens nichts zu sagen, was ein Gespräch weiterbringen könnte. Mein eigentlicher Geisteszustand ist eine Quelle der Scham. Also schweigt man notgedrungen darüber, so daß als Gesprächsthema nichts übrigbleibt. Also hört man zu, beherrscht vom Reden der anderen, ihr Reden eine Invasion. Doch irgend etwas muß gesagt werden, irgend etwas muß über einen Restauranttisch fliegen, selbst wenn es die endlose Beschreibung einer Tagung ist, die ich selbst nicht besucht habe und die mich auch nicht interessiert. Da der eigene Interessenhorizont jetzt sehr begrenzt ist. Das Selbst. In Gefahr.

Die Preisgabe der Sprache ist so zentral, ein solcher Verlust. Die Sprache verschwindet nicht wirklich, sie ist nur einwärts gerichtet. Hinunter. Schrumpft im Verlauf des Geschehens, wiederholt sich, wie ein Mensch, der in großer Gefahr ist, dieselben Schutzformeln immer wieder vor sich hersagt. Doch man trauert der Sprache nach, der Geselligkeit, der Kameraderie, braucht sie jetzt mehr denn je. Und je mehr man sich ihrer Vergänglichkeit bewußt wird, desto notwendiger wird sie; das Abrücken der Freundinnen und Freunde, die Kälte der Fremden, die grundlegende Lieblosigkeit des Lebens, seine Monstrosität. Und angesichts dieses Bösen – nicht einmal Worte zu haben, um sich vor diesem Vakuum zu schützen. Stumm zu werden und hilflos.

7

Fumio wohnt nur zwei Häuser weit weg. Acht Jahre lang haben wir zufrieden in einer Bester-Freund-Beziehung gelebt, die er festlegte, als wir unsere jeweiligen Zelte in zwei getrennten Gebäuden in zwei getrennten Straßen aufschlugen. Zwei alte Ziegellofts, die das Schicksal so hingestellt hat, daß wir jeweils das Licht in unseren Fenstern sehen konnten, so daß wir immer wußten, wann der oder die andere zu Hause war. Wir mußten bloß den Hörer aufnehmen und anrufen: Fumio wußte von dem einmaligen Samurai-Film in der Bleecker Street, oder ich hatte zu viel Roastbeef im Haus, das aufgegessen werden mußte, oder ich hatte einen Besuch, den er unbedingt kennenlernen mußte. Wenn ich von einer Reise heimkehrte, läutete das Telefon noch in derselben Stunde, als ob er der Wachhund meiner leeren Wohnung war, der von Zeit zu Zeit meine Pflanzen goß, einer der wenigen, der einen Schlüssel hatte, sollte es einmal Probleme geben. So einfach, so nachbarschaftlich, so würde es das ganze Leben weitergehen. Die letzte Illusion von Sartre und de Beauvoir.

Als er aber zu Neujahr vorbeikam und müde beim Feuer saß, war er ein Mann ohne Illusionen, sein Verhalten diese vertraute Unsicherheit des Normalen vor dem Verrückten. War ich in Irland nicht in einer Anstalt gewesen? Irland ist ihm ein Geheimnis, aber wenn ich eingesperrt war, so muß doch was dran gewesen sein. Er brachte mir ein Geschenk von seinem Besuch zu Hause in Tokio mit, ein *han-ten,* eine Kimonojacke, die ihm seine Mutter für mich mitgegeben hatte. Früher nähte sie mir jedes Weihnachten eine neue; ich trug sie so gut wie immer. Ein *han-ten* nach so vielen Jahren: Ich brachte ihr bei, wie man Gin mit Limonensaft trinkt, wir besuchten gemeinsam Baseballspiele – ich habe *Obaa-chan* zwanzig Jahre lang nicht gesehen. Ich betrachtete ihren Sohn, wollte ihn mit all der Liebe überschütten, die ich in Ennis für ihn empfunden hatte, immer noch prall von der Erinnerung an die Klapsmühle. Der Blick, der mir begegnete, war voller nervöser Ängstlichkeit. Verhärtet, nüchtern, zurückhaltend. Seine steinerne Samurai-Seite:

Widerstand. Ich konnte sehen, daß er mich für eine verirrte Seele hielt. Ich konnte auch seine Langeweile sehen, seine Trauer, seinen Wunsch, sich nie mehr damit zu belasten, das alles bedrückte ihn. Die Angst vor den Verrückten: Empfanden wir nicht dasselbe für die Freunde, die wir in Bellevue besuchen mußten, der Dichterfreund, der nach Harlem rauschte und barfuß im Taxi zurückkehrte, um mit einem Zehndollarschein ausgelöst zu werden? Bin ich das jetzt für ihn, ein sich verschlechternder Zustand?

Ich habe ihn seit jenem Besuch im Januar nicht mehr gesehen. Vier Monate. Früher wäre das unvorstellbar gewesen, früher wachten wir übereinander, sprachen täglich miteinander. Als ich also vergaß, den Anrufbeantworter einzuschalten, und gedankenverloren heute morgen das Telefon abhob, war es eine Explosion. Einen Augenblick lang war ich glücklich: Er wollte mich sehen. Freilich macht das auch schreckliche Angst – niemand darf mich sehen, so wie ich jetzt bin. Ich verstecke mich, eine Küchenschabe unter dem Bücherregal, die zusieht, wie Staubflocken über den Fußboden rollen. Seine Stimme am Telefon erschreckt mich. Schlechte Nachricht, sie ist so hart.

Er muß mich sofort sehen, er fährt fort. Es wurde ihm in Dartmouth eine Professur angeboten. Mein Gott, er wird in New Hampshire leben, er wird die Stadt verlassen. Fast so verheerend, als wenn er auf immer nach Japan zurückkehrte, eine Angst, mit der ich schon seit zwanzig Jahren lebe. Es ist neun Uhr an einem Sonntagmorgen. Der Anruf zerstört den Tag. Er geht weg von New York. Und ich muß hinüberkommen, um mir seine neue Fischskulptur anzusehen.

Sie ist, wie er sich ausdrückt, »ganz gut – nicht so schlecht«. Seine Stimme vermittelt unendlichen Stolz und Zufriedenheit. Ich erinnere mich an die erste, die er mir zeigte, auf einem riesigen Keramikteller, den er sich von seinem Freund, dem Töpfer, eigens dafür machen ließ. Großartig war sie, ein Triumph: geschnitztes sauberes Holz, ein fliegendes Skelett, das auf fast magische Weise den Geist des Fisches hervorzauberte. Fumios ganze Forschertätigkeit im Naturhistorischen Museum in jeder der hundertfachen Gräten. Vor allem das Manna, das er in die Skulptur geprägt hatte, diese bloßgelegte Grätenreihe, das Gespenst ihrer Muskeln und Nerven, die Schuppen und das Fleisch, deutlich spürbar auch am nackten Gebein, der Kiefer, die wuchtigen Kiemen, die aus dem Mund zurückschießenden Barthaare. Diese Kraft: wunderbar.

Ich habe das Schreiben verloren und nun werde ich auch nie mehr bildhauern – eine solche Kunst zu betrachten ist jetzt eine Qual. Das darfst du nicht zugeben. »Natürlich möchte ich sie sehen.« – »Okay, komm rüber. Nachher gehen wir hinunter zu Phoebe's frühstücken. Wir müssen uns über diese Scheidung unterhalten.«

Scheidung? Das Wort ist fremd, schrecklich. Stärker als Abwesenheit, feindlich, eine gezielte Entfernung. Jetzt, in diesem Augenblick, an diesem Tiefpunkt. Mein Gesicht brennt. Es erscheint unmöglich, ihm das Treffen zu verweigern, mich zu weigern, sein Atelier zu besuchen, dieses neue Stück zu bewundern, ein Frühstück durchzustehen, bei dem ich geschieden werde. Unmöglich, ihn zurückzurufen und ihn zum Teufel zu schicken, ihm zu sagen, daß ich den Tag nicht auf diese Weise verbringen will. Nicht einmal mich ihm zu öffnen und ihm zu erzählen, daß ich gebrochen bin, todkrank, eine Scheidung obendrein verkrafte ich nicht. Dieses Wort wie ein Messer im Herzen.

Keine Frage, daß wir uns vor Jahren getrennt haben. Oder daß wir überhaupt erst auf Druck des Staates heirateten, die Einwanderungsbehörde ließ uns ganze dreißig Tage Zeit – das oder die Abschiebung. Fluchend und murrend unterwarfen wir uns dem Standesamt. Da wir so geheiratet hatten und nicht an die Ehe glaubten, glaubten wir auch nicht an Scheidung. Auf die Scheidung zu verzichten war für uns eine Prinzipienfrage. Vielleicht auch ein Akt der Freundschaft, da wir Scheidungen kennen und die Feindseligkeit, die Bitterkeit, den Streit über Besitz. Jetzt endlich ist es soweit. Er hat mich angerufen, um mir mitzuteilen, daß er sich scheiden lassen will, mich loswerden will, ein klarer Schnitt. Diese letzte Verbindung. Wenn ich nur nicht so gemütskrank wäre. Er wird mich als gebrochene Frau erleben.

Er könnte mich bemitleiden. Vielleicht wird er deswegen davon Abstand nehmen. Vergiß es, ich will dieses Mitleid nicht vermischt mit Verachtung. Ich muß mich zusammennehmen. Was werde ich anziehen? Unfähig, mich sogar dieser Frage zu stellen, lese ich die ganzen zwei Stunden bis zu unserem Treffen durch, verdränge die Demütigung, die dieser Anruf ausgelöst hat. Mein Mann hat sich mit mir verabredet, um sich von mir scheiden zu lassen. Er hat sogar einen Anwalt; es muß alles schnell geschehen, weil er wegfährt, um Professor zu werden.

In seinem Atelier bin ich fügsam, erwarte das Schlimmste. Was, so scheint es, erst bei Phoebe's auf mich zukommt. Ich habe Schwierigkeiten mit meinen Händen, zittere von dem Lithium, dem Saroten; jetzt eigentlich Tofranil, der Ersatz für Saroten. Zwischen diesem Zeug und meiner Angst vor ihm, vor dem heutigen Gespräch, und meinen Händen, die ständig zittern, seit die Panik eingesetzt hat, muß ich die Heldentat vollbringen, eine Zigarette anzuzünden. Ich tue es mit großer Vorsicht, Vorsicht mit der Zigarettenschachtel, besondere Vorsicht mit dem Streichholz und ständige Vorsicht, wie ich die Zigarette halte, damit sie mich nicht verrät. Ich drehe mich weg, um sie anzuzünden, konzentriere mich auf die neuen Skulpturen – die wunderbar sind –, konzentriere mich auf das Werkzeug und die Einrichtung, vorsichtig auch, um mir nicht weh zu tun, erinnere mich mit Unbehagen an meinen letzten Besuch hier.

Ich war unerwartet vorbeigekommen, kurz nachdem ich aus Irland zurückgekehrt war, knapp vor Weihnachten, ich ging auf dem Weg zum Lebensmittelladen an seinem Haus vorbei, rief seinen Namen und winkte ihm, wartete dann, bis er mir die Schlüssel herunter warf. In unserer Nachbarschaft stecken wir sie üblicherweise in eine Socke oder einen Handschuh; mit seinem hinreißenden Erfindungsreichtum hat Fumio einen funktionierenden Miniaturfallschirm entworfen. Banzai, rief ich ihm zu, als ich diesen Witz herunterkommen sah, entzückt ihn zu sehen – wie ein Kind, das seinen allerbesten Kumpel besucht. Frisch aus Irland zurückgekehrt und voller großartiger Geschichten: Was für ein Land, alle Künstler hier sollten ihre Sachen zusammenpacken und dort leben – Künstler zahlen keine Steuern. Hör zu, ich habe dort ein großartiges Gebäude gefunden, eine alte Lackfabrik. Ich könnte sie für einen Pappenstiel kaufen. Ich beschreibe die Mühle in Ennis, die ich unbedingt kaufen möchte, um daraus ein Kulturzentrum für die Iren zu machen. Ich brauche nur zehntausend Dollar, das *Irish Arts Council* wird den Rest übernehmen. Irrsinnige Pläne jetzt, wo die Farm verlorengeht. Ich erinnere mich an meine damalige Zuversicht – wir waren zwei Künstler zusammen: Immer noch konnte ich ihn niederreden. Nachdem meine Ausstellung ein Flop wurde, begann mein Abstieg.

Und hier hat er gearbeitet und etwas Wunderbares geschaffen. Wie sehr wünsche ich mir, mich ihm zuzuwenden und ihm zu erzählen, was mir zugestoßen ist. Aber er würde es nicht wissen wollen; es ist das letzte, was man zugeben möchte – Leere. Er könnte nicht helfen, er könnte nichts tun. Es wäre ihm peinlich. Es würde dich völlig bloßstellen – bist du nicht schon bloßgestellt genug? Verrückt mit amtlicher Bestätigung. Jetzt das auch noch, deine Verzweiflung an der Kunst – der endgültige Beweis, daß du deinen Verstand verloren hast. Und ihn nie mehr wiederfinden wirst. Mallorys idiotischer Satz von der degenerativen Krankheit. Auch er glaubt es; viele Köpfe wurden darüber geschüttelt. Der Schatten der Person, die ich einmal war, besucht sein Atelier, um seinen letzten Triumph in Augenschein zu nehmen.

Heute bin ich nicht mehr eine besondere Betrachterin. Bloß eine unter den vielen, die sein Atelier aufsuchen, meistens Männer mit Sechserpackungen Bier. Heute nimmt er sich nicht übermäßig viel Zeit. Ich lobe und bewundere, aber ich habe immer gelobt und bewundert. Als ich diesen Januar meine Ausstellung hatte, kam er nicht zur Vernissage und mußte überredet werden, überhaupt noch vorbeizuschauen, ehe sie zu Ende ging.

Oben auf der Farm fiel mir die handgeschriebene Einladung in die Hände, die Fumio für unser Hochzeitsessen gemacht hatte. Vergraben in einem Schrank, immer noch in Sicherheit. Ich rahmte sie ein und hing sie auf, sein Signet ganz oben, sein wunderbarer pedantischer Schriftzug als Würdigung eines großen Festes. Geist, Eleganz, Grazie und Stil eines Hungerkünstlers; aristokratischer als Könige. Hier waren innerer Friede und Liebe, in diesen sorgfältig geformten römischen Lettern; zwanzigmal malte er es mit einem Pinsel ab und füllte die vier Blätter seines Signets mit Goldfarbe aus. Die Einwanderungsbehörde zwang uns zwar zusammen, wir aber konnten es in unserem ureigensten Stil tun. Aus Japan kamen die Kimonos, und wir hatten ein wunderbares Fest, Künstler und Verwandte gleichermaßen betrunken.

Aus dieser Zeit gibt es in diesem Zimmer noch ein Kaffeetischchen und einen kleinen Schemel, den er aufgehoben hat. Unter den Bandsägen und dem aufgeschichteten Lindenholz, den Kisten für Ausstellungen an so vielen Orten: Er ist dabei, berühmt zu werden, erfolgreich. Galerien und Museen. Jetzt eine Universität. Manchmal spricht er wie ein Geschäftsmann, oder tut so; das Ergebnis ist nicht sehr überzeugend, bisweilen sogar ärgerlich. Aber sein Leben ist nun das, Bildhauerei als Selbstzweck. Und meines ist das Gegenteil – ich kann nicht mehr schreiben, Malen ist mir gleichgültig geworden, die Anstrengung des Bildhauerns unvorstellbar. Gehen wir zu Phoebe's; der Anblick dieses Ortes, seine Geschäftigkeit, bedrücken mich.

Fumio auch. Diese grellroten Hosenträger, die er trägt; komisch, charmant, äußerst attraktiv, das Rot gegen das verwaschene Blau seines Arbeitshemdes aus Jeansstoff, das Rabenschwarz seines Haars, straff und schön, ohne die geringste Spur von Grau – um wieviel jünger als ich sieht er aus und fühlt er sich, obwohl er neun Jahre älter ist – diese roten Hosenträger werden eine bösartige Kraft, etwas Bedrohliches, das für das bevorstehende Gespräch seine Macht über mich erklärt. Seine Überlegenheit wird erst mal durch seine Arbeit hergestellt, durch seine Fähigkeit, Schönheit und Leben aus Holz zu gestalten. Als ob zwischen uns Künstlern eine Rangordnung entstanden wäre, die der Schinken mit Ei unseres ehelichen Schlußstrichs nur noch untermauern wird.

Wir setzen uns in die vertraute Kneipe, ein weiteres Wohnzimmer all die Jahre, nicht ganz genau in der Mitte zwischen unseren beiden Lofts, weil es an seiner Ecke liegt, ich wohne zwei Straßen weiter oben. Phoebe's ist der Nabel unserer Wohngegend: »Wir sehen einander bei Phoebe's.« Wir haben dort ständig gefeiert, Vernissagen und Finissagen, Ankünfte und Abfahrten; wenn man ins Ausland fuhr oder heimkehrte, es ging nie ohne eine Party in Phoebe's Hinterzimmer ab. Heute ist kein Fest, kein großes Palaver, kein Wiedersehen, das Entzücken der Vergangenheit. Heute ist Gegnerschaft. Ich bin in jeder Hinsicht unten durch, aber ich versuche ja nicht einmal zu konkurrieren, eine Nichtkombattantin. Wie könnte sich jemand über mich erheben? – blaß, die verdammten Hände zittern, die Zunge ist durch die Medikamente am Gaumen festgeklebt, das Schweigen trüber Hoffnungslosigkeit. Achte auf deine Hände. Sag etwas. Schnell, laß dir was einfallen. Damit er es nicht sagt – damit er nicht beginnt.

Mein Kummer darüber, daß er unsere Downtown-Welt verläßt, überschattet von seinem Bestehen auf einer Scheidung. Es ist wegen des Hauses in Japan, sagt er, damit es bei seinem Tod frei von

Hindernissen ist. Damit seine Mutter und seine Schwester es ohne meinen Einspruch erben können. Aber das ist doch dumm. Das letzte, was ich auf dieser Welt brauche, ist ein Haus in Japan. Als ob die Farm mir nicht schon genügend Sorgen bereitete – ich müßte den Ozean überqueren, um das Dach zu reparieren. Ich liebte sein Atelier in Japan, war dort seine Untermieterin, ehe ich seine Geliebte wurde, aber das Haus gehörte immer ihm allein. In den letzten zwanzig Jahren hat er es seiner Schwester überlassen, die dort mit ihrem Sohn lebt, Fumios Neffen. Seine Mutter gleich nebenan. Nichts könnte mich veranlassen, mich dort auf die Beute zu stürzen.

Aber er erklärt, ernst – so ernst, daß es fast schon wütend klingt –, er muß rechtlich geschieden sein, sonst gibt es Schwierigkeiten mit dem japanischen Gesetz. Beim Konsulat hier werde ich als seine Frau geführt; das verschafft mir auch in Japan einen Rechtsanspruch. »Dann halten wir es doch schriftlich fest; sicher kann ich auf alle meine Ansprüche verzichten – und ich kann es so machen, daß es sofort rechtskräftig wird, dann brauchen wir nicht erst auf deinen Tod zu warten. Und außerdem, Mensch, was soll das mit dem Sterben?« – »Man kann sterben; ich bin jetzt über fünfzig, ich muß an solche Eventualitäten denken.« Und er geht weg – nur auf ein Jahr, Gott sei Dank – aber trotzdem, er verläßt die Stadt. Außerdem hat er eben die Ferien mit seiner Familie verbracht, mit Mutter und Schwester, mit dem Neffen, der nach Fumios Schwester wahrscheinlich das Haus erben wird. Fumio wurde von allen unter Druck gesetzt, diese Sache zu bereinigen und ihren Anspruch rechtlich festzulegen. Im Zuge dessen sie mich formal loswerden, was ein wenig schmerzt; aber ihre Gründe sind einsichtig, und ihre Skepsis bezüglich meiner Bereitschaft, auf alles zu verzichten, ist auch verständlich.

»Ich werde meine Freundin Grace noch einmal fragen, sie hat jetzt ein Anwaltsbüro; aber das letzte Mal hat sie mir gesagt, daß ich nichts anderes brauche als dieselbe Verzichtserklärung, die du für die Farm unterschrieben hast.« – »Nein, das reicht nicht. Das reicht für hier, aber nicht für Japan. Andere Länder, andere Rechtssysteme.« – »Ich werde sie noch einmal fragen«, sage ich, um Zeit zu gewinnen. Der Mann vor mir in roten Hosenträgern, der einen Teller Rührei ißt. Ich kann meinen nicht essen, mir wird übel, wenn ich ihn bloß ansehe, knabbere an meinem Toast und sehe, wie er sich von mir zurückzieht... Was wird aus seinen Skulpturen, wenn ich nicht mehr Erbin bin? Sein Händler wird sie bekommen, natürlich.

Ich liebe seine Skulpturen, seine Zeichnungen; nichts davon wird mir jetzt gehören. Noch wird er der Sachwalter meiner Sachen sein, Skulpturen, Manuskripte. Ich hatte mich immer sicherer auf der Welt gefühlt, weil wir uns gegenseitig um unsere Sachen kümmern wollten. Ich will sein Haus nicht, habe mich nie dafür interessiert, aber die Kunst, seine und meine – jetzt ist auch dieses Band zwischen uns gerissen. In keiner Weise also, unser Alter getrennt voneinander verbracht – verläßt er mich jetzt auf immer? Dieser dumme Jargon, in dem er in einem fort redet, irgendwie gestelzt – erst allmählich dämmert mir, daß er schon fünfzig Dollar in irgendeinen halsabschneiderischen Anwalt gesteckt hat und noch weitere hundertfünfzig für ihn ausgeben wird, wenn er mich bloß dazu bringen kann, ein Blatt Papier zu unterschreiben. Klar, sage ich, geknickt wie ein Zweig, bereit, alles zu unterschreiben – er will es.

Denn schon als er anrief, wußte ich, daß ich ihm nichts würde entgegenhalten können. Wie kann man jemandem eine Scheidung verweigern? Er will nicht mehr mit mir verbunden sein, nicht einmal wegen der alten Zeiten oder weil Verheiratetsein etwas war, was wir einmal waren und nicht zurücknehmen wollten – wir hatten keinen Grund, es zu tun, da wir weder die Absicht hatten, jemand anders zu heiraten, noch bezüglich Eigentum paranoid waren. Noch – und das ist wahrscheinlich der Knackpunkt – hatten wir den Wunsch, die Verbindung abzubrechen. Meine eigenen Ehen mit Sophie oder Dakota oder Sita hatten damit nichts zu tun. Seine Liaisons auch nicht. Man kann öfter heiraten – aber es war jedesmal für immer. Wir würden niemals Fremde werden, wie das bei anderen Leuten geschieht.

Die Ehe hatte bei uns nichts von den üblichen Fallen des Aneinandergekettetseins und der Wohlanständigkeit, weshalb zwischen uns eine Freundlichkeit blieb, eine Höflichkeit, ein höfischer Respekt. Jetzt ist es vorbei. Jetzt redet er nur noch über den Staat und den Anwalt: Wie schnell sie sind, wie billig, wie sehr in Eile. Und dann werden wir wie alle anderen sein. Ich werde eine geschiedene Frau sein, eine Statistik. Nein, nicht befreit – das kam langsam in den Jahren des Getrenntlebens, alleine leben, mit Frauen leben, in Ehen, die auch wieder keine Ehen waren. Aber das ist eine Scheidung, der Standardvertrag.

Die Fenster bei Phoebe's schauen auf die Straße. Fumio spricht für uns beide – genauso wie im Atelier, ein Energietyrann, den ich sowohl haßte wie bewunderte, ein Wirbelwind an Arbeit. Sein Stolz so legitim. Ich bin aufgelöst vor Bewunderung für ihn. Wie gut er arbeitet, wie ordentlich hat er seine kleine Wohnung eingerichtet. Bilder seiner ersten Frau überall: Yoshiko wird auch im Tod vergöttert. Sogar ein Bild von mir, der zweiten und weniger zufriedenstellenden Frau – eines der *Life*-Fotos aus 1970, dem Sommer von *Sexus und Herrschaft.* Wie jung ich damals war, ein solcher Erfolg. Ich darf vor ihm nicht weinen, esse angestrengt an meinem Toast und schiebe das Rührei auf dem Teller hin und her. Ich will nur den Kaffee – bloß von Kaffee leben. Und Zigaretten. Beinahe esse ich sie. Und es ist für mich tatsächlich wie Essen, jedesmal, wenn ich mir eine anstecke.

Mein Gott – ist es so weit gekommen, die wundervolle Welt, die wir einst hatten, dieser Mann und ich? Die sonnigen Frühstücke im alten Loft in der Bowery, die Tage, an denen wir erst gar nicht zu arbeiten anfingen, sondern einander lieber Geschichten erzählten, Fumio sagte einen ganzen Winternachmittag lang eine Kurzgeschichte von Tolstoi auf. Er begann jeden Tag mit einer Nacherzählung von Genji oder Heike – »um mein Englisch zu verbessern«, lachte er, wie ein kleiner Junge, mit zurückgeworfenem Kopf. Mit den Geschichten machte er mir immer noch den Hof, obwohl wir schon jahrelang verheiratet waren; sie waren dazu da, mich und ihn zu entzücken und um die Arbeit entweder hinauszuschieben oder ganz abzublasen. Aber es war uns egal. Trotz unseres Fleißes – und wir arbeiteten wie die Verrückten, hundertmal schwerer als alle anderen – nahmen wir uns jede Menge Zeit, waren auf indolente Weise kokett und erotisch. Ganze Tage wurden gestrichen, nur weil wir im Bett bleiben wollten, oder wurden am frühen Nachmittag abgebrochen, um uns dorthin zu begeben, weil wir geil waren: »Hast du keine Lust, ruhen wir uns doch ein bißchen aus« – das Stichwort, die perfekte Komplizenschaft in jenen Jahren im allerbesten Pariser Atelier der Bowery, wie wir zu sagen pflegten. Beim Einkaufen legten wir größten Wert auf Artischocken, unsere Einladungen, die

Einrichtung unserer Zimmer ein Triumph der Phantasie über die Armut. Da wir glücklich waren, bildeten wir das Zentrum des Glücks, geliebt von unseren Freunden – jeder konnte bei uns vorbeikommen mit einer Flasche Wein oder ohne, und die Kleingeldbüchse oder irgendeine andere engelgleiche Quelle öffnete sich.

Geliebt von unseren Freunden. Jetzt lebt er allein. Und ich auch. Er scheint von Einsamkeit umsponnen zu sein, trotz seines gelegentlichen Mah-Jongg-Katers. Ich spüre die Einsamkeit wie einen Stein, kann mich nicht mehr an die Namen von Freundinnen und Freunden erinnern, so weit weg ist das alles, so lange her. Jetzt ist es eine Frage, wen du anrufen sollst, wenn es dir eine Spur bessergeht – nur um zu erfahren, daß sie beschäftigt sind, dir irgendeinen unpersönlichen Termin in zwei Wochen anbieten können. Was ist daraus geworden, wo ist alles hingekommen?

Dorthin in die roten Hosenträger: Dies ist nicht Fumio. Aber dieser Halbfremde läßt sich von dir scheiden. Dein Mann läßt sich von dir scheiden. Du bist verrückt, und er geht fort aus der Stadt.

Aber er ist nicht dein Ehemann, er ist Fumio: Geliebter, Freund – das alles ein Leben lang. Zum Teufel mit ihren Papieren, Ehen, Scheidungen. Wird er mit mir dasselbe Verkaufsgespräch darüber führen, wie uns das zu besseren Freunden macht? Steckt etwas anderes dahinter, eine neue Dame, die es ernst meint? Nein, darum geht es nicht: Das Haus in Japan ist der einzige Grund. »Ich werde Grace noch einmal fragen, wenn du einverstanden bist. Wahrscheinlich gibt es eine unkompliziertere und weniger kostspielige Möglichkeit.« – »Es muß bald sein.« – »Okay.«

Jetzt gibt es fast nichts mehr zu sagen. Jetzt ist es normal, daß er eine Frage nach mir stellt. Und es gibt nichts zu erzählen, bloß Geheimnisse meiner Tage des Nichts, hochgradiges Entsetzen, Panik, die sich mit Untätigkeit der infantilsten Art abwechselt – ganze achtzehnstündige Tage mit Lesen verbracht.

»Woran arbeitest du?« Die gefürchtete vertraute Frage, vertraut wie die Stimme des Geldeintreibers von Bell Telephone, wenn du nichtsahnend den Hörer abhebst. »Das Buch über deinen Vater?« – »Irgendwie. Ich habe meine Schwierigkeiten damit.« – »Bleib nur dran«, sagt er, die Kellnerin ist gekommen, das Wechselgeld zurückgebracht. Ich möchte meine Rechnung selbst begleichen, auch wenn es schmerzt; und wenn es der letzte Pfennig wäre, den ich auf der Welt besitze, ich sollte darauf bestehen. Egal, ob das mich zwei ganze Tage durchbringen würde, wenn ich nur richtig einkaufen oder überhaupt nicht einkaufen würde. Du darfst ihn nicht seine eigene Scheidungsverhandlung zahlen lassen, auch wenn sie seine ist. Zahl oder nimm die Demütigung an – verdammt noch mal, zahl.

Aber er hat schon gezahlt, will seit einer halben Stunde gehen, zieht es aber hinaus. Ich auch. Ein Teil von uns sehnt sich nach etwas, das so weit weg ist, daß es nicht mehr zu bedauern ist und dennoch bedauert wird, erblickt, beinahe begriffen, dann wieder entschwunden. Wie eine flüchtig wahrgenommene Gestalt, die vor den großen Fenstern draußen auf der Straße vorübergeht. Wo wir immer unsere Freunde vorbeikommen sehen – das ist der Charme von Phoebe's. Keinesfalls das Essen. Du kannst hier mit Ruth sitzen und Fumio vorbeigehen sehen, oder mit Sophie sitzen und Ruth sehen. An gewissen Nachmittagen drängen sich alle, die ich kenne, um einen Tisch, aufgelesen von der Straße. Du siehst jemand und klopfst mit den Knöcheln gegen die Scheibe, aber das ist selten nötig, denn alle, die bei Phoebe's vorübergehen, halten schon durch das Fenster nach ihren Kumpeln Ausschau, selbst wenn sie in Eile sind, selbst wenn sie die Wäsche zur Wäscherei tragen, wie Fumio so oft.

Die Wäsche kann warten – nimm doch ein Bier. Oder einen Salat. Oder diese ewigen Eier, der hoffnungslose Toast, der Kaffee, den ich zitternd zu meinen Lippen führe. »Ich nehme jetzt wieder Lithium.« Die Beichte. Die Buße nach der Absolution. »Das ist gut.« Absolution danach, jetzt kalt. Ich tue, was er wollte, was sie alle wollten. Aber es ist ihnen nicht mehr wichtig. Es ist zu spät. Am Tisch zu meiner Linken sagte ich Sophie vor einigen Monaten, daß ich zum Lithium zurückgekehrt wäre, und sie weinte vor Freude, als wäre ich eine Alkoholikerin, die sich den Anonymen Alkoholikern angeschlossen hatte. Jetzt, wo ich Lithium nahm, hatte ich eine Chance auf Rettung. Jetzt trage ich das Lithium vor mich her: das Wort, das seltsame, schwere Wort. Ich biete es an wie einen Knicks, wie ein Gebet. Fruchtlos.

Der Mann in den roten Hosenträgern ist zutiefst verlegen, angespannt. Er hat sich mit einer Frau abgeben müssen, die er loswerden wollte, und das ist nie vergnüglich, immer schwer, man steht irgendwie schlecht da. Selbst das tut mir leid. Wie wenig möchte ich eine gebrochene alte Frau sein, die sich an ihn hängt, ich, die er einst bewunderte, seine braunhaarige Wissenschaftlerin mit dem adretten Knoten im Nacken, ihren gutsitzenden Wollkleidern, den soliden Schuhen und Handschuhen. Der Bildhauer im Arbeitshemd unter den roten Hosenträgern war mein Kumpel, als auch ich ein Arbeitshemd um 25 Cents vom Trödler gleich unten in der Bowery trug und in der Hitze des Sommers Skulpturen baute, das Fenster offen auf die schreiende Straße voller Penner und der geilen Obszönität von Joey dem Trödler. David der Fette im Eisenwarengeschäft auf der anderen Straßenseite ließ uns anschreiben.

»Miltie mußte sein Geschäft aufgeben«, sagt Fumio unvermittelt. Miltie war Davids Partner, und als David das Haus und die Firma verkaufte, um sich voll seinen beiden Mätressen zu widmen und die Stütze seines Tempels zu sein, machte Miltie, dessen Eisenwarenspezialität Fischereiausrüstungen waren, auf dem Astor Place seinen eigenen Laden auf. Aber zwischen Besäufnis und Geldschwierigkeiten gelang es ihm nicht, ihn flottzukriegen. »Er arbeitet jetzt für Shapiro; sie haben aus ihm einen Büroangestellten gemacht. Seine Hände zittern sehr stark – ich glaube nicht, daß er noch lange zu leben hat.« Ich starre Fumio an in einer Welle von Traurigkeit. Ist es so, ist das das Ende von allem, sind wir für diese Art Sachen vorbestimmt, ist es so unbarmherzig, und wir wußten es nur nicht bis jetzt?

Fumio weiß es; schon die Haltung seiner Schultern ist erfüllt von diesem Wissen. Deshalb geht er fort. Deshalb arbeitet er so schwer, deshalb ist die Ausstellung nächstes Jahr in Soho so wichtig: Er weiß, daß es nichts anderes gibt als Arbeit und Tod. Das ist, was sein ganzes Sein unter der irreführenden Pfauenmaskerade der roten Hosenträger ausstrahlt. Die Wahrheit ist in der harten Hülle seines Fleisches unter dem Hemd ... Tod, Tod, Tod. Und Verlassenheit, Einsamkeit bis in den Tod. Nur die Arbeit; wenn man eine kleine Barrikade von Arbeit aufbauen kann, gibt es etwas vor dem Ende – sonst nichts.

Aber ich kann nicht arbeiten. Es ist das, was ich ihm niemals mitteilen kann. Wenn ich mich der Meinung des Psychiaters anschließen würde, könnte ich sagen, ich sei krank, müßte mich erholen, das ist jetzt meine Arbeit, gesund werden, ausschließlich das. Aber die eigentliche Arbeit – machen, tun, leisten, schaffen – vergiß es.

Ich werde vielleicht mein Leben zu Ende leben müssen, ohne es jemals mehr tun zu können. Diese Vorstellung anzunehmen ist, was mir den ganzen Tag solche Pein bereitet – da mein Instinkt eher sterben möchte, als keine Künstlerin mehr zu sein, nicht mehr gestalten, schreiben, malen. So könnte es sein. Es könnte sein, daß ich einfach gezwungen werde, ein stinknormales Leben zu führen, nicht mehr eine Begünstigte, eine wirklich Lebendige. Denn ich sehe jetzt, von außen, ich selbst außerhalb dieses Zustands, wie strahlend die Künstler aussehen – kristalline Leben jenseits dieser irdischen Existenz.

Als ich sage, daß er mir fehlen wird, grinst Fumio nur: Er ist bald wieder zurück. Als ich ihn anflehe, gesteht er mir zu, daß er vielleicht zu Thanksgiving wiederkommt, um an der großen Jahresparty mit unserer alten Truppe von Malern teilzunehmen. Als ich sage, daß er mir fehlen wird, hört er nichts von der Leidenschaft der Panik, nichts von der Vergötterung und Zärtlichkeit hinter der Abhängigkeit, die er verständlicherweise verachtet. Er geht fort von mir, in jeder Weise geht er fort von mir. Daß Phoebe's, diese dumme Kneipe, ihre harten, großen Fenster, die auf die Trostlosigkeit der Bowery hinausschauen, unser Ende sein sollte, bei laufendem Fernsehapparat, die Kellnerinnen wieseln herum, Leute mit ihren Sonntagszeitungen und ihrem Sonntagsplausch ... Die Entspanntheit alter Zeiten im Kontrast zur leeren Trostlosigkeit zwischen uns, das Gelb des Rühreis, der Kaffee wurde nachgeschenkt, weil wir gezahlt haben, aber immer noch nicht gehen, ich werde unruhig auf meinem Stuhl, möchte ihm meine Liebe mitteilen, meinen schrecklichen Schmerz über den Verlust von ihm, über den Verlust von mir selbst, mein Sterben im Leben, der Verlust von uns beiden – alles, was wir waren, das Versprechen, der Spaß. Ja, »Fun« – Spaß – war Fumios Spitzname, das einzige englische Wort, das Funchan ähnelt, dem Kosenamen für Fumio im Japanischen. Im Englischen nahm die Silbe eine völlig neue Bedeutung an, damals hervorragend geeignet für seine Person, denn er war der personifizierte Spaß, der knabenhafte Liebhaber jener Tage. Das Leben damals, die Zeit. Fumio war der zentrale Abschnitt meines Lebens. Diese Ehe jetzt aufgelöst an diesem dummen Kaffeehaustisch. Vordergründig wegen der Frage von Haus und Recht, Eigentum und Legalität. Aber das ist es nicht, und ich weiß es; er will die Scheidung, weil er geschieden sein will. »Ganz unabhängig«, sagt er immer, als ob er ein Minderjähriger ist, der sein Recht einfordert.

Nicht um Autonomie geht es ihm. Nicht einmal um Freiheit. Er will nur entlastet sein, von der Bürde befreit, für immer enthoben. Er ist einer der Leute, die »verantwortlich« sind, sagt er, und das will er nicht. »Okay, du kannst dich weigern, diese Macht auszuüben. Sie ist sowieso abwegig – es ist die Macht, mich einzulochen«, hatte ich ihm gesagt, als er zu Neujahr vorbeikam. »Natürlich ist es eine Belastung, Fumio. Es ist auch eine dumme patriarchale Gepflogenheit. Ich bin nicht dein Eigentum, das du einsperren lassen kannst oder auch nicht.« – »Aber es ist mehr als das, es ist jede Art von Verantwortlichkeit, rechtlich, finanziell, egal, was.« – »Wenn du willst, daß ich die beiden R-Gespräche aus Irland bezahle, tu ich das gern.« – »Es geht mir nicht um Telefongespräche, und ich habe mir immer genügend Geld von dir gepumpt. Ich will keine Verantwortung.« – »Du brauchst ja nicht mit der Maschine zu kooperieren«, sagte ich, manisch oder zuversichtlich oder voll von der Geistesgestörten eigenen Rhetorik der Befreiung und dem *Madness Network.*

Davon bin ich immer noch überzeugt, aber ich nehme wieder den Stoff, bin auf Dosierungen reduziert, auf die Hoffnung auf Genesung eines Tags, vorausgesetzt ich bin absolut kooperativ. Opfer meiner Krankheit. Und ihrer Priester und Theoretiker, Ärzte, Kliniken und Lehrbücher, die sich mit der Kabale meiner Liebsten die Hände reichen in einem Halbkreis vor mir, und ich an der Kante der Welt. Ein Schritt zurück, und ich falle in Tod und Selbstmord, hundert Schritte vorwärts, und ich kann mich reintegrieren. Der Ausdruck ihrer Gesichter heißt mich nicht willkommen; sie meiden mich. Ich bin abgetreten, habe meinen Standpunkt aufgegeben, hadere nicht mehr mit ihnen über die Natur meiner Erfahrung und ihre Gültigkeit, füge mich unterwürfig in ihr Bild von Wahnsinn, seine ekelhafte, lächerliche, seelentötende Erniedrigung, seine widerliche Andersartigkeit – jetzt zu ihnen zurückgekehrt, willig, kriecherisch. Ein Wurm. Sie sehen zu mit einem Mitleid, das allmählich verdorrt.

Die Scham, mit der ich heimgehe, ist neu: Jetzt bin ich eine von Millionen abgelegter Frauen, eine verstoßene Ehefrau. Der Gefährte meines Herzens dieser entfernte und peinlich berührte Mann, mein Künstlerkollege zwanzig Jahre lang dieser herrische Kerl in Hosenträgern, sein sehr erfolgreicher Auslöschungsakt meiner Person. Es ist nicht einmal Raum, um mich für ihn zu freuen – er freut sich selber so sehr, daß meine Niederlage total ist. Es ist abzusehen, wie es weitergehen wird, Wochen und Monate an Verhandlungen mit seinem verfluchten Anwalt, ihn verlieren. Denn er selbst braucht überhaupt nicht mehr mit mir zu reden. Ich verliere ihn durch Entfernung und Scheidung – wo ich ihn doch als Freund und geliebten Menschen hätte behalten können –, verliere sogar seine Freundschaft, diese Blutsbande, die wir hatten, unser Zwillingsleben. Zehn Jahre verheiratet, dann weitere acht Jahre als Freunde, getrennte Leben, aber einander so nah, daß sie ihn anriefen, als ich im Iran verhaftet oder in Irland eingesperrt wurde, daß wir beide es an den Lippen gespürt hätten, wenn einer von uns plötzlich an einem Herzanfall gestorben wäre oder an einer Kugel oder von einem Lkw überfahren worden wäre, und da hätte es noch einen kurzen Augenblick gegeben. So sehr, so lange, so total habe ich diesen Mann geliebt, daß er eine Sehne in meiner Brust ist, eine Erinnerung an meiner Brustwarze, ein Muskel noch in meiner Möse oder an der Innenseite meines Schenkels, der bleiben, erinnern, gemahnen und niemals beginnen wird zu vergessen. So daß man darauf nicht einmal zu schwören braucht. Alles Schwören und Abschwören ist nichts, ebenso wie der idiotische Legalismus dieses Papierkrams, der nun seine so kurze Spanne Aufmerksamkeit aufbraucht. Denn diese empfindliche Haut an der Schenkelinnenseite wird jetzt, oder wenn ich achtzig bin, wissen und bezeugen noch in der Stunde der letzten Sinnesregung – es ist alles noch da, wie die Geschichte eines Baums an seinen Ringen abzulesen ist. Erinnerst du dich nicht? Du, der du mir das Leben des Baums beigebracht hast, wie jedes seiner Jahre und Augenblicke in diesen Ringen steckt, wie Menschen, die wir geliebt haben, Ringe in uns selbst wären, wenn man uns entzweispalten würde. Entzweispalten.

8

Wie die meisten Menschen, die an diesem Drama Anteil nahmen, hat auch Sophie selbst eine ganze Menge Streß erfahren, eine kleinere, aber parallel verlaufende Beunruhigung, von der sie behauptet, immer noch beeinträchtigt zu sein, der Grund für ihr leichtes Aufbrausen und ihre allgemeine Reizbarkeit. Ich muß ihre Stimmungen ertragen; sie mußte es auch mit mir. Sie kann noch nicht zu mir zurückkehren – wenn überhaupt –, weil es noch so frisch ist. Sie kann mir niemals mehr vertrauen; natürlich könnte sie keinen Rückfall ertragen. Und meine Krankheit ist ein einziger Rückfall. »Nicht, wenn ich Lithium nehme«, wende ich ein. »Du wirst wieder damit aufhören.« – »Nein, werde ich nicht.« – »Das sagst du jetzt, aber du hast es schon einmal getan.« – »Ich habe gelernt – das brauche ich kaum noch einmal zu lernen.« Eigentlich streiten wir über etwas, das ebenso flüchtig ist wie die Streitfrage, ob ich irgendwann einmal vier Kapseln Lithium täglich schlucken werde oder nicht. Es ist ein erbitterter Streit. So viel ist Bitterkeit; wir wissen zu viel, haben zu viel gesehen. Ich bin in ihren Augen zu verbraucht und beschädigt, als daß sie je zu mir zurückkehren könnte. Der Schmerz darüber bläht sich in mir auf; wenn sie nur das wahre Ausmaß des Kummers in dieser stummen Kreatur kennen würde. Wenn ich nur weinen könnte. Mein ganzes Sein ist der Aufgabe gewidmet, meine Gefühle zu verbergen, die Niederlage zuzudecken.

Wenn Sophie tatsächlich zu mir zurückkäme, wäre ich mit einer Person zusammengespannt, die das Stichwort genau kennt, das mich daran erinnert, daß ich eine Patientin auf Bewährung bin, mit einer schändlichen Vergangenheit, die jeden Augenblick hervorgeholt werden kann. Beziehungen, die von der Psychiatrie heimgesucht werden, sind Gefängnisse, eine symbiotische Verflechtung von Wärterin und Freigängerin, eine ungemütliche Kombination von Mißtrauen und übelnehmerischer Abhängigkeit. Wäre es nicht besser, eine Geliebte zu finden, die nicht weiß? Das verfluchte Lithium nehmen und darüber den Mantel des Schweigens breiten? Freilich, jede neue Geliebte würde es im Nu erfahren, die Wohlmeinenden würden sich beeilen, es auszuplaudern – Geschichten, die in Dakotas Ohren geschüttet wurden, als wir uns kennenlernten; auch in Sophies. Aber zumindest gäbe es eine tabula rasa, und du könntest die Darstellung manipulieren und sicherstellen, daß es eine ironisierende Version davon gibt, die sie zuerst von dir erfahren würde.

Es gibt also Augenblicke, an denen ich denke, daß es mir ohne sie besserginge, trotz ihrer Loyalität; denn es sind Benfield und Sophie, die mir in diesen Monaten das Leben gerettet haben. Sie ist die einzige, die mich besucht, die mich jeden Tag anruft. Aber solche Lebenslinien bedeuten auch Abhängigkeit. Wenn ich frei wäre, also gesund, wäre ich vielleicht auch von ihr befreit. Sie hat die Beweismittel in der Hand. Nicht nur das, sie hat mich hinter sich gebracht, hat mich ausgeschöpft; ich bin für sie ein ausgetrockneter Brunnen.

Dieser Tage pendelt sie hin und her, eine Nacht mit Marcy, eine Nacht mit mir. Manchmal eine Nacht für sich allein, von uns beiden befreit. Und dann wieder die fröhliche Stimme am Telefon, der einzige Anruf, den ich beantworte, ich lasse alle über diese unehrliche und verachtenswerte Maschine laufen, die mich im Schattenreich beläßt, wo ich die Zeit verschwende und Schund lese, abgestumpft durch Imipramin oder irgendein anderes Antidepressivum, das Benfield für mich ausgewählt hat. Er läßt mir die Wahl, das Zeug zu nehmen oder nicht; was wird geschehen, wenn er sagt, es sei Zeit, davon loszukommen und das Leben zu nehmen, wie es ist? »Wie geht es dir?« fragt Sophie. »Großartig«, antworte ich wie immer, hasse dieses Wort mehr als jedes andere. Doch was soll ich sonst sagen? »Absolut großartig, ist mir noch nie bessergegangen«, führe ich verbissen aus. Sie lacht. »Nein wirklich, wie geht es dir? Was tust du?«

»Ich lese, wie immer.« Ich habe ihr diese Sünde schon gestanden, aber sie hat keine Ahnung, wie ernst es ist. »Bist du schon fertig mit Arbeiten?« – »Fast.« Auch eine Lüge. »Wie wär's mit einem Abendessen?« – »Prima.« Die Kekspackung liegt in der Nähe meines Stuhls, fast leer; es ist zwanzig Uhr dreißig. Sie hat eben zu arbeiten aufgehört, wird vorbeikommen, mich mit meinem Wagen abholen, den sie sich ausgeliehen hat, um Gipsplatten zu transportieren. Ich leere den Aschenbecher aus, mache das Bett, spüle das einige Tage alte Geschirr, bevor ich sie läuten höre, und dann, weil sie immer noch ihre Schlüssel hat, ihr Schritt auf der Treppe, sie stürzt die fünf Stockwerke hoch in ihren geschmeidigen Stiefeln und Jeans, eine Invasion des Lebens in diesen Sarg in Loftgröße.

Jetzt muß ich mein Gesicht zurechtrücken, zur Tür gehen, sie begrüßen – die zerknirschte, kleine Umarmung eine Parodie der Vergangenheit. Immer noch schlafen wir Seite an Seite, in meinen Nächten. Marcys sind wahrscheinlich atemlose Leidenschaft. In meinen Nächten geht es ziemlich zahm zu. Sie will nicht, oder so will es scheinen. Ich will auch nicht: Tief drinnen möchte ich keinen Sex, die Anstrengung, die Aufregung, die Feuchtigkeit, der Geruch, die Umstände. Es ist zu schwer, sich für das Fleisch zu interessieren. An der Oberfläche aber will ich schon. Oder vielmehr, ich will nicht mit ihr schlafen, aber ich will, daß sie es will. Ich will geliebt werden; ich will sogar lieben – aber nur mit dem Herzen, Emotionen, nicht Drüsen: die Augen, der Mund, Worte, Gefühle und die Sehnsucht nach Gefühlen, nach Leidenschaft, nach dem Anschwellen und der Musik der Leidenschaft, die Brust zerrissen von Zärtlichkeit und Sehnen. Aber kein Bezug zum Fleisch. Und da es keinen Bezug zum Fleisch gibt, gibt es nur eine unerfüllte Phantasie, die gelegentlich schon im Vorfeld festgelegt wird: Heute nacht werde ich ihre Möse küssen – als ob es eine Aufgabe wäre, die geleistet werden muß, etwas, das hinter mich zu bringen ist, zugunsten der Verbindung, die es zwischen uns herstellen würde, das Wiederaufrichten des Gefühls, die Rückkehr der Erotik. Und wenn es soweit ist, will ich nicht, folge statt dessen einem anderen Stichwort hinein in einen Streit. Sie sind jetzt so schwer zu vermeiden. Und Auseinandersetzungen verhindern Sex. Ich kann von ihrem eigenen Mangel an sexueller Begeisterung absehen oder unbewußt so damit umgehen, daß ich auf keinen Fall Begeisterung auslöse. Dann ärgere ich mich. Zurückgewiesen, unbefriedigt – die Zurückweisung Nahrung für Gedanken drei Tage lang, ein weiterer Beweis, wie hoffnungslos meine Lebenssituation ist. Wie unmöglich es ist, zu schreiben oder irgendeine Arbeit zu verrichten. Wie sich mein Zustand verschlimmert und keine Besserung zuläßt – jetzt schon seit Monaten. Immer sehe ich sie auf jenen dunkelblauen Bettüchern mit den kleinen weißen Blumen knien, in der blauen Scheune in jenen ersten Jahren, lachend vor Lust und Entzücken.

Aber ich lebe nicht mehr mit dieser großen, schlanken Gestalt, die ich als Silhouette im kleinen Büroraum auf der Fünfzehnten Straße sehe, schaue ihr beim Telefonieren zu: Die Bewegung ihres neuen Lebens wird sie forttragen, hinaus aus meinem Blickfeld. Und sie wird schließlich jemand sein, den ich kaum mehr kenne – ich möchte das laut hinausschreien, ihr Telefongespräch unterbrechen, sie zu mir zurückbrüllen. Ein Teil davon ist Marcy, der Druck, den Marcys Forderungen auf sie ausüben.

Oder, andererseits, der Druck, den meine fortgesetzte Existenz auf sie ausübt. Wenn es keine Marcy gäbe, könnte sie vielleicht mit mir fertig werden. Wenn sie nur mit Marcy zusammen wäre, wäre es einfach. Bei allem Streß dieses Dreiecks, bei aller Spannung, die Marcys Anwesenheit bedeutet, ist das eigentliche Problem doch meine Existenz. In diesem Halbleben der Depression. Die dem Spektakel meiner Verrücktheit folgt, eine Sache, die Sophie ziemlich mitgenommen haben muß, mit ihrem Sinn für Korrektheit, das Bild, das sie von mir hatte, bevor ich in so viele zerfetzte Einzelteile explodierte. Jetzt freilich bin ich gezähmt und reuig. Aber was nützt es, wenn ich es so weit treibe, mich aufzulösen, ein ganzes Leben an Unzurechnungsfähigkeit und Abhängigkeit, das lange Gesicht der Trauer, die abgrundtiefe Trostlosigkeit der Depression?

Welche Zukunftsperspektiven kann es für mich geben? Die Krankheit ist zyklisch. Sie wird wiederkommen. Normalität ist bloß eine Pause. Selbst mit dem Lithium als Prophylaxe, wer kann sicher sein, daß sie dabei bleibt, und wenn ja, wer kann sicher sein, daß es immer wirken wird? Es gibt Fälle ... Sophie ist voller Broschürenweisheiten von Marcys Bruder, dem Medizinstudenten, wie oft Martha Ravich schon damit aufgehört hat, die Vitamintheorie irgendeines Gurus. Oder ein anderer Lithium-Freak Uptown, ich sollte ihn aufsuchen – er hat eine Broschüre herausgegeben. Sophie mit ihrer Hoffnung, die sich mit mir abquält. In der frühen Morgendämmerung, wenn ich über Nacht geblieben bin, bringt mir Sophie Kaffee vom Delikatessenladen, nachdem sie meinen Wagen von der Straße weg auf einen Parkplatz gebracht hat, um mir einen Strafzettel zu ersparen. Sophie, die mir erlaubt, mich bei ihr auszuruhen oder meine aasgeierhafte Lesewut fortzusetzen, an den Tagen, an denen ich zu Benfield gehe oder mir im Krankenhaus bei ihr um die Ecke das Blut abnehmen lasse. Sophie, die über mich wacht und mich ausweinen läßt, wenn ein Besuch bei Benfield mich entmutigt hat. Sophie, die mich am Leben hält. Auf diesem Minimalniveau von Vitalität, das noch atmen heißt. Vielleicht sind sogar ihre Wutanfälle ein Versuch, mich ins Leben zurückzuzwingen.

Und vielleicht heilen wir einander auf eine eigenartige Weise. Wenn wir die Zerstörung überleben sollten, wären wir in der Lage, noch ganz andere Dinge zu überleben ... das Wir, das heute so fraglich ist, wäre im Gleichgewicht.

9

Sophie und ich sitzen im Auto vor meinem Haus in der Bowery; sie im Fahrersitz. Sie wird mich hier absetzen und weiterfahren zu ihrem Baujob. Sie ist schon spät dran, und mein sprachloses Zögern hält sie auf. »Schau, willst du, daß ich dich *hier* absetze oder anderswo?« – »Äh ...« – »Sag etwas, um Himmels willen, was soll ich tun?« Beidseitige Verlegenheit. »Ich weiß es nicht.« Was ich weiß, ist, daß ich diese Treppen nicht hochsteigen kann, mich der Post stellen, dem Stuhl beim Fenster, wo ich lese – um einen weiteren Tag damit zuzubringen, nichts zu tun. Sophie fährt mein Auto, wie sie es dieser Tage oft tut – mein kleiner Volkswagen ist schon Teil ihrer Baufirma geworden. Eine Arbeit, die sie mit anderen zusammen macht: Chris, Donna, auch Marcy. Nachdem sie die letzte Nacht mit mir verbracht hat, wird sie die nächste Nacht mit Marcy zusammensein. Oder sie wird lang arbeiten: Der Job beginnt sich in die wenige Zeit hineinzubeißen, die sie für mich übrig hat. »Beeil dich, entscheide – was willst du? Ich hab's eilig.« Wie hart sie jetzt ist, ihr Ärger begräbt mich, unterhöhlt meine Entschlossenheit, sie zurückzugewinnen, es durchzustehen. Warum sollte ich bei einer Frau bleiben, die mich so behandelt?

Paradoxerweise ist da gleichzeitig ihre außerordentliche Geduld in diesen Monaten, ihre Sanftmut und Freundlichkeit, ihre Anteilnahme: Auch während sie mich verließ, hat sie mich nicht verkommen lassen. Ich bin so unendlich weit entfernt von der Person, die sie einst liebte, immer noch liebt – wie muß die Erinnerung an die Frau, die ich einmal war, sie erschrecken, die farblose Gestalt im Regenmantel auf dem Heimweg vom Psychiater, zusammengehalten mit Medikamenten, gestützt von Antidepressiva, ohne den Mumm oder die Vernunft, aus dem Auto auszusteigen. Eine Bettlerin – ich flehe um etwas: um einen anderen Tag, einen Ort, zu dem ich gehen kann, eine andere Existenz als die, die in den nächsten 48 oder 72 Stunden vor mir liegt, bis ich sie wiedersehe. Sophie ist die einzige Person, die ich treffe, meine einzige Außenenergie, Anregung, Kontakt. Jetzt ist sie sanft: »Ich muß wirklich zur Arbeit gehen.«

–»Klar. Es ist nur, daß ...« – »Was?« Endlich bringe ich es heraus: »Könnte ich mitkommen?« Ein Schweigen. »Vielleicht könnte ich helfen.« Und sie sagt ja. Ich laufe hinauf, um mich umzuziehen, ein Malerhemd, alte Jeans, die wir kürzlich gefunden haben.

Innerhalb einer Stunde bin ich auf einem Gerüst, streiche die Decke mit einer Farbpistole, um mich herum und unter mir auf dem Boden riesige Maschinen. Sage mir durch das Getöse des Kompressors und des Farbregens, in den ich gehüllt bin: Schau, du bist eine Person, die eine Decke streicht, du bist eine Bauarbeiterin, die fünf Dollar in der Stunde bekommt, eine Arbeiterin, kein Boß, vergiß das nicht, denn du kannst nicht mehr schreiben, weißt nicht einmal, wer du bist, und hast dein Leben überhaupt nicht mehr im Griff. Also sei froh, daß du Decken streichen darfst, Gipsplatten montieren – irgend etwas, nur nicht allein im Loft bleiben müssen, unzurechnungsfähig für den Rest deines Lebens. Irgendwo in der Mitte deines Lebens hast du dich verloren.

Mit einer Farbpistole auf einem Gerüst suchst du nach dem Faden deines Lebens, Stück um Stück der Gipsdecke, hoch oben über der großen Fläche des Erdgeschosses, die wir – ausgerechnet – in einen Buchladen verwandeln. Science-fiction-Bücher. Die Besitzer des Ladens mißfallen mir extrem; als Angeheuerte der Angeheuerten bin ich für sie unsichtbar, eine Drohne. Sie erklären sich mit der Decke einverstanden oder nicht einverstanden, und dann kriegt sie noch eine weitere Farbschicht; sie laufen über den Lack, den wir auf den abgeschliffenen Boden aufgetragen haben, und Sophie kriegt einen Anfall. Als Tagelöhnerin brauche ich nur weiterzumachen, der Verantwortung enthoben, aber mit der Erlaubnis zu arbeiten. Wenn man für nichts anderes taugt, wie heilsam ist es, eine Wand mit Gips überziehen zu dürfen. Das Handwerkliche daran, meine Erfahrung bei der Restauration der Farm und beim Bauen der Ateliers. Bauen – das Aufbauende dieser Tätigkeit. Denk nicht an den kleinen britischen Pfau, für den wir diesen Laden schaffen, seine Inspektionsrunden, seine sensationellen Auftritte und Abgänge: Das Radio verkündet, daß der zweite irische Hungerstreiker heute gestorben ist. Ich höre, wie der Besitzer seine Angestellten einweist, sein Gedöns über die hohen Provisionen, die sie bekommen werden, die Großartigkeit seiner »Sammler-Comics«, auf die er sich spezialisieren will. Dieser Typ hat keine Ahnung – aber er rettet mein Leben. Dank ihm arbeite ich mit Hingabe.

Eigentlich dank Sophie. Mich jeden Morgen im Basement dieses Ladens umziehen, auf dem staubigen Betonboden, die nackten neuen Gipswände, die kleine Toilettenschüssel mit dem Sprung, die primitiven Haken, an denen wir unsere Jeans und Hemden aufhängen; wieder in die Straßenkleidung schlüpfen zu Mittag oder am Ende des Tags – eine weitere Anzahl Stunden ohne Qual oder mit weniger Qual. Meine eigene mißliche Lage für eine Weile beiseite gelegt zugunsten des netten, kleinen Problems, wie ich die Fugen der linken Wand perfekt verkleben soll und wie der Gips bis zur Unsichtbarkeit abzuschmirgeln ist. Selbst schwere Fälle, wie die Reparatur dieser ziemlich hoffnungslosen Treppe, die alten Pfosten müssen verstärkt werden, um Menschen tragen zu können – diese Probleme sind ein Segen verglichen mit den Ängsten der letzten Monate, daß es mir nie gelingen würde, das Buch über meinen Vater zu beenden, und daß der nächste Sommer allein auf der Farm die Hölle sein würde.

Während ich Gipsplatten verklebe, vergesse ich, daß ich dabei mein Leben verschwende. Dann denke ich wieder daran, denke auch, daß ich Glück habe, heute noch diese Arbeit zu haben, und daß ich sie verlieren werde, sobald der Auftrag erledigt ist. Glücklicherweise gibt es im Village noch einen Boden abzuschleifen; ein Typ kam von der Straße herein, sah eine Gruppe Frauen, die Schleifmaschinen bedienten, und bat um ein Angebot. Wahrscheinlich hält er uns für billiger. Wir waren begeistert. Mehr Arbeit. Allmählich hebt sich meine Trauer: Die Arbeit stellt mich wieder her. Vielleicht wird die Baufirma ein Erfolg – könnte ich mein Leben so verbringen, älter und immer älter, fünf Dollar die Stunde? Nichts anderes in Sicht. Für Sophie wäre es gut; im Nu wäre sie Geschäftsführerin und Designerin mit einem festen Team. Früher hätte ich Kapital beisteuern und mir in einem solchen Projekt selbst einen Platz verschaffen können. Jetzt bin ich nicht nur für die Arbeit dankbar, die mich von der Last meiner Selbst ablenkt – ich bin auch dankbar für den Lohn. Nach Abzug des Anteils für die Gläubiger habe ich immer noch hundert Dollar, mit denen ich eine oder zwei Wochen leben kann. Diesmal werde ich Lebensmittel einkaufen, werde wieder essen. Mein Entsetzen vor der Zukunft weicht zurück vor der tagtäglichen körperlichen Arbeit, vor dem Erfolg des Hier und Jetzt.

Es ist angenehm, für Sophie zu arbeiten. In der ersten Woche lud sie mich sogar zum Mittagessen ein, ging mit mir von einem Café zum nächsten, bis wir alle Hamburger der Umgebung durchprobiert hatten, stand diese Mahlzeiten freundlich durch, mein Schweigen, mein Anklammern an diesen Job. In dieser Arbeit beginne ich, mich nützlich zu fühlen, beschäftigt, kompetent. Es ist verrückt, so etwas zu tun, denke ich, diese schmutzigen, lange vernachlässigten Fußböden immer und immer wieder zu kehren. Natürlich ist es verrückt, aber mindestens ist es etwas. Es mag die Leute überraschen – die lange Geschichte, wie es mich hierher verschlug und wie das jetzt mein Leben ist. Und ich bin froh darüber, möchte die Schleifmaschine nicht hergeben, wechsle mich mit Marcy ab. Denn, freilich, Marcy ist hier; damit muß ich auch leben.

Als sie am Abend des ersten Tages ankam, war mir klar, daß sie nach der Arbeit kam, um sich etwas dazu zu verdienen, aber auch, um mit Sophie zu Abend zu essen und die Nacht bei ihr zu verbringen. Wir gehen damit alle sehr zivilisiert um, aber es gibt die unvermeidlichen Augenblicke, wenn Marcy beginnt, sich umzuziehen, um alleine heimzugehen. Oder mit Sophie. Oder wenn Sophie nett zu mir ist und länger bleibt, womit sie ankündigt, daß ich die Auserwählte bin für diese Nacht. Und Marcy sitzt in dem häßlichen kleinen Klo und weint. Ich muß Platz machen, muß mir von Sophie anhören, wie schwierig das alles für sie ist, auch für Marcy; also muß ich Verständnis zeigen, mein Auto nehmen und wegfahren. Schließlich wollten sie miteinander ins Kino gehen. Ich habe mich in diesen Job hineingedrängt, ihr vielleicht sogar Arbeit weggenommen.

Ich bin eine gute Arbeiterin. Und es tut mir unendlich gut. Die Tage, an denen ich etwas Eigenes machen darf, sind gute Tage. Die anderen sind nicht so gut: langsame Tage an der Arbeitsstelle, Marcys Tage, Tage zwischen den Jobs. Schließlich habe ich die Post erledigt. Habe sogar den Loft aufgeräumt und die Pflanzen gepflegt. Danach gab es nichts mehr zu tun als zu lesen, vor mich hin zu starren und mich zu erinnern. Um wieviel besser ist es zu arbeiten. Jede Arbeit. Denn ich lebe jetzt für die Arbeit, dieses Apartment, das wir im Village übernommen haben. Birnbäume in voller Blüte die ganze Straße entlang, leichte alte Stuckgebäude. Arbeiten im Geruch von Beize und Lack, sogar der seltsame persönliche Geruch dieser winzigen Wohnung, ihre einmalige Seele: Wir sind von zwei schlauen Antiquitätenhändlern angestellt worden, die uns benutzen, um das Apartment so aufzumotzen, daß sie dafür eine unangemessen hohe Miete verlangen können. Ich genieße Struktur und Tönung jedes einzelnen Eichenbretts, das wir abschleifen und polieren, wozu wir uns mehr Zeit nehmen, als wir sollten. Dieser Job bringt nichts ein, das Ergebnis von Sophies Verhandlungsgeschick, weil sie nie genügend verlangt – der übliche Fehler von Amateuren im Baugewerbe. Aber die Blüten auf den Bäumen, die Hitze auf dem Gehsteig, die Eindringlichkeit des Frühlings in der Wärme des Stucks, das Drängen der jungen Blätter ... Es geht mir schon besser.

10

Und dann war eines Tags die Farm abgezahlt; eines Tags Ende April füllte ich den letzten Scheck aus. Eine schwere Last war plötzlich von mir genommen. Fünf Monate hatte ich unter dem Schatten der Zwangsversteigerung gelebt. Die Pferde sind sicher, ein Reitstall kümmert sich um sie, aber die Kolonie wird verschwinden. Die Bank wäre zwar bereit, mir auf das Farmhaus eine Hypothek zu geben, aber wenn ich ohne Einkommen mit den Zahlungen in Verzug käme, würde ich auch noch das Haus verlieren. Ein paar Hektar verkaufen? Auf der Straße mit einem Makler bei dem Versuch, uns in einem Dickicht von Robinienbäumen Häuserparzellen vorzustellen, wurde mir klar, daß ich ein oder zwei Jahre brauchen würde, um die Verkaufserlaubnis der Planungsbehörde, der Kontrollbehörde, der Gesundheitsbehörde zu bekommen. Dann noch die Zeit, um einen Käufer zu finden. So viel Zeit habe ich nicht bis zum Verfallsdatum. Ich muß sie also als Schriftstellerin retten. Das Wunder war, daß es gelang. Ich zahlte stückweise ab mit jeder kleinen Summe, die aus dem Ausland hereinkam, mit allem, was mir unter die Hände kam; ich schickte das Geld unverzüglich los, ohne mir zu überlegen, ob ich es zum Leben gebrauchen könnte oder andere Schulden zu bezahlen wären; durch meine Arbeit am Bau und durch Sparsamkeit beim Einkaufen von Lebensmitteln, beim Leben selbst, habe ich jede einzelne Schuld abgezahlt, mit Ausnahme von Page, und auch die ist halbiert.

Und jetzt steht die Farm oder vielmehr der Grund, auf dem die Künstlerinnenkolonie entstehen soll, auf festem Boden, abgezahlt bis zum letzten Pfennig. Europa hat es zuwege gebracht, die kleinen Vorschüsse aus Italien, Frankreich, der Bundesrepublik, Skandinavien, für dieses oder jenes Buch, das noch nicht übersetzt war – meine Agenten haben ganze Arbeit geleistet. Die Deutschen zahlten schnell, die Schweizer kamen gerade noch rechtzeitig. Das letzte Stück. Schreiben ist unmöglich, die Kunst erscheint nebensächlich, jetzt gibt es nur noch die Farm. Die lila Scheune ist unfertig, eine Erinnerung an den Sommer. Irgendwie könnte ich sie fertigbringen – allein, ohne Lehrlinge –, irgendwie könnte ich in einem einzigen heroischen Akt alles wiedergutmachen, jede Verrücktheit, jeden Verlust, sogar den Verlust meiner Selbst.

Eine Prüfung, wie die Prüfung im Märchen, wo eine große Anstrengung rehabilitiert, wiedergutmacht, das Rätsel löst, den Lohn einfährt. Wenn ich alleine ein Haus bauen kann, ohne Hilfe, oder nur mit Sophies Hilfe, wenn sie auf Besuch kommt, für die Tischlerarbeiten der höheren Art: Fensterrahmen, Türrahmen, Glasflügeltüren einbauen. Aber die ganze Drohnenarbeit: Gipsplatten, verschmieren und verkleben, streichen und schmirgeln, isolieren, Holzverkleidungen und Wandleisten, die ganze Holzarbeit, und die Fußböden, schleifen und lackieren – das kann ich. Praktisch ohne Hilfe. Ganz auf mich gestellt. Monate der Einsamkeit mit nur dieser Aufgabe – wie werde ich das durchstehen? Und dort auch noch wohnen müssen, da die Mieterin des Farmhauses bleiben muß – nur so kann ich im nächsten Jahr die Steuern zahlen. Leben in der Hülle eines unfertigen Hauses ohne Toilette, Bad, Spüle, alles Dinge, die einem dann fehlen. Lehrlinge wird es keine geben, denn wo sollten sie untergebracht werden? Und weil ich mich nach dem letzten Jahr schäme, eine neue Truppe zusammenzustellen, und es weder in die Zeitung gesetzt noch Freundinnen davon erzählt habe. Eigentlich ertrage ich keine Gesellschaft, kann immer noch kaum reden, würde mir in ihrer Umgebung komisch vorkommen.

An manchen Tagen brauche ich acht Stunden, um auf eine Leiter zu klettern und ein paar Bretter zu streichen. Es gibt Nachmittage im Juli, an denen ich es in der Hitze nicht einmal schaffe, Maß zu nehmen, um die Holzverkleidungen einzupassen – endlich ist es soweit. Auf einer hohen Leiter in der glühenden Hitze und in meiner Verzweiflung brauche ich vierzig Minuten, um eine Länge auszurechnen. Dann hinunter in den Schatten der Hülle – das Erdgeschoß, das immer noch aussieht wie ein Klubhaus für Knaben: Sophies Ausdruck, obwohl wir endlich den Fußboden geschafft haben, einen ganzen Monat lang, im Juni. Und er ist wunderbar geworden: Die Bodenbretter stoßen an die Steinwand, fugenfrei an deren unregelmäßige Linie angepaßt; das Ganze ist eben wie Wasser. Wir haben es zu viert geschafft: Sybille, Gloria, Sophie und ich. Nun sind sie wieder in die Stadt gefahren, und ich bin hier allein, vier Wochen am Stück. Ich suche Schutz im Schatten des Aufenthaltsraums, weg von der Sonne und der Unmöglichkeit, von einer Leiter aus Maß zu nehmen, wo ich zwei Leitern brauchen würde und jemanden, der das andere Ende des Maßbands hält. Mach dir Kaffee. Lies einen Augenblick, oder schließe einfach die Augen, und gönne ihnen Ruhe. Genehmige dir eine Zigarette, und geh dann dort hinaus, und versuch es noch einmal. Heute mußt du diese Verkleidungen hinkriegen: Das ist dein Job für heute. Du mußt es schaffen. Kein Kneifen, los, an die Arbeit; zwing dich.

Ich zwinge mich, und die Leiter wackelt; ein Tag und noch einer. Dann wochenlang verschmieren und verkleben. Wie durch ein Wunder tauchen an manchen Tagen freiwillige Helferinnen aus der Stadt auf: Frauen von einer Theatertagung, die aus ganz Amerika und Europa zusammengekommen sind und eine kleine Karte an der Anschlagtafel bemerkt haben, die um Hilfe bittet hier draußen. Ich bin ihre Köchin, Tischlerin, Gastgeberin – dankbar für ihre Gesellschaft, ihre Bekanntschaft, die unglaublich schwere Arbeit. Besonders Barbara George, die Theater gegen Atomwaffen macht und immer wieder heraufkommt und andere mitbringt: Frauen, die Motorräder fahren, eine italienische Ärztin, eine französische Schauspielerin, eine Griechin, die einmal Besitzerin eines Frachtschiffs war, das von der CIA oder der Schwester des Schah oder von irgendeiner geheimnisvollen Kraft gekapert und versenkt wurde. Lange Erzählungen und Geschichten um den großen Tisch auf ebener Erde, die Fenster endlich eingebaut, der Boden verlegt, die Lampen aufgehängt, eine provisorische Spüle aufgestellt – der Ort wird immer mehr zu einem Heim für alle, die hereinschauen und sich an der Arbeit beteiligen im Tausch gegen Sonnenschein, gute Abendessen und französischen Wein.

Eine Woche wird vergehen, ehe wieder Besuch kommt, bis dahin muß ich eine Zimmerdecke fertig verschmieren, die Fensterrahmen einbauen, alle Fenster isolieren. Der Herbst ist angebrochen: Ich bin nicht rechtzeitig fertig geworden. Es muß perfekt sein, schön – dieses handgemachte, handwerkliche Haus. So liebevoll in jedem Detail, es nimmt allmählich eine große und ganz besondere Schönheit an, ein eigentümliches Aussehen – teils Chalet, teils etwas Einmaliges: ein Haus voller Fensterflügel und Balken. Das Licht hier drinnen, besonders das gespiegelte Licht des Schnees, hat eine Klarheit und Schönheit, wie ich es noch nie anderswo gesehen habe. Es gibt Nächte, an denen ich durch das Haus wandere, aus seinen vielen Fenstern die Sterne betrachte und mir vorstelle, hier zu leben, hier zu schreiben, endlich das Buch über meinen Vater zu machen. Fast wieder glücklich, glücklich vor Arbeit, dieses besondere Glücksgefühl. Ich liebe diesen Ort fast zu sehr, um abzureisen.

Und am letzten Tag wünschte ich, ich würde hier in der Bibliothek schreiben, anstatt bloß Rechnungen zu bezahlen, mit der riesigen Wintersonne wie Musik oder Gold auf dem Fußboden und der Teppich und die Kissen – denn es ist jetzt vollendet, elegant. An jenem Tag tat es ein wenig weh, diesen Ort den Mietern zu übergeben. Ein nettes Studentenpaar, Bruder und Schwester: Sie werden drauf aufpassen, und ihre Miete wird für die Schulsteuer reichen und die Farm ein weiteres Jahr lang retten.

Im nächsten Jahr wird es wieder Lehrlinge geben, und die Kolonie wird weiterexistieren. Wir haben es geschafft – haben es überstanden. Sophie und ich. Denn das ist auch unsere Geschichte. Und sie hat kein abschließendes Ende. Der Bruch des »verrückten« Sommers, seine Zerstörungen, sind nie verheilt. Obwohl es schon Jahre her ist. Wir durchtrennen aber auch nicht das Band, bereiten stets von neuem den Sommer in der Kolonie vor. Noch vier oder fünf Sommer bis zur ersten Ernte, dann treten wir in die zweite Phase, beginnen mit dem Bau der Häuser für die Schriftstellerinnen und Malerinnen, die das ganze Jahr über hier leben werden. Ich weiß nie, ob Sophie dann noch da sein wird, sie selbst auch nicht. Wir scheinen uns aneinander gewöhnt zu haben: Gefährtinnen jenseits von Partnerschaft. In ihrem Leben gibt es neue Geliebte, wahrscheinlich wird das immer so sein. Ich habe jede Hoffnung und Erwartung aufgegeben, aber ich genieße meine neue Unabhängigkeit. Den letzten Winter habe ich alleine in der Bowery zugebracht, und ich habe mich wohl gefühlt. Als Freundinnen scheint es uns besser zu gehen, es ist besser, wenn wir im Winter getrennt leben. Immer noch verbringen wir die Sommer zusammen, die Farm, die Kolonie. Aber etwas ist in jenem furchtbaren Sommer zerbrochen, das in keiner von uns beiden wiederhergestellt werden kann – ein gewisses Grundvertrauen.

Im Februar hatten wir die Arbeit am lila Haus beendet; im Frühjahr ging ich für zwei Wochen nach Paris. Außerhalb Amerikas spürte ich, wie das Bedürfnis zu schreiben wiederkehrte; zögernd, behutsam entwarf ich ein Buch über den Terrorismus des Staates gegen das Individuum, der unser Jahrhundert durchzieht und das öffentliche und bürgerliche Leben verändert hat, seine Opfer ein neuer Menschentypus, die Aussage des politischen Häftlings. In einem billigen Pariser Hotelzimmer las ich Arthur London und wagte mich an ein paar zittrige Notizen, stellte meine Angst und meine Klaustrophobie neben seine, mit wachsender Entschlossenheit. Aber nach New York zurückgekehrt, konnte ich nicht weitermachen. Ich hörte auf, die Berichte von Amnesty International über die griechische Junta zu lesen und begann in der Bowery auf und ab zu gehen. Bereits mit dem Wissen, daß es dieses Buch sein muß oder keines, *Der Klapsmühlentrip* oder nichts. Denn es stand wie ein Felsen mitten im Raum und verlangte nach meiner Aufmerksamkeit – es konnte nicht mehr übergangen werden.

Am nächsten Tag bekam ich Besuch von einer alten Freundin, einer ehemaligen Geliebten, Rae, seit langem in Anstalten und dort zerbrochen, früher einmal war sie Malerin, aber Abhängigkeit und Selbstzweifel hatten sie zu einem Mündel ihrer Familie gemacht, eine leere Hülle. Ich mußte unbedingt darüber schreiben. Also schrieb ich eine Erzählung über diesen Besuch. Was in ihr zerbrochen wurde, in mir, der Kampf darum, die Sprünge zu heilen oder zu verstecken.

Und am nächsten Tag begann ich mit dem *Klapsmühlentrip*.

SCHLUSS

Ich habe den *Klapsmühlentrip* zwischen 1982 und 1985 geschrieben. Den letzten Teil zuerst, in einem Katerzustand von Reue und Selbstaufgabe, dem stillschweigenden Einverständnis in die soziale Ächtung, das sich Depression nennt. Jetzt, wo ich den Text wiederlese, spüre ich, daß etwas falsch klingt. Stimmt, er beschreibt die Depression: das Nachgeben, Aufgeben, eine Selbstverleugnung, die so umfassend ist, daß sie zu falschem Bewußtsein wird. Aber jetzt, wo ich das Manuskript ins reine tippe, möchte ich sagen: Warte doch einen Augenblick – warum nennst du es Depression? – warum nicht Trauer? Du hast zugelassen, daß deine Trauer und deine Entrüstung zu einer Krankheit gemacht wurden. Du hast zugelassen, daß dein gigantischer, scheinbar unerklärlicher Kummer über das, was dir angetan wurde – das Trauma und die Schande der Einweisung in eine geschlossene Anstalt –, zu einer geheimnisvollen Psychose erklärt wurde. Wie konntest du nur?

Ich habe versucht, meinen Weg zurückzufinden. Hinaus aus der unerträglichen Einsamkeit des Wissens. Anerkennung. Ich konnte es nicht mehr ertragen, die einzige zu sein. Ich konnte meine Wahrheit nicht gegen so viele stellen, gegen die Macht der Wissenschaft, noch konnte ich ohne die anderen Menschen leben. Ich habe mein Denken aufgegeben, mich verirrt bei dem Versuch, zu überleben und mich anzupassen. Und ich nahm weiterhin Lithium. Es schien die unabdingbare Voraussetzung für meinen Freigang: Wenn ich damit aufhörte und man mich entdecken würde, könnte ich wieder eingesperrt werden. Eine Art Pascalsches Dreieck: Ich war voller Angst, ohne das Medikament erneut abzustürzen. Was, wenn sie am Ende doch recht hätten? Mein eigener Kopf war zu gefährlich. Jahrelang spürte ich den Drang, mich vom Lithium zu befreien, aber meine Angst vor den Folgen war zu groß: wieder ein Absturz, wieder eine Festnahme? Dann wurde ich eingeladen, an einer Konferenz der *National Association for Rights, Protection and Advocacy* teilzunehmen, einer Gruppe von Fachleuten, die vor kurzem von der Regierung ermächtigt wurde, die Rechte »psychisch Kranker«

wahrzunehmen. Innerhalb dieser Vereinigung gibt es einen liberalen Flügel, der darauf bestand, Veteranen der Anti-Psychiatrie zu ermöglichen, an der Konferenz teilzunehmen und das Wort zu ergreifen. Ich lernte sie kennen und fand endlich Menschen, die meine Überzeugung teilen, entdeckte ihre Energie und ihre Unterstützung. Ich besuchte noch ein paar weitere Konferenzen, immer noch auf Lithium, klagte öffentlich das System und seine Arzneimittel an, blieb aber insgeheim dem Lithium ergeben, wich meinen eigenen Vorstößen aus, behielt meine Krücke, wußte um mein Doppelspiel, konnte aber die Angst nicht überwinden.

Schließlich fragten mich meine Mitstreiter Paul und Dayna, ob ich denn Medikamente nähme. Die Haltung der Bewegung ist tolerant: Nimm sie, wenn du magst; wenn du aufhören willst, helfen wir dir. Dayna hatte vor mehreren Jahren mit dem Lithium aufgehört. »Trink viel Milch«, riet sie mir, »überanstrenge dich nicht, sei zuversichtlich und behalte es für dich.« Paul und Dayna würden die einzigen sein, die davon wissen; sie würden mich jeden Sonntagabend anrufen, und ich würde ihnen berichten.

Aber es gab nie etwas zu berichten. 1988 nahm ich an meinem Geburtstag, am 14. September, 600 mg statt wie sonst 900 und begab mich zum ersten Mal unter das therapeutische Niveau. Am 1. Januar senkte ich die Dosis auf 300 mg ab, und am 15. März, als Herausforderung an die Iden, ging ich das erste Mal seit sieben Jahren ohne Lithium zu Bett. Es geschah nichts. Auch später nicht. Nichts von dem Zorn, den ich befürchtet hatte; ja, es schien, als hätte das Lithium in mir über die Jahre eine unterdrückte Wut geschaffen, die schwächer wurde und schließlich ganz verging. Zu meiner Überraschung wurde ich wesentlich geduldiger und entspannter, toleranter und offener, ja war sogar in der Lage, mich wieder zu verlieben. Und dieses Mal wahrte ich mein Geheimnis.

Mehr als ein Jahr verging ohne Zwischenfall. Immer noch schwieg ich. Dann eines Tages, als Sophie mich auf der Farm besuchte – jetzt ein blühender Ort, die Bäume in voller Pracht und unsere Ernte endlich in der Lage, die Künstlerinnenkolonie zu tragen –, schien der richtige Augenblick gekommen; zwischen uns herrschte eine große Harmonie. »Sophie, ich nehme seit mehr als einem Jahr kein Lithium mehr.« In ihrem Gesicht Überraschung, dann Erleichterung. »Und was ist geschehen?« – »Nichts, genau das, nichts.« Und dann lachten wir, und das Lachen befreite uns. Sie schüttelte den Kopf: War alles unnütz gewesen?

Die psychiatrische Diagnose, die sie über mich verhängt hatten, erklärte mich für konstitutionell psychotisch, eine Manisch-Depressive, die unweigerlich an wiederkehrenden Anfällen der »affektiven Krankheit« zu leiden hat, wenn sie nicht prophylaktisch Medikamente nimmt, sprich Lithium. Ganze dreizehn Jahre lang habe ich meinen Verstand umnebelt und mein Bewußtsein verdüstert mit einem Arzneimittel, dessen Verordnung auf einer Fehldiagnose beruhte. Selbst ohne Berücksichtigung der möglichen Schäden durch die »Nebenwirkungen« des Medikaments mag es ein schwacher Trost sein, herauszufinden, daß man die ganze Zeit kerngesund war. Für mich aber bedeutet es alles. Vielleicht sogar mein Überleben: Denn diese Diagnose löst eine Welle von Selbstzweifeln und Hoffnungslosigkeit aus, ein Urteil, an dessen voraussehbarem Ende der Selbstmord steht. Ich war schon nahe an diesem Tod, erinnere mich gut an seinen Terror, an seine Logik, die Verzweiflung. Man kämpft, um den persönlichen Verrat zu verzeihen, ebenso wie man schließlich dazu kommen muß, die Kräfte zu analysieren, in deren Fängen man steckte. Aber es ist wichtig, nicht zu vergessen. Erinnern ist Vernunft, aber auch Hoffnung und ein rettendes Vertrauen in die Integrität des Geistes.

Um diese Integrität des Geistes geht es mir, um seine Heiligkeit und Unverletzbarkeit. Natürlich läßt sich das Elend und der Druck des Lebens nicht leugnen: das Leiden des Geistes unter dem Ansturm der Gefühle, Umstände, die uns gegeneinander aufbringen, Trennungen und Feindseligkeiten in den menschlichen Beziehungen, Schwärme von Angstzuständen, das Abblocken von Vertrauen, Entscheidungsschwäche und Krisen der Urteilskraft. Das sind die Dinge, die wir ertragen oder an denen wir scheitern, wo wir Rat suchen und sogar das unausweichliche Machtgefälle riskieren, das einer Therapie innewohnt – sie sind das Wesen und die Substanz der menschlichen Existenz. Wenn aber solche Umstände zu Symptomen werden und als Krankheit diagnostiziert, dann, denke ich, begeben wir uns auf sehr schwankenden Boden.

Das gesamte Konstrukt des »medizinischen Modells« psychischer Krankheiten – was ist es mehr als eine Analogie? Zwischen Organmedizin und Psychiatrie: Der Geist soll ebenso krankheitsanfällig sein wie der Körper. Aber während es in der Organmedizin nachweisbare physiologische Beweise gibt – zerstörtes oder beeinträchtigtes Gewebe, Bakterien, Entzündungen, Zellunregelmäßigkeiten –, muß bei der Geisteskrankheit gesellschaftlich vorgeblich unangemessenes Verhalten als Symptom, ja sogar als Beweis für die Pathologie herhalten. (Es gibt Ausnahmen: Gehirntumore, Parese [tertiäre Syphilis], Veitstanz und die Alzheimersche Krankheit – bei diesen gibt es tatsächlich physische Anzeichen von Zellschäden. Diese Zustände fallen allerdings nicht unter das, was wir unter einer Geisteskrankheit verstehen. Was wir im allgemeinen meinen – Schizophrenie, manisch-depressives Irresein, Paranoia, Borderlinesyndrom und so weiter –, sind Krankheiten, die aufgrund von Verhalten und nicht aufgrund körperlicher Diagnosen festgestellt werden.) Die Diagnose beruht auf einer impressionistischen Beweislage: Verhalten, Betragen, soziales Auftreten. Solche Beweise werden oft behauptet. Außerdem werden sie von der betroffenen Person häufig nicht einmal wahrgenommen, sie sind vielmehr das Ergebnis der Beobachtung anderer, die die Betroffenen für krank erklären.

Bei der »Geisteskrankheit« ist die Person, die eine Behandlung anstrebt, sehr oft nicht die vorgeblich kranke Person, sondern jemand ganz anderer. Die Gesetze, die die Zwangseinweisung rechtfertigen, sind so verfaßt, daß der betroffenen Person auf Antrag der nächsten Verwandten das Urteilsvermögen über ihren eigenen psychischen Zustand aberkannt wird. Ihr Zweck ist es, der vorgeblich kranken Person alle Rechte zu verweigern, die ihr als Bürgerin oder Bürger von der Verfassung garantiert werden, einschließlich der Menschenrechte. Ein solches Vorgehen unterscheidet sich von allem, was wir in der Organmedizin kennen, wo die vorherrschende Einstellung von Mitgefühl und Respekt geprägt ist. Ja, das Gesundheitsgesetz, das Fragen der Psychiatrie regelt und sich ursprünglich am Strafrecht orientiert hat, ermöglicht jede nur erdenkliche rechtliche Einschränkung der persönlichen Freiheit. Die betroffene Person ist gewissermaßen angeklagt, die Zwangseinweisung in eine Anstalt stellt eine Art Verhaftung dar, begleitet von Polizeibefugnissen und der Anwendung physischer Gewalt bei der Festnahme ebenso wie während der Haft, wo ein Ausbruch durch Schloß und Riegel verhindert wird und rechtlich untersagt ist. Da man kein

Verbrechen begangen hat, kann man – unter dem Einfluß von Medikamenten unfähig, dem Verfahren zu folgen, und ohne Rechtsbeistand eigener Wahl – nach einer Anhörung von nur fünf Minuten auf unbestimmte Zeit die Freiheit verlieren, vielleicht sogar für das ganze Leben. Ohne das Recht, auf die »Behandlung« zu verzichten, ist ein Mensch angesichts solcher Maßnahmen hilflos.

Der unfreiwillige Charakter der psychiatrischen Behandlung ist unvereinbar mit dem Geist und der Ethik der Medizin. Die historische Brutalität der Methoden psychiatrischer Behandlung ist wohlbekannt – Ketten und Handschellen. Sie wird heute bei Routinebehandlungen fortgesetzt, wie etwa bei der »Fixierung« (bei der eine Person mit Ledergurten an Arm- und Fußgelenken tagelang an ein Bett oder einen Tisch gefesselt wird) und bei der Isolationshaft in der »Gummizelle« oder den »Einzelzimmern«. Eine solche unfreiwillige Behandlung trägt die Merkmale von Kontrolle oder sogar Bestrafung. Noch schlimmer sind die dämpfenden Effekte der Arzneimittel und schreckliche Einrichtungen wie die Elektroschockmaschinerie. Es ist schwer, die Feindseligkeit zu leugnen, die in solchen »Behandlungsmethoden« steckt, angewendet gegen Menschen, die eingesperrt sind und sich nicht wehren können. Zusammen mit der Schande und dem Stigma, das alle empfinden, der allgemeinen Peinlichkeit und Lächerlichkeit, die dem Zustand des »Irreseins« anhaften, erscheint der Vorwand, daß wir es bloß mit einer Krankheit und einem Heilungsprozeß zu tun haben, absolut unhaltbar. Weit offensichtlicher ist die Tatsache der sozialen Kontrolle und der Drohung mit dem Entzug der Menschenrechte und der Anwendung von Zwang.

Sowohl auf der ethischen als auch auf der rechtlichen Ebene gibt es noch den Hippokratischen Eid: Es soll kein Schaden angerichtet werden. Das »medizinische Modell« psychischer Krankheiten hat den Körpern, dem Geist und den Gefühlen seiner Opfer schrecklichen Schaden zugefügt. In der ganzen Welt leiden Millionen von Menschen an Spätdyskinesien, einer iatrogenen Störung des Zentralnervensystems, herbeigeführt durch die Einnahme toxischer Substanzen, von Neuroleptika und Antipsychotika, die zur Behandlung verschrieben werden. Spätdyskinesie ist ein irreparabler Zustand, der (unter anderen Schäden) zu unwillkürlichen Zitterbewegungen führt – eine körperliche Entstellung, die die Betroffenen stigmatisiert, ausgrenzt und somit ihre soziale Interaktion und ihre Lebenschancen auf ein Mindestmaß reduziert. Spätdyskinesie ist die Folge der gesamten neuroleptischen Arzneimittelfamilie: Megaphen, Jatroneural, Haldol – Substanzen, die in letzter Konsequenz aus Chlor und Kohleteer hergestellt werden. Lithium beeinträchtigt die Nieren und das Herz. Das *Physician's Desk Reference*, das amerikanische Arzneimittelkompendium für Ärzte, das nichts anderes tut, als die Warnungen der Pharmafirmen nachzudrucken, liest sich bei den psychotropen Arzneimitteln wie eine Schauergeschichte. Es ist schwer zu verstehen, wie etwas körperlich derart Gefährliches weiterhin verschrieben werden kann, selbst für einen Verstand, der stört. *Mens sana in corpore sano.*

Warum sollte eine der Tausenden und Abertausenden, die die Schlangengrube und den Verrat erlebt haben – die Angst vor dem Wahnsinn oder den Wahnsinn selbst –, nicht darüber sprechen? Das Tabu der Wohlanständigkeit durchbrechen, das bisher so selten durchbrochen wurde. Das System herausfordern, das Millionen bei der Stange hält. Versuchen, das Territorium zu erforschen, von dessen Grenzen nur schweigsame und zensierte Reisende zurückkehren.

Ich habe den *Klapsmühlentrip* teilweise geschrieben, um mich selbst wiederherzustellen, meinen Verstand und meinen Anspruch auf geistige Gesundheit. Aber auch in der Hoffnung, dieses Vexierbild normal/abnormal abzuschütteln. Irgendwie diese Falle vermeiden und gleichzeitig versuchen, die Wahrheit herauszufinden: Was ist tatsächlich in jenem Sommer geschehen – dem Sommer auf der Farm im Jahre 1980 – und in jenem Herbst in Irland? Welche Verbindung besteht zwischen damals und der anderen Zeit, dem ersten Mal, 1973; jenem Sommer, jenem Herbst? Der darauffolgende Winter in beiden Fällen der Tiefpunkt der Depression, die Hoffnung auf Selbstmord, der Tod des Lebens. Ich habe den *Klapsmühlentrip* geschrieben, um die Strecke noch einmal zurückzugehen und herauszufinden, ob ich tatsächlich verrückt wurde. Verrückt wurde oder in den Wahnsinn getrieben wurde – diese Unterscheidung. Aber es ist nicht so einfach, kann es nicht sein. Und wenn ich verrückt wurde, selbst unter Berücksichtigung großzügiger Interpretationsmöglichkeiten und Überlappungen, was ist Wahnsinn, das Irrationale, wie stellt es sich dar? Ich habe mich in die Erfahrung versenkt, das Geheimnis und die Scham aufgerollt, mich erinnert.

Während ich diese letzten Worte in Paris schreibe, an dem perfekten Fenster in der rue de Seine Nummer 60, mit dem Blick auf die Ziegeldächer der Stadt, weiden sich meine Augen an dem Turm der Sainte Chapelle, der Kapelle der mittelalterlichen Könige Frankreichs, einer unglaublich schmuckreichen Skulptur, einem großartigen Werk der Phantasie. Indem ich mich darauf konzentriere, führe ich meine eigene Erfahrung zusammen mit der Erfahrung so vieler, die die Grausamkeit und Irrationalität dieses Systems kennengelernt haben, um zu einem neuen Respekt vor dem menschlichen Geist aufzufrufen, vor seiner Vernunft, seiner Intelligenz, seiner Wahrnehmung, seinem Scharfsinn, seiner Logik. Es soll keine Zwangseinweisungen mehr geben, keine zwangsweise Verabreichung von Medikamenten, keine Elektroschocks, keine fortgesetzte Behandlung psychischer Krankheiten als Verbrechen, gegen die mit bestialischen Methoden vorzugehen ist. Keine fortgesetzte Staatsintervention in den Schmerz oder die Ekstase. Soll doch das Spektrum des »Normalen« so breit sein wie das Balancieren des Scheckbuchs auf der einen Hand und der Phantasie auf der anderen. Möglicherweise auch höhere Mathematik. An einem Ende die eintönige, aber anspruchsvolle Arbeit des Geistes, am anderen Surrealität, Phantasie, Spekulation. In der Mitte gibt es manchmal ein Gleichgewicht zwischen Logik und den schöpferischen Kräften, die meistens auf die wildere Seite fallen: Metapher, Gleichnis, Parallelität, Abstraktion, alle innerhalb der mittleren Bandbreite. Auf der einen Seite Vernunft, Gleichungen, erklärende Prosa. Auf der anderen Theater, Malerei, Déjà vu, Erinnerung. Ein Spektrum. Ein Regenbogen. Alles menschlich. Alles gut oder mindestens moralisch indifferent. Punkte auf dem großen, noch unerforschten Land des Geistes. Nichts, das zu verbieten wäre. Nichts, das zu bestrafen wäre. Nichts, vor dem man sich fürchten müßte. Wenn wir verrückt werden – na und? Wir würden wiederkehren, wenn man uns nicht verjagen, ins Exil schicken, isolieren und einsperren würde.

Es ist richtig, davon zu sprechen, daß man verrückt »wird«, denn es ist ein Prozeß, der an einen Ort führt – sofern er existiert, das bißchen »Wahnsinn«, das es gibt und das nicht das Ergebnis anderer Umstände ist: sozialer Kontrolle, Unstimmigkeiten in der Familie, Streit zwischen Liebenden, beruflicher Interessen und Vorteile, der Anmaßung des Staates, das Privatleben der Menschen zu überwachen. Das bißchen Wahnsinn, das wir noch in exzentrischem Benehmen finden, in »unangepaßtem« Verhalten – wie Hippies beim Hochamt oder Punkerkleidung bei staatlichen Anlässen –, denn was in einer Situation als verrückt gilt, ist bloß »ausgeflippt« in einer anderen. Sagen wir also, daß es immer noch ein »anderes Land« im Bewußtsein gibt. Aufgesucht unter Drogen. Willentlich und zum Spaß. Oder unwillentlich und um der Alpträume willen: Denn wir sind technisch erst am Anfang der negativen Pharmakologie, ihr zerstörerischer Einsatz erst im »Embryonalstadium« und noch nicht die Plage, die sie gewiß einmal werden könnte, wenn die Folter zu neuem Leben erweckt und institutionalisiert wird – es sei denn, sie wird gestoppt. Erzwungene Halluzinationen, erzwungene Trugbilder. Erzwungene »Geistesstörung«, die wirkliche *insanitas,* weil eine absichtsvolle Zerstörung des Bewußtseins und der Wahrnehmung.

Aber Wahnsinn? Der kleine Rest veränderten Bewußtseins, als solches oder als Reaktion auf die Umstände. Lebensumstände, auch solche des Körpers selbst und seiner Chemie. Wie grausam und dumm, ihn, wie es geschieht, mit Ächtung und Angst zu bestrafen, ein Netzwerk von Furcht zu schmieden, das ebenso stark ist wie die Schlösser und Riegel einer geschlossenen Abteilung. Ein Gefängnis, in das wir alle hineingeraten können. Und wir wissen es. Und überwachen unsere Schritte. Ein Leben lang. Wir betragen uns. Ein fanatisches und geschlossenes System sozialer Kontrolle, durch seine exemplarische Drohung in der Bevölkerung ebenso effektiv wie Internierungslager in Diktaturen, das Bild des Irrenhauses ein Leben lang in unseren Köpfen. Geheimnisvoller als der Dieb in der Nacht, der Fahrerflüchtige. Es ist der Tod, aber der Tod im Leben, die Beerdigung, bei lebendigem Leib begraben. Nur die Festungen des *Ancien Régime* ähnelten der Totalität dieses Gefängnisses. Oder bestimmte Orte heute, Privathäuser in gewissen Straßen in gewissen Ländern, die wir nicht kennen. Aber das Irrenhaus lebt für uns alle.

Ich habe auf den »Sprung« in Jonathan Swifts großartigem Verstand gewartet, auf das Bersten. Ich bin seiner Einkerkerung entkommen, aber ich habe meinen Kopf ebensowenig verloren wie er. Nur meine Freiheit. Wie tragisch, daß er seine nie mehr wiederbekam, der große Geist jahrelang in Ketten, ein Hundeband um den Hals. Wir verlieren nicht unseren Verstand, auch »verrückt« sind wir weder geistesgestört noch krank. Die Vernunft weicht der Phantasie – beide sind geistige Aktivitäten, beide produktiv. Der Geist arbeitet in einer anderen Sprache weiter, macht seine eigenen Wahrnehmungen und Pläne, symmetrische und asymmetrische; er arbeitet. Wir brauchen nur unsere Furcht vor seiner Tätigkeit abzulegen. Ich spreche nicht von der Alzheimerschen Krankheit oder von irgendeinem anderen Zustand, in dem die Funktion des Gehirns beeinträchtigt zu sein scheint. Ich meine die gute alte »Geisteskrankheit«. Und ich sage, es gibt sie nicht.

Wahnsinn? Vielleicht. Eine gewisse Raserei des Denkens, gewisse wunderbare Ideenflüge. Gewisse Zustände veränderter Wahrnehmung. Warum keine Stimmen hören? Na und? Wenn man ein Fenster zerbricht, muß man es bezahlen; wird ein Gesetz gebrochen, kommen Wachmann, Anwalt und Richter, man zahlt eine Geldbuße oder wandert ins Gefängnis. Gibt es ein Gesetz, das bestimmte Gedanken verbietet, bestraft, einsperrt? Geistige Tätigkeit an der Kippe. Oder schon auf der anderen Seite des Strichs. Wir kennen den Geist nicht. Noch nicht. Wir haben im Verlauf des größeren Teils unserer Geschichte viele, wenn nicht alle menschlichen Tätigkeiten verboten, von der Sexualität bis zur Wissenschaft ebenso wie lautes Lernen oder Denken. Mit Hilfe der Technik haben wir jetzt die Fähigkeit, noch mehr zu verbieten und durchzusetzen.

Vorausgesetzt, wir hören nicht auf damit. Und überspringen unseren Aberglauben – ja, überspringen. Irrsinn. Geisteskrankheit. Schlimmer noch, Psychosen, Schübe, Störungen und so fort. Soll der Geist doch frei sein. Gedanken. Sprechen, ausdrücken, erforschen. Mindestens das, wo doch so wenig anderes frei geblieben ist in diesem kurzen und nicht selten miserablen Leben. Reißt die Irrenhäuser ein und baut aus den Ziegeln Theater und Spielplätze. Lassen wir einander »allein«. Wenn sich niemand einmischt, kommen wir irgendwie durch, ohne Einschaltung von Verwandten und staatlicher Psychiatrie. Der conditio humana geht es am besten, wenn sie respektiert wird.

Laßt uns unsere Angst ablegen. Vor unseren eigenen Gedanken, vor unserem Geist. Vor dem Wahnsinn, unserem eigenen und dem anderer. Laßt uns aufhören, vor dem Denken Angst zu haben, vor seinen erstaunlichen Möglichkeiten und Pirouetten, vor seinen Komplizierungen und Vereinfachungen, vor dem wunderbaren Lauf seiner Maschine – um so viel wunderbarer, weil es eben keine Maschine ist und absolut nicht voraussehbar. Ebenso brillant und überraschend und ungewiß im Ergebnis wie der erste Pinselstrich einer Malerei, ebenso variantenreich in seinen Möglichkeiten. So prall an Ornamenten und Einfällen wie der Turm der Sainte Chapelle draußen vor meinem Fenster, ein wirklich verrückter Turm voller Rüschen und Bällchen und bekloppter Ideen.

DANK

Dieses Buch war keine einfache Angelegenheit: Acht Jahre habe ich daran geschrieben und umgeschrieben. Es hätte nicht das Licht der Welt erblickt ohne meine Verlegerin Jenny Cox, die daran glaubte und den riesigen Stapel von Manuskriptblättern an sich nahm, ihn auf die Hälfte stutzte und dem Buch jene Kraft und Kohärenz gab, die es heute haben mag. Ohne Margueretta D'arcy, die mich mit Hilfe von Deirdre McCarten, Sylvia Meehan, Nell McCafferty, Maere Rountree und Ivor Browne in Irland aus der Gefangenschaft rettete, hätte ich nicht die Freiheit genossen, die nötig war, um das Buch zu schreiben. Ebenso dankbar bin ich Donald Hefferman, der mir schon früher meine Jahre der Freiheit wiedergab, als er meinen Prozeß um meine geistige Gesundheit in St. Paul gewann.

Während der Jahre, die ich mit diesem Manuskript zubrachte, haben mich viele Freundinnen und Freunde ermutigt, besonders Alexandra Chapmann und Marie-Pierre Bey in Paris und Linda Clarke in New York. Wohlgesonnene lasen das Manuskript, als ich es einige Jahre lang als fotokopiertes »Samisdat« herumreichte. Dankbar bin ich den Mitgliedern meiner eigenen Familie, meiner Mutter und meinen beiden Schwestern, die, nachdem sie früher auf die Ärzte gehört hatten, im Lauf der Jahre gelernt haben, auch mir zuzuhören. Dieses Verständnis hat uns miteinander ausgesöhnt, und daraus wurde für mich eine tragfähige Stütze. Vor allem aber danke ich Sophie Keir, die dieses Buch zu Beginn haßte, sich aber in der Zwischenzeit damit angefreundet hat, ihr Geschenk an die Freundschaft und ihr Sinn für Fairneß haben Ablehnung in Zustimmung verwandelt: Vor allem aber danke ich ihrem großen Mut, mir erlaubt zu haben, beim Erzählen dieser Geschichte ihren Namen zu verwenden.

Und schließlich möchte ich noch eine Reihe von Personen erwähnen, deren langjährige Tätigkeit in der Bürgerrechtsbewegung gegen Übergriffe in der Psychiatrie sie für mich sowohl zu Helden als auch zu Freunden gemacht hat: Dayna Caron, Paul Dorfner, Peter Breggin, M.D., Rae Unzicker, George Ebert, Huey Freeman und Leonard Frank. Meine große Bewunderung gilt Sally Zinman, Judi Chamberlin und anderen, die durch ihr Modellprojekt eines Selbsthilfezentrums für ehemalige Patientinnen und Patienten Menschen, denen das System Wunden zugefügt hat, Hoffnung, Hilfe und Heilung bieten.

ERICA FISCHER
AIMÉE & JAGUAR
Eine Liebesgeschichte, Berlin 1943
Mit Fotografien und Dokumenten

KiWi 399

Erica Fischer hat die Erinnerungen der 80jährigen Lilly Wust an deren Liebe zu Felice Schragenheim im Berlin von 1943 zu einem ungewöhnlichen Zeugnis werden lassen.

Das Buch, eine dichte Recherche von Fakten und Empfindungen, ist so ergreifend wie informativ.«

Frankfurter Rundschau

NATHALIE SARRAUTE
KINDHEIT

Titel der Originalausgabe: *Enfance*
Aus dem Französischen von Elmar Tophoven

KiWi 403

In Szenen von großer Schönheit erzählt Nathalie Sarraute von ihrer Kindheit in Rußland und Frankreich in der Zeit vor dem Ersten Weltkrieg.

KiWi-Paperbackreihe bei Kiepenheuer & Witsch